二至村 菁
Nishimura Sey

米軍医が見た
占領下京都の600日

藤原書店

〈巻頭口絵〉

以下は本書の主人公グリスマン軍医が1947〜49年に
撮影した100枚以上のカラー写真から厳選したもの。
説明は本文より抜粋。（　）内は挿話番号。

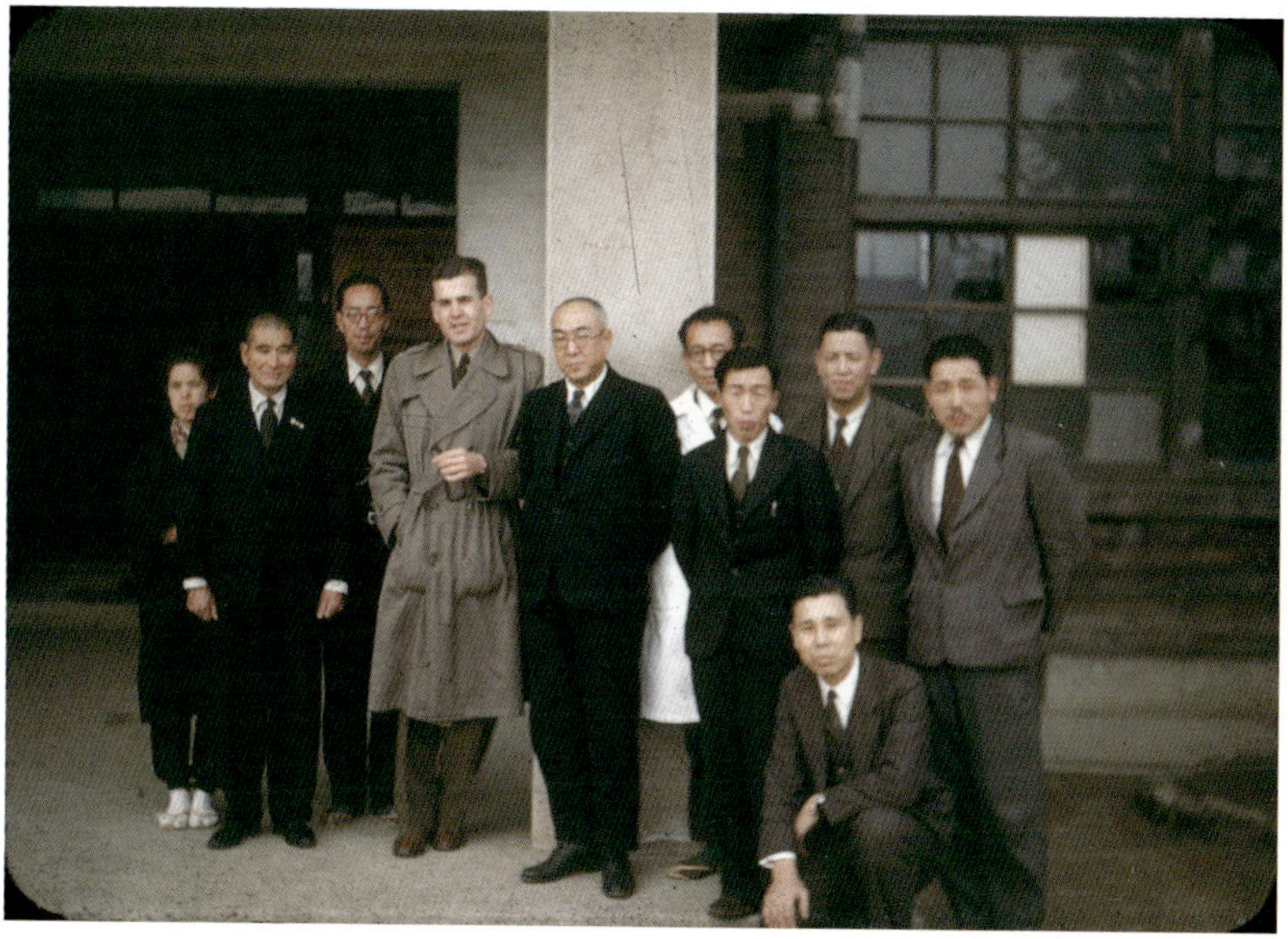

京都府庁衛生部の課長たちはくたびれた背広を着て腹をすかせ、その医学知識は遅れていた。しかし「人の健康を守るしごと」においては、全員が26歳の軍医をしのぐ経験と知識をもっていた。ただ敗戦の混乱と失意のなかでどこから手をつけてよいのかわからず、予算はなく、空腹で気力もわかない、そういうときに若い軍医の熱意とアイデアがかれらを力づけただけなのだ。

とはいえ衛生部も軍医を利用して、計画がうまくいけば軍医の手柄にしながらも、実利は京都府にくるよう図（はか）っていた。若くてすなおなアメリカ人軍医と日本の衛生官僚のこんな「共生」が、GHQの「日本人を健康にする作戦」の押しつけがましさをやわらげていたのである。(29話)

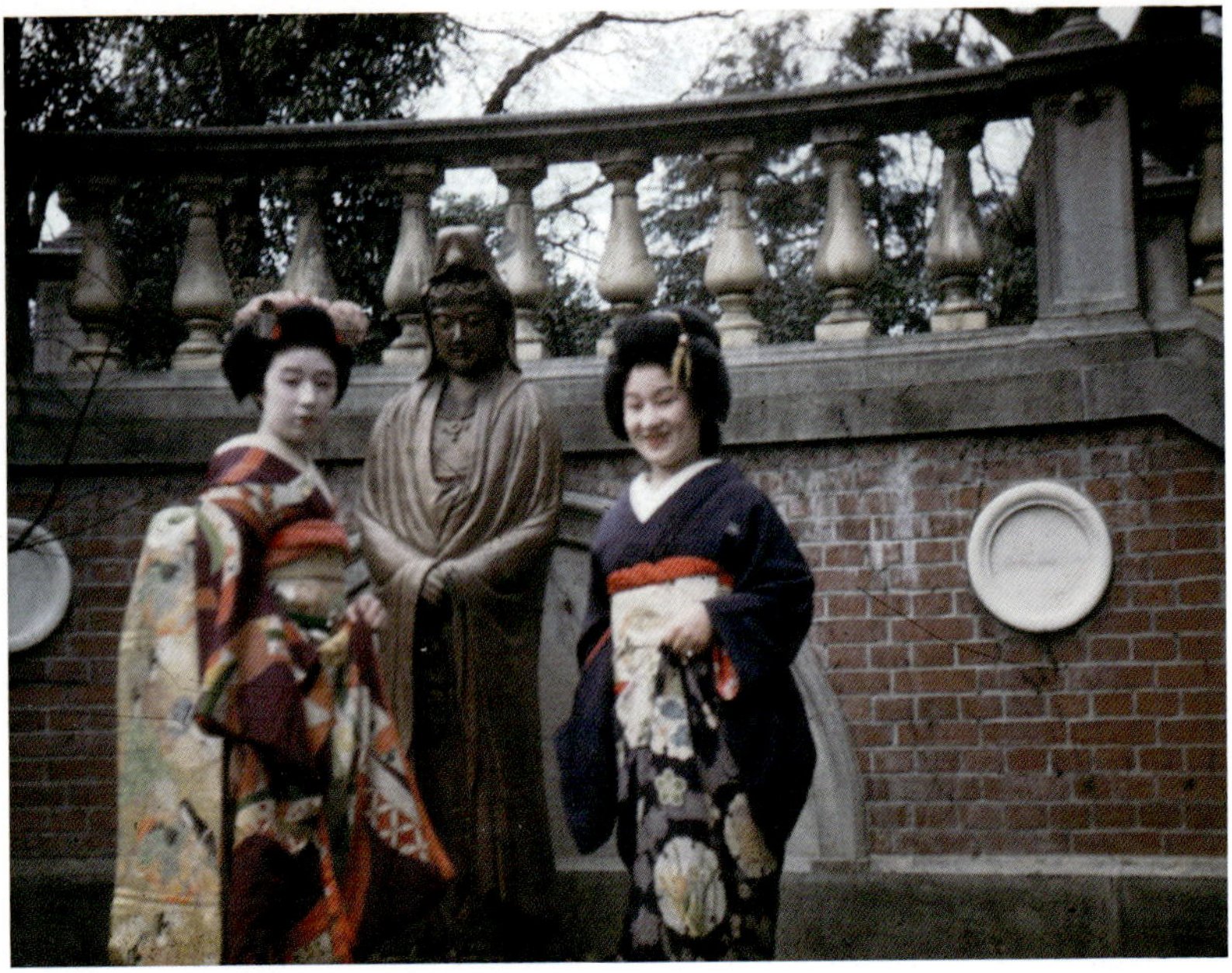

彼女たちは華麗なキモノを着て、まぶたに淡い紅、くちびるには暗い紅を刷き、金屏風のまえで扇をかざして舞ったり、三味線にあわせて歌ったりもした。（3話）

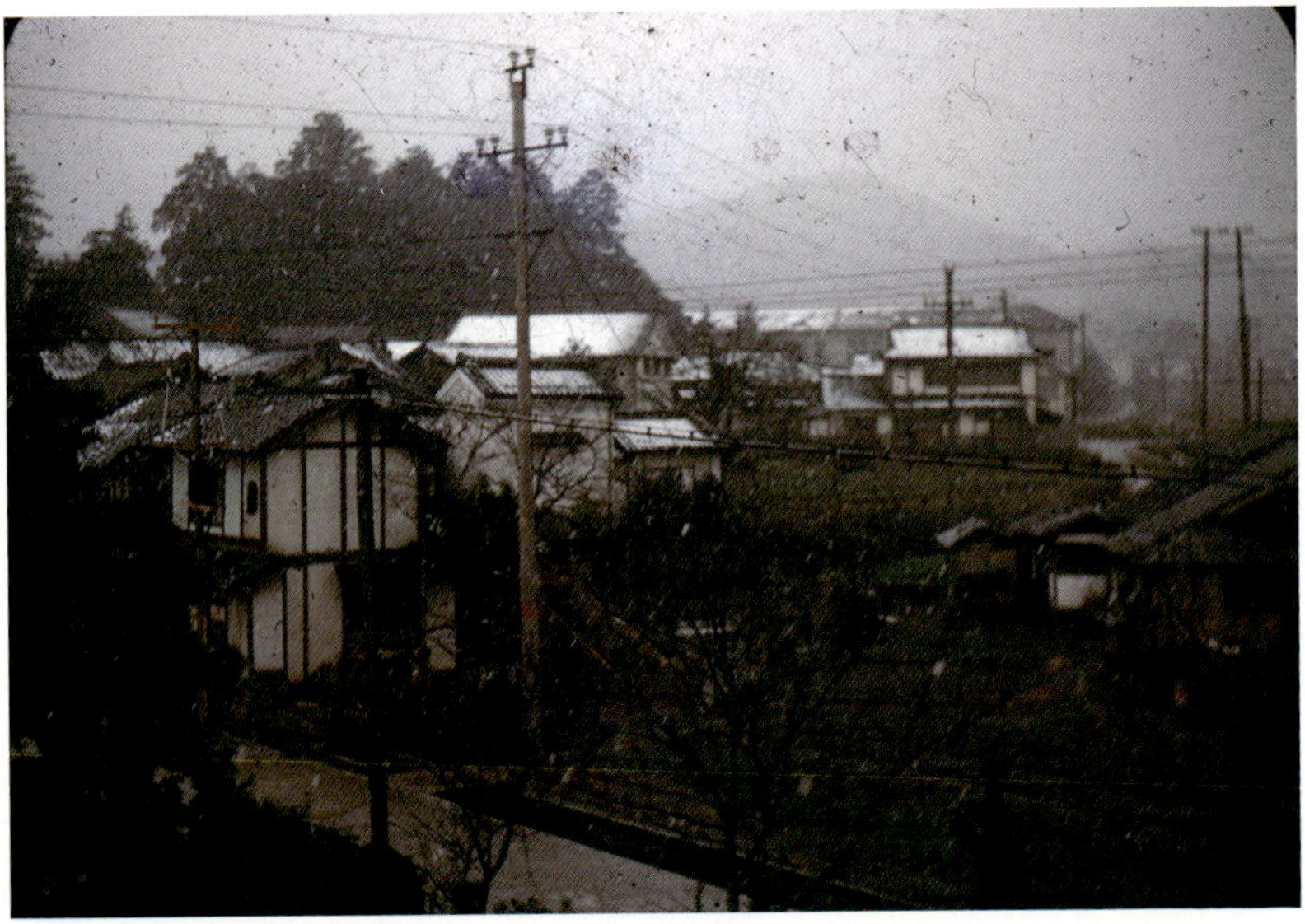

「ふつうの日本人が温かく居られるのは寝床のなかだけではないか、とぼくは思ってるんで……」（6話）

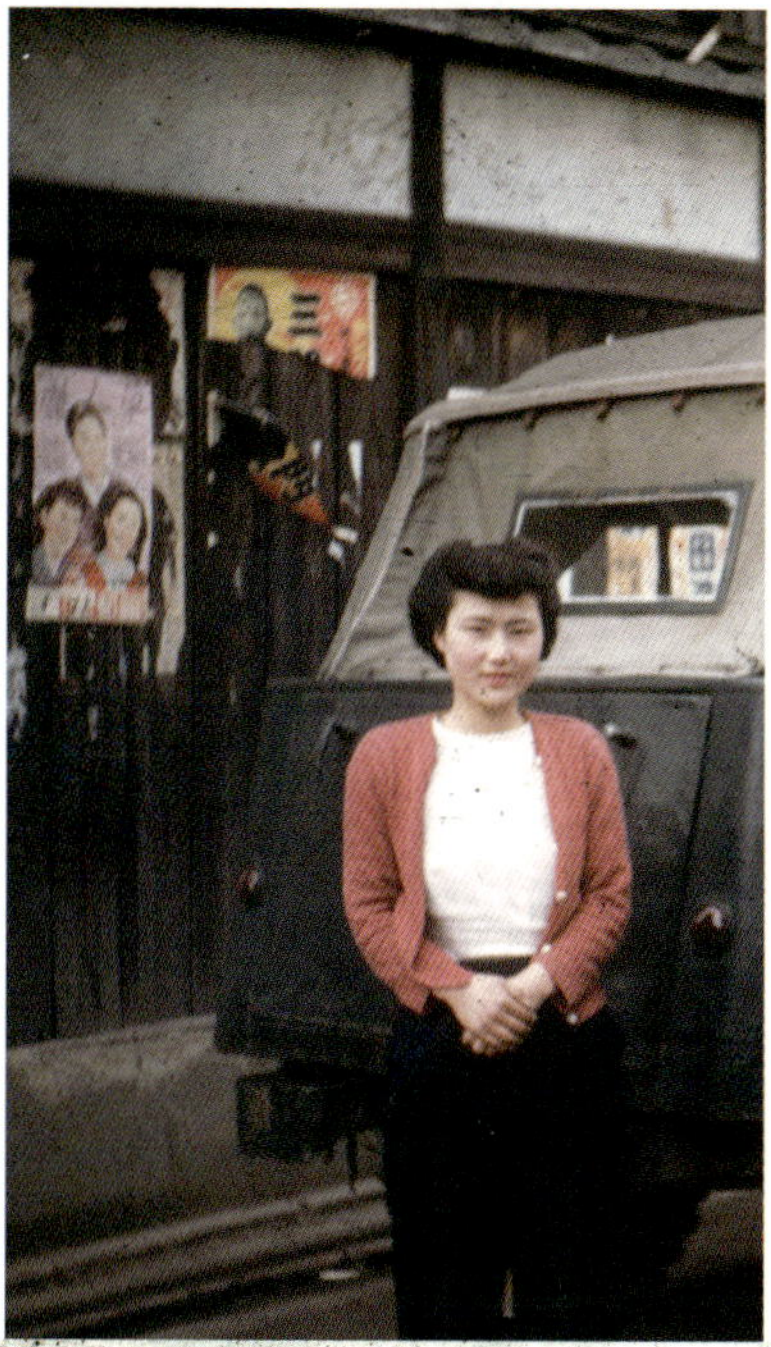

「思慮ぶかくて容姿たおやかなトミとなら、いずれ結婚してもいいのだし」と、軍医は考えた。(20 話)

さくらがあちこちで薄紅色の雲のようにに咲いた。トミさんはその花びらをいくつか押し花にして、心ばかりの御礼にびんせんにはさんだ。(15 話)

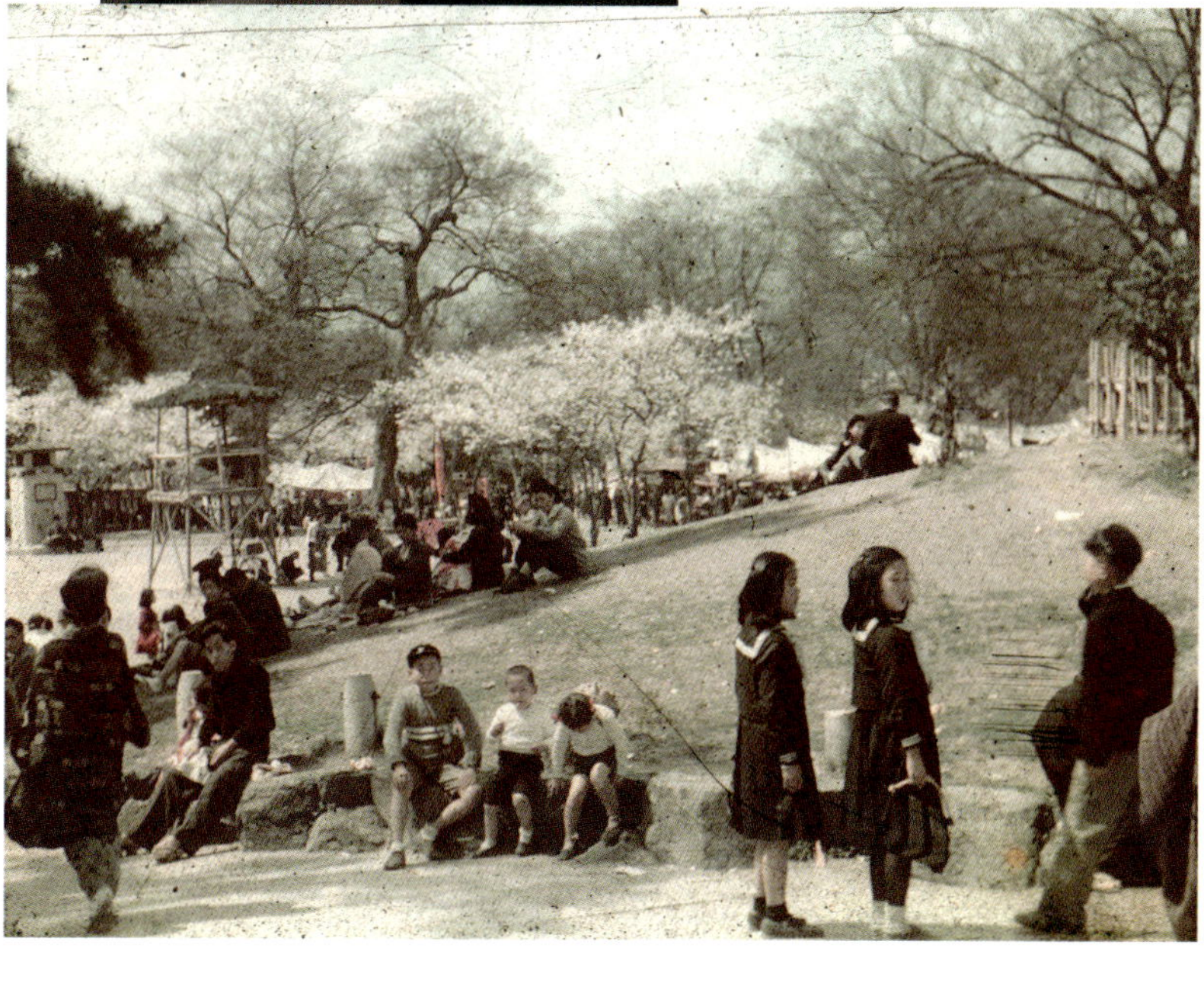

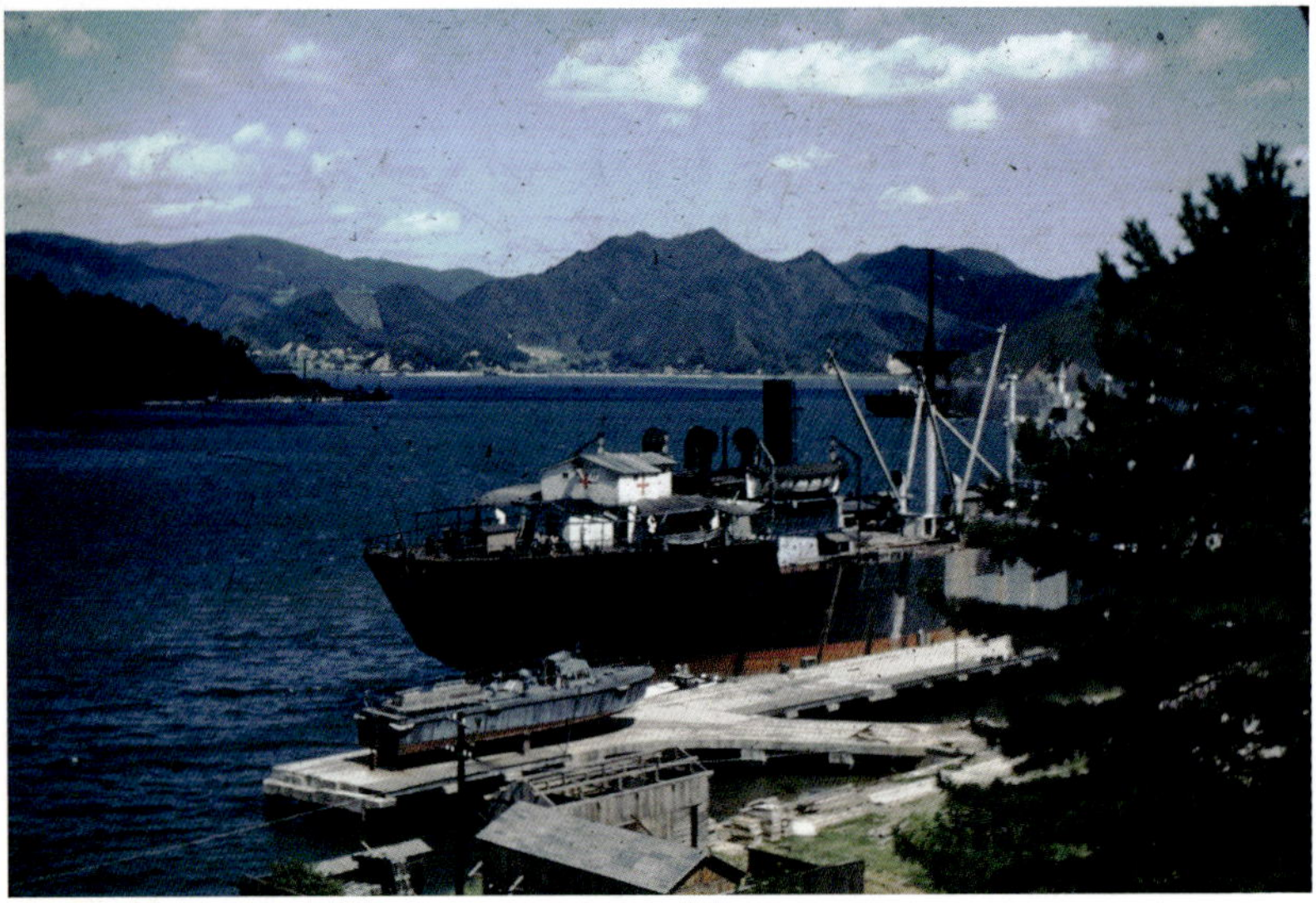

この日舞鶴港へはソ連のナホトカから引揚船が入ったところだった。（写真は臨時病院船榮豊丸）（4 話）

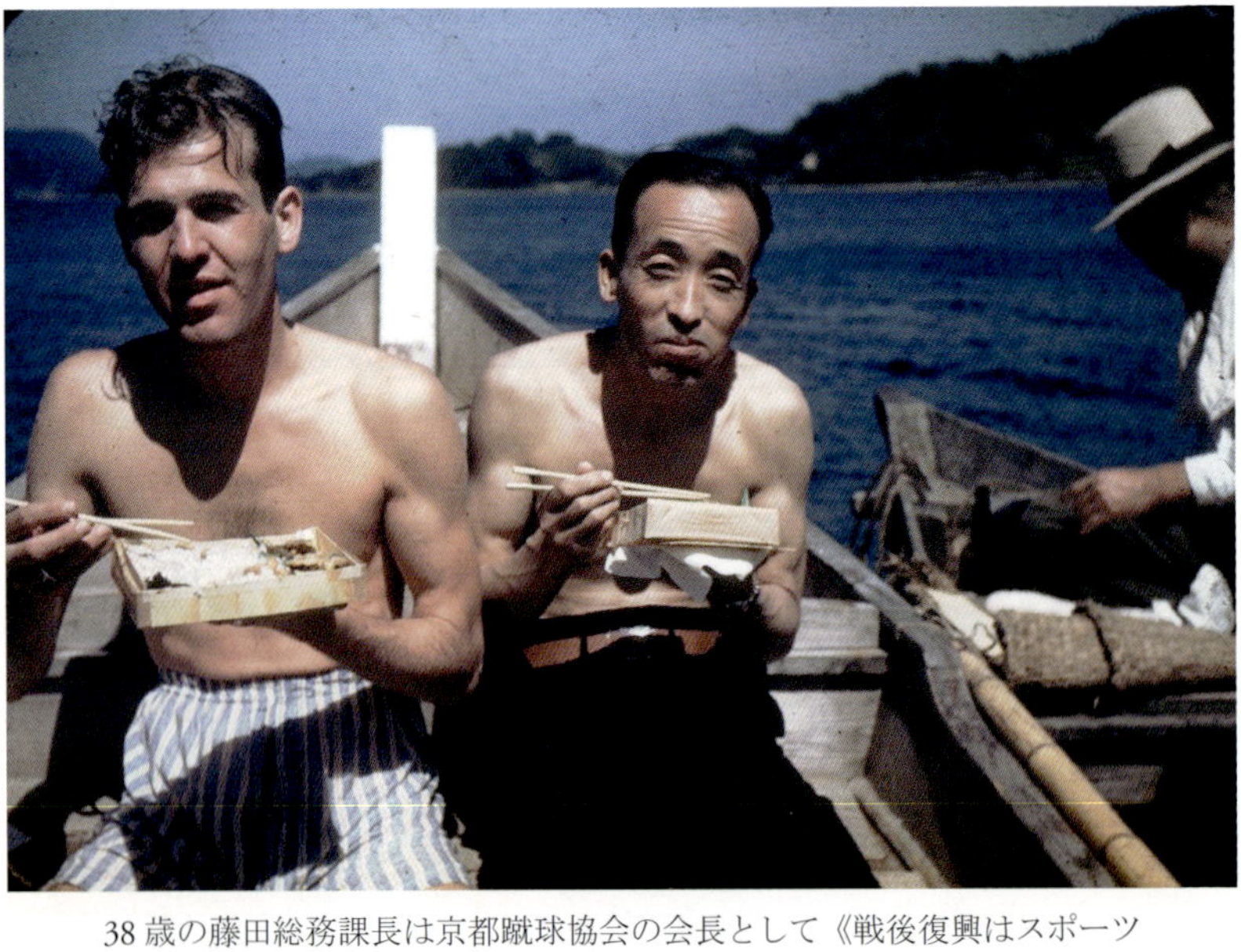

38 歳の藤田総務課長は京都蹴球協会の会長として《戦後復興はスポーツから》と熱っぽく論じていて、軍医がスポーツをするときはかならずいっしょについてきた。（13 話）

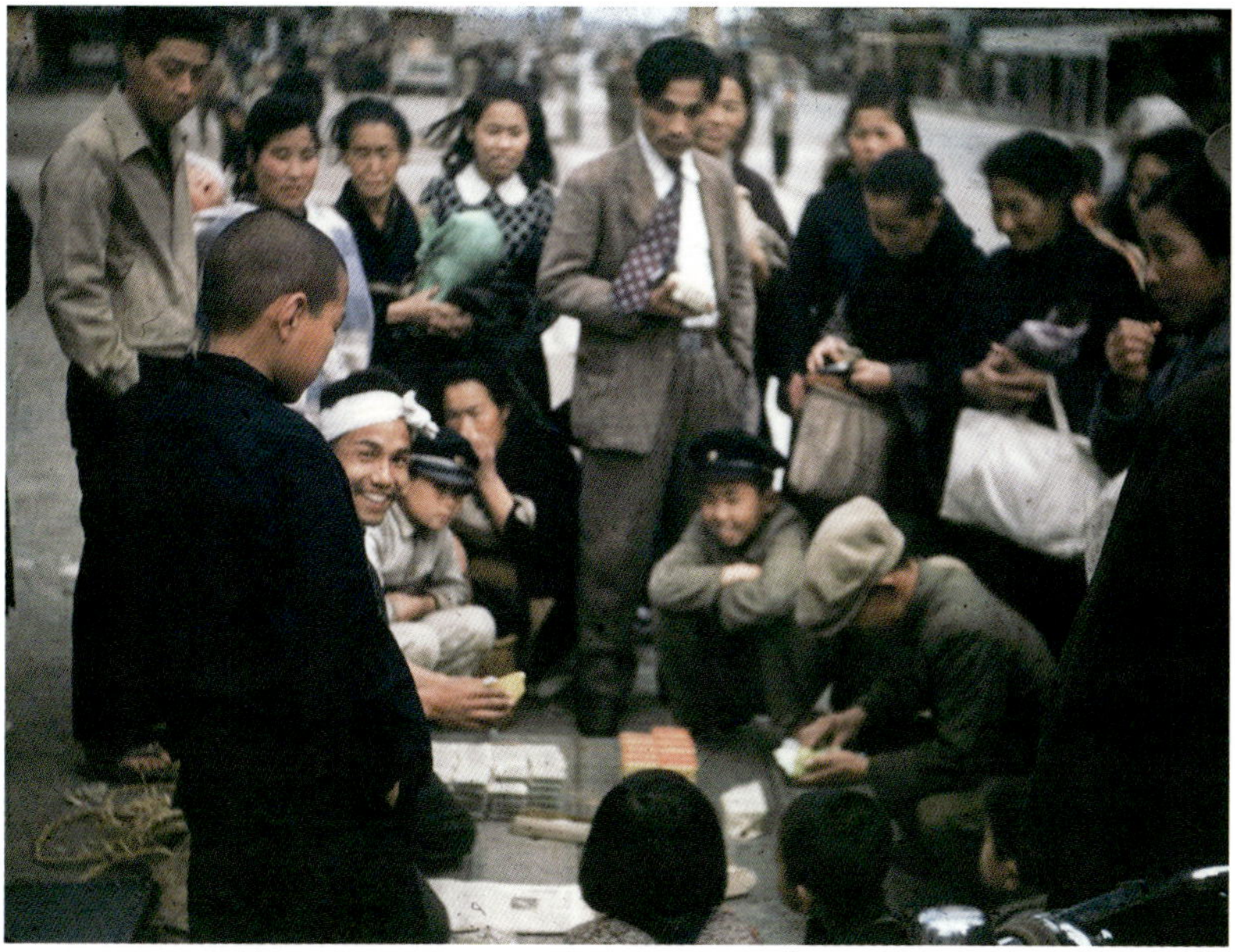

日曜日に軍医はカメラを持って街へでかけた。ふと人だかりに気づいて行ってみると……（13 話）

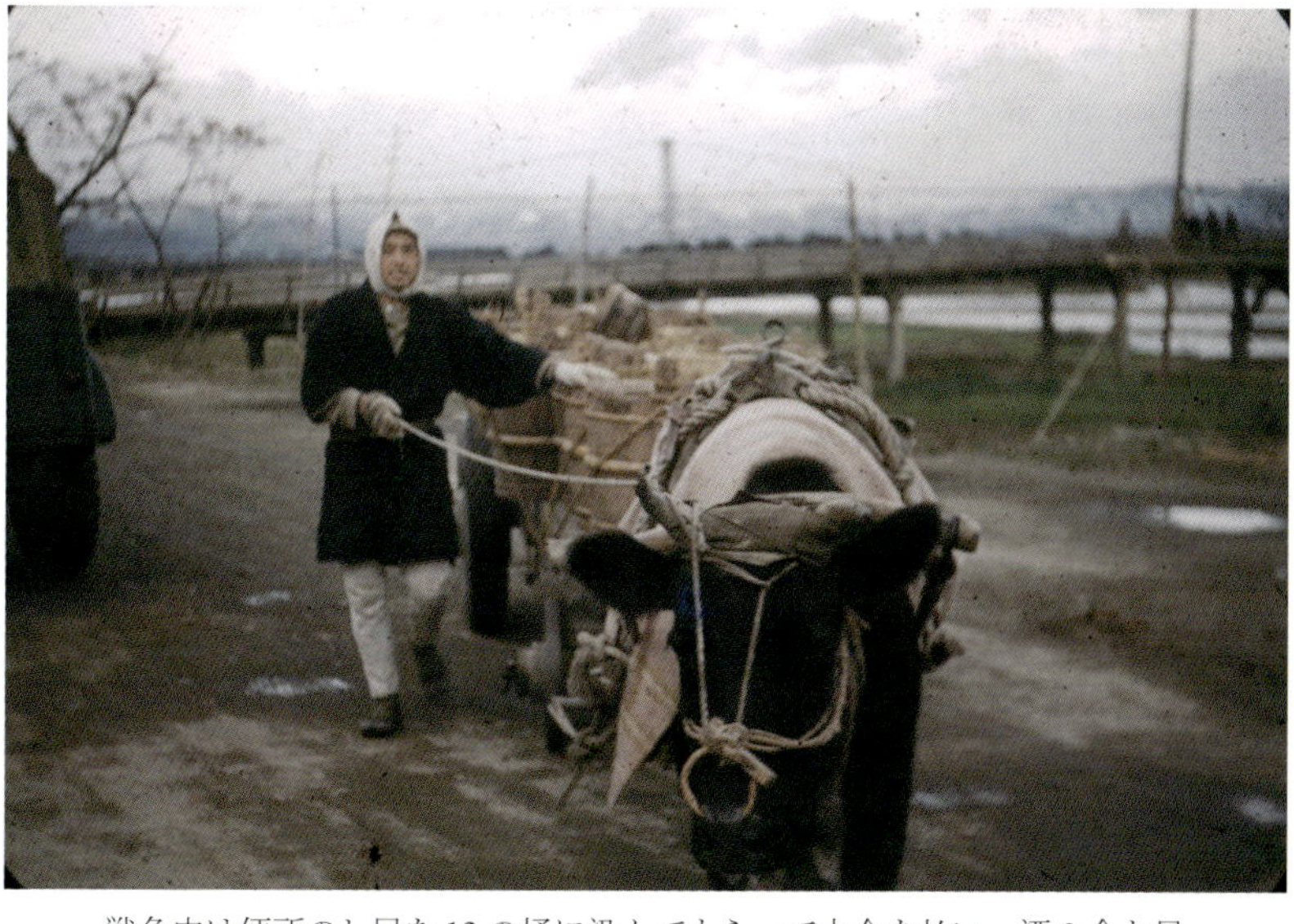

戦争中は便所のし尿を 12 の桶に汲んでもらって大金を払い、酒 2 合と昼ごはんまで出した。（18 話）

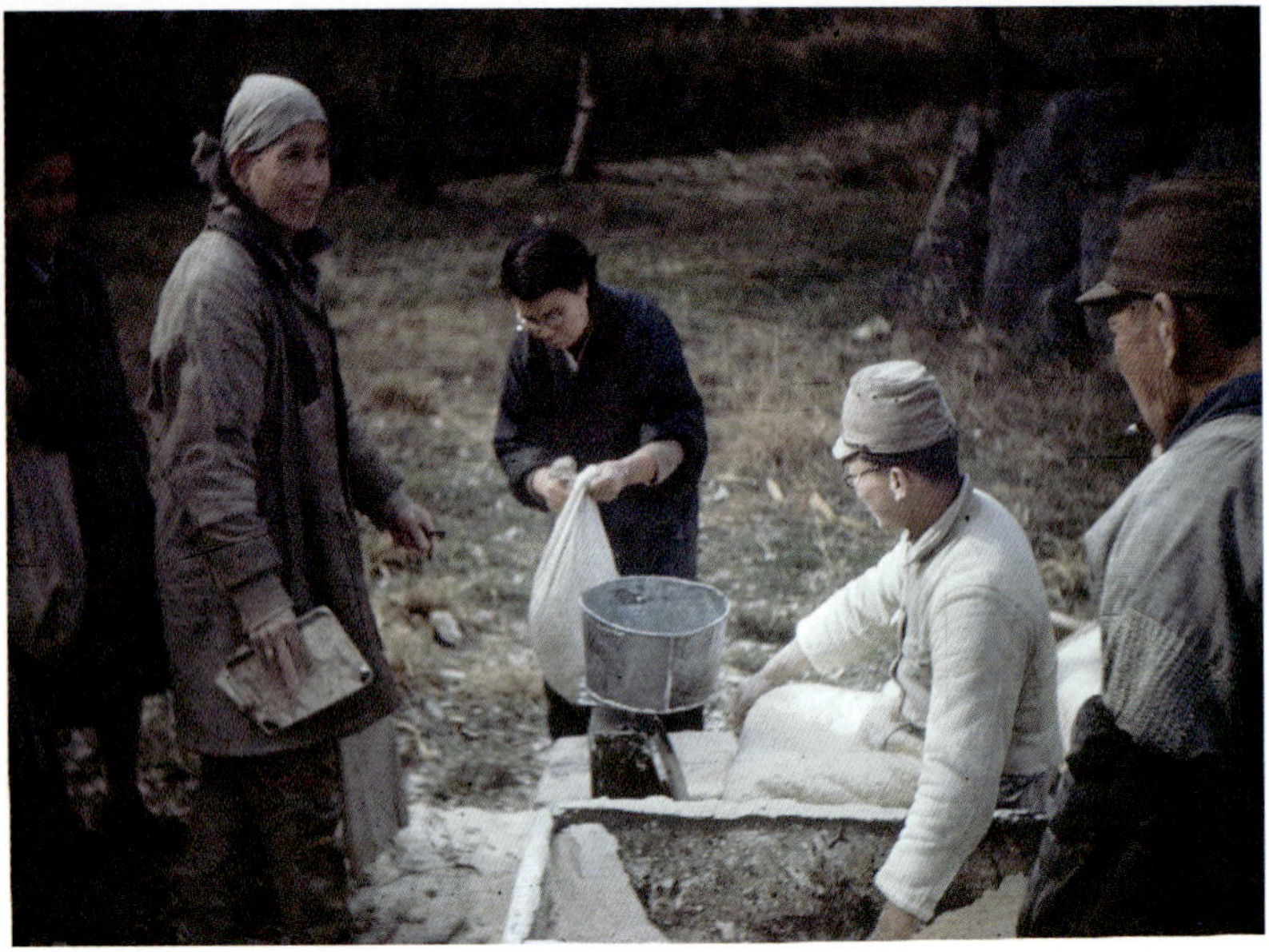

さとうと小麦粉を米軍が放出したとき、79 歳の恒次郎さんは団子入りぜんざいが「うますぎはしないかね」と日記に書きつけた。（18 話）

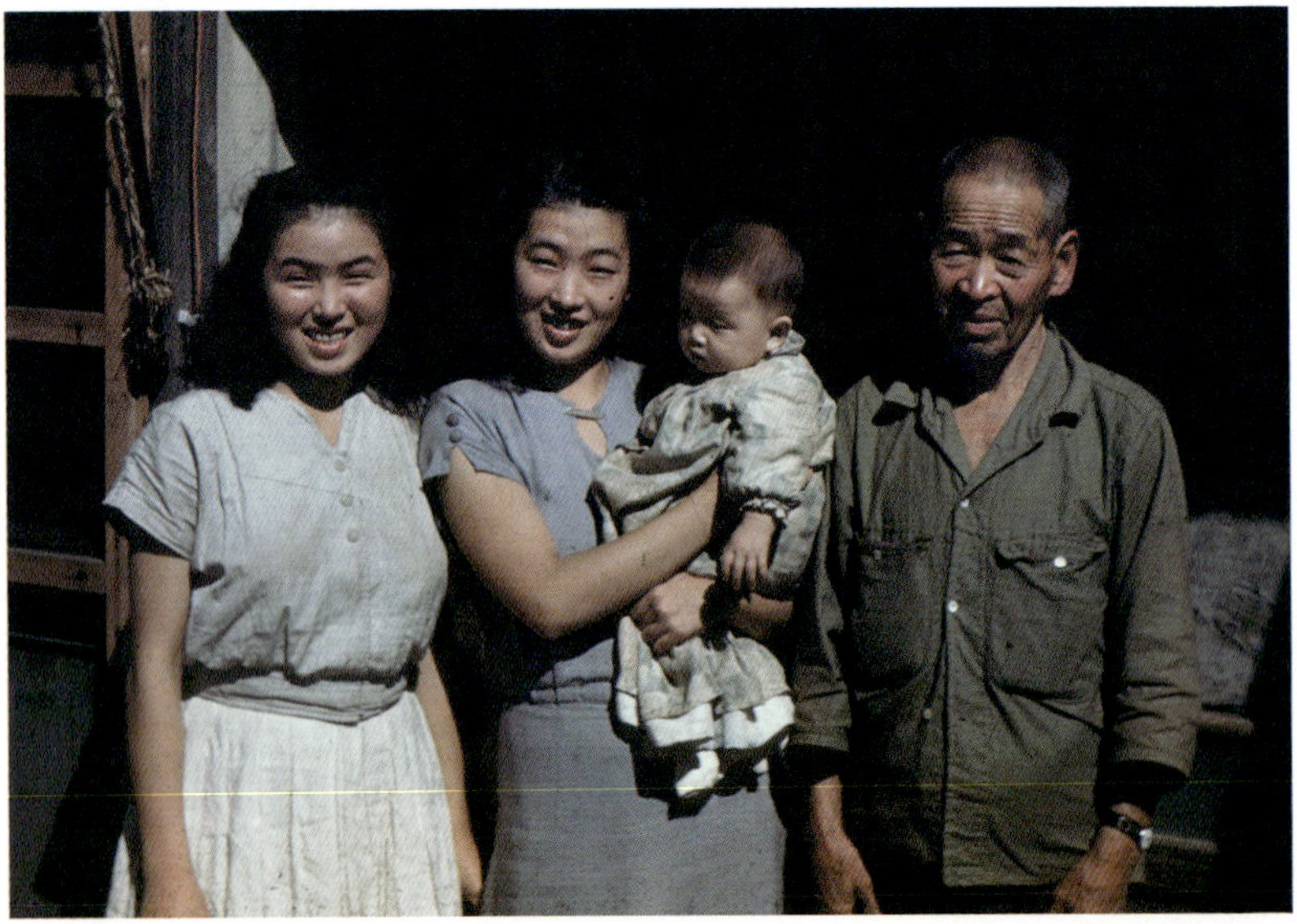

まだ 26 歳では老いに関心はなく、軍医が撮影した老人は路で出会った家族の祖父だけだった。（18 話）

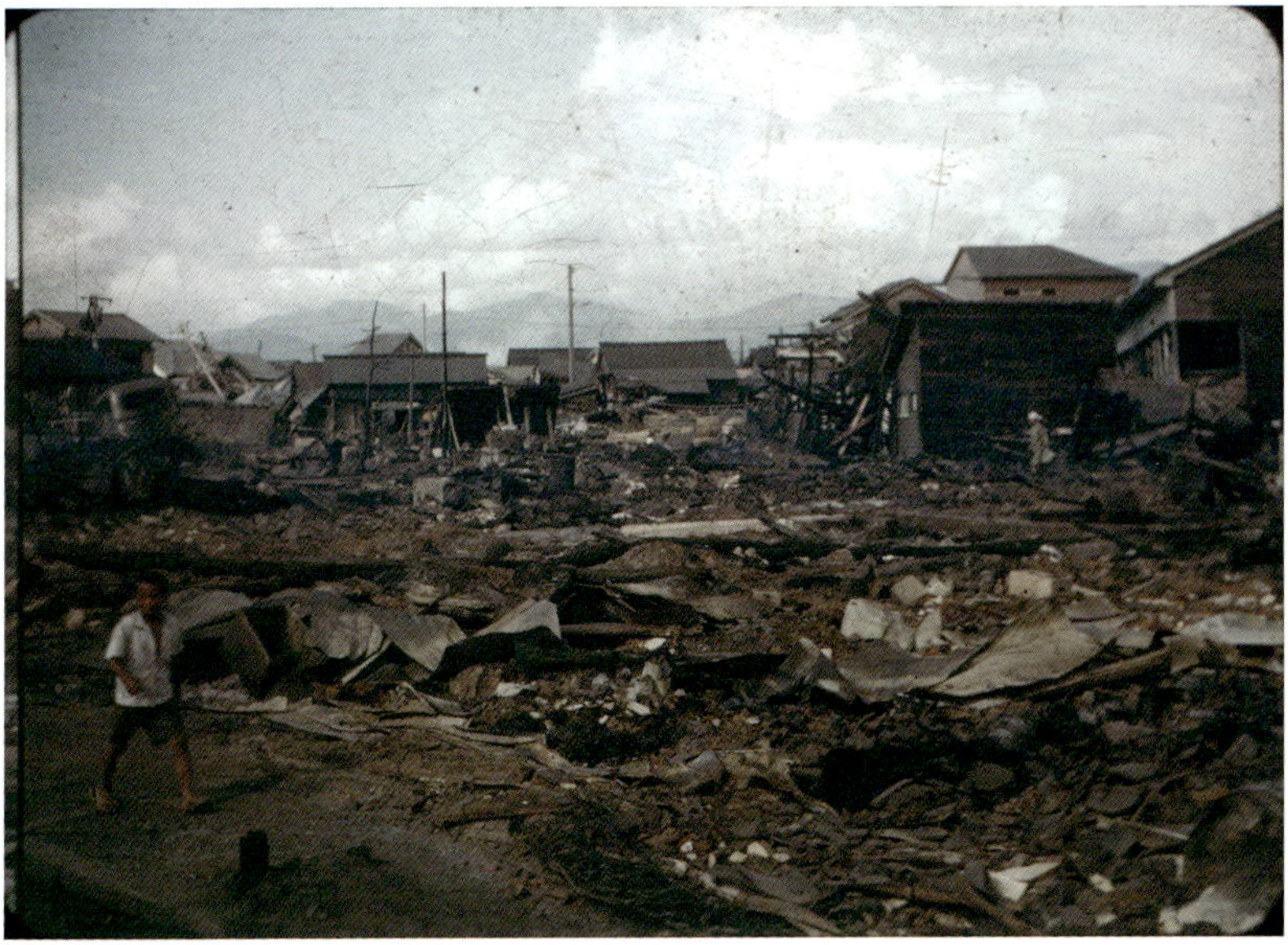

のちに福井大地震とよばれるこのときの災害では、死者 3769 人、焼失した家屋 4100 戸、全壊家屋 3 万 4 千戸をこえる被害がでた。(21 話)

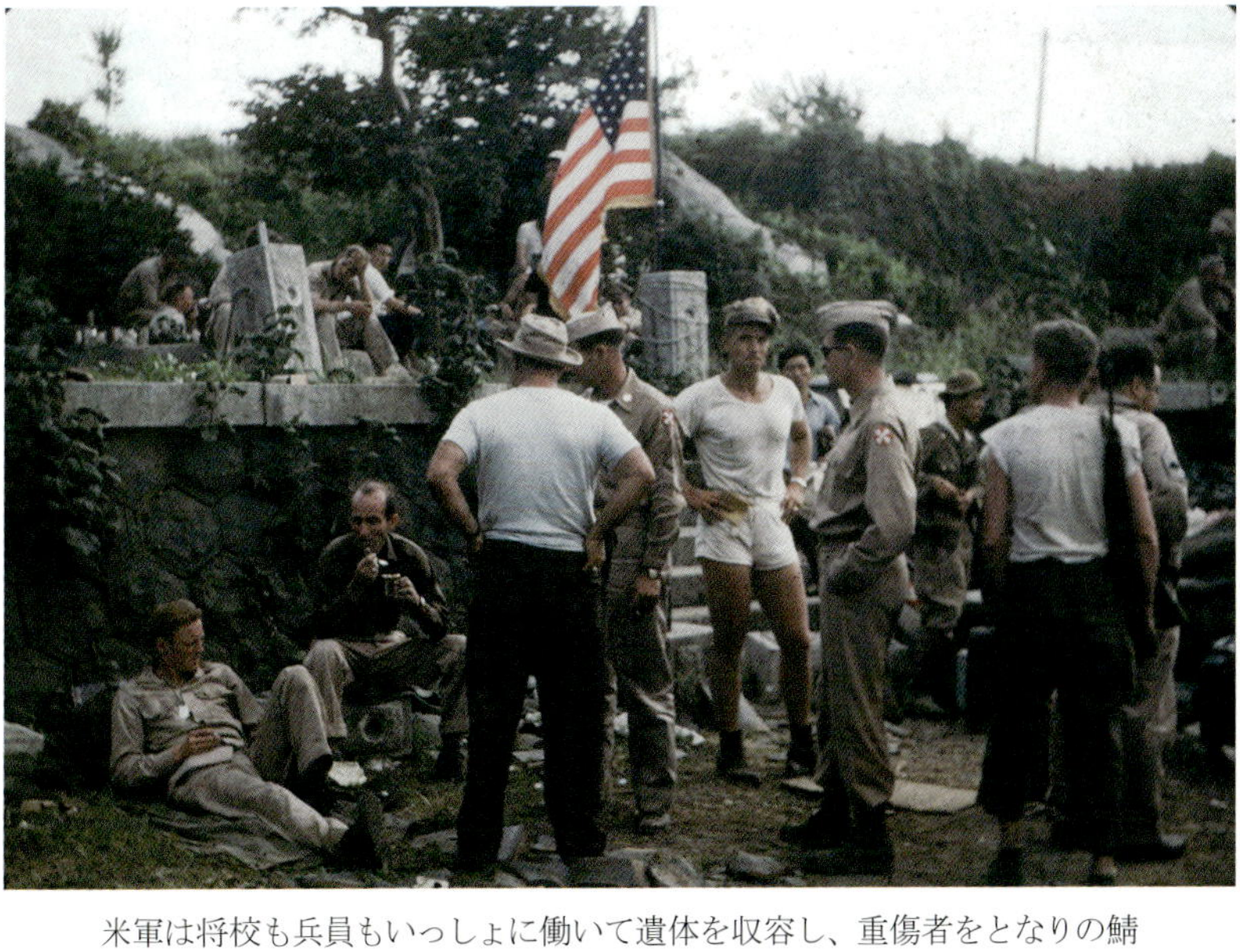

米軍は将校も兵員もいっしょに働いて遺体を収容し、重傷者をとなりの鯖江市へ運んだ。自動車のライトをはずして照明をたすけ、泣きさけぶ子どもたちにはチョコレートをくばった。(21 話)

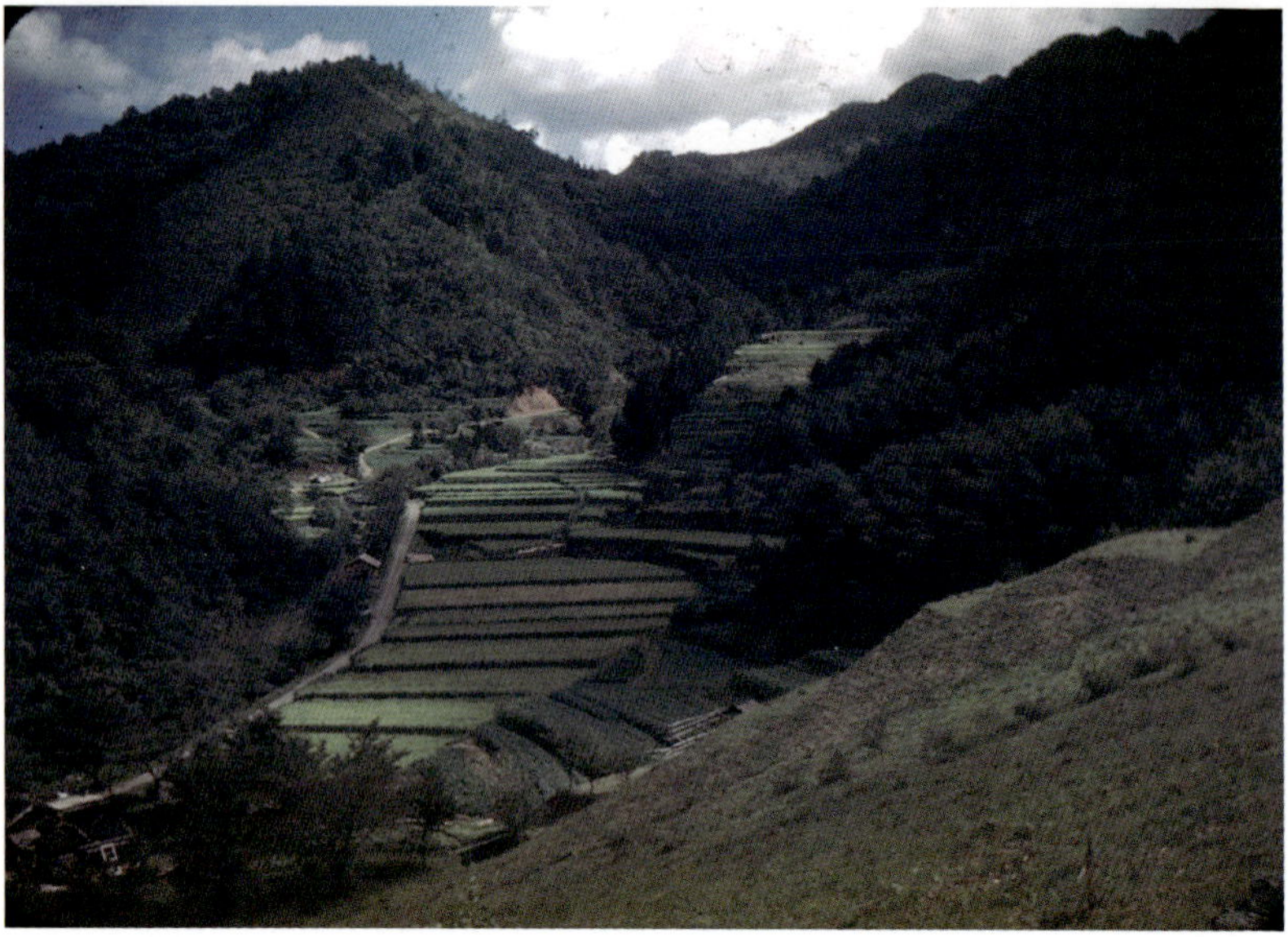

「じぶんはいま、最高に美しい景観をとくべつに見せてもらっているのだと思いました。」(21話)

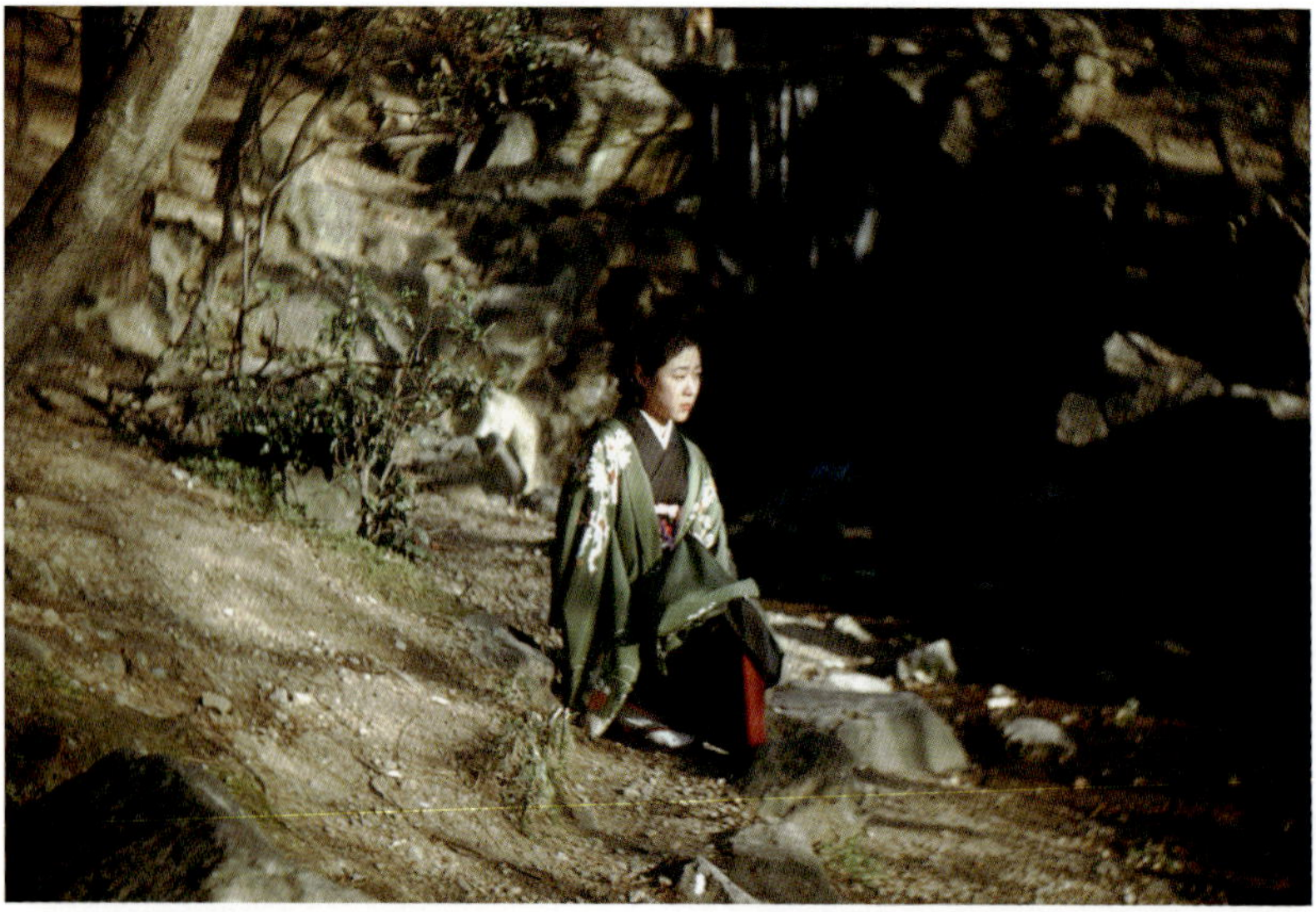

《京女は仏面獣心で、優しい日本婦人は上っ面(つら)だけ》、とアメリカ人ソーシャル・ワーカーのパトナム女史がいうのである。(10話)

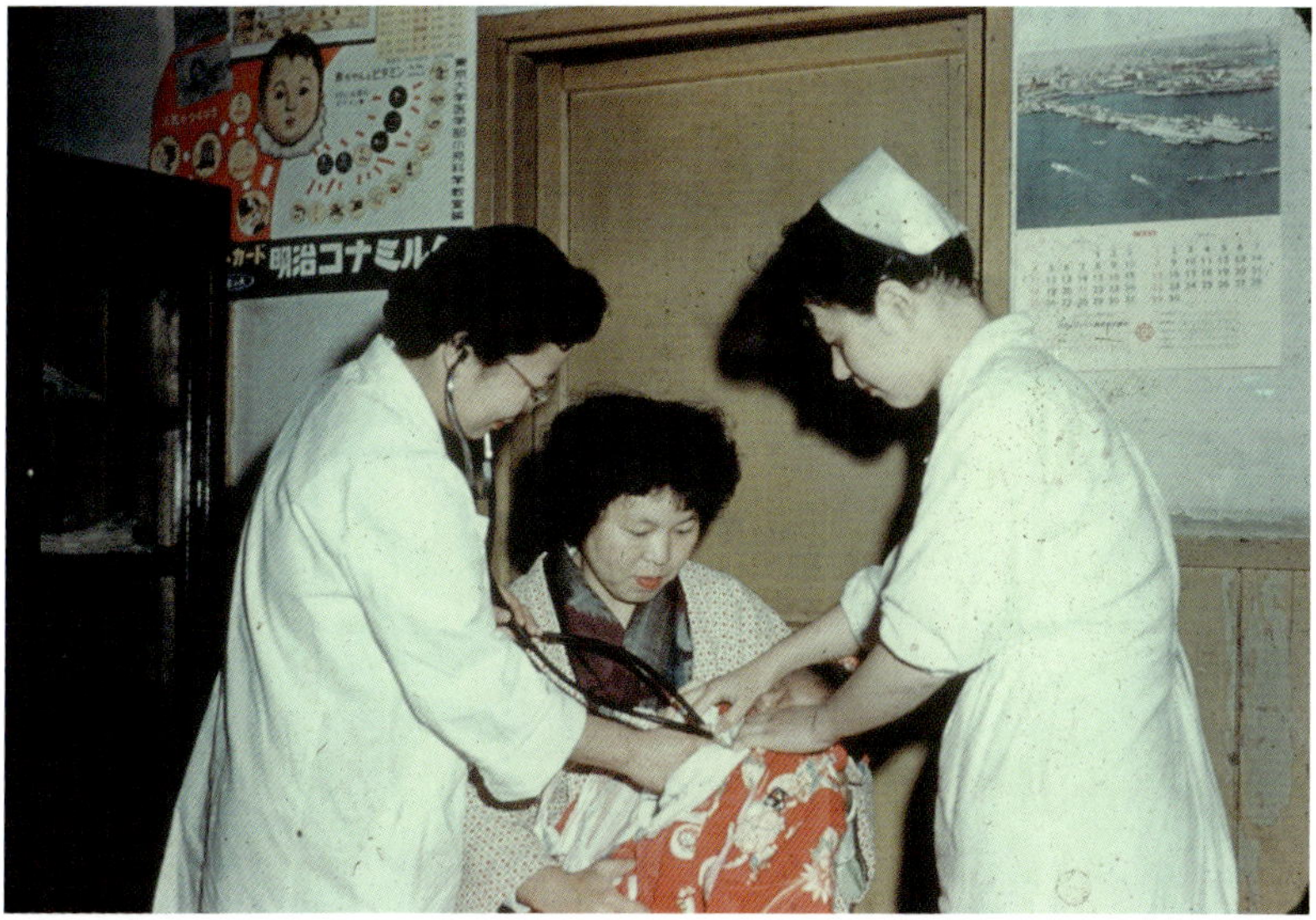

保健所では初診料をとらず、老人も妊婦も赤ん坊も診てくれた。（22話）

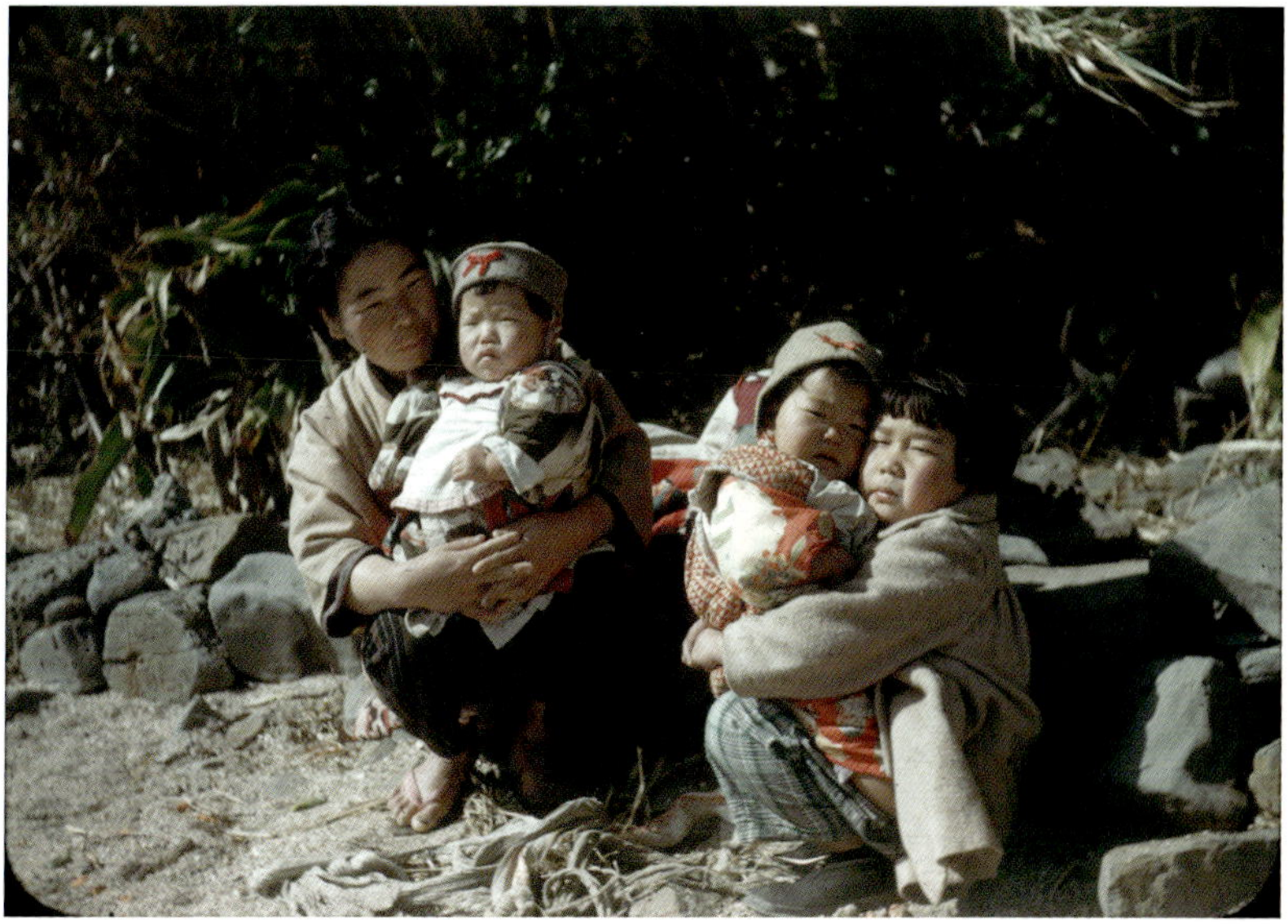

京都のいたるところに赤ん坊がいるのを見て、第1軍団のスウィング司令官は日夜不安をつのらせていた。（25話）

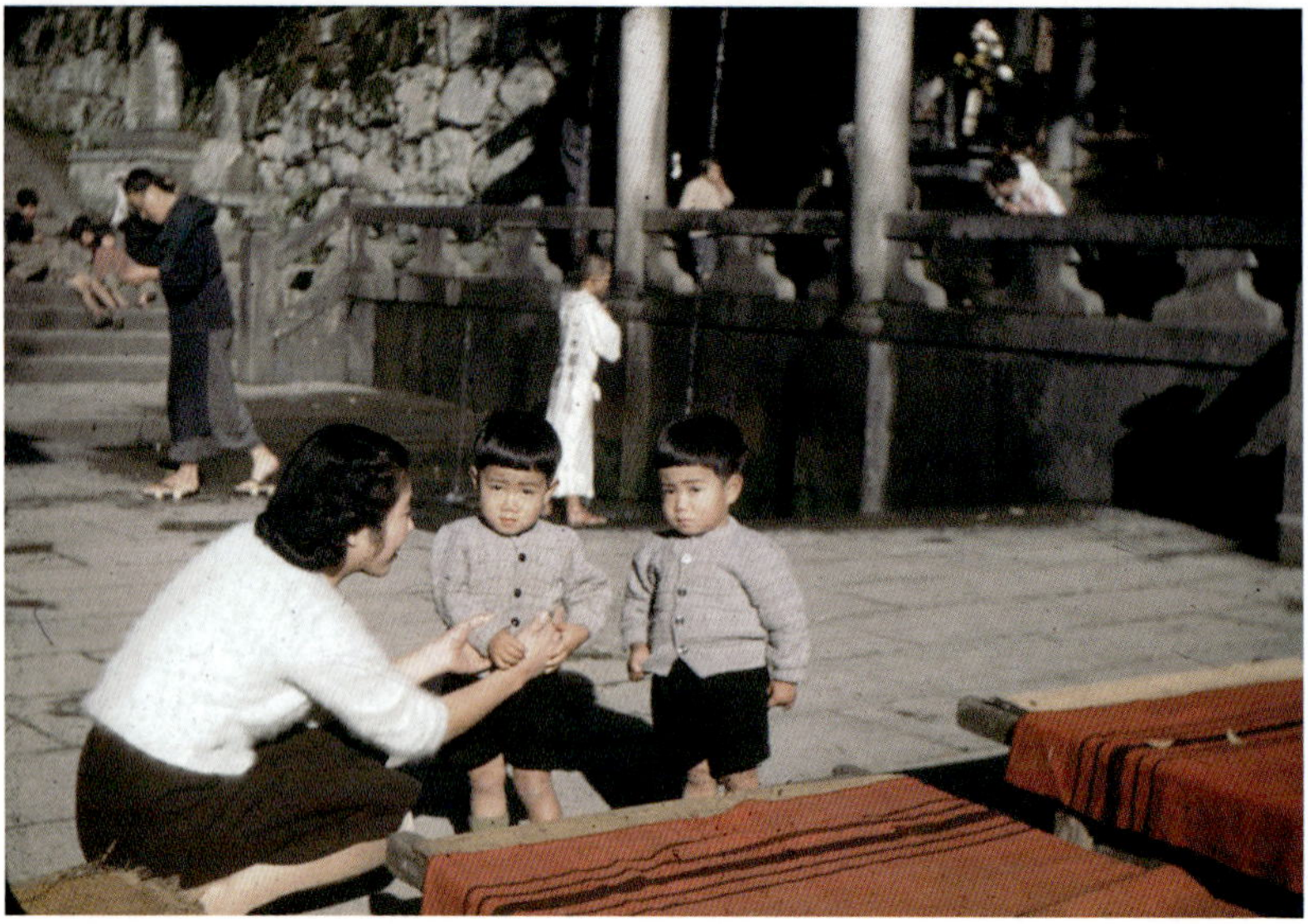

あるアメリカ雑誌は占領下で生まれつづける赤ん坊を「日本の生きた新兵器」と呼んだ。(25 話)

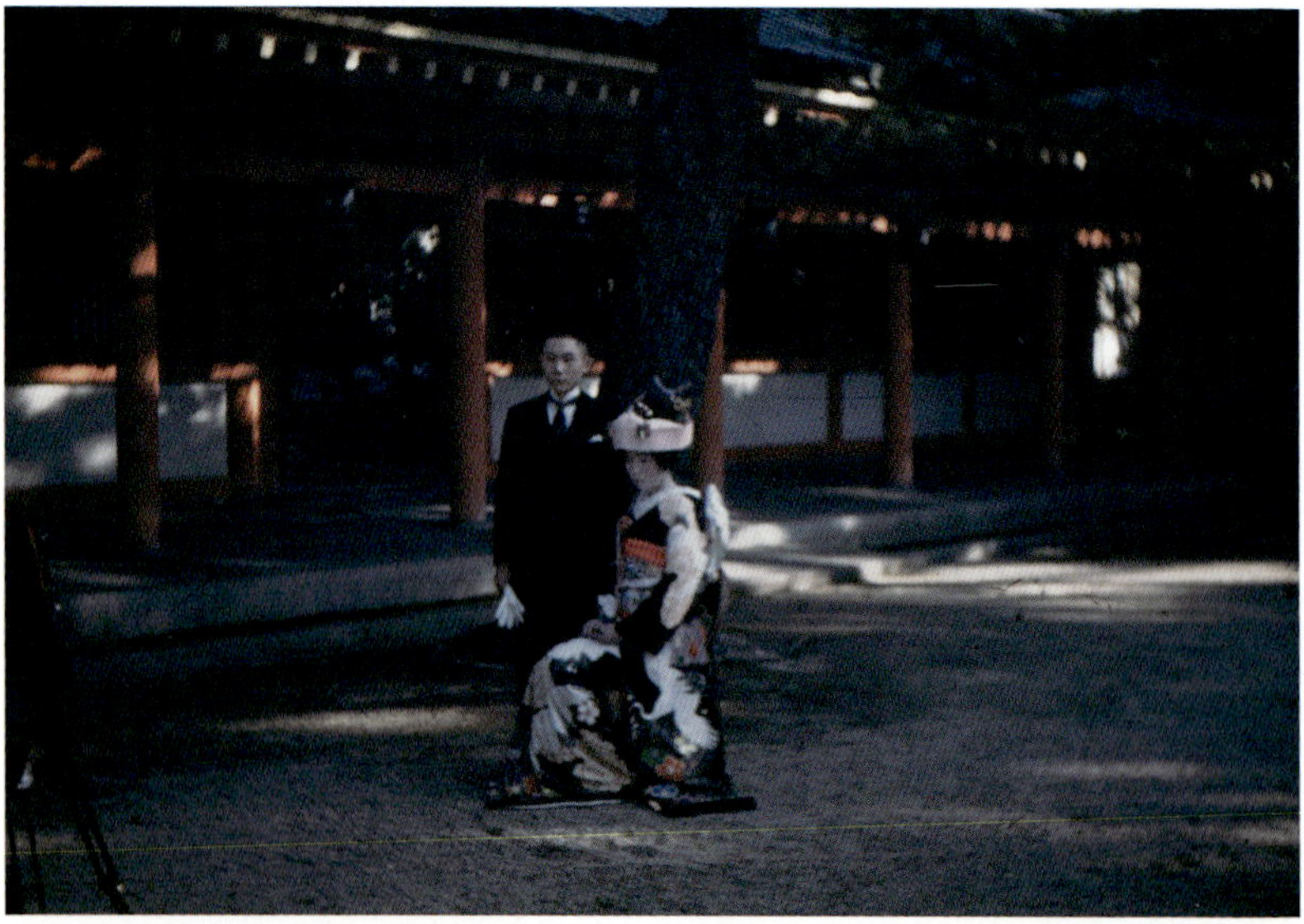

ひととおりの婚礼調度品を百貨店でそろえると、すくなくとも3万円かかった。(26 話)

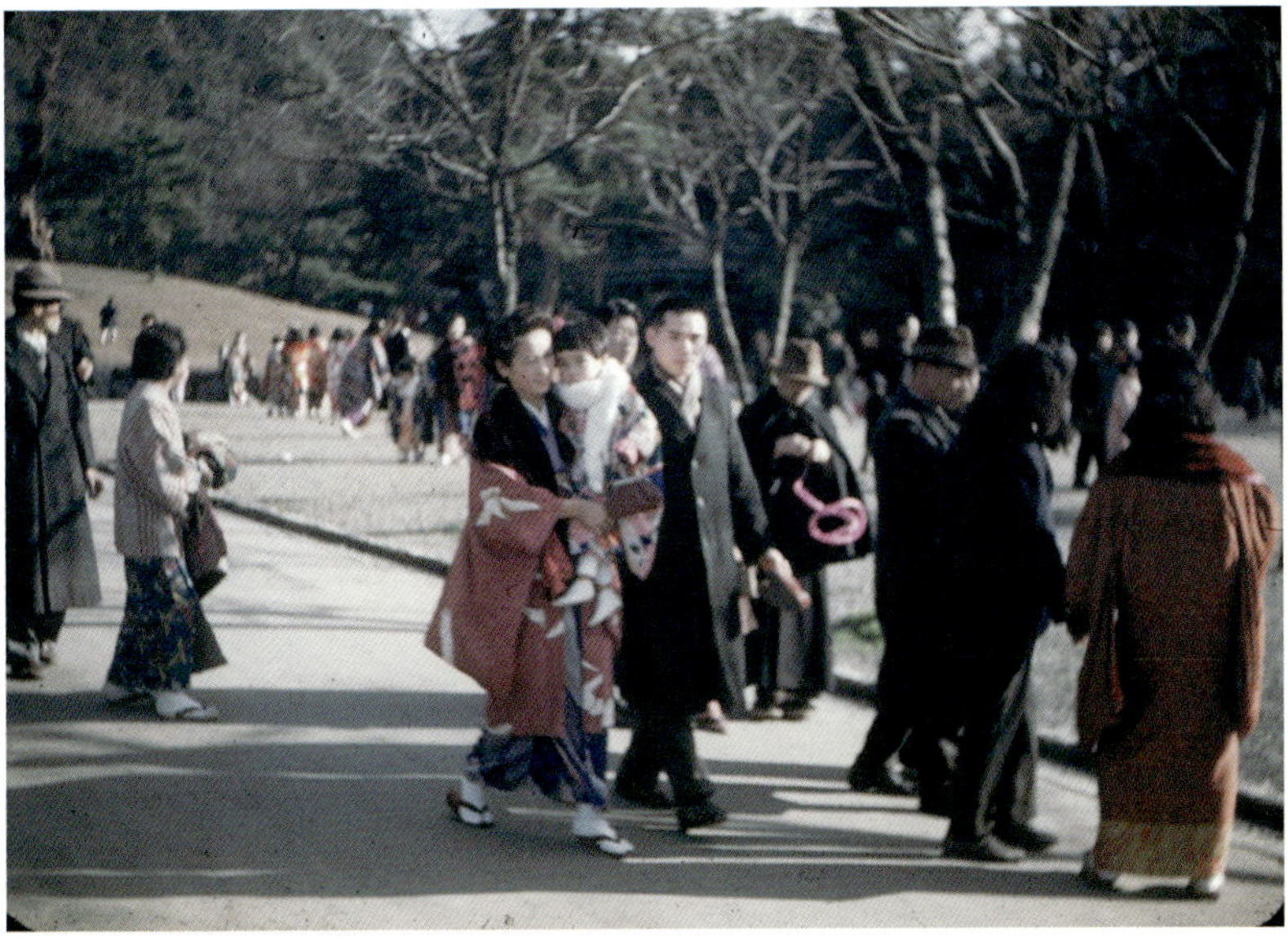

お正月用にと、日本政府は暮れにさつまいもと米をじゅうぶん配給した。（27 話）

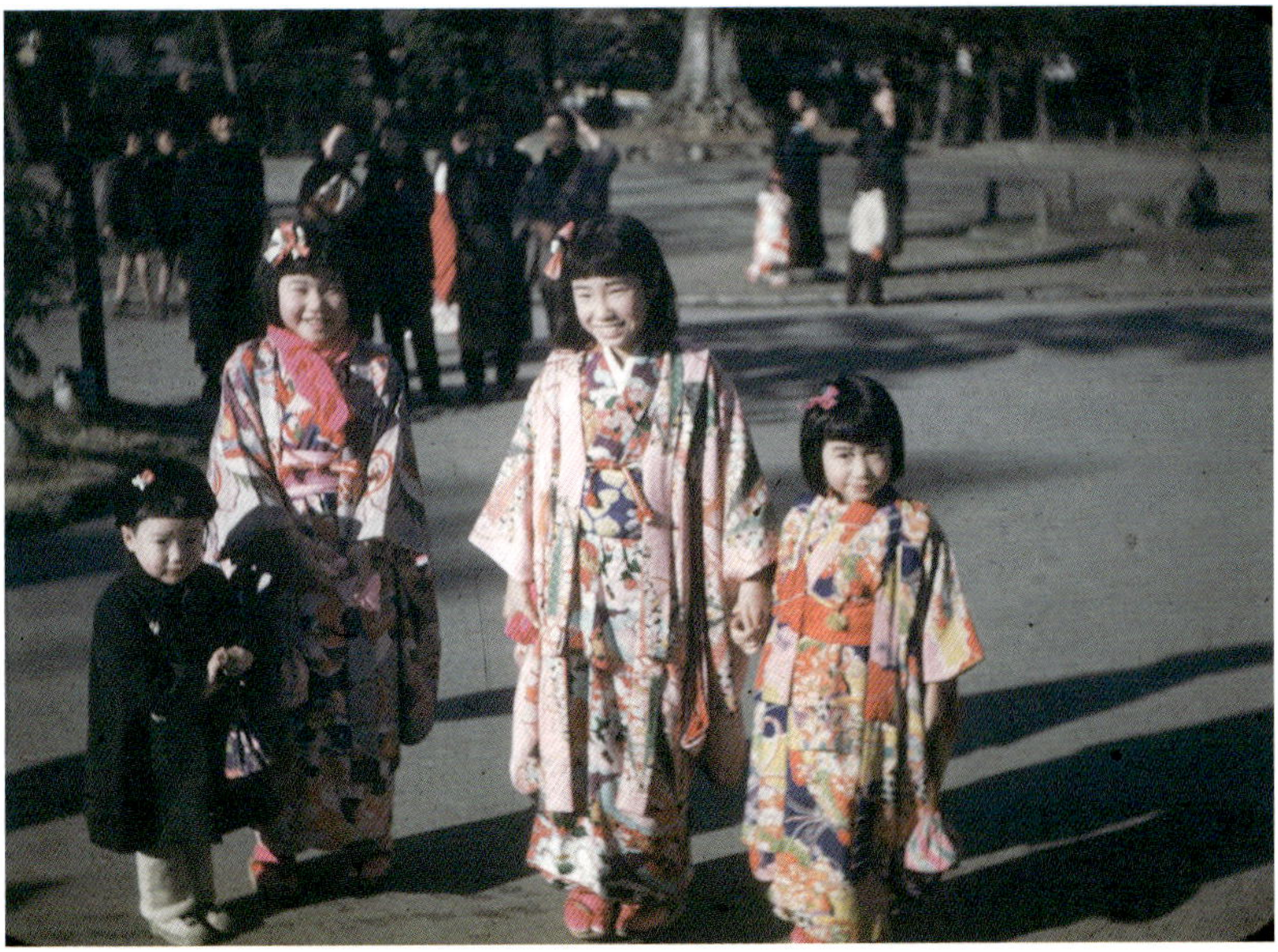

円山公園には晴れ着を着た子どもたちが親とやってきた。（27 話）

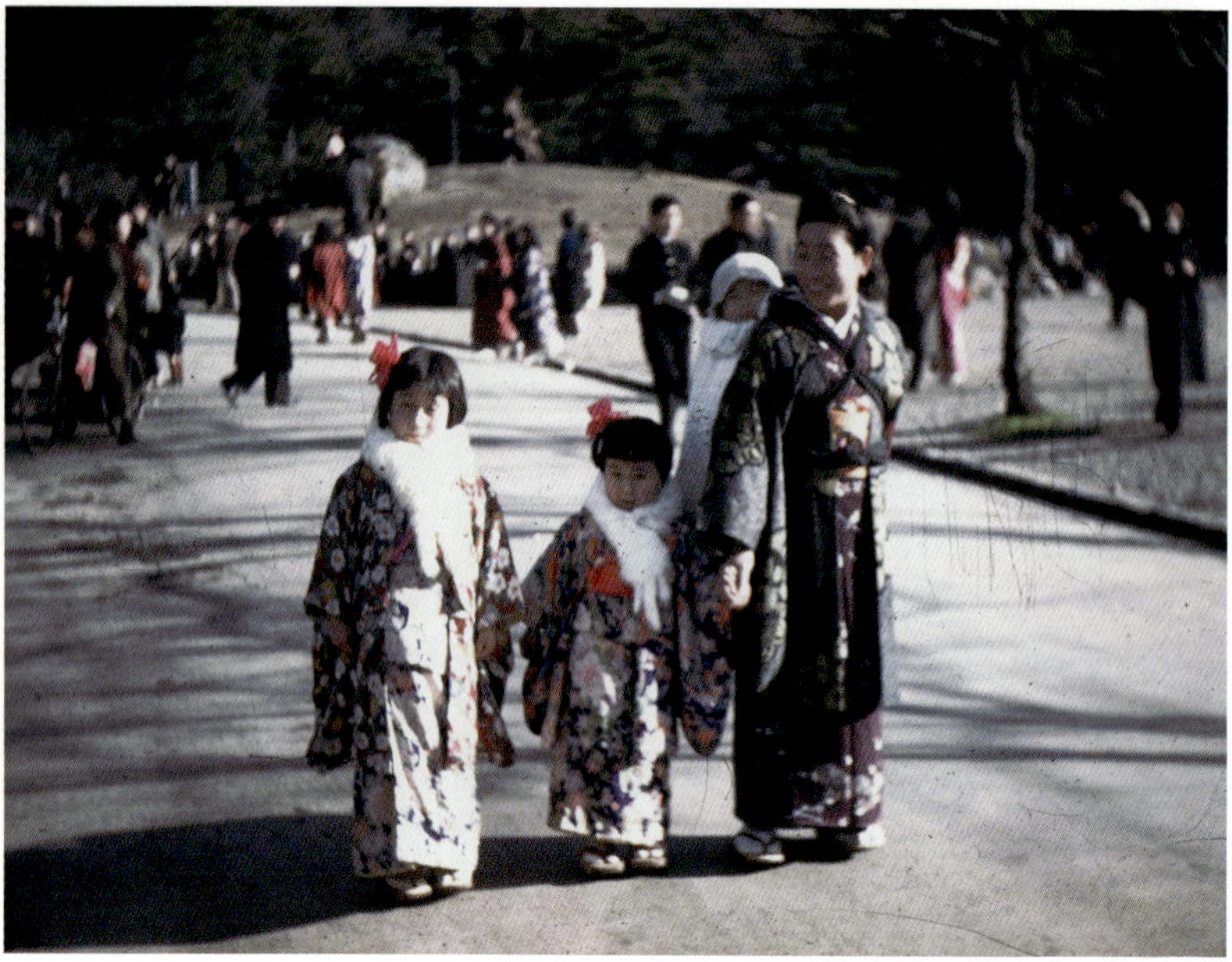

「元旦から三が日は停電させない」と関西配電が約束し、空も晴れた。(27 話)

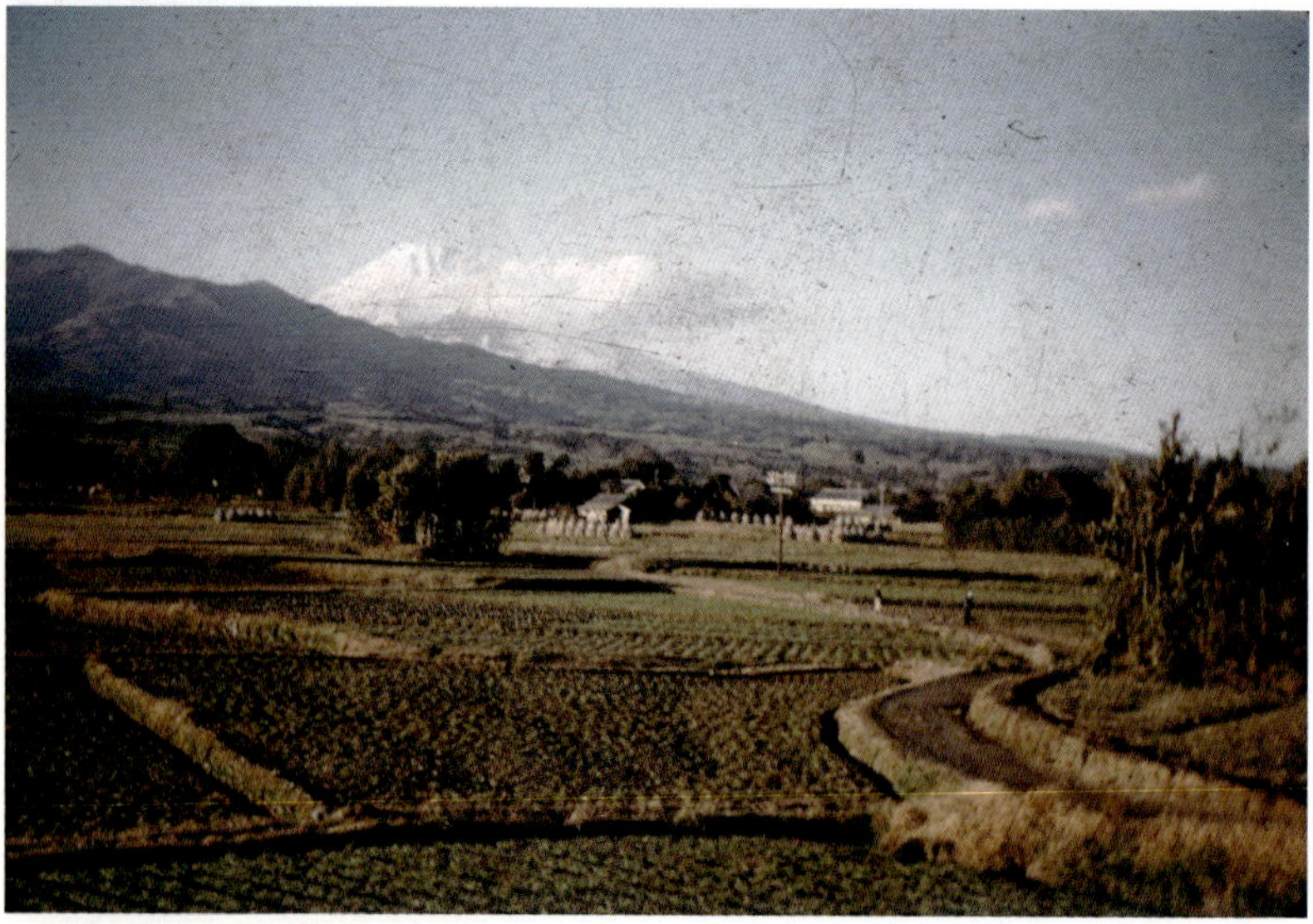

富士山や道行くひとにカメラをむけながら、軍医は伊豆長岡の温泉旅館についた。(27 話)

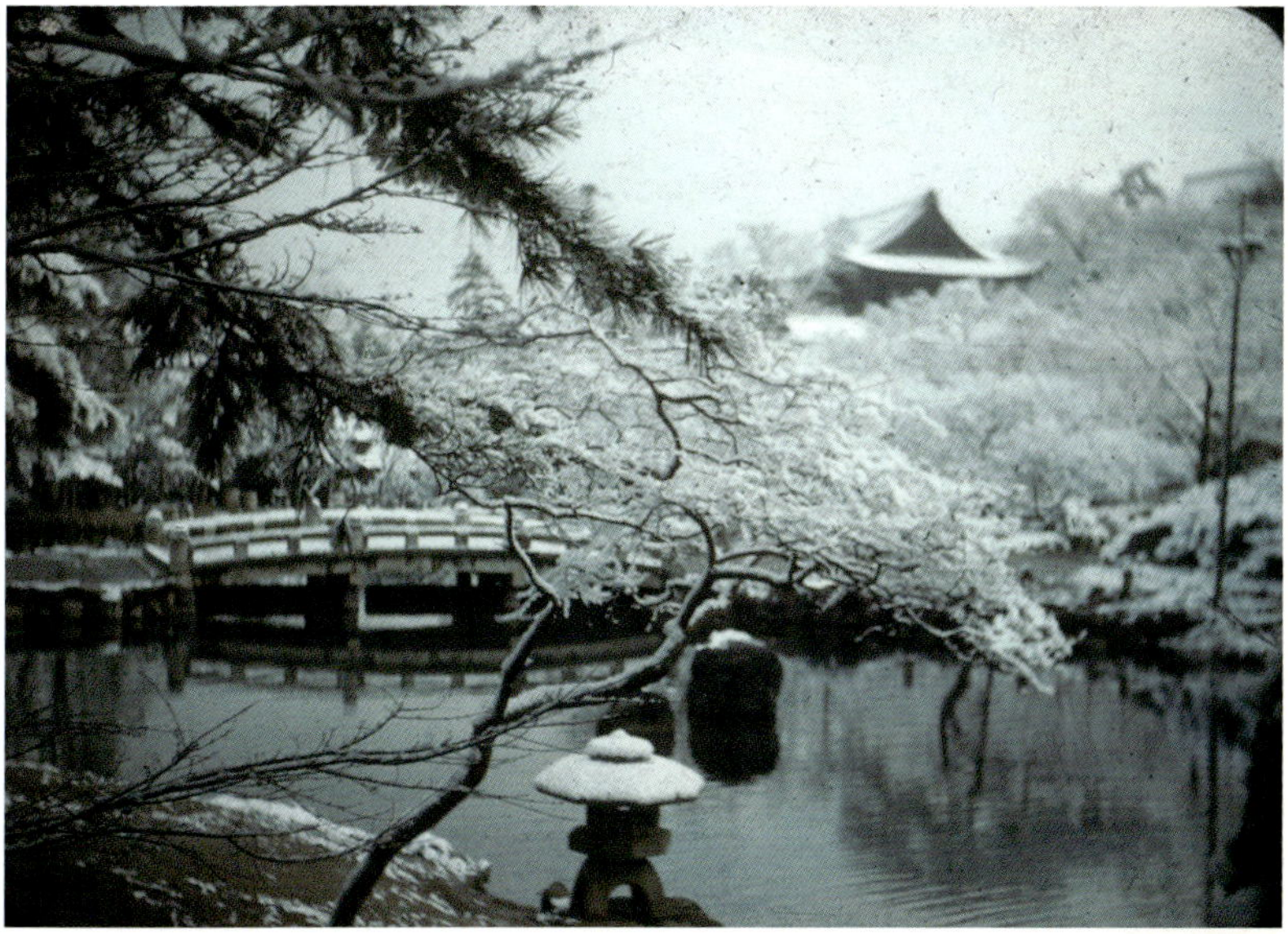

雪が降って平安神宮が銀世界になったある日、軍医は在宅ハンセン病患者を外来で治療できれば、と考えた。(28 話)

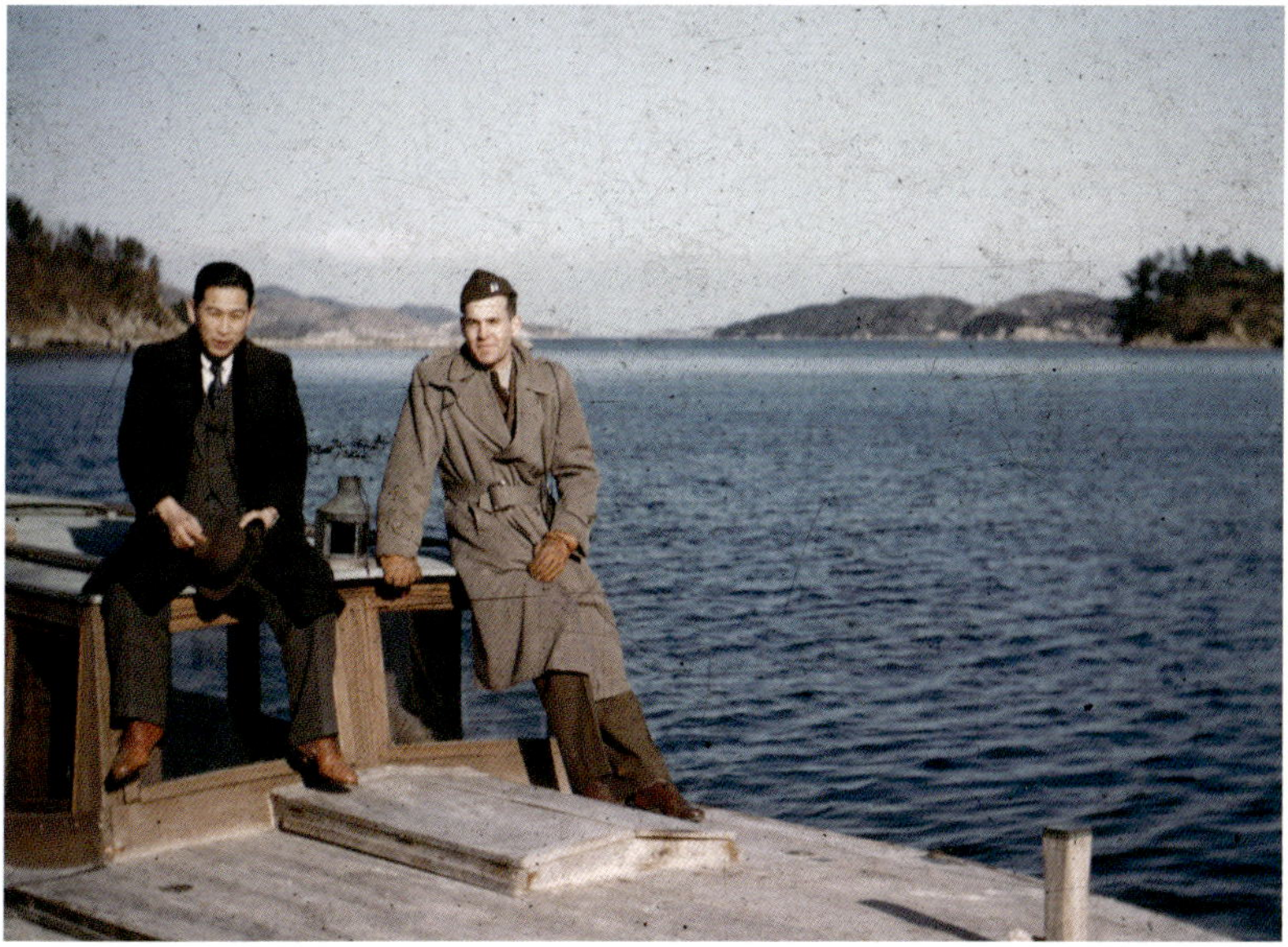

瀬戸内海に面した虫明（むしあけ）港の桟橋で、国立ハンセン病療養所長島愛生園からの迎えの船を待った。(28 話)

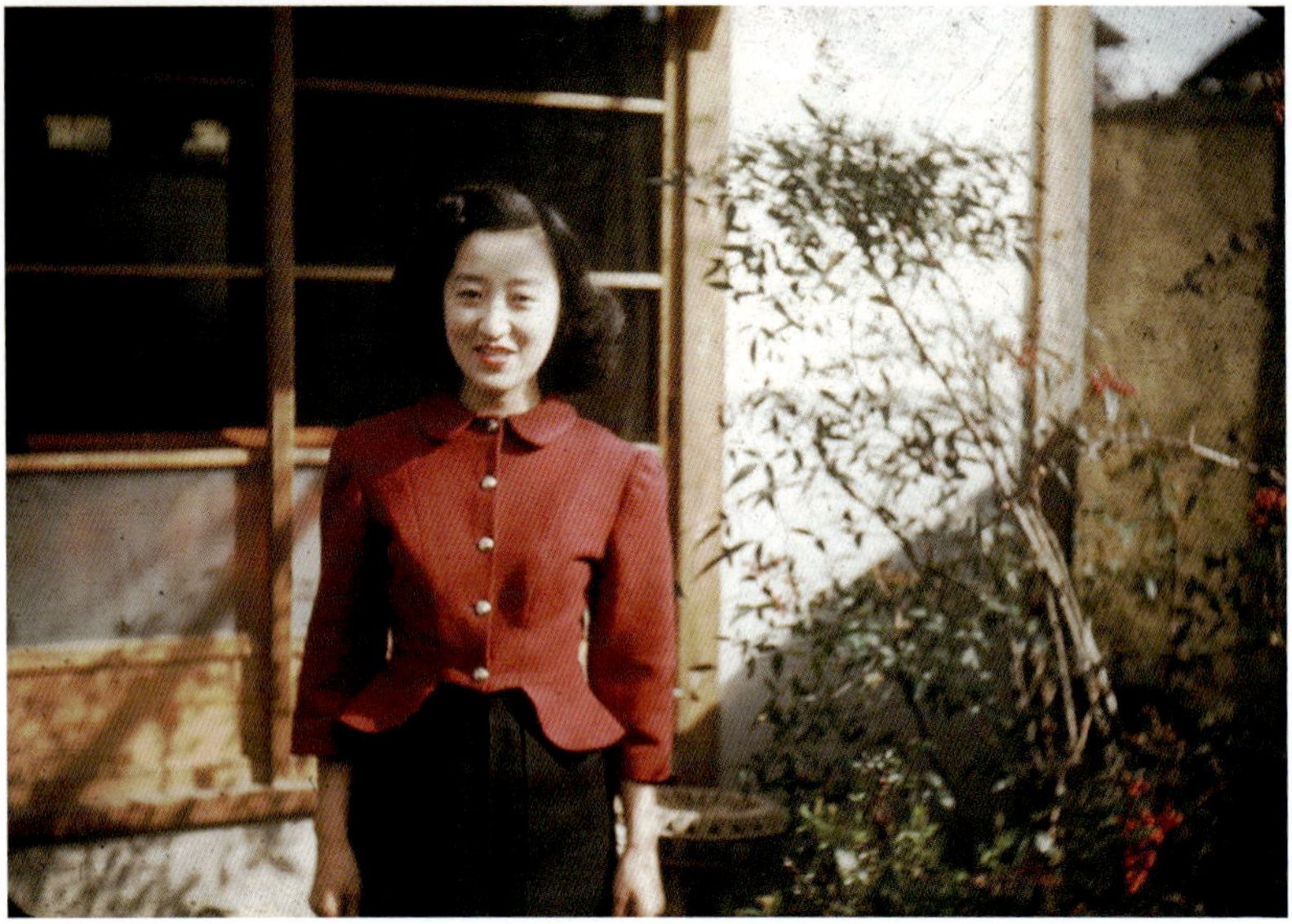

秘書の和香さんはいずれ婦人雑誌の会社に入って、外国の記事を紹介して
家事にしばられた日本婦人の啓蒙ができたら、と願っていた。(27 話)

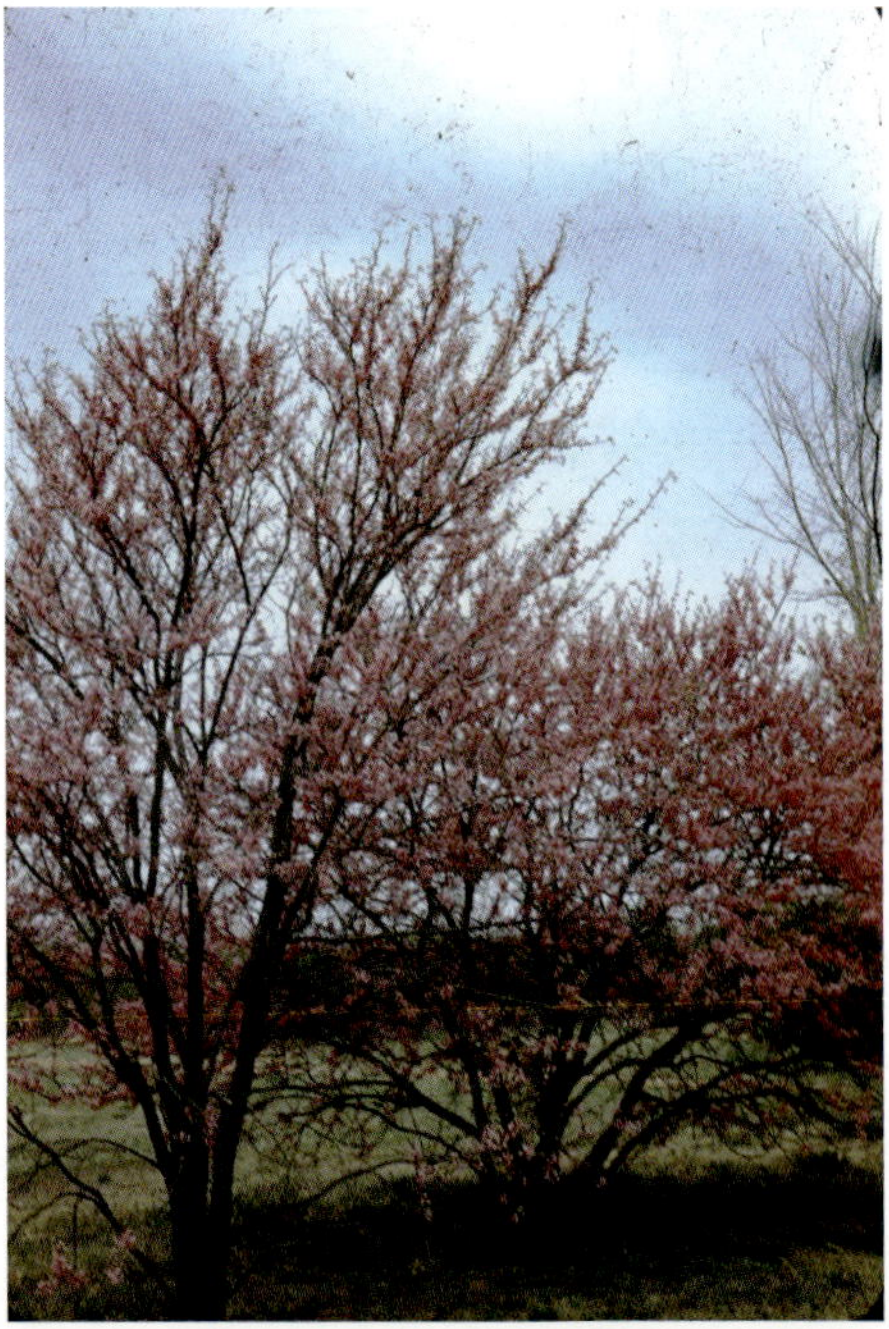

早春の花が咲くなかで、軍
医のしごとがつぎつぎとし
めくくられていった。(29 話)

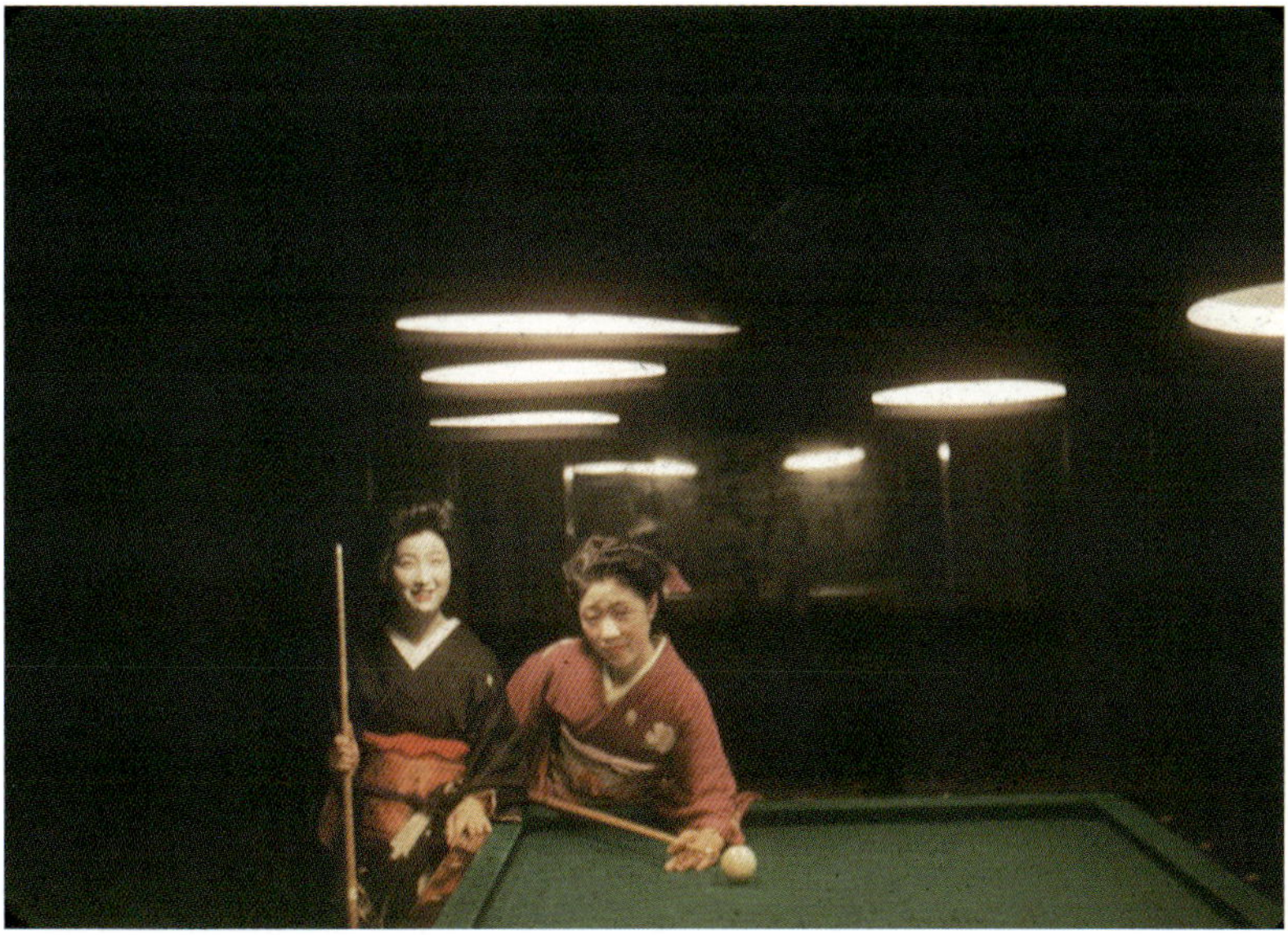

彼女は軍医にかなわぬ恋をしていて、旦那の目をぬすんでは朋輩芸妓といっしょに長楽館へやってきた。（30 話）

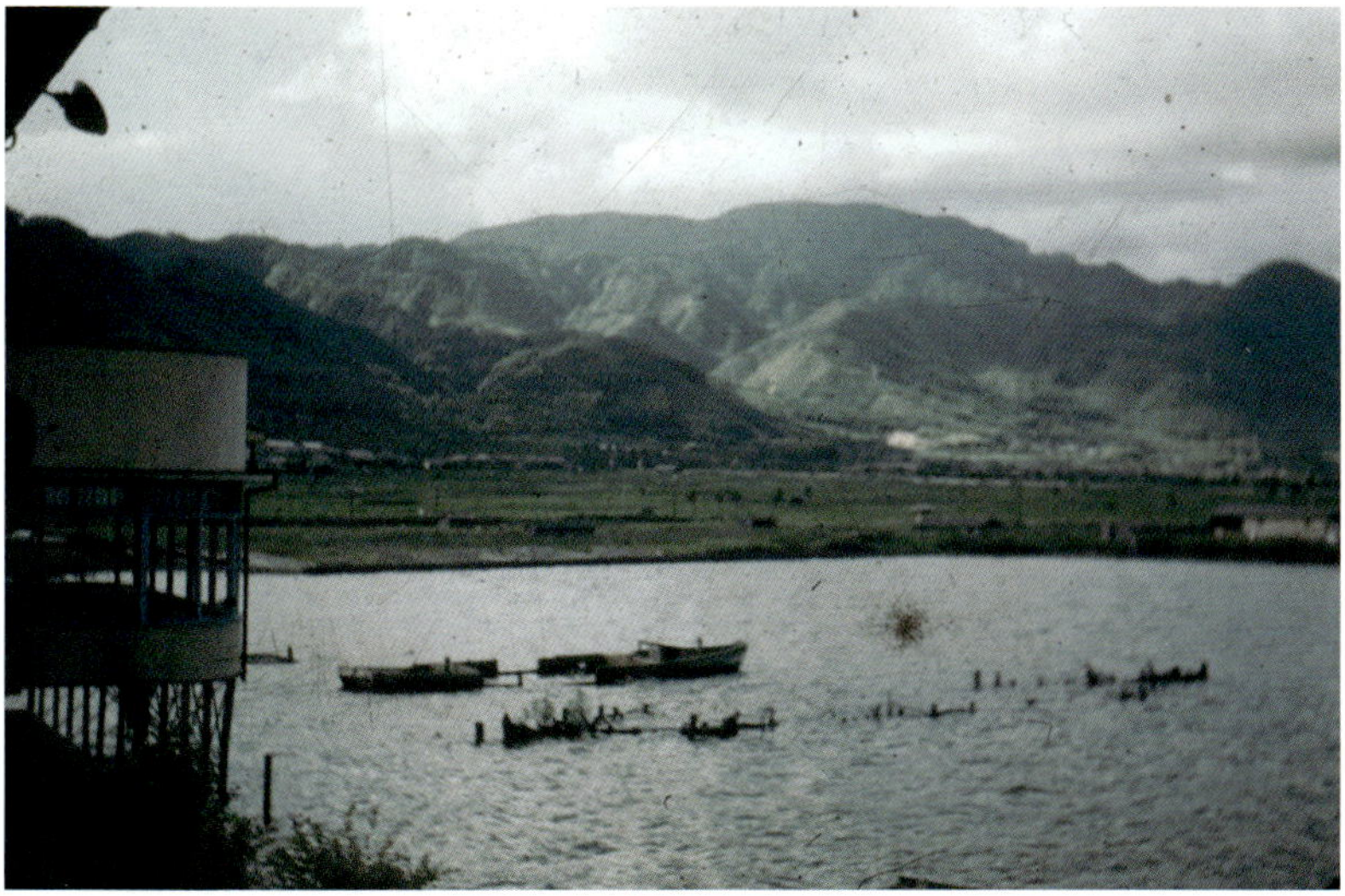

みずうみを農地がとりまく極貧の湖国は、テキサスからやってきた滋賀軍政部のブライソン軍医にとって耐えがたく汚れ、遅れているようにみえた。（31 話）

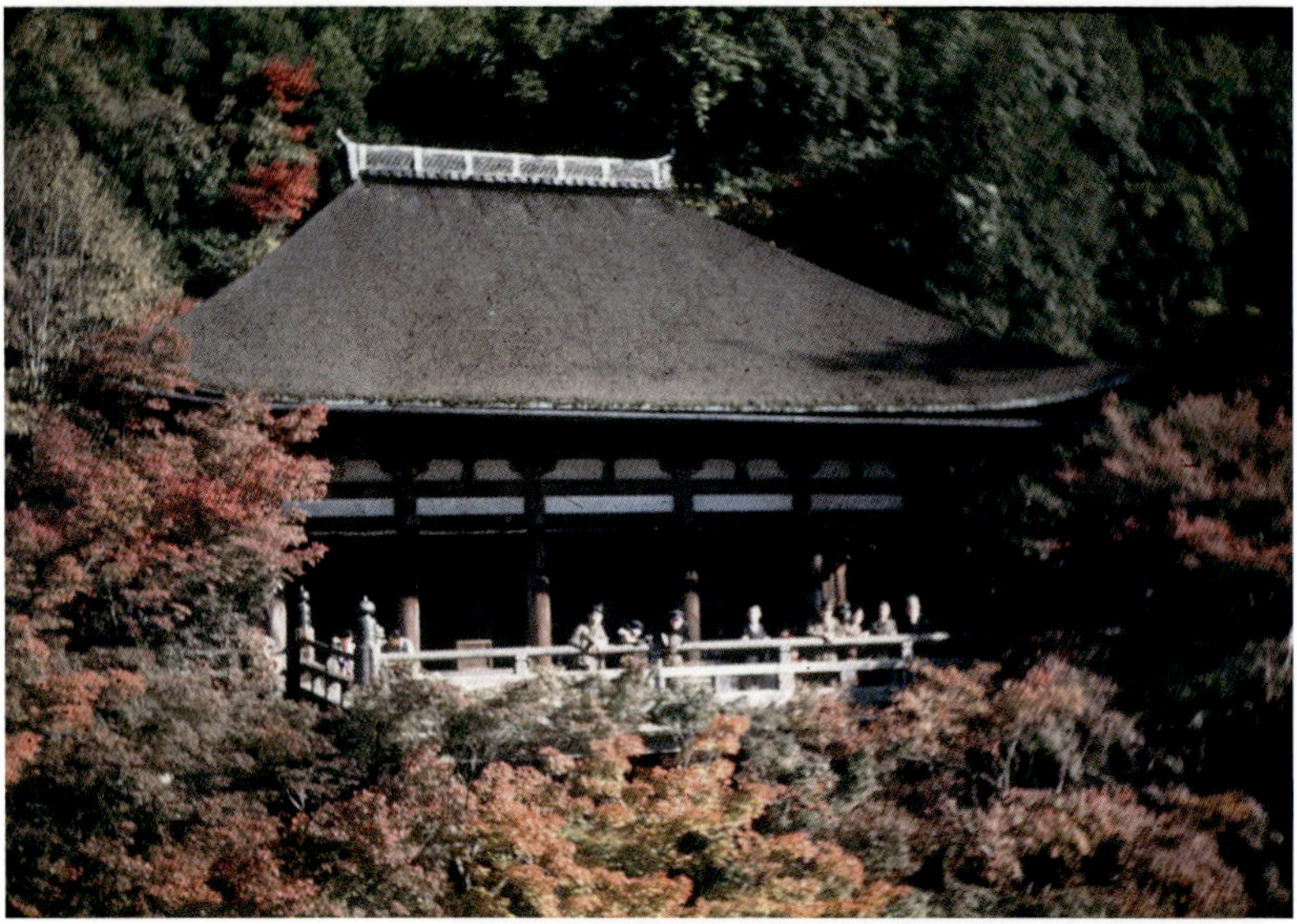

米国社会保障調査団は紅葉たけなわの嵐山から、金閣寺、そして清水寺へとまわった。(6話)(写真は清水寺)

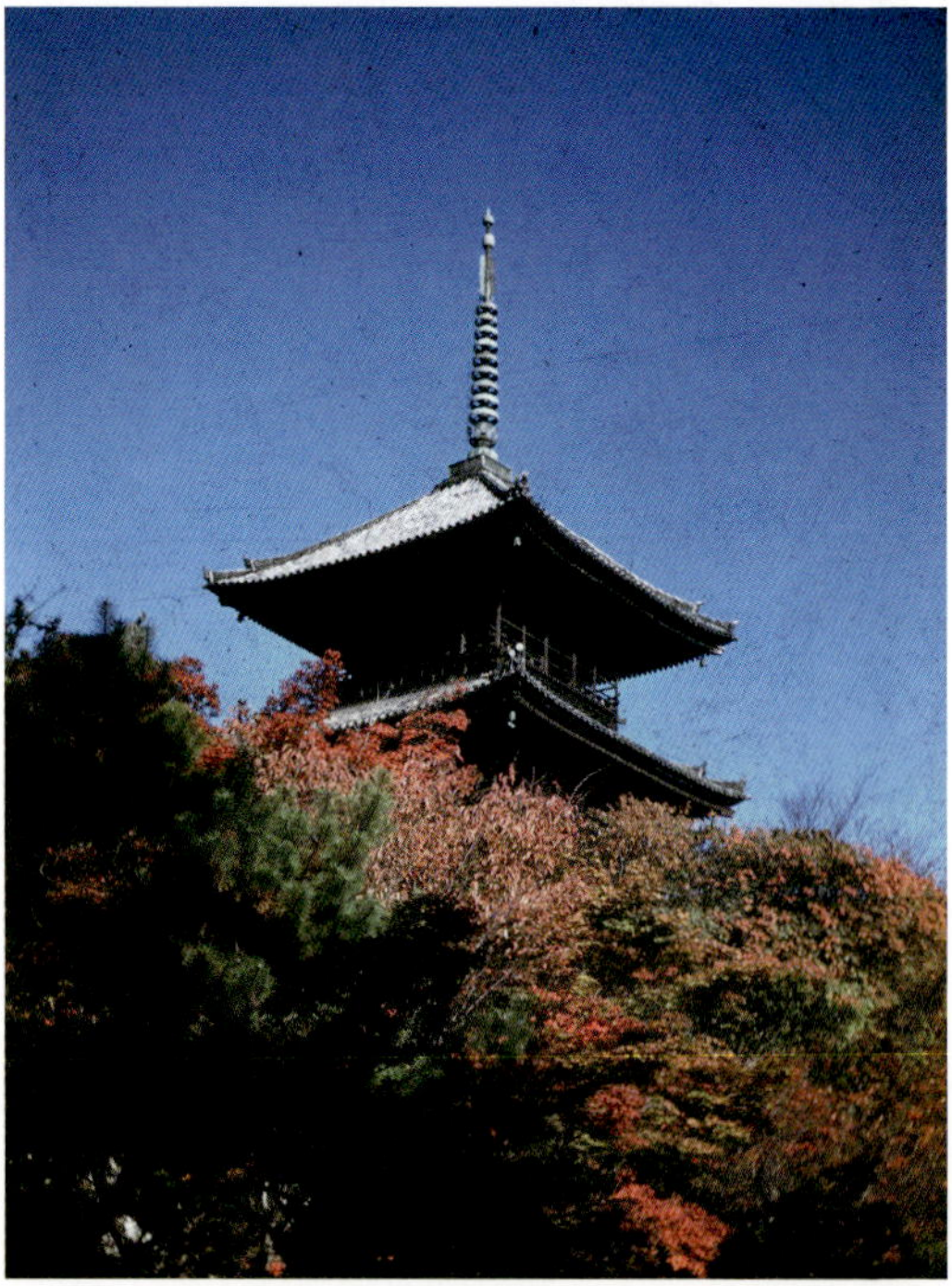

紅葉が京都の山なみをむらさきに染め、占領下5回めの晩秋がめぐって来て、米軍は京都から去った。(31話)(写真は東寺)

米軍医が見た　占領下京都の六〇〇日　　目次

Ⅲ 別れと自立——一九四九年

米軍医が見た　占領下京都の六〇〇日

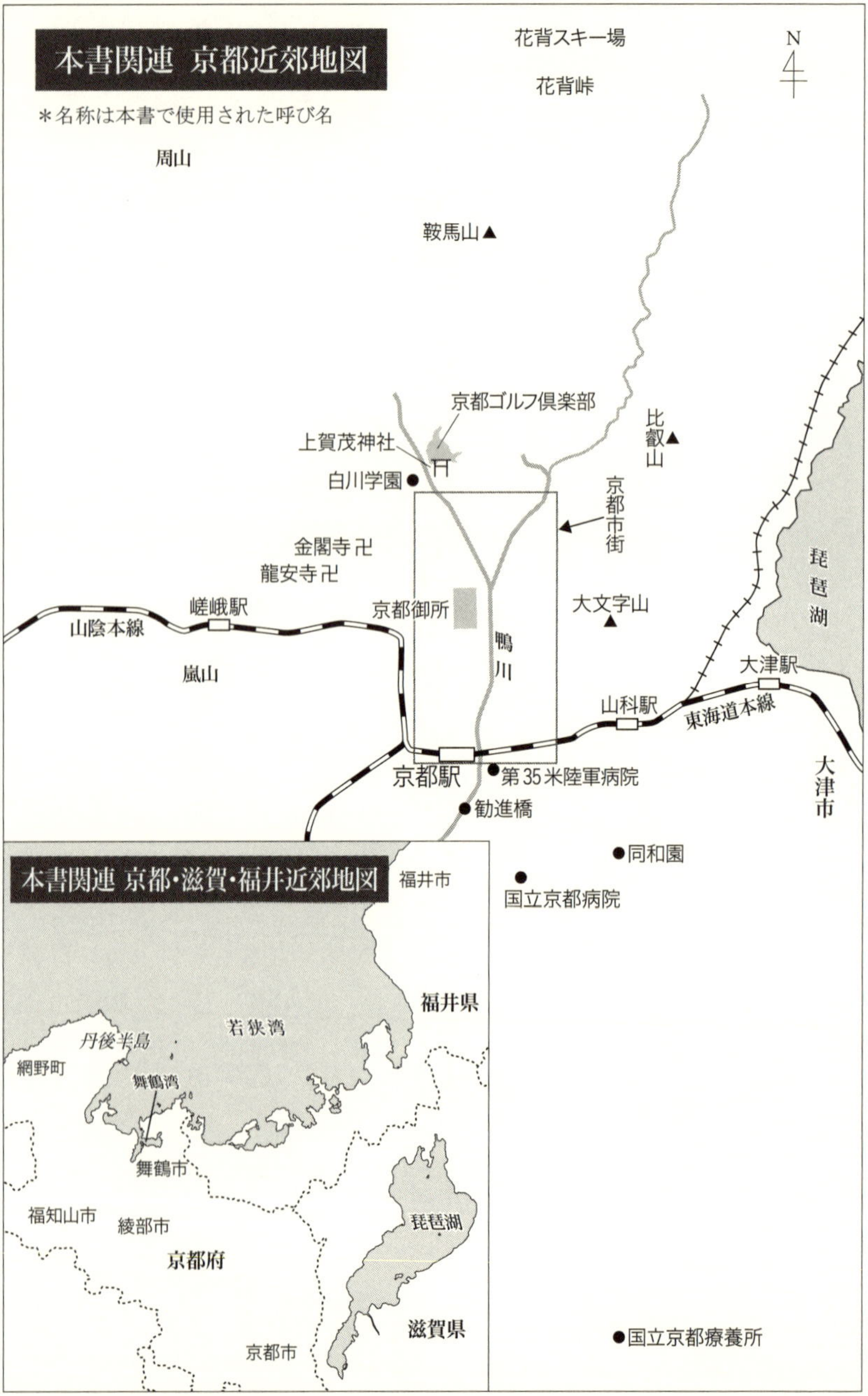

本書関連　京都近郊地図
＊名称は本書で使用された呼び名
N
花背スキー場
花背峠
周山
鞍馬山
京都ゴルフ倶楽部
上賀茂神社
白川学園
比叡山
京都市街
金閣寺
龍安寺
嵯峨駅
京都御所
大文字山
山陰本線
嵐山
鴨川
琵琶湖
大津駅
山科駅
東海道本線
京都駅
第35米陸軍病院
勧進橋
大津市
同和園
国立京都病院
国立京都療養所
本書関連 京都・滋賀・福井近郊地図
福井市
福井県
若狭湾
丹後半島
網野町
舞鶴湾
舞鶴市
福知山市
綾部市
京都府
琵琶湖
滋賀県
京都市

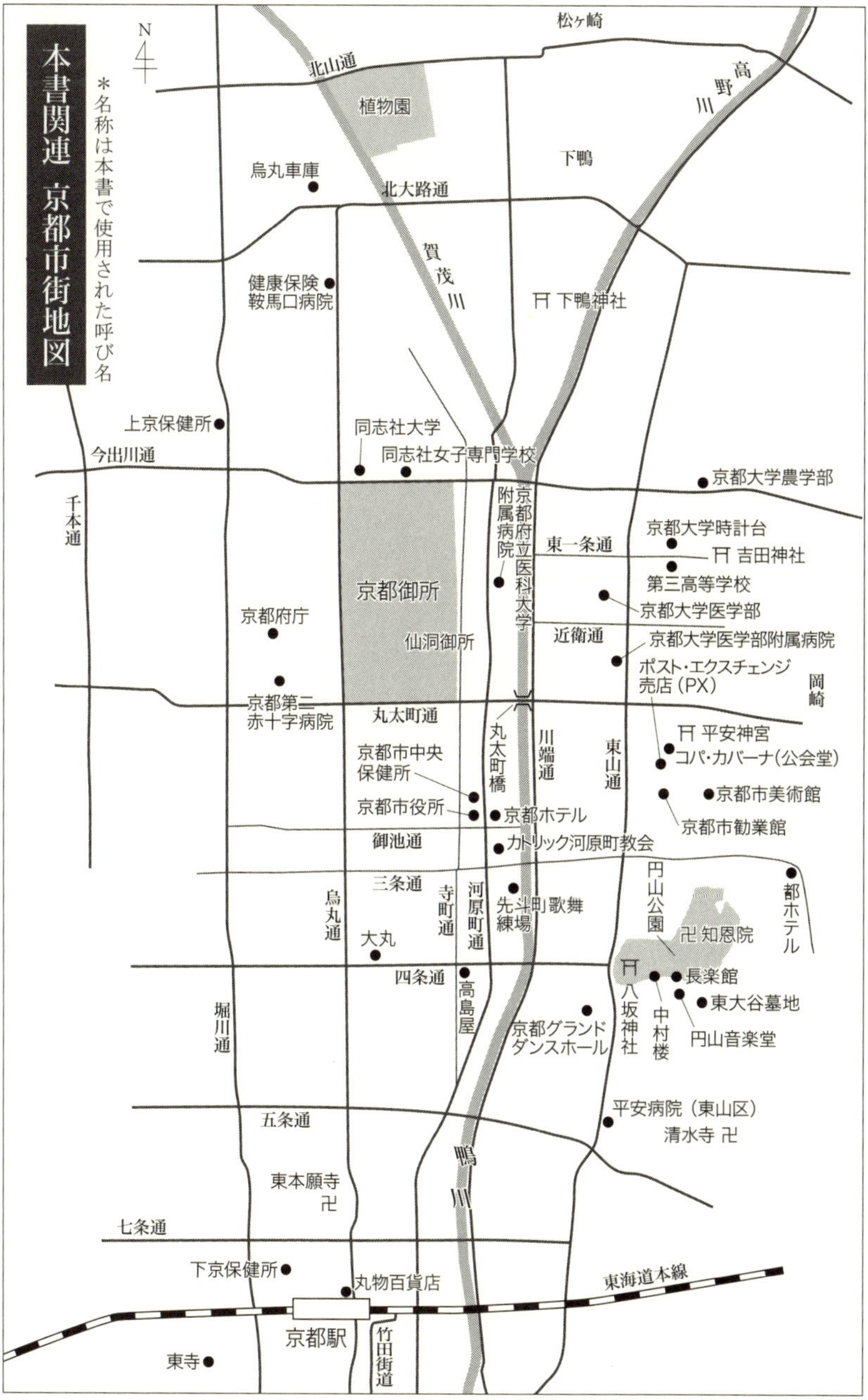

本書関連　京都市街地図
＊名称は本書で使用された呼び名
N
松ヶ崎
北山通
植物園
高野川
下鴨
烏丸車庫
北大路通
賀茂川
健康保険
鞍馬口病院
下鴨神社
上京保健所
同志社大学
今出川通
同志社女子専門学校
京都大学農学部
千本通
附属病院
京都府立医科大学
京都大学時計台
東一条通
吉田神社
第三高等学校
京都御所
京都大学医学部
京都府庁
仙洞御所
近衛通
京都大学医学部附属病院
ポスト・エクスチェンジ
売店（PX）
岡崎
京都第二
赤十字病院
丸太町通
丸太町橋
川端通
東山通
平安神宮
京都市中央
保健所
コパ・カバーナ（公会堂）
京都市美術館
京都市役所
京都ホテル
京都市勧業館
御池通
カトリック河原町教会
三条通
円山公園
都ホテル
烏丸通
寺町通
河原町通
先斗町歌舞
練場
知恩院
大丸
四条通
長楽館
高島屋
東大谷墓地
堀川通
京都グランド
ダンスホール
八坂神社
中村楼
円山音楽堂
平安病院（東山区）
五条通
清水寺
鴨川
東本願寺
七条通
下京保健所
丸物百貨店
東海道本線
京都駅
竹田街道
東寺

凡例

一　「　」は、逐語での引用。
一　［　］は、著者が補足した説明。
一　《　》は、意訳引用、または強調表現など。
一　現在では使われない語句や表現も、当時の世相の記録としてそのまま残した。
一　本書所収の写真のうち、出典注のないものはジョン・D・グリスマン軍医が一九四七年から四九年にかけて占領下京都で撮影し、二〇〇〇年に著者が譲り受けたもの。撮影当時は自動露出技術がなくライトメーターを使っての撮影であったため、適正露出にもどした写真を含んでいる。

〈プロローグ〉旅立ち——「なつかしいお父さんとお母さんへ」　［一九四七年9月］

いまからちょうど七〇年まえの一九四五年八月十五日に、日本は連合国に降伏した。まもなく四六万人の米軍兵員が日本に上陸し、九月はじめに総司令部（GHQ）が東京におかれて、十月には四七の都道府県すべてが占領された。[1]

京都市へも七千人の米兵がやってきた。[2] 九月二十六日のことで、千年の都へ異国の兵隊が武装して行進してきたというのに、京都のひとびとはただ疲れ果て、飢えていた。[3] 米軍に抵抗する気迫も萎えて、放心と不安の秋がはじまった。

四カ月のうちに京都府庁の五つの部屋があけわたされ、ここが京都軍政部となった。その後職員がふえつづけて、一九四七年には府庁の二階一三室を京都軍政部がつかうようになっていた。

ここに、「アメリカからきたグリスマンちうのがおりました。軍医です。スペルはおぼえてません。グリスマンです。年齢？　二十代だったでしょう」と聞いたのは、それから四〇年がたった一九八六年のことだった。話してくれたのは、京都府庁衛生部の部長だった矢野輝男医師である。

矢野医師は一九四七年秋に京都府庁衛生部で働きはじめた。そこへ二十五歳のアメリカ人軍医がやってきたという。

「そのグリスマンが、京都府の衛生について、府庁衛生部との交渉をしておった。まあ、対等のようなかっこうですけれども、絶大な権限をもってましたよ。《あいつは悪い》と思うと、すぐクビにするんですね。知事に言うんです。理由？　ペニシリンをぬすんだと（笑）。ただの好き嫌いとか、権力を悪用するようなことはなかったです」

京都軍政部の公衆衛生課長となったアメリカ人軍医をめぐる矢野医師の話は、かれがアメリカを好きでもあり、嫌いでもあるようなことへとうつっていった。

「アメリカは国家としては原爆を落としたりね、大量殺戮の武器というものは人間としてはいけないんじゃないかと思いましたけど、個人はひじょうに好きです。グリスマンは陽気で、すなおで、おおらかで、アメリカの民主主義というものを身にもってましたね(4)」

矢野医師の思い出ばなしを聞くうちに、この軍医の姿がうかんできた。それから、ちょうどそのころ生まれたばかりのわたしも、思い描かれた。

京都ではそのまえの年に夫たちが戦地から復員してきたこともあって、一九四七年に入るとたいていの家庭では赤ん坊が生まれていた。わたしも生後一カ月で古い京町家の四畳半に寝かされ

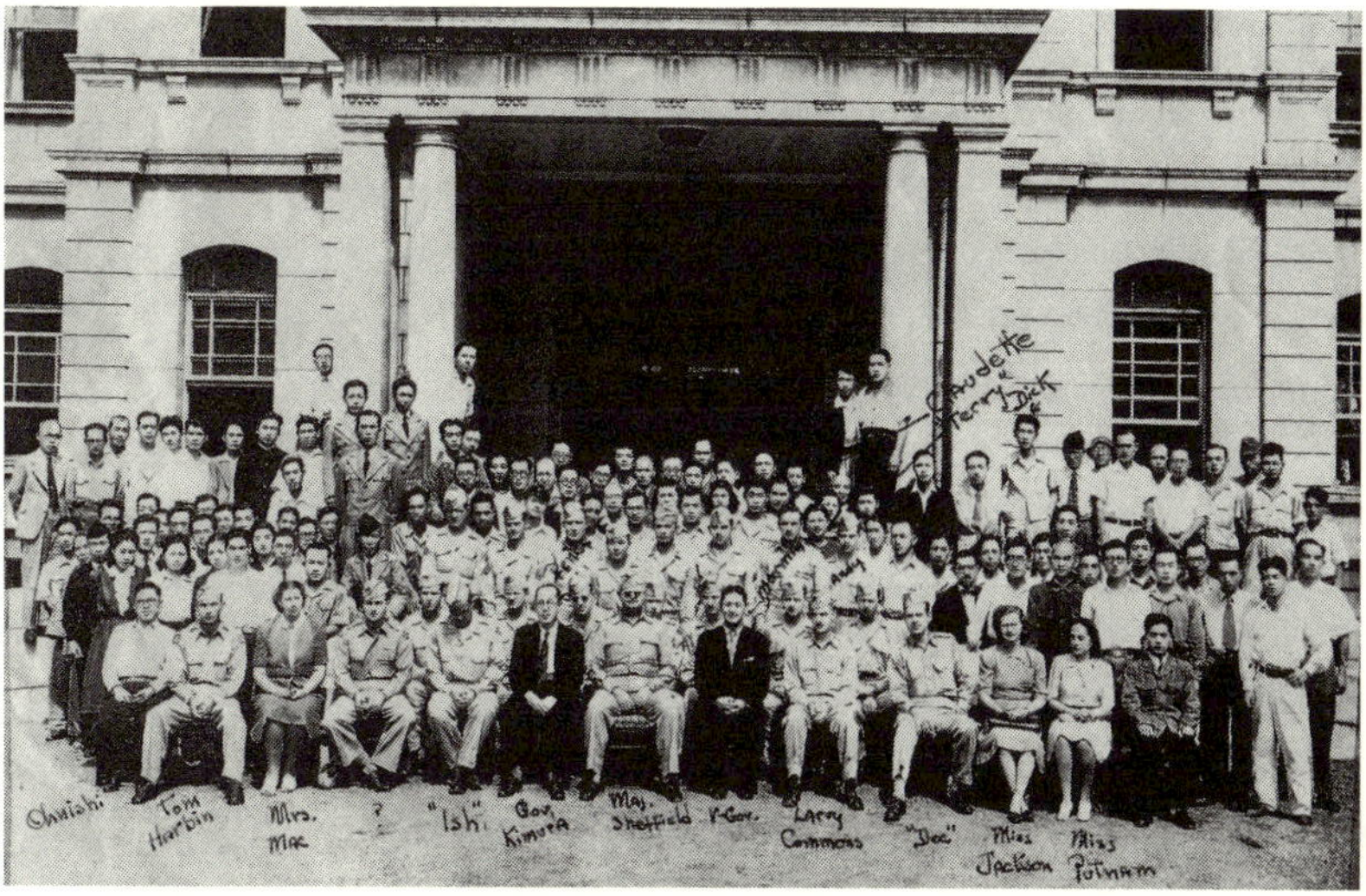

京都軍政部スタッフ。中央が司令官ハロルド・C・シェフィールド少佐、その左が京都府知事木村惇［あつし］氏、前列右から四人めがジョン・D・グリスマン軍医

ていたはずで、したがってこの米軍医が見た占領下京都の六〇〇日ほどは、いまの団塊世代がまだ乳児だったころの二年間でもあった。わたしは当時のことをもうすこし知りたくなった。

すでにアメリカの法律によって、占領時代に米軍がのこした記録はだれでも読むことができるようになっていた。東京の国立国会図書館にも複写フィルムがあったので、やがてわたしはこの軍医が書いた月間報告書二〇通をみつけた。かれは軍医としてGHQのなかの公衆衛生福祉局の監督下にあったらしく、毎月京都からこの局へも報告書をおくっていた。

とりあえず名まえが「ジョン・D・グリスマン」だとわかったので、アメリカ医師会に住所をおしえてほしいと航空便をだしてみた。アメリカ医師会はつとめ先の電話番号をおしえてくれた。

一九九一年の秋、わたしははじめてその番号をダイヤルした。局番号によれば、そこはコロラド州のロッキー山脈のふもとの高原都市、デンバーだった。聞こえてきたのはひびきのふかいバリトンで、それが六十九歳のグリスマン医師だった。

さいしょのことばは、

「京都ですごしたあのときの思い出ですか。そうだねえ、あのときはじつに愉快でおもしろくて、ぼくはエキゾチックな外国へ修学旅行でやってきた少年のように、まいにちまいにち、わくわくしていましたよ」

というのだった。電話線のかなたに、かれの笑顔が見えるような気がした。

このひとは二十五歳で京都へきて、約二年後の春に義務兵役をおえて京都を去った。ふるさとのオクラホマ・シティへもどって、秋からボストンのハーバード大学公衆衛生大学院の修士課程に入学した。二年後に卒業し、スイスのジュネーヴにあるWHO（世界保健機関）に職を得た。そのあとワシントンにもどって一年、ペルーに二年、それからカリブ海諸国でいく年か、公衆衛生の専門家として働いた。そのあいだに一男三女をさずかったのでアメリカへもどり、モンタナ州とコロラド州の州政府に勤務した。だが末娘のローラが高校生になった一九六〇年に妻との離婚がきまって、これをきっかけにかれは転職をきめた。研修をうけなおして精神科の専門医となり、やがてデンバーにあるコロラド精神保健病院の勤務医となった。[5]

このころに、両親があいついで亡くなった。遺品のなかから六一通の航空便がでてきたが、そ

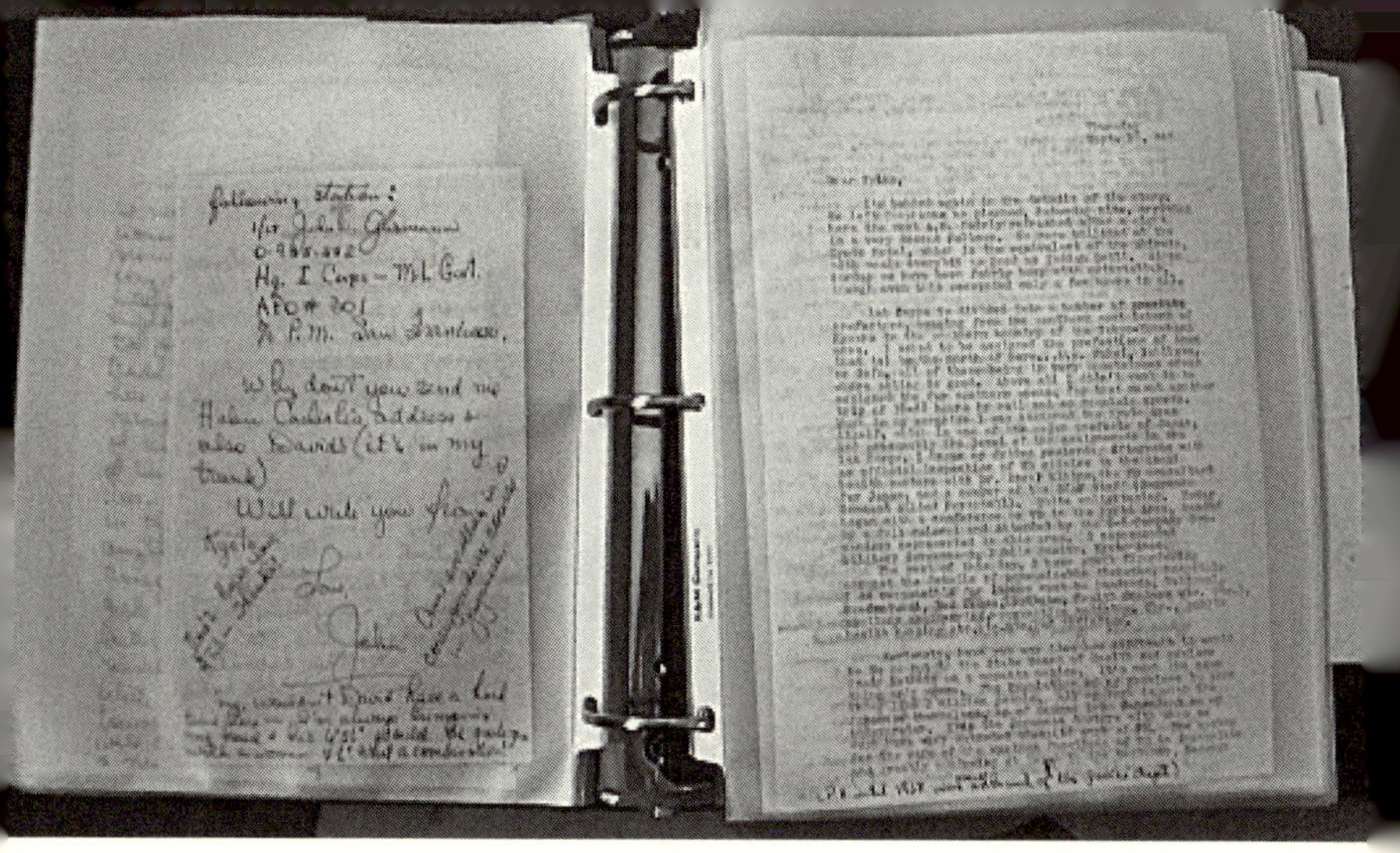

京都からオクラホマの両親にあてておくられた航空便　（著者撮影）

れはかれが占領下京都から二年にわたって書きおくったものだった。日本人の秘書嬢や京都府庁の役人たちから母にあてられたものも、たいせつにのこされていた。末娘のローラは家系にも関心があって、この手紙のたばをうけつぐことになった。彼女は父の過去を誇りに思っていて、わたしがたのむと便箋二四八枚をすべてコピーしておくってくれた。

第一通は東京で書かれていた。

一九四七年　九月八日　午後九時。

なつかしいお父さんとお母さんへ。

けさ午前一時にトウキョウにつきました。われわれは四人で、みな軍医です。

除隊するころには、ぼくはかなりたくましくなっていると思います。ねむったのは飛行機の床だし、二、三日風呂に入らず、トイレへ三分の一ブロックあるき、洗面所へは三分の二ブロック歩くんです。

いまは三〇床のベッドがならぶ大部屋のそまつな木机にむかっていて、まわりに快適なものはまったくなし。

きょうはヨコハマを見物に行ってきます。なかなか愉快です。

愛をこめて　ジョンより(6)

のびやかなボールペンの筆跡から、陽気で、すなおで、おおらかだったという人柄がつたわってきた。このひとを修学旅行中の少年のようにわくわくさせたそのころの京都とは、どんなところだったのだろう。わたしはじぶんが生まれたころの京都を知るためにも、ますます当時のことをしらべたくなった。そこである日、北山通りでパンを買ったついでに、向かいの京都府立総合資料館に立ちよってみた。そしてかれが京都駅におり立ったという一九四七年九月十四日の『京都新聞』から読みはじめた。

I　京都へ来たくなかった米軍医　——一九四七年

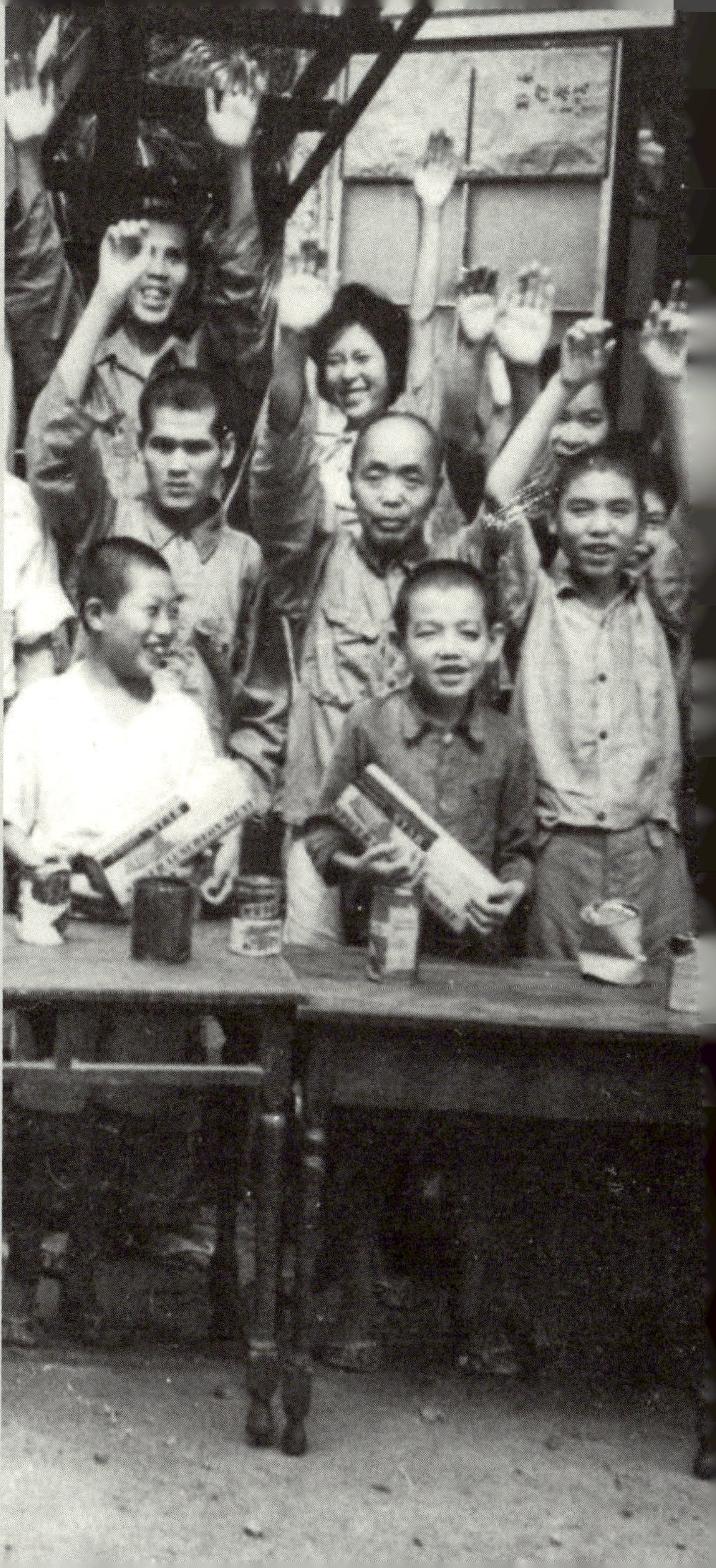

1　京都到着——「日本でいちばんすばらしい仕事」［9月］

曇り空の下、京都駅へ汽車が入ってきた。まえの晩に東京を発ってきた寝台急行だった。つながった車両がゆっくりとまると、白いペンキで「占領軍専用」としるされた車両から血色のよいアメリカ人が何人かおりてきた。

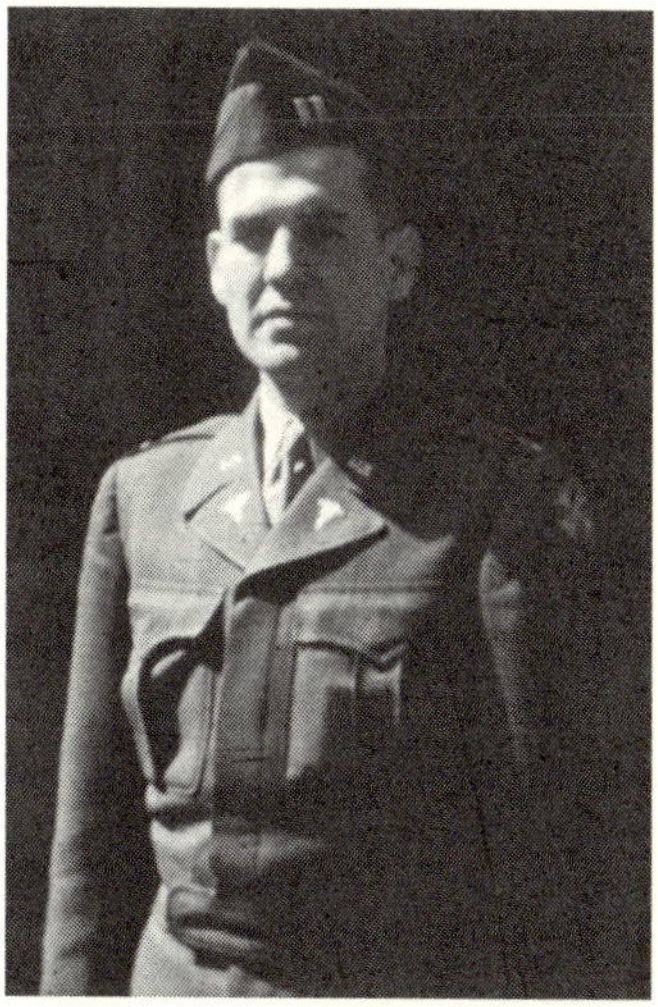

ジョン・D・グリスマン軍医中尉

なかに、背の高い青年がひとりまじっていた。濃褐色のゆたかな髪を米陸軍のキャップでおさえ、軍服をぴたりと着た、くったくのない感じの好男子だった。二匹のヘビが杖にまきついたバッジを襟につけているので、軍医だと知れた。

軍医とはいえ、かれは戦場など見たことがなかった。四十日まえまで、インディアナポリスの大学病院のインターンだったのだ。一日の睡眠五時間で一年と二カ月のあいだ病棟を走りまわって、やっと研修をおえたと思ったら、こんどは義務兵役がまっていた。米陸軍軍医部に入隊すると、まずテキサス州の野戦軍医学校へおくられた。四十日のつまらない訓練がつづいたあと、おまえはどこへ赴任したいか、と聞かれた。そこでかれは、「極東(きょくとう)へ行きたいです!」と答えたのである。

「極東」はアジアの北東、つまり世界の果てにあって、キリストを知らない異教徒がすむところだ。両親がオクラホマ・シティのクラウンハイツ・キリスト教会の熱心な会員だったので、極東からもどった宣教師がよく家へ泊まりに来た。そのとき聞いた極東のひとびとの無知と貧困のありさまは、あまりにも悲惨だった。少年のジョニイがいずれ医療宣教師となってそこへ行こうと思ったほどで、軍医として行ければそのこころざしが果たせるわけだった。それに、オクラホマ・シティの開業医一家の長男として生まれ、オクラホマ大学医学部を卒業するまでそこにいたとなれば、こんどこそ遠くへ行きたい。

「極東の、できれば中国大陸へ行きたいです」

というと上官は、

「オウケイ。陸軍では軍医を外国へおくってそこのひとびとと交流させる計画もある。おまえ、まず朝鮮半島へでも行くかね」

ところがプロペラ機で太平洋を四日飛びつづけておりたところは、東京のハネダ・アーミー・エアベース(現東京国際空港)だった。宿舎についたのが一九四七年九月七日の深夜で、ねむろうとしたら八日の午前一時になっていた。だがかれはボールペンと紙をさがしだし、「なつかしいお父さんとお母さんへ」と手紙を書きはじめた。はじめて海のかなたへ出かけた長男を両親が、とくに母が、どんなに案じているだろうかと気になったのだ。

翌朝、四人の新米軍医は横浜市中区にある第一五五米陸軍病院（現横浜市立みなと赤十字病院）にうつされた。病院では先輩の軍医たちが本国のニュースに飢えて四人をとりかこんだ。まる一年、あたらしい軍医はひとりもこなかったという。

先輩といっても二十六歳か二十七歳なので、ふざけ合えばもう仲間だった。先輩たちは米軍による日本占領を、じょうだんまじりにこんなふうにまとめてくれた。なんでも日本人は太陽神〔天照大神〕を信じ、じぶんたちはその子孫だと思っていた。その神のもとでアジアをしたがえ、アメリカまで支配しようと戦争をはじめたが、原爆を落とされて降伏し、いまは東京の総司令部が日本政府を問答無用の武力で支配している。[1]

総司令部はGHQとよばれていて、そのなかに一四局があり、めいめい日本政府の各省を監督している。各省のなかで医療や福祉行政のもとじめとなっているのが厚生省で、そこをGHQの公衆衛生福祉局がおさえている。

この公衆衛生福祉局は米軍の軍医も監督していて、新任の軍医には職務の希望をきいてくれる。たとえば港湾の検疫官とか、地方軍政部の公衆衛生課長とか、いちばんしごとが楽なのは米陸軍病院の医師になることで、冒険好きなら仙台にいる落下傘部隊づき軍医になることもできる。

しかし、港湾検疫官は揺れるなわばしごをよじのぼって、数千の日本人引揚者を運んできた船にのりこみ、汚物だらけの便所まで点検しなければならない。ひきかえ米陸軍病院での勤務は楽だが、やってくるのは性病患者の米兵ばかりなので退屈だ。

落下傘部隊へは、公衆衛生福祉局の局長が若い軍医だったころ体験入隊したとかで、かれは着地のとき片足をくじいたにもかかわらず、足は一本あればよいと言って飛びおりつづけた。そして《危険な着地のときにこそ軍医がおらねばならん》と、軍医もいっしょに飛びおりるよう軍部に提言した。[2] だから仙台の第一一空挺師団の落下傘部隊へ行けば、軍医も落下傘をせおって飛行機から飛びおりなければならない……。

ジョン・D・グリスマン軍医は、ためらわず地方軍政部の公衆衛生課長をえらんだ。局からの募集のちらしには、「日本人官僚とよく話しあってかれらに助言をして支援する」ので、「日本人との人間関係がこのしごとでは大きな意義をもつ」[3]とあって、気に入った。日本にきたからにはぜひ日本人を知って、ともだちになりたかった。

行き先は北海道軍政部にきめた。北海道ではオクラホマ州とちがって、まいにちスキーや魚釣りができるというのだ。かれはわくわくして、父と母に知らせた。

そこではぼくは軍医総監みたいなものだから、二〇〇万から三〇〇万人ぐらいを監督することになるんです。

あす、またはあさって、出発します。そうそう、北日本ではキジ、鹿、いのしし、熊なんかを撃つことができて、魚釣りやスキーは世界最高なんだって。そのうえ、はじめて見るいろいろな病気を診察して治療するんです。おもしろくなりそうだなあ。

医師である父に、日本人の健康についても知らせた。

占領がはじまったさいしょの冬、一万八〇〇〇人の［日本人］天然痘患者がでたそうです。占領軍にとってこれは危険だというんで、日本人全員が種痘をうけさせられたとか。それで去年の冬の患者はたった三〇〇人、すごいじゃないですか？　戦争にも有益なことがあるんですねえ。

二年まえ、一五年つづいた戦争が無条件降伏でおわって、日本人は絶望し、疲れ切っていた。食糧不足で体力はおとろえ、そこへ海外から引き揚げてきたひとびとを介して伝染病がひろがった。米軍兵員も感染した。天然痘にかかった一七人のうち一〇人が死に、(4)数十人がジフテリアで入院したりして、(5)GHQ公衆衛生福祉局の軍医大佐クロフォード・F・サムス局長はつぎつぎと手をうった。本国から一〇〇人ほどの専門家や職員をよんで防疫を指揮させ、日本国民すべてに種痘をうけさせて、そのあいまに汽車で日本全国をみてまわった。

しかし京都へきて京都市長に会うと、厚生省をとおして出しておいた局の命令がぜんぜんつたわっていなかった。[6] 中国地方の港でも、GHQの検疫命令をだれも知らなかった。[7] 日本軍がかくしていた医療物資を町医者のために放出しようとすると、県知事がさしとめた。[8] こんなできごとをとおしてサムス局長は、まずはもとじめの厚生省の役人をいれかえねばならん、ときめた。

しらべてみると、厚生省の局長は医療や福祉をとりしまるのがしごとなのに、全員が専門知識のない法務官僚だった。東京帝国大学法学部を卒業し高等文官試験に合格した者が局長となって、その下で専門知識をもった医官が働いていた。そこでサムス局長は医師免許をもつ専門家三人を、厚生省三局のあたらしい局長にすえたのである。

それから二年がたったいま、伝染病もほぼおさまり、グリスマン軍医のように若くて健康であれば日本はもう危険な国ではなかった。だから新米軍医たちは横浜での二日め、さっそく東京のダンスホールへくりだした。グリスマン軍医のお相手のダンサーは、キミコさんといった。

おくゆかしい良家の日本むすめが、生きるために必死で売春をするなんて。でも米兵の月給二〇ドルをつかうとなれば、いちばん買いやすいのは女性なんです。

キミコは二十一歳、とてもきれいでかしこく、背もたかくて五フィート一インチ［一五五センチ］ぐらい、米国だったら短大をでて、デパートガールとか看護婦になれたのに、ここでは戦争が一三年もつづいて学校へはちょっと行っただけで、生活のためになんでもするんです。

日本ではまずしい娘だけが働きにでて、ふつうの娘はお嫁さんになるものときめられていた。だから将来自立できるかもしれない洋裁とか和文タイプではなく、妻のたしなみであるお茶や活け花をならった。そのため敗戦で世のなかがひっくりかえれば、行きつくところは売春しかなかった。客は米兵か、でなければ革のかばんや靴を身につけた日本の男だった。東京などでは、そんな男に「だんな、ちょっとつきあってよ」と声をかけて腰をズボンのまえにぴたりとあてれば、商談は成立するという(9)。

七セント半の米国たばこが一〇〇円（米国の二ドルぐらい）、一米ドルが四〇〇円から八〇〇円、米兵の下着まで五〇〇〇円で売れるんだとか。われわれ米兵がこんなインフレの甘いしるを吸うかぎり、日本経済の混乱はつづくでしょうね。

米国では中産階層がまあまあ多いけれど、日本ではほとんどが貧民です。女性は道ばたのどぶでせんたくをし、子どもたちはバイ菌だらけの臭い泥であそんでいます。アメリカの子なら免疫がないから、一週間で死ぬにちがいありません。

横浜での五日め、グリスマン軍医に《キョウトでつぎの指示を待て》という命令がきた。北海道軍政部を希望しておいたのに、南へ二六〇マイル（四一六キロ）も行け、というのだ。

がっかりです。〔米陸軍第八軍の〕第一軍団は西日本の県に分散していて、九州南端の島から関東地方の南までなんで、ぼくはまず北部のフクイ県、つぎにイシカワ県、それからギフ県を志望しました。いずれも山があって、スキーができるんです。キョウトからまだ三六～四八時間かけて、山のスポーツもできない南のほうへ行くのだけはかんべんしてもらいたかった。

それで、「ひとりで早いとこでかけたい」といったら許可をくれました。こんばん八時二十六分発の寝台車でたちます。

寝台急行でひと晩ねむって起きると、九月十四日の日曜日になっていた。京都駅には朝の十時半に着いた。空が曇っていたが、それはキャスリーンという台風が近づいていたためだった。京都駅は欧風の赤レンガづくりで、駅まえにヤミ市があり、そばの映画館には戦前のオーストリア映画の予告があがっていた。シューベルトの悲恋をえがいた『未完成交響楽』だった。迎えのジープで河原町通を北にむかった。そのあいだに、残暑の日照りがつづいて鴨川の水は浅く、ダムでは水力発電がじゅうぶんできず、ふつうの家では昼も夜も停電なのだ、と聞かされた。

だが市電だけはごん、ごん、と動いていて、四条河原町の高島屋百貨店は日曜奉仕でにぎわっており、三条の映画館では二年まえのアメリカ映画『ブルックリン横丁』がかかっていた。肩パッド入りの婦人服はアメリカではもう流行おくれだったが、それを着て厚化粧をしているのは米兵の相手をする女たちなのだろう。キモノの娘はみんな素顔で、お尻がだぶついた興ざめな「モンペ」をはいていた。

ジープは河原町御池の北東角の車寄せでとまった。ここは米軍が接収した京都ホテルだということで、フロントでまた命令がまっていた。希望しておいた福井県も石川県も岐阜県もだめで、このまま京都にのこれというのだ。横浜の仲間たちがなぜかこんどの京都行きをうらやんだことを思い出して、グリスマン軍医は失望をのみこんだ。

キョウトは西日本のなかで最高にすばらしい赴任地だというんです。神社仏閣の町で、爆撃をうけず、戦争まえは日本一の歓楽地だったとか。冬と夏のスポーツがたくみに組みあわさっている町なんだそうです。

宿舎は京都ホテルです。オクラホマ・シティでいえばスカイラインホテルという感じで、食事もあそこのインディアングリルとおんなじぐらいうまかったです。

「うまかった」食事は、じつは地下にかくされたヤミの食料品でつくられていた。[10] 客室はしっ

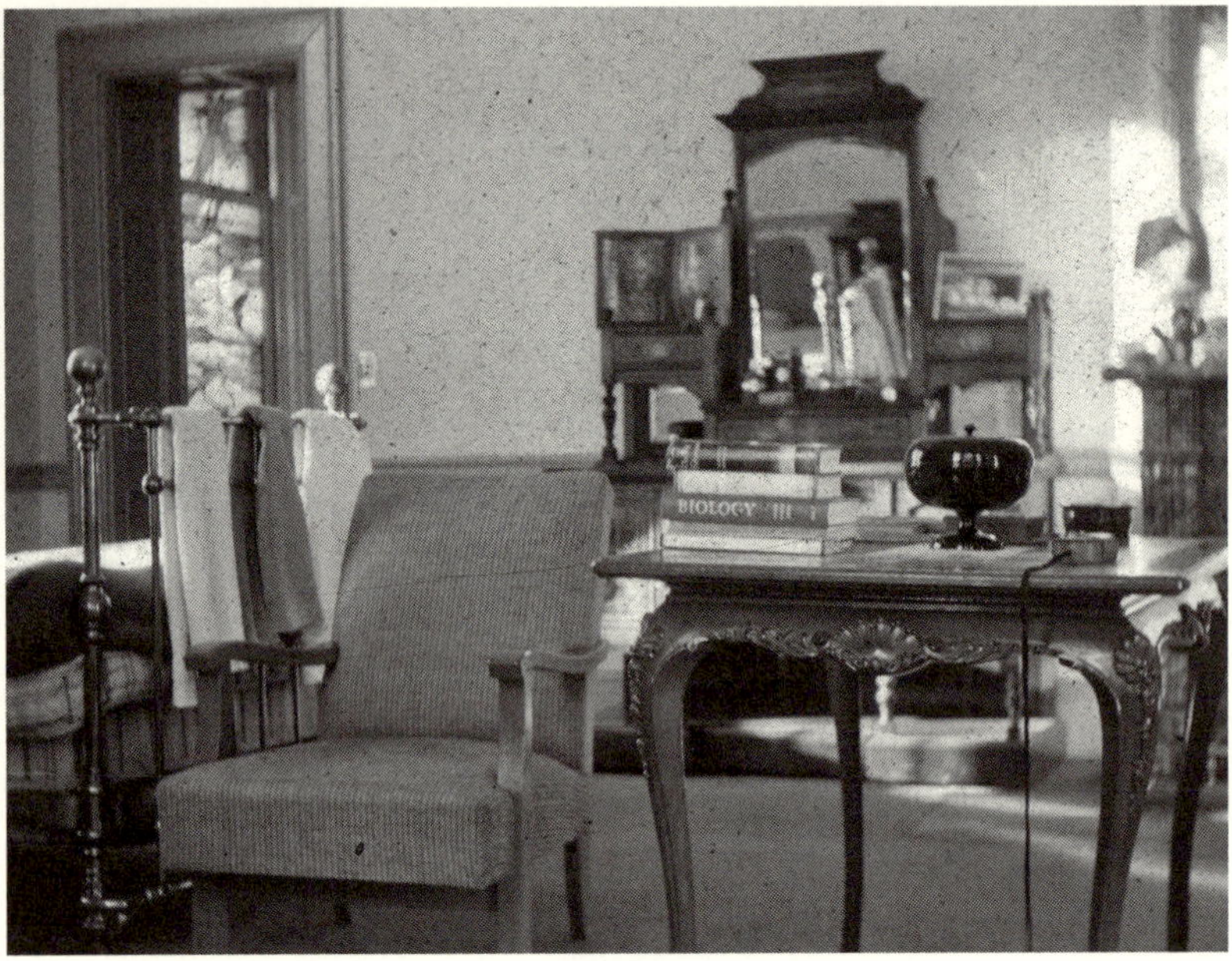

英国皇太子が泊まったという長楽館3階の豪華な居室

くりした洋式で、絹のガウンがそなえられ、ラジオがあって、米軍放送が大リーグ野球のニュースや「ジャック・ベニイ・ショウ」をやっていた。

つぎの日はキャスリーン台風が関東にむかっているとかで、[11]京都の山なみにも雲がたれこめた。そのなかを軍医は宿舎へつれていかれた。円山公園のなかの「長楽館」というのが独身男性将校用の宿舎になっていた。たばこで財をなした富豪が一九〇九年に建てたという、欧風三階建ての大邸宅だった。

ここには独身の米軍将校が三人、民間アメリカ人の専門家一〇人が住んで、京都軍政部、もしくは大阪にある近畿地方軍政部へかよっていた。その一三人のために、料理長やメイド、バーテンダーなど、あわせて一二人の日本人がやとわれていた。うち五人が若い女性だった。

軍医は三階の豪華な一室に案内された。英国皇太子が泊まったそうで、窓いっぱいに緑の東山連峰がひろがり、暖炉は大理石、鏡は金箔でふちどられ、豪華な浴室とひろいクローゼットがついていた。

ここはもと貴族の邸宅で、ラジオもあります。朝は二十五歳の黒髪のメイドが入ってきて起こしてくれます。たのめば背中もながしてくれるでしょうよ。

メイドはトシエさんといった。あだめいた笑顔で《これからはベッドメーキングも靴みがきも、部屋のおそうじもあたしがするんですよ》と言いながら館内を案内してくれた。それからかれを円山公園[12]へつれだした。今夜、イギリス軍インド部隊が音楽堂で吹奏楽を演奏する、などという看板を見ながらあるいていると、トシエさんのつややかな髪が身長一八三センチの軍医の肩にしきりにふれた。そしてしばらくすると、彼女の指先が軍医の骨ばった手のなかにすべりこんできた。

じつはトシエさんは戦争中、満州（中国東北部）にいて、日本陸軍のなかでも勇猛で知られた関東軍のタイピストとして働いていた。しかし終戦直前のぬきうちのソ連軍の進撃で関東軍が総くずれとなり、トシエさんのような娘たちは命からがら日本へ引き揚げたが、そのとちゅうで何人もが（たぶんトシエさんも）ソ連兵の性暴力に遭って心身に深い傷を負った。だがそれを軍医は知らなかったので、このときトシエさんに手をとられて仰天してしまった。沖縄でのいくさでは、日本の娘たちが米兵から身を護るため断崖から身をなげたと聞いていた。だからすべての日本女性はつつしみぶかいと信じていたのだ……。

こんな世慣れぬ若い軍医たちを日本によびよせたのは、GHQ公衆衛生福祉局のサムス局長だった。サムス局長はかれらに賭けていた。パナマや中近東にいたとき、《異文化のなかで暮らす現地人》を米軍の思いどおりに働かせることがいかにむずかしいかを知った。たとえばエジプトやスーダンではひとびとはところかまわず排泄をした。砂漠からもどる道でカイロの町なみが見えはじめると、かわいた風がカイロの人糞のにおいを運んできたものだ。米軍は土地の男たちをやとって基地のなかで排泄をしないよう教え、わざわざトイレをつくったり掃除夫をつけたりしたけれども、その習慣を変えさせることはできなかった。[13]

だから日本占領が決まると、サムス局長は部下たちが日本人とわたりあわねばならないことを思ってかんがえこんだ。日本人は感情を顔にださない不可解な民族だとされているから、経験をつんだ中堅の職業軍医をよびよせるほうがよいように思われた。局長としても説明の手間がはぶけ、安心してしごとをまかせられる。

そのいっぽうで、中年になったかれらの気迫はおとろえている。保身的で思考がかたまっていて、ものごとを進んでやらないし、あたらしい挑戦もしない。そういうものぐさで凡庸な職業軍

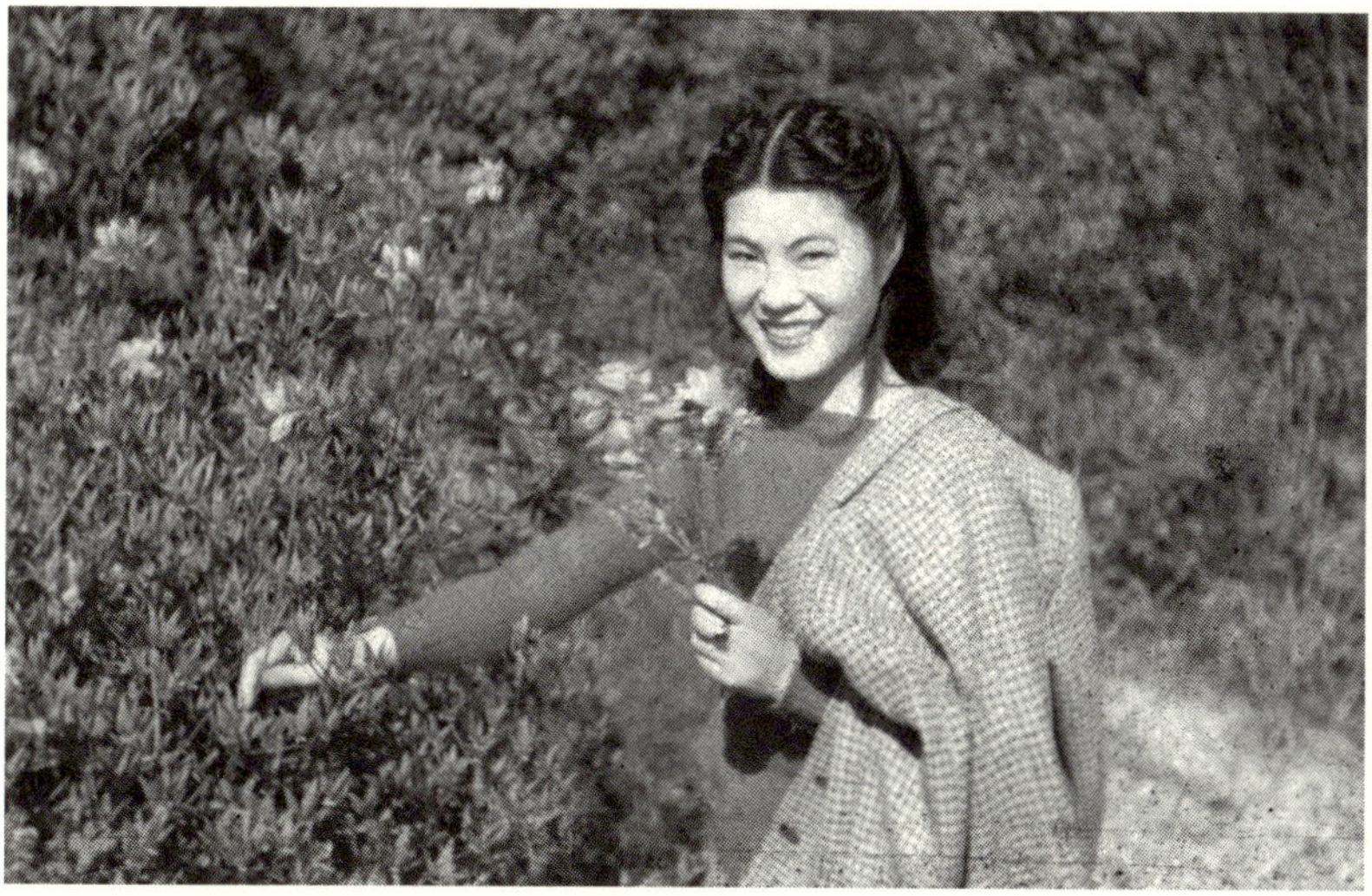

長楽館の25歳のメイド、トシエさん

医を、サムス局長はヨーロッパ戦線でたくさん見てきた。

くらべて義務兵役についたばかりの二十五歳の軍医たちは、インターンをおえただけでなんにも知らないが心だけは柔軟だ。それに、真珠湾が日本軍の奇襲をうけたときかれらはまだ大学生だった。真珠湾がどこにあるかも知らず、親の許可なしに入隊もできなかった。それから四年後に米軍が広島と長崎に原爆を落として太平洋戦争がおわったときも、かれらはまだ医学生だった。

つまりこの若者たちは日本兵と殺し合いをしたことがない。だから日本人を憎む理由がない。無知ではあってもすなおで、あたらしいことをとりいれるしなやかな心を持っている。東京でくりかえし研修をうけさせれば、中年の職業軍医たちよりずっと貴重な人材とならないものでもない(14)……。

そういうわけでサムス局長は部下として新米軍

医一〇〇人ほどを日本へよびよせた。だが天然痘、コレラ、発疹チフスなどがはやって防疫にとりくむうち、かれらの義務兵役の二年がすぎてしまった。だから一九四七年には一二三人をよびよせ、四八人は混乱のつづく朝鮮半島へおくり、六人をGHQにのこし、六九人を各県庁所在地におかれた米軍の軍政部へおくり出した。[15] こんどこそかれらに東京で研修をうけさせ、公衆衛生とはなにか、みっちりおしえこまねばならない。そして「日本人を健康にする作戦」を展開し、占領を成功させねばならないのだ……。

そんなこととは知らないグリスマン軍医は、トシエさんと手をつないで円山公園をあるきながら、《日本女性との親和交際》がマッカーサー命令で禁じられていることを思ってにんまりしていた。思いがけないやさしい誘いに胸がおどって、赴任地京都への不満のさいごのかけらはもう吹きとんでいた。

たぶんこれは陸軍で最高の仕事で、しかもキョウトでの勤務は日本でいちばんすばらしいという可能性、大です。

2　七日がたって――「いやまったく今夜は」［9月］

京都府庁はルネサンス風の優雅な大建築で、中央階段を上がった二階が京都軍政部になってい
た。知事室だけはそのままだったが、貴賓応接室や議長室、大広間などのめぼしい部屋は、《日
本政府が京都府から借り上げて米軍に提供する》というかたちで米軍に接収されていた。[1]

ここに三〇人ほどの米軍士官または民間アメリカ人の専門家がいて、京都府庁がＧＨＱ命令を
実行しているかどうか監督していた。かれらのために七〇人ぐらいの日本人がやとわれて、速記
をしたりタイプをうったり、専用車の運転をひきうけたりしていた。

東向きの天井の高い大部屋が公衆衛生課だった。この日、初出勤のグリスマン軍医の注意をひ
いたのはもちろん女性課員たちで、それはアメリカ人女性事務員ふたり、中年のアメリカ人ナー
ス、それから速記者のトミ・オカモトという日本人の若い娘だった。女性四人のうちトミがいち
ばん若くて軍医とおなじ二十五歳で、ふっくらと美しく、背丈が日本人としては高くて一五八セ
ンチぐらいあった。さわやかなほほえみが印象にのこった。

階下の京都府庁から六人の役人がさっそくあいさつにやってきた。通訳がまず土屋忠良衛生部長を紹介した。土屋部長はていねいにおじぎをしてから、軍医の手を握った。親しげな笑顔のうしろにかくされた不安は、軍医にはわからなかった（土屋部長はまえの年に出張してきたＧＨＱの局員から「日曜日だということでつかまらなかった」[2]、つぎは日本軍がかくしていた医療物資を町医者に放出するにあたって「無能であった」[3]ということで、二回の譴責をうけていた）。

つぎに四人の課長たちがあいさつをした。さいごに通訳が、じぶんは嘱託で医師のカツミ・キムラ（木村克巳）だと名のった。日本人移民としてカリフォルニア州で育ち、そこの大学の医学部に入学したが、まもなく太平洋戦争がはじまった、やむなく日本へもどってきて大阪医学専門学校（現大阪医科大学）に入学し、終戦の年に卒業したという[4]。六人とも溢れんばかりの笑みをうかべて、ちかいうち軍医のために盛大な歓迎会をすると言って退室した。

そのあと京都軍政部司令官や同僚にあいさつをするうち正午になった。軍政部員は食事をすべて宿舎でとることになっていたので、軍医は中央階段をおりて自動車置き場へもどった。若い日本人運転手のダニー・フクチが軍医の専用車である一九三〇年代のクライスラーのセダンのほこりを払いながらまっていた。

長楽館で昼食をおえて、軍医は京都駅へむかった。くるまのなかで『性病管理の基本方針』というＧＨＱ局報にいそいで目をとおした。この局報を書いたオスカー・Ｍ・エルキンス博士が午後から視察にやってくることになっていた。

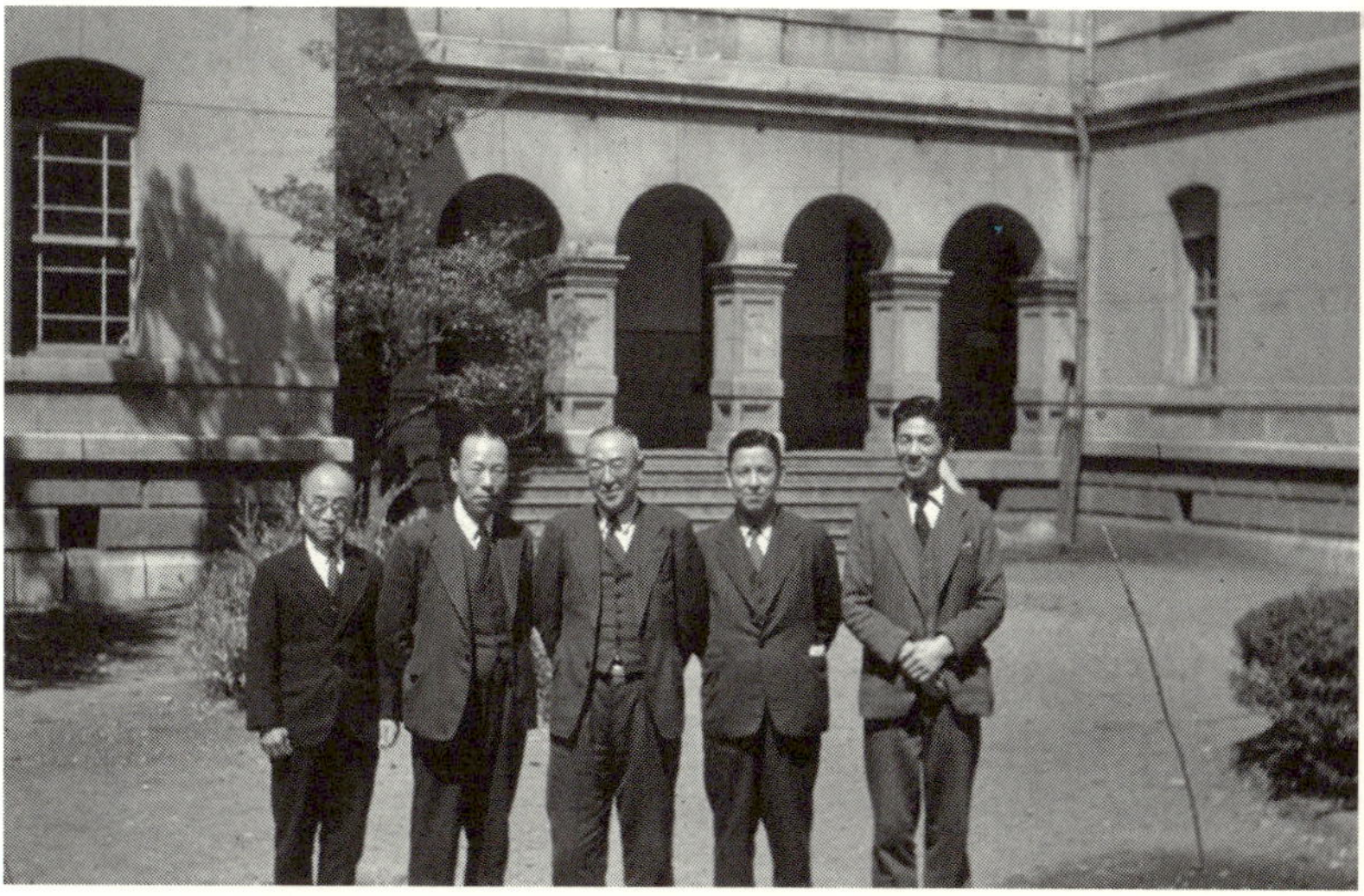

京都府庁衛生部のスタッフ数人。中央が土屋忠良部長、右端は矢野輝男結核・性病係長

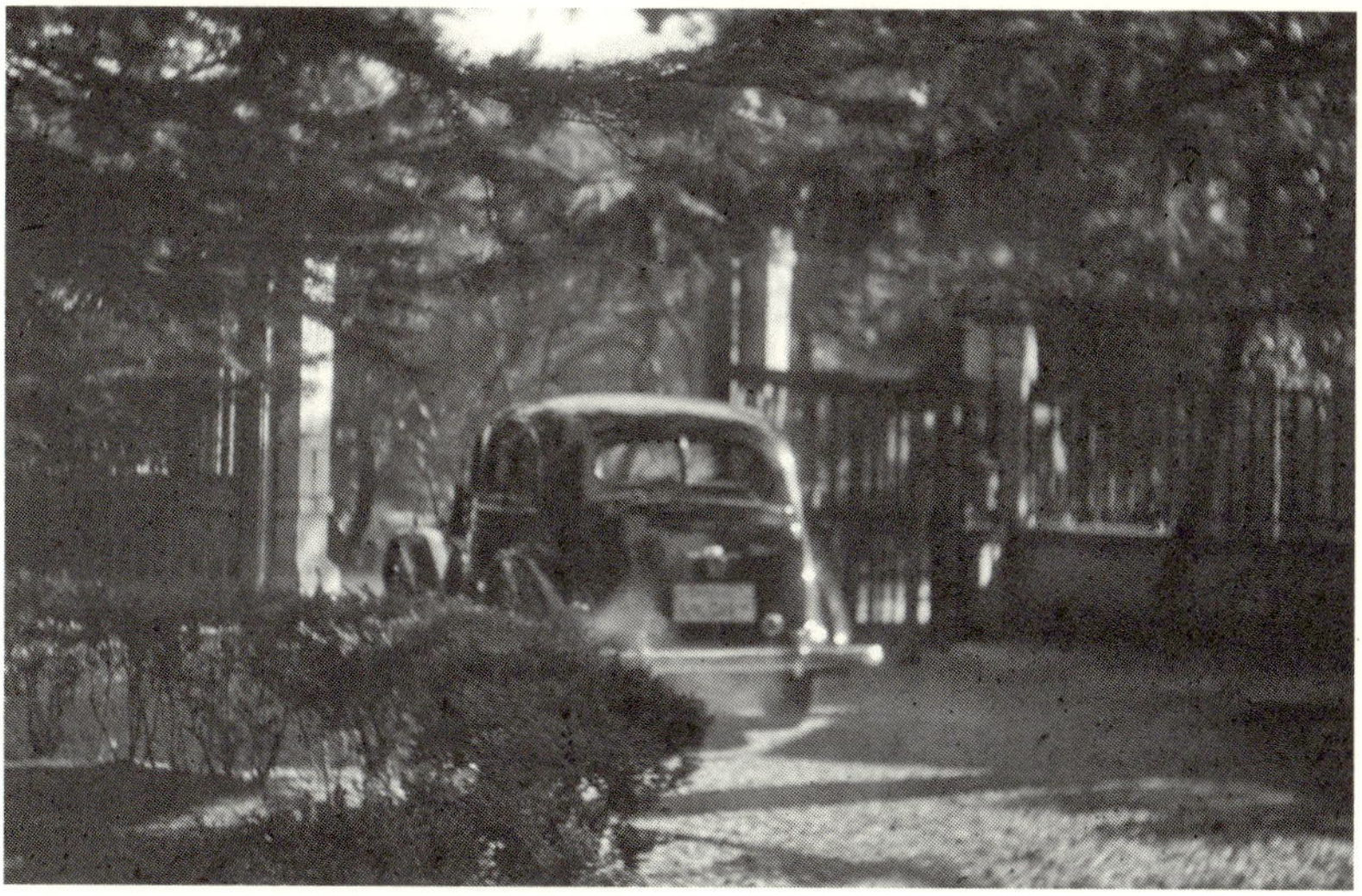

グリスマン軍医が専用車として使ったクライスラーのセダン

エルキンス博士はあいさつもそこそこにセダンに乗りこむと、まず上京保健所、つぎに下京保健所の性病科を視察した。そのあと東山区の平安病院（現在は廃院）へむかった。[5]

平安病院は、売春女性が性病に感染すると強制的に入院させられるところだった。みんな性病とはなにか知らぬまま梅毒や淋病に感染して、ここで無料でペニシリン治療をうけた。だが入院して売春を休めば家族ともどもくらしていけないので、よく患者がよく逃げだした。そのため塀に鉄条網がかけまわされ、門には守衛が立っていた。

生活のための売春だけではなく、失恋や家庭不和、きれいな服やハンドバッグがほしい女心、性への興味、そして「ひとをいい気持にさせてお金をもらって、なにがわるいんだろう」と思う娘もいて、占領下日本での売春はふえるいっぽうだった。[6] 客の米兵とのあいだで性病はピンポンゲームのように交換され、ワシントンの陸軍省は世論を気にやんで、日本に駐留する米兵に「禁欲」をすすめていた。だが東京にいるサムス局長は、「若くて健康な青年が軍隊に入ればふつうの交際はできんのだから、売春女性、または相手をえらばぬ女性と接するほかはない」[7] と思っていた。そして兵員たちにはコンドームやペニシリンをふんだんに支給し、いっぽうで米国からエルキンス博士をまねいて日本全国をまわらせ、日本人の性病治療を指導させていたのだ。[8]

エルキンス博士は正義感と思いやりにあふれた婦人科医師だった。「売春とは［女性にとって］不名誉で無責任な職業であって、将来は売春婦になろう、とあこがれる少女などいるわけがない」と信じていた。だから局報に、売春は女性の「さいごの選択」であり、女性ぜんたいの地位をおとしめる職業でもある、と書いていた。[9] こんなエルキンス博士にグリスマン軍医は好感をもったが、エルキンス博士も軍医のことを、

新任の公衆衛生係官は良心的な医師で、わたしは感銘をうけた。

と、GHQへの報告書にしるした。そして京都市では週に六日、まいにち二五人から八〇人の性病患者が治療をうけているとして、

京都軍政部と京都府庁〔衛生部〕のチームは、進歩的な性病対策実施の最良の手本の例となりつづけるだろう。[10]

としめくくった（だが年末には患者は一万五二七七人となり、全国の患者数も倍増して四〇万人をこえることとなる[11]）。

七日がたつうちに、グリスマン軍医はたった一五〇人の米軍兵員が一七四万人の京都府民を支配していることを知った。[12] そして京都は《みやびな古都》などではなく、無知と貧困と飢餓の町だった。主婦たちが「きょうの配給は鮮魚やて」と聞いて魚屋へ走ると、「鮮魚」は手のひらにのるほどの煮干しとスルメだった。[13] 米は一日にひとり二合六勺（四六八cc）ときまっていたが、[14] 遅

配つづきでどこの家でもさいごのひとつぶが尽きていた。

トラックが血まみれの牛肉の大きなかたまりをそのまま運んでいった。伝染病院には赤痢やジフテリア患者が三七三人隔離されていた。[15] 産婦に配給されるはずのアメリカの加糖練乳二〇トンが常温でほうっておかれて腐ってしまった。残暑でわいた蚊が子どもを刺して日本脳炎が発生し、知恩院では彼岸花の根でつくられた葛まんじゅうで集団食中毒がおこった。[16] 軍医が京都大学医学部を視察したときはがらんとした空き部屋を見せられ、教授が「ここにはアジア一の電子けんび鏡があったのです、《電子》けんび鏡だといっているのに、進駐軍の軍曹が《原子》だと思いこんで、斧でこわしていったのです」と言って泣いた。

この七日間はグリスマン軍医にとっておどろきの連続だったが、京都軍政部の一二ほどある課のなかでは、[17] 広報課がとくにいそがしかった。バーニース・S・マクファーランド課長は三十歳代の女性で、この週は主婦たちをあつめて「大豆粉しゅうまい」や「ばれいしょ［じゃがいも］蒸しパン」をつくった。「マイロ」というココアのような飲み物は、じっさいに飲んでみせた。米軍が放出したアメリカ食糧をおいしく食べてもらおう、とのこころみだった。[18] 彼女は京都の学生たちにフォークダンスをおしえたりもしていて、そういうときはその大柄な身体がしなやかにうごくのだった。[19]

どの課も、京都府庁の役人を監督してGHQ命令を遂行させるのがしごとだった。それにかかわる翻訳や事務は英語試験で選抜された日本人職員がこなしていたが、たいせつな書類は「制限閲覧」「内密」などとしてかくされた。各課からの報告は直接第八軍司令部へおくられ、タイプ複写五通がGHQ各局と参謀本部にくばられた。[20]

しごとのしくみは、たとえば京都軍政部公衆衛生課がGHQの公衆衛生福祉局から命令をうけとる。おなじ命令は厚生省にも出され、それが通達として京都府庁衛生部におくられてきている。この時点でグリスマン軍医は衛生部の役人たちと話しあって命令を説明し、助言をする。そのあと衛生部は通達を和訳して府内の保健所や役所にくばって、命令を実行させるのだった。

グリスマン軍医は報告をGHQへおくるが、衛生部からも報告が厚生省へおくられる。厚生省がそれをまとめてGHQ公衆衛生福祉局へもっていくと、局では双方を照らしあわせて、くいちがいがあれば厚生省を叱責する、というしくみになっていた。

このしくみでは、グリスマン軍医には上司がふたりいた。米軍中尉としては京都軍政部司令官のハロルド・C・シェフィールド少佐が上官だった。この上官は《竹田街道の勧進橋の修理がおわって開通した》とか、《節分に吉田神社で豆をまく》とかいうときに米軍代表として出席するのがしごとのようだった。[21]ゴルフが大好きで、巻き毛のおさない娘の甘いパパでもあった。

いっぽう公衆衛生課長としてのグリスマン軍医の上司は、GHQのサムス局長だった。サムス局長は午前七時に出勤し、まずは「占領軍兵員の健康が日本人の保健状況によって危険にさらされぬよう守る」ため、「日本人の健康を最大限に守り増進させる」[22]しごとに邁進していた。

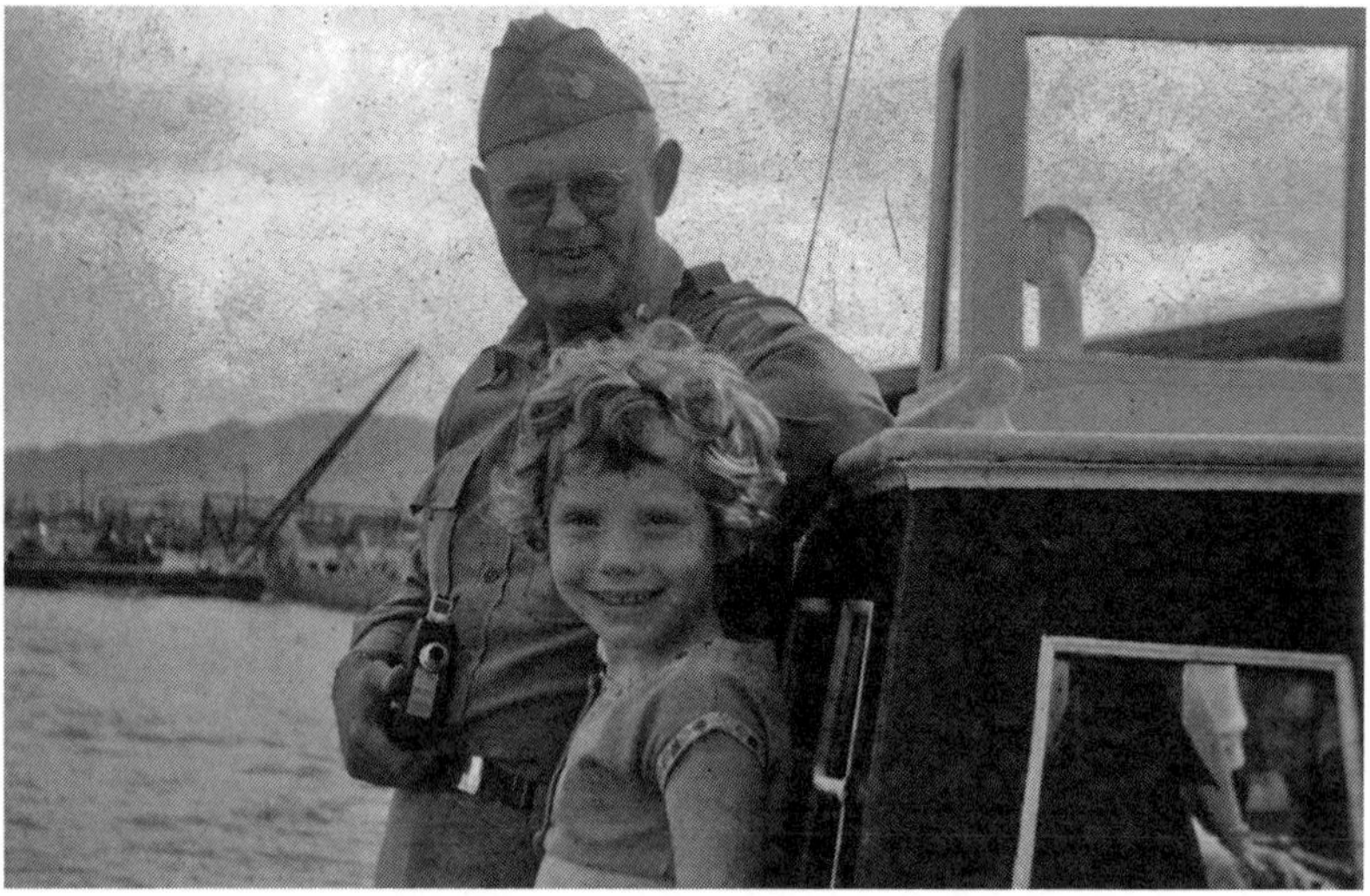

ハロルド・C・シェフィールド少佐と幼い娘

米軍の健康が第一、というGHQ方針は、前任の軍医がのこしていった報告書を読むとよくわかった。たとえば一九四七年春に発疹チフスとコレラの予防接種がおこなわれたが、京都府でさいしょにこれを受けたのは米軍に雇用されていた日本人五一〇五人だった。売春女性の性病治療用に無料でくばられるペニシリンやマーファセンも、シラミ退治用のDDTも[23]、まずは米軍兵員を性病や発疹チフスから護るためにつかわれた。

初出勤から三日め、軍医は疲労こんぱいしてしまった。

いやまったく今日はあんまり疲れて、かえって、ねむりこんでしまいました。だから今夜は部屋でサンドイッチ。晩餐は七時からだけど、ぼくは七時四十分まで寝てたんです。

七日がたって、開業医の家庭で育った青年が米軍の質素な支給物資だけでやっていけるわけがなく、かれはこの日、両親に手紙を書いた。

ほしいもの。

まずタイプライター。公用のはみんながつかううえに、ガタガタです。

つぎにぼくのゴルフクラブセットとボール。上官のシェフィールド少佐は三〇マイルはなれた［兵庫県宝塚市の］ゴルフ場で週二回ゴルフをするんで、ぼくに「いっしょにやるか」と言いました。週一回なら、と思うので。

ほしいものは、ほかにもあった。

この部署には公衆衛生学の教科書がありません。ぼくの［医学部時代の］教科書、それから陸軍の予防衛生医学の教科書も。牛乳工場とか水道の濾過装置、屠殺場や食肉店を視察しても、なにをどうすればいいんだか、ぼくには知りようがないのです。

つぎに、軍医部中尉ジョン・D・グリスマンと彫ったゴム印。数千枚の書類に署名しないといけないので。

さいごはおどけてしめくくった。

そうだ、新鮮な牛乳を一クオート〔九四六cc〕。日本じゃすべてが子ども用で、それとてぜんぜんじゅうぶんとはいえません。

送料がいくらかおしえてくださいよ。こちらじゃめずらしく、ぼくは浪費ができないんですから。

軍人は衣食住が無料であるうえ、左京区岡崎にあるポスト・エクスチェンジ売店（PX）で買うたばこは一箱七セント、酒保のビールはたったの五セントだった。だのに新任軍医の月給は一六〇ドルで、時間がないこともあって、浪費どころかつかいきれるかどうかさえわからなかった。

3　京のもてなしと結核――「なにもかもしてくれるんです」［9月］

ひどい食糧難のため全国の飲食店が十二月まで営業禁止だというのに(1)、グリスマン軍医の歓迎会は老舗料亭「京大和(きょうやまと)」でひらかれた。

「京大和」は東山の高台寺そばにあった。秋草の咲きみだれる京庭をとおって、大きな石のうえで靴をぬいだ。座敷では衛生部の役人のほか、二〇人ほどの医師や名士がまっていた。芸妓と舞妓が六人きていて、全員がにぎやかに軍医をむかえた。

軍医が床の間を背に、絹のざぶとんに足をくずしてすわると、土屋部長がみんなを紹介した。「ヘンパイ！」と声がかかり、あたためた酒をさかずきにつがれて飲みほすと、それを杯洗でゆすいで相手に持たせてこんどは軍医が酒をつぐのだった。つぎつぎと人がきてさかずきをかわしているうちに、箱庭のように美しく盛りつけた京料理のお膳が運ばれてきた。

焼いたクリ、鯛のさしみ、大きなエビのてんぷら、いも入り［百合根か］たまご焼き、殻つきの小エビ、豚肉料理、トマト、じゃがいも、ご飯、梨とぶどう、そのほかいろいろなものが出ました。

こちらの望むことがすべてかなうというか、つまり五、六人のゲイシャがお給仕とか舞とか、なにもかもしてくれるんです。

ぜいたくな料理にもまして、芸妓と舞妓が目をひいた（巻頭口絵参照）。

彼女たちは華麗なキモノを着て、金銀を織りこんだ幅広い帯をしめていた。まぶたに淡い紅、くちびるには暗い紅が刷かれ、白くぬった手を軍医の手にそえて箸をつかわせた。金屏風のまえで扇をかざして舞ったり、三味線にあわせて歌ったりもした。

やがて軍医は手洗いに立った。すると愛らしい舞妓がいっしょに立ちあがって軍医の手をとり、懐中電灯を持ってさきに立った。

小さなゲイシャがぼくの手をとってベンジョへつれていってくれて、「用をたすあいだ、懐中電灯で照らしておいてあげます」と言うのです。

京都では夜も停電なので、舞妓が小便所までついてきて客の手もとを懐中電灯で照らすなど、むしろおつな花街のあそびだったのに、

ぼくがことわると、彼女はかなり気分を害したようでした。世界でいちばん恥ずかしいってことに、ぼくはまだまだ出会っていないとわかりました。

つぎの日は国立京都療養所［現国立病院機構南京都病院］の視察だった。アメリカでは結核患者を隔離するため強制的に療養所へおくるが、日本では療養所が足りない、だから発病すると家で寝ついて家族に感染させ、病気が重くなってから療養所へ入るのだと聞かされた。きょう視察する療養所は国立なので規則があって柔軟な対応ができず、なにもかも不足しているとのことだった。

アメリカでは数年まえに結核特効薬のストレプトマイシンが発見されていた。だがＧＨＱがこれをとりよせるのは二年さきで、一九四七年秋の京都の結核患者は安静に寝て栄養をとり、体力を回復させて結核菌を「征圧」する以外の治療はなかった。しかし京都ではいま、健康なおとなでも一日に一三八六キロカロリーしかとれておらず[2]、京都人は質素なので食べものをきりつめることもあずかって、このころ結核患者四人のうち一人が亡くなっていた。もちろん日本人の死因第一位で

もあった。(3)

国立京都療養所は京都駅から南へ一五マイル〔二〇キロ〕行ったところの、山城青谷(やましろあおだに)の丘の上にあった。遠いので米軍による視察は初めてだという。療養所の地所は五〇エーカー〔六万一千坪〕あって、赤い屋根の本館のそばに一〇の病棟が建っていた。患者たちはみんな重症で、目はくぼみ、洗いざらしのゆかたを着た身体は微熱と栄養不足でげだるくやせていた。(4)とはいえここは空気が澄んで日あたりがよく、病棟は整頓されて清潔だった。(5)

昼食の時間になると、一行はたたみの部屋に案内された。面会室だということだったが、きょうは丸い机が中央におかれ、まわりに人数分のざぶとんが敷いてあった。

一八インチ〔四五・七センチ〕ぐらいの高さのまるい机をかこんで、もちろん靴をぬいで、床にすわります。この机にはドーナツのような穴があり、そこに炭火をまっ赤におこします。あぶらをひいた鍋をおき、なにもかもいれて煮るんです。なす、トマト、じゃがいも、たまねぎ、うすく切った牛肉、……。

うすく切った牛肉？　ヤミで買う牛肉はべつとして、京都府ではおもてむき食肉牛が一日に六三頭、屠殺されているだけのはずだった。(6)そんなわずかな量では配給もできず、だから牛肉は百貨店で「特価提供」などとして富裕階級に売られていた。それなのになぜここには牛肉や酒、そして白米のご飯も燃料の炭もあるのだろうか。

国立京都療養所はもと日本陸軍の療養施設で、「つて」をもっていた。職員が一日おきにトラックで京都市中央卸売市場へでかけて、上層部にたのんで食べるものを手にいれてくるのだ。だから牛肉はそこからきたものにちがいなかった。(7) そのうえまわりの畑では職員が野菜をつくり、たきぎは山で集め、断水のときは青谷川(あおたにがわ)の上流で水をくんだ。この日のすきやきは、そういうせいいっぱいのもてなしなのだった。

ところが、グリスマン軍医は日本人の食べものを一切食べてはいけないことになっていた。米軍兵員がそれをせぬよう、監視するのがしごとでもあった。たとえば日本人がつくる野菜には人糞を発酵させてつくる肥料がかかっている。その人糞のなかに回虫の卵がのこっていて、野菜とともにそれを飲みこむと腸のなかに回虫がわいてしまう。また牛肉は結核に感染した牛のものかもしれないが、それをしらべる牛用ツベルクリンテストは八月から炎暑のため中止されている。(8) もっと気味がわるいのは、その食べかただった。なんとも不衛生なことに、全員がじぶんの口に入れた箸をまた鍋のなかに入れるのだ。

それをめいめいが箸で鍋からとって食べます。

だが鉄鍋のなかで、しょう油とさとうがまぶされた牛肉が甘からく煮えはじめていた。腹ぺこの軍医は、体力があれば大丈夫だ、とじぶんに言いきかせた。箸をもっと、まわりの役人たちがほっとして笑った。それから、かれらのほうがもうれつに食べはじめた。つぎつぎと牛肉と野菜を鍋に足し、「仏教ではご飯を一杯しかたべないのは死人だけです」などと言っておかわりをし、軍医にもさせた。さいごはその白飯を小鉢にのこった汁にまぜて、口にかきこんで食べおえた。軍医もまねをしながら、役人たちも薄給で飢えているのだと知った。空腹なのは結核患者だけではなかった。

ＧＨＱへの報告で軍医は、「国立京都療養所の管理は優良で、助言すべきところはなかった。本官は食糧と石炭の不足を軽減すべく、いま努力中である」とだけしるした。[9] 前任の軍医が半年まえ、右京区宇多野(うたの)にある国立の結核療養所を視察した。そして、「燃料と水道水の供給がとりわけまったく不備である」ので「費用をもっと補助する方法が思案されている」と報告していた。[10] だが「思案」が、国家予算の破綻した国でどう役にたつのだろうか。

京都軍政部の兵舎では、まいにち食糧を捨てていた。三日たってちょっと堅くなったパン。太平洋をわたってくるあいだに一部が変色した一〇〇ポンド（四五キロ）の冷凍牛肉。いくつかが腐っただけのじゃがいもの五〇ポンド（二三キロ）袋。湿気でかたまったさとう。いんげん豆、にんじん、りんごソース、スープなどの、わずかにへこんだ業務用の大缶。すべて米軍の獣医が「使用不適」と判定して、そのまま焼却されていた。[11]

これだ、と軍医はかんがえた。だが焼却されている食糧を京都の結核患者のためにつかいたいと言うと、上官のシェフィールド少佐は、《食糧不足は日本政府の責任とされていて、米軍物資

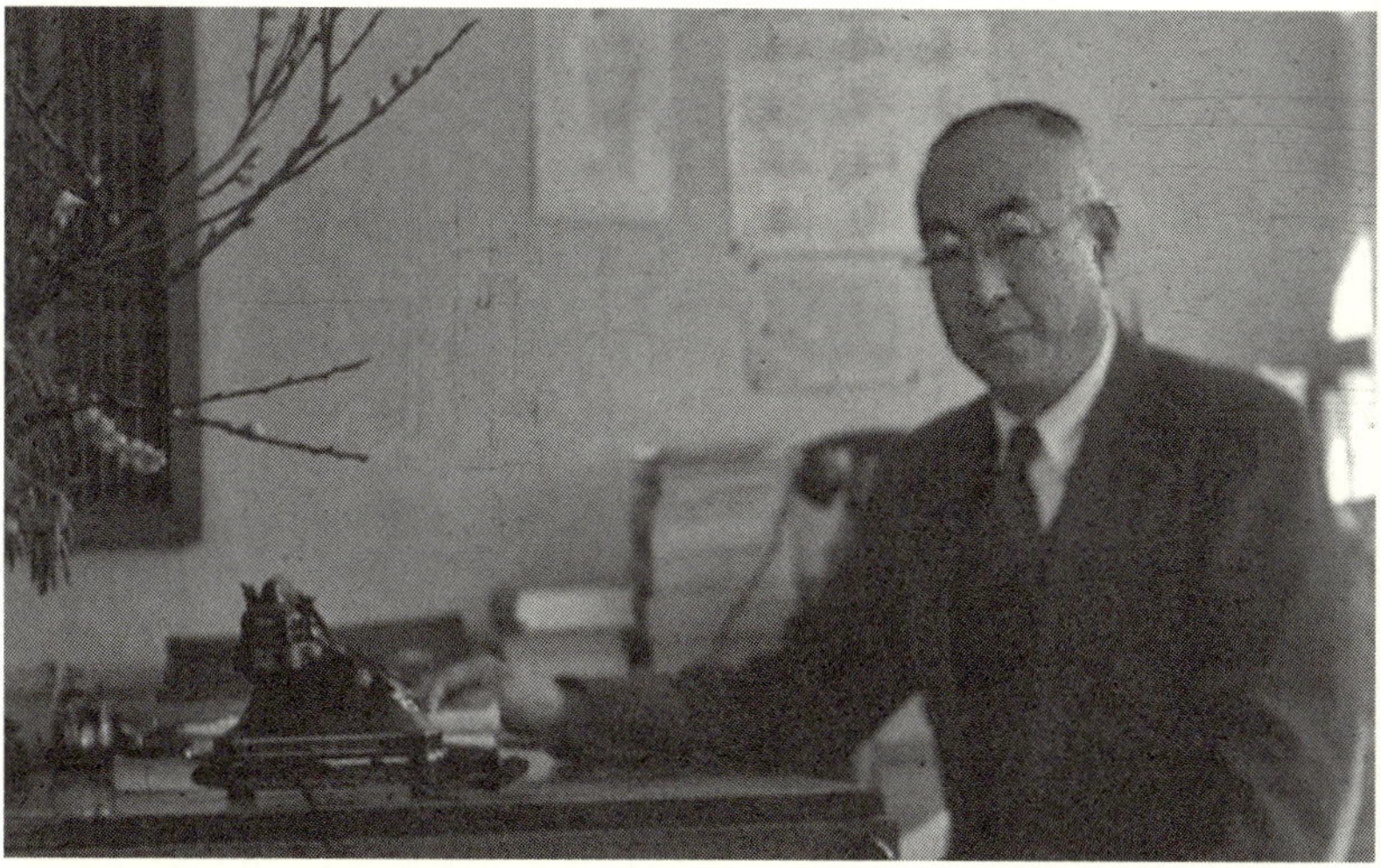
机にむかう土屋忠良衛生部長

は非常事態にのみ出すことになっている》と言って許可をくれないのだった。
しかしふたりはすでに宝塚ゴルフ倶楽部でいっしょに一八番ホールをまわって、すっかり心やすくなっていた。とにかく、と軍医はシェフィールド少佐を京都大学病院（京都大学医学部附属病院）の結核病棟へつれていった。痩せほそった八五人の重症患者を見て、じぶんはまるまると太った少佐はおれた。そして《占領軍には不適当だが食用にはさしつかえなし》として、使用不適の米軍食糧を結核療養施設にまわす許可をくれた[12]。
さっそく土屋衛生部長に告げると、かれはおじぎして、「サンキュー、グリスマンさん。ベリー、グッド、アイデア」と言った。土屋部長は新潟県の医学専門学校を卒業し、長野県庁をふりだしに、福島県や広島県を経て京都府庁へやってきたひとで[13]、洗練された目はしのきく官僚とはいいえなかった。だから

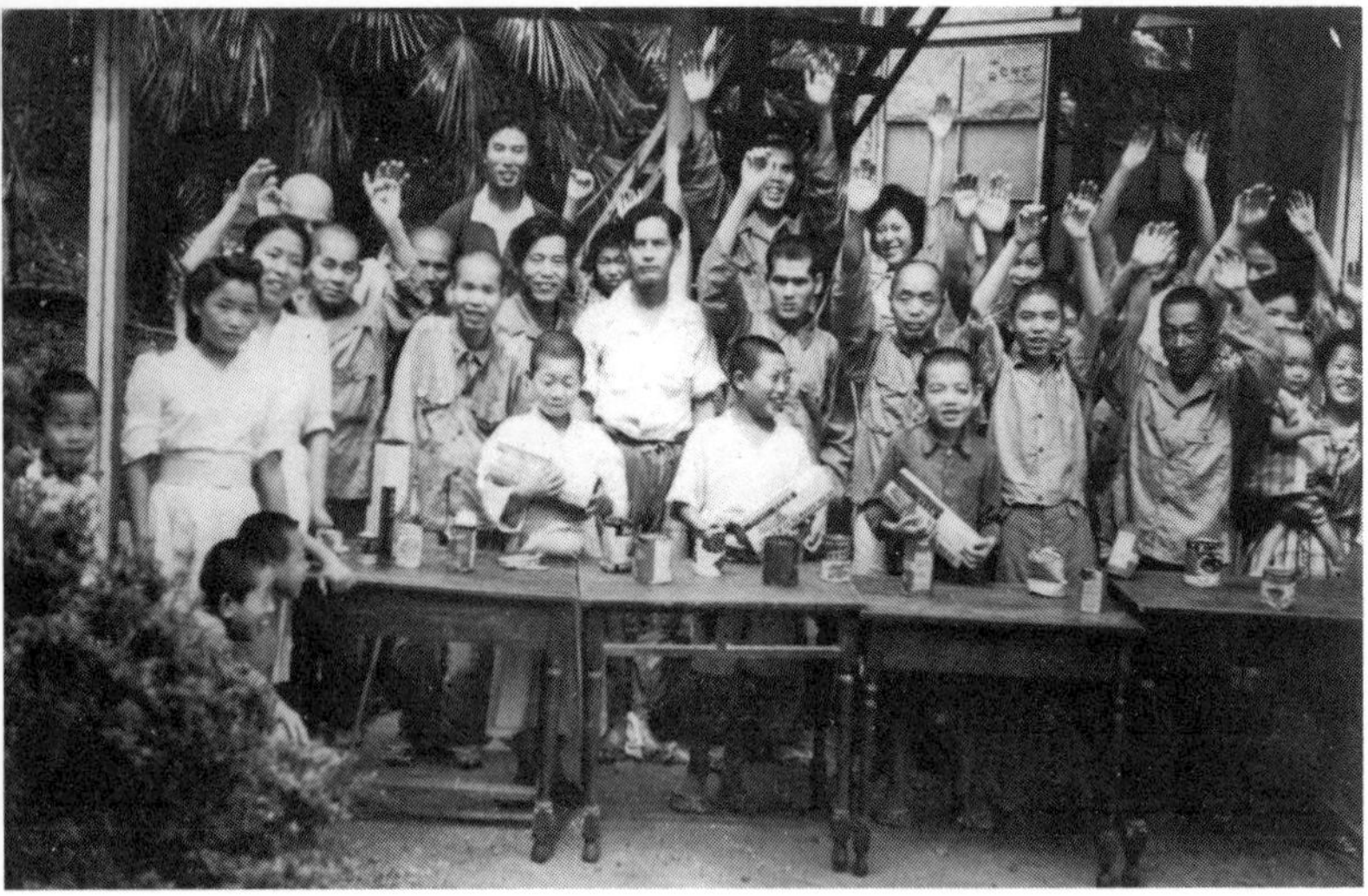

さし入れの米軍食糧に感謝して万歳三唱する結核患者と家族

『京都新聞』は「君子で温厚だが政治力に欠け、幅がない」、つまり官僚には「ウソも方便」なのに「カケ引きをしないため食い足らぬ」などと書いていた[14]。だがアメリカから来た二十五歳の青年は、かけひきをせずウソをつかない土屋部長が好きになっていた。

藤田静夫総務課長が六つの結核療養施設をえらびだした。米軍の兵舎には、「不要食糧の廃棄は公衆衛生課がひきうける」とつたえ、やがて下士官のアンディがトラックで週に二回、食糧をくばるようになった（巻頭口絵参照）。

それまで結核患者の食事は一食が小麦粉だんごひとつ入りの汁一杯、というふうだったのに、このときからバターやランチミート、豚肉入りの豆シチューなどがつくようになった。脂肪分のせいで摂取カロリーが一〇〇〇キロカロリーふえて、一日二四〇〇キロカロリーとなった[15]。患者たちのよろこびは言うまでもなく、軍医が写真をとりたいというと「ばんざい」を三唱してくれた施設もあった。

　軍医は九月のなかばにやってきたというのに、月末には京都がすっかり気にいってしまった。それで母にあててこんな手紙を書いた。


　ところでクリスマスなんですけど、ぼくのほしいものは、
一、かわいいドレス。五フィート三インチ［一五八センチ］ぐらいで一二〇ポンド［五四・五キロ］のぼくの速記嬢［岡本トミさん］のために。彼女はズボンしかもっていないのです。

英文速記者のトミさんは、もとは神戸の裕福な家の令嬢だった。だが空襲で家が全焼し、ひとりで京都に下宿して、まいにちおなじブラウスとズボンで娘らしい身体をつつんで出勤してきた。かしこくて合理的なのにやっぱり古い伝統にしばられ、生きることに前向きであろうとしているのにつらい戦争中のことがわすれられない、そんな矛盾した彼女の内面にも、軍医は魅かれていた。

　クリスマスプレゼントはほかにも入り用だった。
二、ぼくの秘書嬢に、洗顔や浴用のせっけん、バスパウダーなんかが入った化粧品セット。

三、ぼくのナース嬢に、オーデコロンをひとつ。

秘書のクローデットも、公衆衛生ナースのミス・ジャクソンも軍医より年上なので、プレゼントはありきたりの化粧品になってしまった。

衛生部の土屋部長と課長たちへのプレゼントは、はじめからきまっていた。

四、たばこを三カートン〔三〇箱〕ぐらい、これほどたばこに飢えているひとたちは見たことがなくて、ぼくは毎週一〇〇個から一五〇個ぐらいバラまいてるんです。だからこれはぼくの日本のともだちのために。

「日本のともだち」は一日にひと箱かふた箱のたばこを吸っていたらしいのに、いまは「ピース」も「コロナ」も配給でひとりあて一日三本ときめられ、しかも二〇本入りのひと箱が五〇円もした。これは映画館入場料の二倍だった。(16)

さいごに軍医は母にあまえて、こう書いた。

五、ぼくがほしいものはただひとつ。三五ミリレンズのカメラです。できればコダックのを。たぶん七〇ドルぐらい〔現在価格約一七万円〕でしょうから、差額はぼくが払います。ぼくのいまのカメラでは、設定に長くかかりすぎるんです。

イーストマン・コダック社が発売した「三五レンジファインダーカメラ」はレンズが三五ミリと大きく、カラー写真がたやすく撮れるはずで、ことしのクリスマスはそれやこれやで最高にたのしくなりそうだった。

4 引揚港、舞鶴——「おかえりなさい！」 [10月]

十月に入って、グリスマン軍医は舞鶴へでかけた。舞鶴には京都軍政部の舞鶴支部があって、二週間おきに報告がおくられてきていた。舞鶴港で石炭が切れたため中国大陸からの引揚船が函館港へまわったとか、日本の病院船「高砂丸（たかさごまる）」の内装は貨物船よりも荒れている、検疫では日本人係官が叱責ばかりするなど、舞鶴港で引き揚げ業務を監督する苦心がのべられてあった。[1]

この日はソ連のナホトカから引揚船が入ったところだった。ナホトカはウラジオストックから八〇キロほど東にある港で、終戦直前からソ連に連行されてとどめられていた一般日本人がそこから出港して、いま故国へかえってきたのだ。

一九〇〇年代はじめから日本が軍事力で東アジアを支配しはじめると同時に、一般日本人の海外移住がはじまった。[2] それから約四〇年後に日本が連合国に降伏したとき、海外にいる日本人はあわせて六四五万人とされていた。アジアへ派兵された旧日本軍人が三四五万人、のこりの三〇

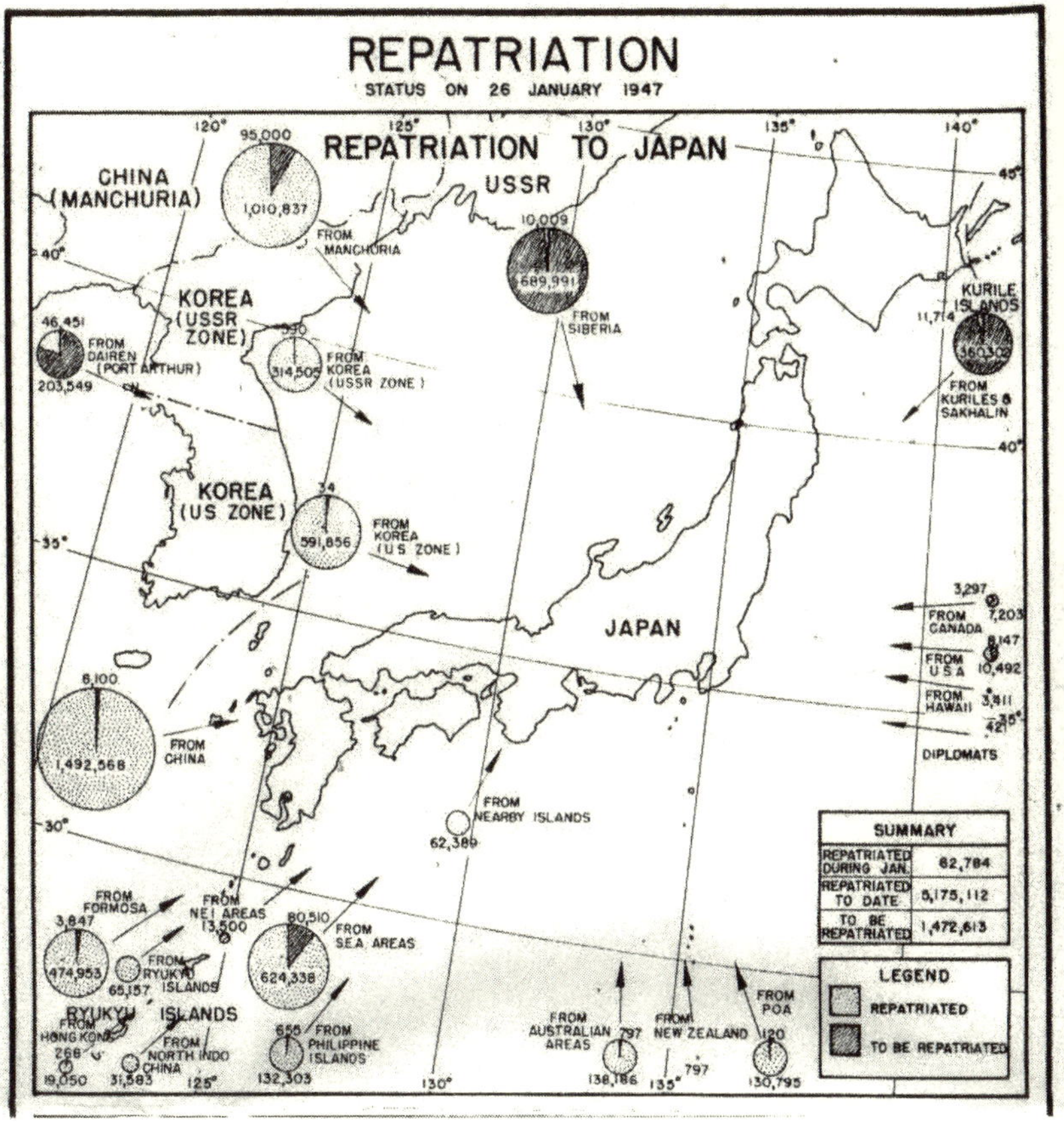

GHQがまとめた1947年1月の日本人引き揚げ状況
（*Summation of non-military activities in Japan*. Monthly Summary No. 16. Section 1. Public Health and Welfare. Supreme Commander for the Allied Powers. January 1947. p. 228.）

〇万人が一般人だった。

しかしこのとき、日本の大型船はほとんどが戦争中に沈められて、わずか一〇〇隻ほどしかのこっていなかった。そこでアメリカがリバティ型輸送船を一〇〇隻、LSTとよばれる一級戦車揚陸艦を一〇〇隻、病院船を三隻、燃料の重油とともに日本政府に貸すこととなった[3]（アメリカには、《ジャップにいま大型船舶の建造をゆるせば、その戦力や貿易競争力の復活を早めることになりかねない》というような思案もあった[4]）。

こうして引揚船はあわせて三〇〇隻となった。運航要員には旧日本海軍の輸送船乗組員が呼びもどされた。食糧は日本海軍がのこしたものをつかうことになった[5]。

終戦から二年がたつあいだに、気候がゆるせばいっときに数千人、ひと月にすると五〇万人ほどの日本人が舞鶴ほか八つの引揚港へもどってきていた[6]。二年を収容所などで不如意にくらして、ようやくなつかしい日本の土を踏むひとびとだった。しかし日本の支配下で東アジアの繁栄を約束した「大東亜共栄圏」の夢はやぶれ、財産をすべてうしなって、これからこの敗戦国でなんとか生きていくとあれば、その表情は暗かった。

そんなひとたちを、一〇人ほどの女性が桟橋でまっていた。全員が「舞鶴婦人会」というたすきをかけていて、明るくはずんだ声で「おかえりなさい！」と声をかけた。そして熱い番茶の湯のみをさしだしたり、新聞紙につつんだふかし芋をわたしたりした。そのなかに、もと小学校教員だった田端ハナさんもいた。

ハナさんは二年まえ、はじめての引揚船「雲仙丸」がとつぜん舞鶴港へもどってきたときのことをいまも覚えていた。一九四五年十月はじめ、「三十分後に雲仙丸で、外地から無一物で日本人がたくさんかえってくるとの知らせがありました、迎えに行ってあげてください」と、舞鶴市役所から電話がかかってきた。おたがいに知らせあって、五〇人ほどが港へ走った。

入港した雲仙丸からは、二一〇〇人の日本人がおりてきた。ソ連からの支給物らしいみすぼらしい労働服を着て、みんなリュックをひとつだけ背負っていた。「おかえりなさい」と言っても、だれも答えなかった。どうしてよいかわからず、ハナさんは港から西舞鶴駅までいっしょにあるいた。四〇分の道のりをいくうちに、ひとりの奥さんがぽつりぽつりと話してくれた。なにもかも奪われてまだかえれない日本人がソ連占領下の朝鮮半島にいっぱいいること。ゆうべは船が日本の領海にはいると同時に三人の日本娘が身を投げたこと。その理由はソ連兵に「女の操を汚された」ためだったこと(7)。

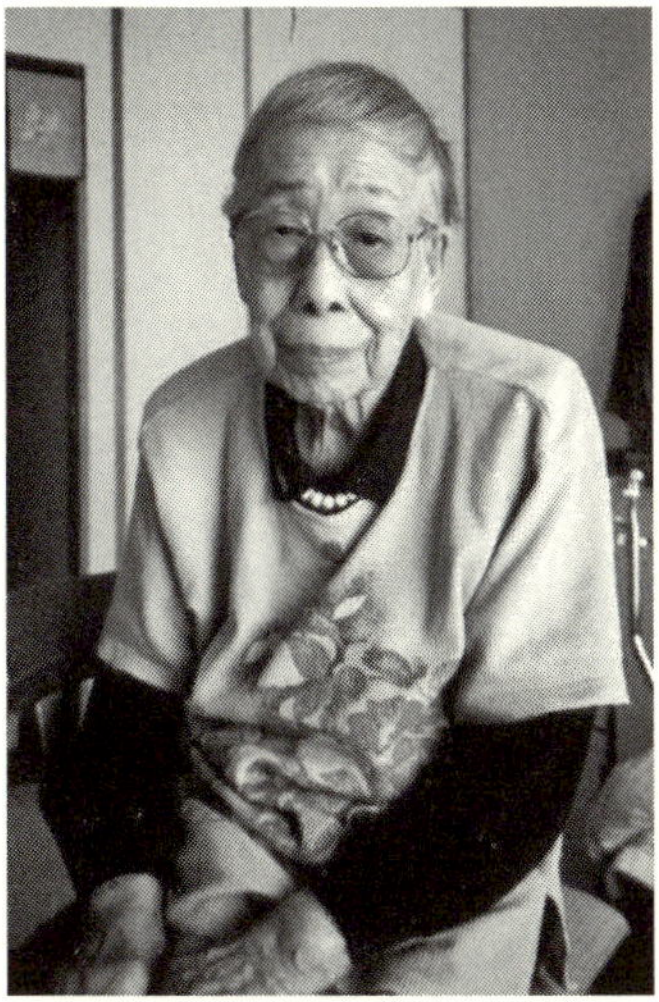

舞鶴婦人会で奉仕をつづけた田端ハナさん　(著者撮影)

三十八歳の主婦だったハナさんは、娘さんたちの自殺は「女の操を汚された」ためだけではなく、性病に感染し、または妊娠になやんでのことではなかっただろうか、と思った。そしてすぐ舞鶴婦人会によびかけて、舞鶴港で出迎え奉仕をはじめた。二年がたつうちに、ハナさんも外地にとりの

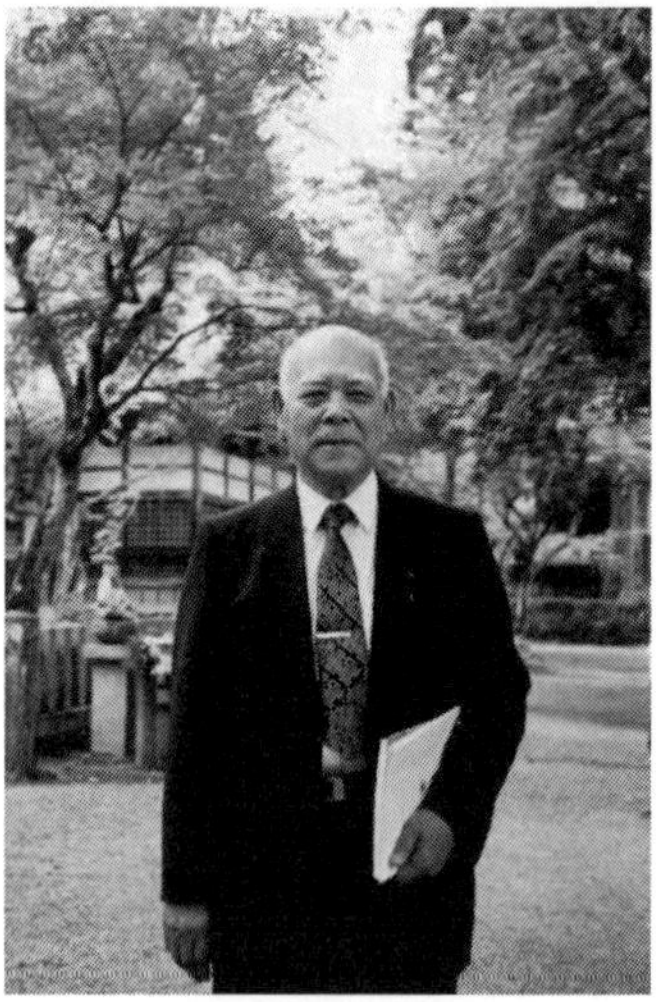

国立舞鶴病院外科病棟でシベリアから帰還した旧日本軍人の治療にあたった多田卓夫医師　（著者撮影）

こされた日本女性がうけた被害をいろいろと知ることとなった……。

いっぽうグリスマン軍医はそういうことは知らぬまま、舞鶴港から国立舞鶴病院（現国立病院機構舞鶴医療センター）へまわった。ここはもと海軍病院で敷地は四万坪、ベッドは一千床あると聞いてきたのに、それがみなふさがっていた。倉庫や講堂にもマットレスがしいてあった。一般患者ですでにいっぱいのところへ、引揚船が入港するたび数百人の患者があらたに運ばれてくるとのことだった。そのあいだ職員は不眠不休、看護婦は自転車で病棟から病棟へ走るという。(8)

なかでもいそがしいのは外科病棟だった。多田卓夫医師がベッドからベッドへまわって手当てをつづけていた。多田医師はこのとき二十七歳で、三年まえの一九四四年に京都帝国大学医学部を卒業し、応召して潜水艦の軍医少尉となった。終戦の秋に復員してふるさと舞鶴へかえってくると、国立舞鶴病院の外科病棟に空きがあるという。だが住まいがみつからず、やむなく病院のひと部屋に住むことになった。そうなると銭湯にいくとき以外は病院にいるので、患者たちと話す機会がふえた。そして外科病棟がなぜ、シベリアからもどってきた旧日本軍人でいつも満床なのかを知った。

一九四五年の夏、ソ連軍は約七〇万人の旧日本軍人を満州からシベリアへ連行したが、日本がジュネーヴ条約を批准しなかったためもあって、旧日本軍人は「捕虜」としてあつかわれなかった。ただの降伏兵とみなされ、またソ連の共産党政権が労働力を必要としていたこともあって、そのままシベリアで重労働を課せられた。このあとも長い年月抑留され、重労働のはてに亡くなる旧日本軍人がたくさん出るが、それを思えば終戦のあと、半年のうちに舞鶴へもどることのできた九一一一人は幸運だった。

だが九一一一人のうち三五六〇人が船からそのまま国立舞鶴病院へ運ばれた。ひどい栄養失調や外傷で、みんな重体だった。[9] この年の十二月からGHQのサムス局長が出港地ナホトカへ医療救援物資をとどけはじめるほどに、傷病者が多かった。[10]

「たくさんいっぺんにシベリアからかえってこられるんですね。はじめはほとんどが病人です。凍土のシベリアで樹木の伐採をさせられてたでしょう。そこでけがとか骨折をしてもね、外傷があったりして、血が出てるでしょう。そういうのはぜんぶソ連の医師が切断するんですね。化膿するといのちがあぶない、ということもあったんでしょうか、とにかく切断するんですよ。日本だったら整復するわけですけど[11]」

盲腸炎のことも聞いた。

「むこうで日本兵が盲腸炎をやると、だいたい死ぬんですよ。日本では盲腸炎で死ぬなどは、ふつうはかんがえられないわけで、おなかをあけて膿をだせばたすかるでしょう。それが、ソ連の下級の女医さんか、上級の看護婦さんのような無資格者の練習台にされて、何人か死ぬんですね。ようやく死ななくなると女医さんが代わってまた何人か死ぬ。そう聞きましたよ」

「骨折して足を切断された人とか、外傷で腕を切断された人とかがね、もういっぺんソビエトと戦争してうっぷんを晴らさな気がすまんのや、ということをね、何度もぼくに言いましたよ[12]」

こんなことを知るよしもない軍医は、視察をおえると舞鶴の秋のみのりを腹いっぱい味わった。

秋の京都府は日本でいちばんうつくしいところです。トマトみたいな柿や、直径六インチ［一五センチ］もあるマツタケが名産で、りんごや梨も世界一、珍味の塩辛のイカ（これはタコの一種ですよ）もおいしく食べました[13]。

そのあと、京都府北部の病院や保健所の視察に四日かかった。かえるとちゅう、峰山町の丹後中央病院（現公益財団法人丹後中央病院）へたちよった。

昼食をとり、でかけるときは病院の職員全員が見おくってくれました。うち看護婦は二〇人ぐらいでした。

ぼくはジープに乗りこみながら救急医療室の停電について話していて、ふと気がつくと目のまえがぱあっと明るいんです。ワイパーに試験管がむすびつけてあって、そこにすばらしい花たばが活けてあるんです。

もちろんおおいにおどろいたふりをしてみんなをよろこばせ、それからドクターキムラに「この花たばのうつくしさも、看護婦のみなさんのうつくしさにはかなわないでありましょう」と、通訳してもらいました。

丹後中央病院には中央厨房がなく看護婦もわずかなので、家族が食事の用意と看護の手伝いをするために病棟に住みこんでいた。ベッドとベッドのあいだの床に台所用具がおいてあった。家族はここで七輪をたきつけておかゆをたき、病人の世話をして、夜はふとんをしいて寝た。患者の気持も休まり、食費も安くあがるという、むかしからのやり方だった。

しかしアメリカ人から見れば、これはとんでもなく不衛生だった。伝染病だと家族も感染してしまう。病棟には腐りかけの魚やしょう油の臭いがただよい、炊事道具が床に散乱し、たまごを産ませるために持ちこまれたにわとりが糞をしながら廊下をあるいていた[14]。

サムス局長はこんな日本の病院をすべてアメリカ式に変えることをきめた。なかでも入院方式の改善をいそがせていた。患者の食事は中央厨房でつくること。教育をうけた看護婦だけが看護をすること。家族は面会時間にのみこさせること。はやくこのように変えなければ入院しても治療の効果はあがらず、日本人に健康をもたらすことはできないのだ。

だがグリスマン軍医は丹後中央病院について、GHQへこう書いた。

「家族を［病室から］退去させ、中央厨房を始動させ、面会時間をきめることは不合理でもなく、むずかしくもない手続きであるので、これは三、四週間で改善できるだろう」[15]

ほかのこともおなじような温情をもって報告した。GHQは麻薬をことごとく供出させて厳重に管理するよう指示していたが、京都の医師たちはこれをかくし持っていた。軍医は「かれらは麻薬の管理にいくぶんか不注意だったが、それも現在は改善中である」と書いた。[16]

秋が深まるにつれ、役人たちはこの力持ちで気のやさしい若い軍医に本心からの好意をいだきはじめていた。

5 京都の売れ筋事業──「あれほど幸せだったことは」［10月］

京都では性病の流行がひどくなるいっぽうなので、グリスマン軍医は父に手紙を書いた。父マーヴィン・B・グリスマン医師は第一次世界大戦中は米海軍の軍医だったこともあって、この世でいちばんたのみに思う先輩だった。

われわれは浮浪者についての条例を通そうとしていて、これは売春婦がたえず性病にかかっては客にうつす、という感染イタチごっこにからんでいるからなんですが、その法律の書き方をぼくはまったく知りません。ぼくの上官も、もちろん日本人も知りません。なにか参考になるものがいるんです。

お父さんも知っているように、ぼくの公衆衛生の知識ときたら、五パーセントは医学部でならったけど九五パーセントはただの常識なんです。なんでもいいから公衆衛生の資料が

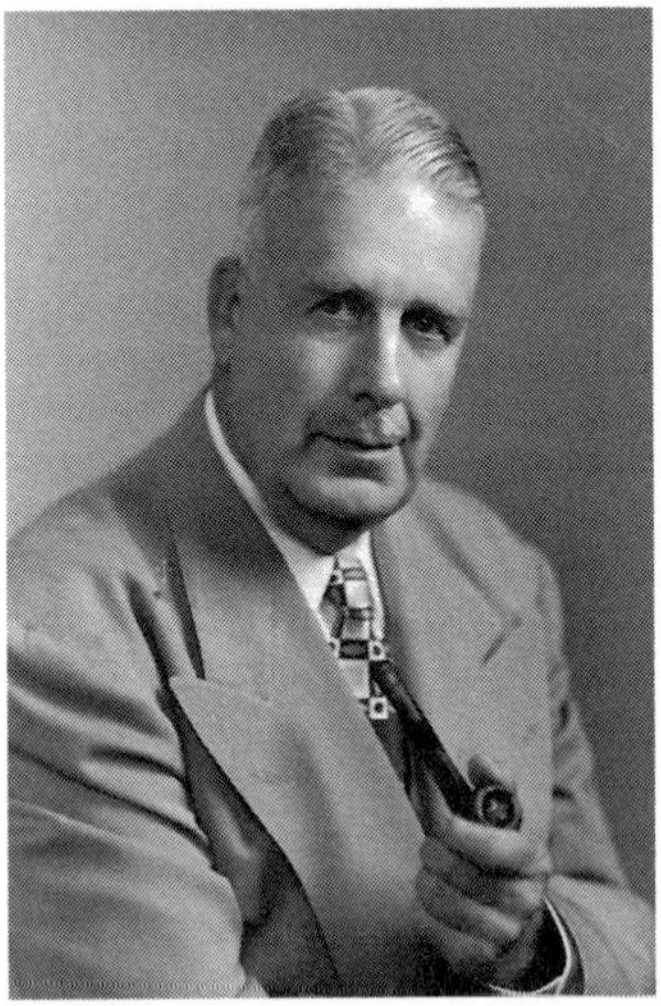

軍医の父、マーヴィン・B・グリスマン医師（グリスマン医師提供）

あったら、よろしくねがいたいんですが。

ＧＨＱは日本政府が公認してきた公娼制度を、《女性を金で売り買いする》として一九四六年はじめに廃止させた。するとたちまち「特殊飲食店」というのができた。ＧＨＱはこれが売春施設だと知りながら黙認した。その結果、届け出があっただけでも京都府には一〇五一軒の特殊飲食店があり、そこに一九二九人の売春女性が「酌婦」としてやとわれていた[1]。

ここでは売春のありかたがアメリカとちがっていた。ニューヨークなどでは、三人から四人の女性がポンひきの男に虐待され、あやつられて搾取されると軍医は聞いていた。しかし京都では貧農の娘たちが特殊飲食店に住みこむ。

ぜいたくを知らない彼女たちにとって、ここでのくらしはゆめのようだ。衣食住をあたえられ、経営者夫婦は第二の父と母、同輩とは姉妹のようにむつみあって、実家にいたときより幸福にくらしていることもある。また全員が毎週性病検査をうけて、もし感染しておれば休業して治療をうけることになっている、つまり京都の売春事業はよく管理されているのだ、と役人たちは軍医に説明した。

しかし軍医は信じなかった。若い女性が売春施設で幸せにくらせるものだろうか。京都府庁がなぜ彼女らの性病検査費を払うのかも知りたかった。女性たちを働かせている経営者が払えばいい。特殊飲食店のもうけは莫大で、経営者どうしで組合までつくっている。この組合が性病検査費を払うべきであって、なぜ京都府民の税金がこれにつかわれなければならないのか。だが役人たちは《それが法律だ》というのだった。

売春宿［特殊飲食店］の組合ときたらとほうもない金持ちなんですから、府庁がそんなことにつかう費用は保健所や府民にまわすべきだ、府庁は検査の監督をすればいい、とぼくが言うのに、これは法律［花柳病予防法］できまってるんだというんです。

で、第一軍団にやとわれている日本人弁護士がその法律を読んでくれて、ぼくの言うとおりだと言ったんですが、こんどは府庁が厚生省にひとをやっておうかがいをたてるっていうんで、ぼくはマイネッカー［長楽館のルームメイトで近畿地方軍政部の公衆衛生課長］にたのんでGHQへ電話をかけてもらい、対抗してこちらの意見をつたえてもらいました。娯楽税をたっぷりとりたてるために府庁がそういう組合とそれとなく協力しているんじゃや、［売春禁止の］世論をおこそうにも不可能です。

なんとなく、かれらがあの組合からうまい汁を吸っているような気がします。

「うまい汁」はやがて判明した。軍医はたびたび宴会にまねかれたが、そのつど衛生部の役人たちがついてきた。そしてかれらの方が飲み、かつ食った。それで軍医は宴会も役人たちの栄養補給だと思って応じるうち、「性病学会」からしきりにまねかれるのに気づいた。それは、主催者は出席しないのに芸妓さんも酒も料理もとびきり豪勢、というふしぎな宴会だった。

木村医師にたずねると、かれはきまりがわるそうに白状した。「性病学会」はじつは売春施設の経営者組合のことであり、宴会はかれらの饗応で、会長はスズキという名だという。

主催者スズキは京都のアル・カポネ、または売春の帝王とよばれています。なかなかの人物だそうです。かれの売春宿をいまどうこうしても意味はありません。しかし、いずれ「第一軍団の」売春摘発隊と性病診療施設と女性更生施設とをうまく機能させて、ぼくはかれの売春宿を閉鎖させるつもりです。

軍医に宴会出席を拒否されても、スズキは平気だった。つぎの月曜日、和服を着た優雅な女性が三人、たくさんの生花をもってあらわれた。そして、「うちらはスズキはんにお世話になっとりますんどすけど、ちょっとお机にお花を活けさしとくりゃす」という。

京都の花畑は食糧を増産するためすべてつぶされていた。だから彼女たちがもってきた生花は、

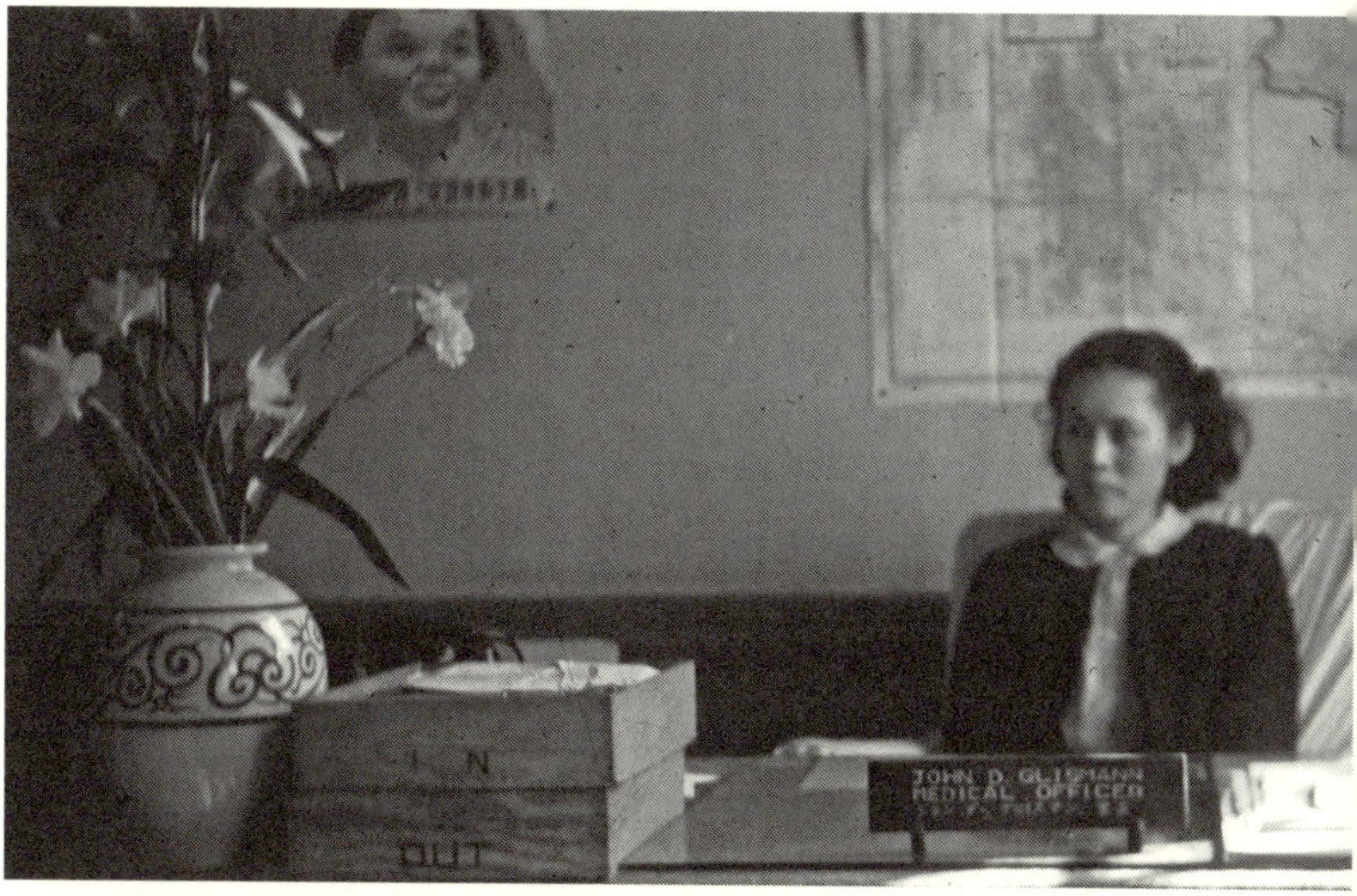

軍医の英文速記をしていた岡本トミ（富子）さんと、売春施設から毎週贈られて机に飾られた生花

ヤミの高価なものにちがいなかった。しかしトミさんが軍医の机に飾られたみずみずしいユリやカーネーションをよろこんで、「汚泥からでもハスという美しい花が咲くのですから、花に罪はありませんわ」と言う。ほかの課員たちも花の色と香りをたのしんでいるので、軍医はやむなく毎月曜日の花のさしいれを黙認することにした。

　それにしてもふしぎなのは、毎週の性病検査で感染がわかって休業する売春女性の数がぜんたいの一割にも満たないことだった。軍医はアメリカの医学雑誌をあれこれ読んで、父にこう書いた。

　　こういう女性たちの性病を毎週の検査でみつけて治療することはぜったいにむりなんです。定期的な性病検査では五～八パーセントの感染者がでるんですが、じっさいの感染者は七五〜九五パーセントなんです。

検査では、京都府庁にやとわれた泌尿器科の医師が、まず局部に炎症があるかどうかを女性にたずねる。ないと聞けば接種した尿を顕微鏡でのぞく。そのとき菌が見えなければ健康証明書をわたす。この証明書を見せられて客は安心し、商談は成立するのだ。

この検査のときだけ性病に感染していることをかくす抜け道はいろいろあった。検査のまえの日に泌尿器科医院で消毒洗浄をしてもらい、炎症をおさえる、という手。炎症がひどければ医師にペニシリンの注射をたのんで、検査の日だけ菌をおさえることもできた。こういう医師たちは炎症の赤らみをおさえるので「色ぬき医者」とよばれ、医院は大きな利益をあげていた。[2]

ほかにもあった。「夫」や「旦那」など、きまった相手がいると言えば検査はうけなくてよかった。まえの日に廃業して、検査のつぎの日に復業することもできた。[3]

こんな「なれ合い」を、京都府庁衛生部がなぜゆるしていたのだろうか。宴会による饗応のほかに、経営者が払う巨額の娯楽税が京都府にとって欠かせない収入だったからか。また売春女性もその家族もくらしていかねばならず、彼女たちのおかげで占領下の性犯罪がふせがれている、というようなこともあったのだろうか。

いっぽう米軍の兵卒が性病に感染すると給与は停止、階級をひとつおとされ、治療をかねて営倉でひと月をすごすときまっていたのに、かれらはやっぱり常連客でありつづけた。そこで軍医は月に一回講義をし、性病の教育映画を見せて《禁欲》をすすめることになっていた。

しかしサムス局長とおなじく、軍医も《禁欲》などじつにばかげていると思った。だから講義では、「取り引きをしよう」と切りだした。「ぼくはきみらにこの映画を見せることになってるんだが、気味のわるい映画だからやめておく。占領下日本での米兵の年間性病感染率は四〇〇パーセントだ。これは平均してひとりが一年に四回性病にかかる、ということだ。いちばんの予防法は、前後にアイボリーせっけんでよくあらうこと。それからでかけるときはコンドームをもっていく。このとおりにしてやっぱり感染したら、罰はうけなくていい。ぼくが約束する」

感染したのはひとりだけで、それはかれの部下の下士官のウッズだった。ペニシリンがきかないやっかいな性病で、やむなく軍医はシェフィールド少佐にたのんだ。

「名まえはあかせませんが、ぼくの部下で、治療の必要があります。ストレプトマイシンが入り用です」

というと、ゴルフだけではなく柔道もいっしょにやりはじめたシェフィールド少佐は、

「そうか」

と許可をくれた。おかげでウッズは回復した。

将校たちはさすがに気をつけていた。軍医が長楽館にやってきたあの秋の日、かれらは上機嫌で軍医をとりかこんだ。そして、「きみはいまからここの性病管理業務をひきうける。ついてはすぐ第三五米陸軍病院へいって、コンドームを調達してくること」と言った。「ひとりあて二グ

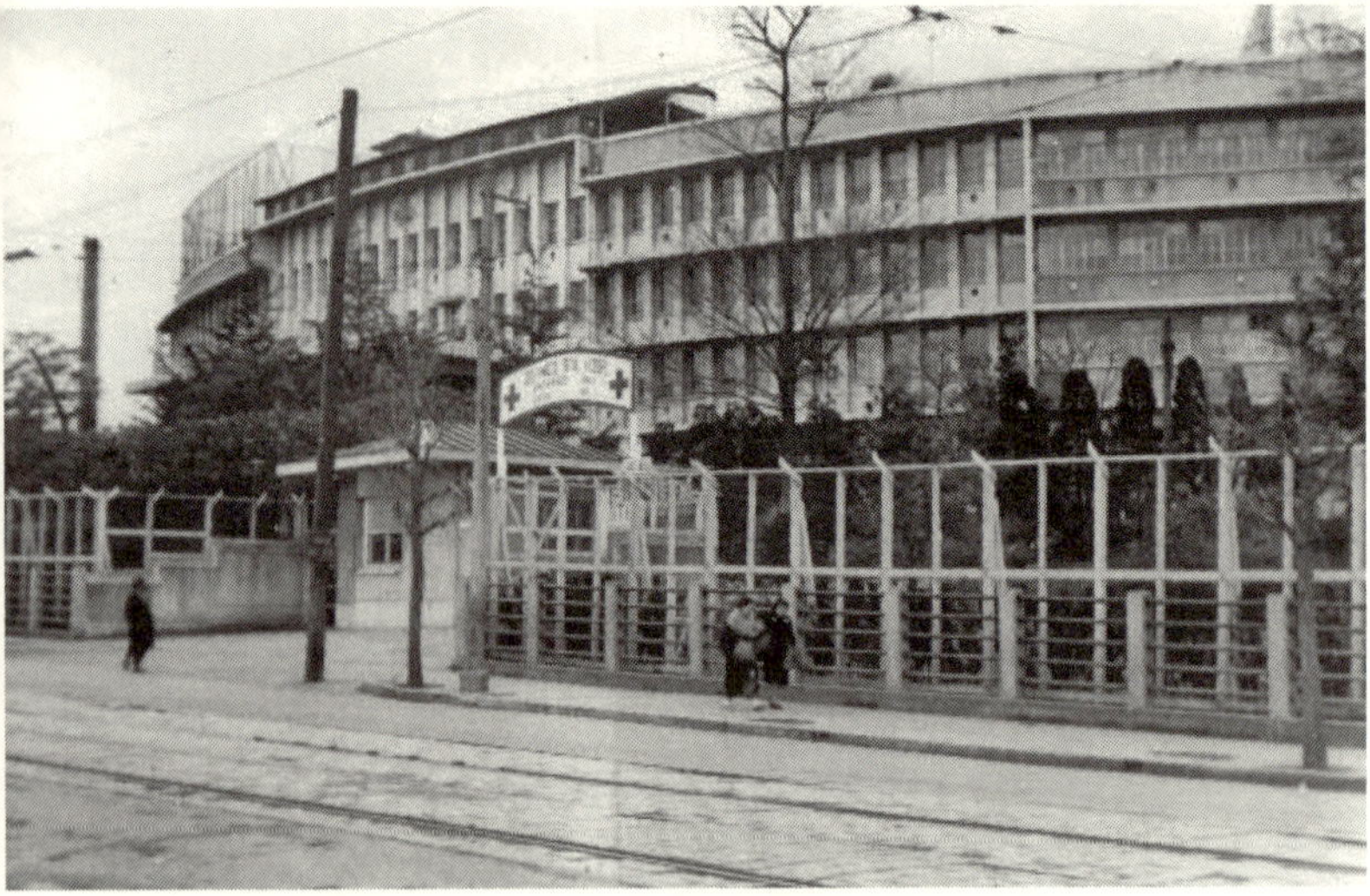

第35米陸軍病院（接収されるまえは京都第一赤十字病院）

ロスだから、あわせて二四グロス調達するように」とのことだった。

グロスなどという単位は知らなかったが、オーケイとひきうけた。東山区本町の京都第一赤十字病院が接収されて、第三五米陸軍病院になっていた。そこの供給部の老曹長に「コンドームを二四グロス」と注文して、はじめて一グロスが一二ダースであることを知った。老曹長は「おひとり二グロス、ということは二四ダース、二八八個のコンドームですか。つまり一生分ですな、中尉どの」と、にやにやした。

二四グロス、すなわち三四五六個のコンドームは軍医の部屋のトランクにしまわれ、要請にあわせて支給された。アル・ホルツという近畿地方軍政部の経済管理課長はひと月に二五個、年間で三〇〇個をつかい切った。かれはのちにニューヨークへもどって、軍医にこんな手紙を書いてきた。

軍政ハウス［長楽館］にいたとき、おれはあれほど幸せだったことはないよ。ここにはチョコレートをいくつか、もしくは洋服生地一ヤールでおれに惹かれてよってくる女はいない。こちらじゃたいていの女は夫をさがしているし、そうでなければ生活費をたすけないとだめなんだ。たのしみだけのためにおれと寝ようなんて女はいないし、アメリカ式の、さいしょにカクテル数杯、晩餐、それから映画、てなデートなんか、日本でハレムをもついじょうの金がかかるんだよ。(4)

幸せだったのはアル・ホルツだけではなかった。三四五六個のコンドームは、一八カ月でなくなった。平均するとひとりあて月一五個で、これだけでも米軍占領下京都での売春がいかに売れ筋の事業であったか、よくわかるというものだった。

6　貧富の中身――「たのしみがほんとに」

［10月〜11月］

京都の並木が色づき、秋の日はすぐ暮れた。グリスマン軍医はＧＨＱからの指令をこなして、目がまわるようにいそがしかった。歯の治療用にアルコールやガーゼをくめんし、府民にチフス、パラチフス、ジフテリアの予防接種を自発的にうけるようすすめ、看護婦の再教育と妊婦の血液検査を計画した。サムス局長からは「一般のひとびとが公衆衛生について知識を持つことが、衛生官僚をうごかす力となる」と指示がきていたので、『京都新聞』の「衛生」コラムもひきうけた。だがそんな一日をおえて長楽館へもどると、くつろぎの長い夜がまっていた。

まずバーで「サントリー・コーク」を飲む。日本製ウイスキーをコーラで割ったこれは一杯が一〇セントでなかなかうまいが、それを三杯ゆっくりたのしむ。それからロココ風の典雅な食堂で晩餐がはじまる。それは熱いスープのあと、こんがり焼いたポーク・チョップの厚いひと切れにゆでたじゃがいもと温野菜をたっぷりそえたひと皿、パンとバター、デザートは砂糖衣でくるんだチョコレートケーキ、さいごにコーヒー、といったフルコースだった。アメリカから運ばれてきた食糧だけで日本人の料理長がつくるのだが、どんな料理でもじつにうまかった。

そのあとみんなで応接室へうつる。またサントリー・コークを飲み、たばこをくゆらしながら十一時ごろまでのんびり話をする。近畿地方軍政部は近畿の六つの軍政部を統括していたが、長楽館の住人のほとんどがそこに勤務する専門家だった。だから話題は近畿二府四県の教育や経済からはじまって京都府の展望、日本の将来にまでひろがった。最年少で新入りの軍医はここで貴重な内密情報をもらって、助かっていた。

十一時をすぎると、メイドのトシエさんがしごとをおえて軍医の部屋へ上がってくる。じぶんのカクテルを手に、トシエさんは猫のようにしなやかに床にすわって身の上ばなしをしたりした。

彼女はもとはタイピストだったんですけど、英語をすこし話して、ダンスがうまくて、たのしいひとなんです。

母グリスマン夫人は熱烈なクリスチャンなので、気をつけてつづけた。

みんなは知らないんですけど彼女はまじめなキリスト教信者で、四カ月まえに帰国したアメリカの青年を愛しています。両親は亡くなりお兄さんはフィリピンで戦死して、だからぼくのところへ話しにきます。ぼくは彼女のパパさんでママさんでお兄さんだ、というんです。みんなそれを知らないから、われわれを恋仲だと思っているようなんですが、せっかくの甘いうわさをぶっつぶすのはもったいないいんで……日本じゃ、うわさにすごく重きをおくんです。こんど彼女の写真をおくりましょう。

つぎにこんなことも書いて、じぶんの清く正しい生活を強調した。

女性についてさっぱりヒマってのは、その意味ではいいかな。日中つかうエネルギーに加えてそちらのほうへも、となれば、ぼくは完全にへとへとになるでしょうからね。

「日中つかうエネルギー」が膨大であるのは、じぶんのせいでもあった。まず日本語をならうことにして週二回、ちかくの小学校の夜間クラスへでかけた。「ベンジョ、ドコデスカ」はさっそく役に立った。「イカガ、デスカ」と言うと笑顔がかえってきた。

週一回はシェフィールド少佐といっしょに柔道の道場へいって老師範のおしえをうけた。長身を活かして京都軍政部のバスケットボールチームにも入った。ときにはブリッジの会に出た。もちろん、京都府庁のみんなとの宴会はかかさなかった。

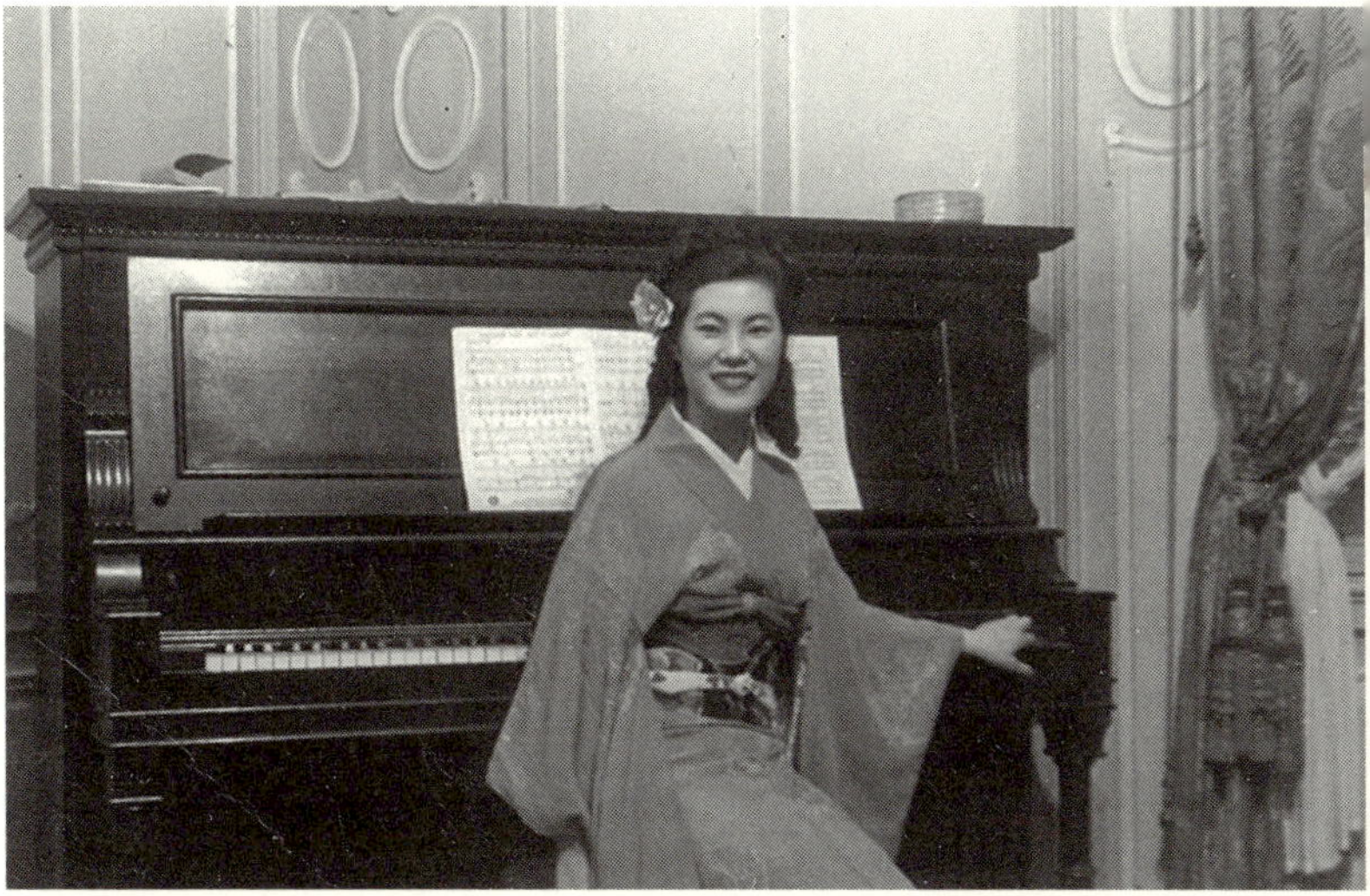

長楽館のピアノのまえにすわる着物姿のメイド、トシエさん

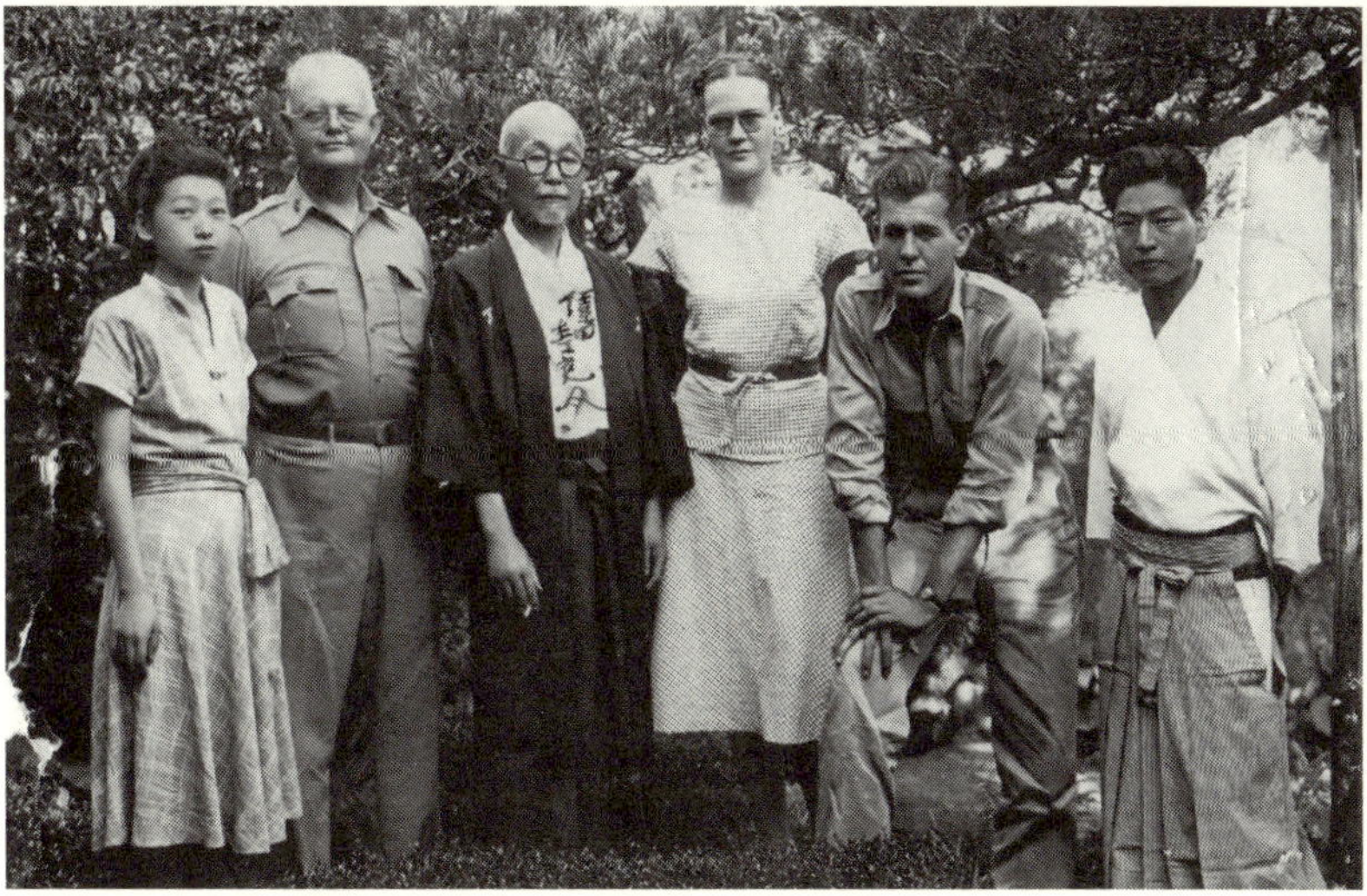

左から柔道師範の令嬢、シェフィールド少佐、師範、シェフィールド夫人、グリスマン軍医

日本人ってのは力くらべが大好きで、このまえのスキヤキパーティでは腕ずもうがはじまりました。市のゴミ収集をうけもつ男を除けばぼくはだれよりも強かったので、最後はひきわけ。

そのあと、府庁の性病課［予防医学課］の男がジュードーでぼくの部下のアンディを何回も投げとばすんです。

予防医学課長は酒のいきおいで軍医に、「ユー。ショウ、ミー、トリック。ユー、ビッグ、ジュードー、エキスパート！」と、試合を申しこんだ。軍医はオーケイと答え、ここを押せ、とじぶんの胸をさしてみせた。課長はうしろへさがって駆けだし、その胸を突いた。とたんに軍医は相手の衿をつかんであおむけに倒れ、「ともえ投げ」をうった。ちょうどならったところだったのだ。

かれをまぐれで投げとばしてしまって、そいつは尻もちをついたまま一五フィート［四・六メートル］ぐらいすべっていったんです。

予防医学課長はふすまをつきやぶってとなりの部屋にすべりこみ、火ばちをひっくりかえした。

そいつがおきあがるまえに性病予防係の男がぼくにむかってきて、二分のちにかれは肩を痛めて勝負あった、となりました。

肩を痛めたのは矢野輝男係長だった。柔道二段、身長一八〇センチの大男なのにフィリピンのレイテ島で米軍に追われて逃げるうち栄養失調にかかり、復員から一年がたったこのときもまだ電信柱のようにやせていた。[1] けっきょくこの夜はみんなが青あざをつくっておひらきとなり、やぶれたふすまは衛生部が弁償した。

矢野係長は八歳年下のグリスマン軍医が好きだった。その最新の医学知識には感心させられた。かれと話すとよくサムス局長のことが話題になったが、「そのひとの命令とかは、ちょいちょいききました。《なんでサムスが日本人に命令をするのか》と反感をもったかって？　いや、自然科学ではそんなことないです。結核はストレプトマイシンでよくなる、これ以上、言うことないですわ。そんなもんはきらいや、とかアメリカのもんはいやや、とか、言えるはずがない[2]」

終戦まで一〇年のあいだ、外国の雑誌は日本へ輸入されなかった。[3] 西洋科学の感化を排除し、「日本独自の科学」を育てるため、ということだったが日本独自の科学は育たず、かわりに一〇年の空白となって戦後日本の理系分野に大きな遅れをもたらした。サムス局長は《日本の医学は西洋に一〇年遅れている》とことあるごとに言い、公衆衛生にいたっては《まだ中世だ》と切りすてた。[4] しかしグリスマン軍医はじぶんの知識をこころよく役人たちとわけあって、アメリカ医学のべつの顔を紹介してくれた。

このころになると、秋の京都を見ようとアメリカから来賓がやってきた。米国社会保障調査団四人はグリスマン軍医が案内をした。まず健康保険鞍馬口病院（現京都鞍馬口医療センター）を視察してもらい、そのまま紅葉たけなわの嵐山、金箔がきらめく金閣寺、そして古都を舞台からみはるかす清水寺へとつれてまわった。米下院議員団六人は山中美術店や漆器店の象彦、川島織物などで扇子やうるしのお椀や絹のキモノをごっそり買っていった。アメリカYWCA会長一行も京都見物をして、夜は花街で「ゲイシャ」や「ベビー・ゲイシャ［舞妓］」のもてなしをたのしんだ。(5)

こういうアメリカ人を京都が歓迎したことも、めぐりめぐって日本人の健康に貢献したといえるかもしれない。米国社会保障調査団はサムス局長が望んだとおりの報告書を書きあげたので、国民健康保険は日本に定着した。米下院の議員団はさしせまった食糧事情をつぶさに見て帰国し、やがて（それまでアジアの植民地を搾取したとして反対していた）米下院は占領下日本への食糧輸出を可決した。そして戦争中は交流がとだえていたYWCA国際会議からも、つぎの年には日本YWCAあての招待状がおくられてきた。(6)

こんなふうにアメリカ人がゆたかな生活と京都観光をたのしむいっぽうで、庶民は飢えていた。このころの京都には一五〇人の王様と一七四万人の乞食が住んでいたようなものだった。

一日の配給食糧は米が三五五グラムと魚の加工食品が二五グラム、味噌八グラム、そしてわずかな野菜だけだった。(7)肉のたんぱく質がまったくないので、十一月には捕鯨船隊が南氷洋にむけて出港した。日本人の海外渡航は禁じられていたので、マッカーサー元帥からとくべつの許可を

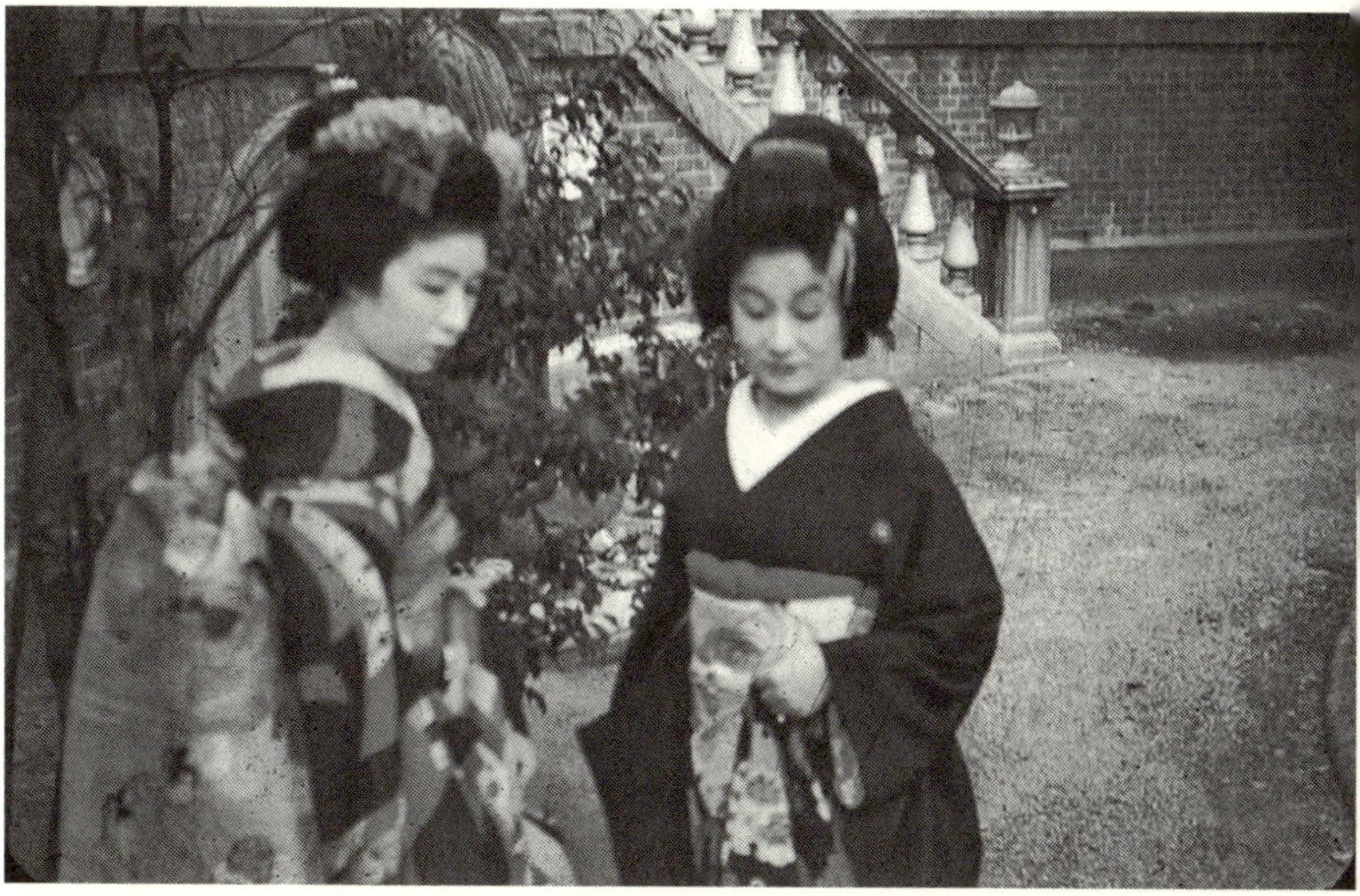

芸妓（右）はゲイシャ、舞妓（左）はベビー・ゲイシャとよばれていた

もらっての出国だった。船隊はくじらを八五〇頭撃つことになっていたが、その冷凍・冷蔵肉七千トンと塩漬け肉一万トンが日本にとどくのは半年後だった。[8]

空腹が弱い者から体力と気力を奪っていった。朝霜のおりた路上で老人が息絶えていた。所持金は五円、解剖するとかなり長いあいだ食事をとっていなかった。[9] このような京都府の「行き倒れ」死者は敗戦後一四カ月のあいだに六二〇人と記録されてある。メチルアルコールなど毒の入った密造酒やフグ毒による中毒死もあったが、ほとんどが衰弱死だった。[10] サムス局長がむりやり一九四五年十二月から東京ではじめさせた一食二円の小学校給食も[11]京都では週に二回がやっとで、それも表面に顔が映るような薄いみそ汁に野菜がすこしとわずかなニシンのかけらが浮いている、といったわびしいものだった。[12]

こんな窮乏のなかで、ソ連が原爆を製造しつつあるとか、アメリカでロバート・L・アイケルバーガー第八軍司令官が「日本は［ソ連にたいする］米国の防壁として役立つ」と講演してまわっている、といった外電が報じられた。アイケルバーガー司令官は日本占領が将来アメリカの国益となることを強調して、「日本を復興させてソ連の侵攻に応戦させ、米軍の派兵をさきへ延ばすのがアメリカのねらいだ」などと話していたが[13]、京都のひとびとに怒る気力はなかった。戦争がもたらした痛みと喪失の記憶がまだ消えていなかった。小学校の運動会で「大和男子と生まれなば、散兵線の花と散れ」といった軍歌がながれたり[14]、正午に京都市役所のサイレンがうーうーと鳴ったりするとぞっとする、戦争を思い出すから、というひとがまだまだ多かったのだ[15]。

このころグリスマン軍医は二カ月のあいだ京都のひとびとのくらしを見てきて、じぶんのしごとが「陸軍で最高の仕事で、しかもキョウトでの勤務は日本でいちばんすばらしい」とは、もう思わなくなっていた。

このしごとは世界でいちばんむずかしいと思うんです。公衆衛生課がとりくむべき問題は法外に多くて、それがすべての状況に遍在していて[16]、ぼくは水のうえにかろうじてあたまを出しているだけ、それだけでも、とほうもなく大変なんです。

一九四七年晩秋の京都のひとたちのたのしみはなにだったのだろうか？　貸本屋はひと晩一〇

円で人気雑誌『日本語版リーダース・ダイジェスト』を貸し出した。[17] NHK放送も聞けたが高価なラジオが入り用で、そのうえ停電でたびたび中断された。競馬やボクシング観戦には金がかかり、国宝絵巻の展覧会、芭蕉堂の時雨忌(しぐれき)も、[18] わずかなひとびとのたのしみにすぎなかった。

きのうの朝、五時四十五分発の［舞鶴行きの］汽車に乗ろうとでかけたら、街角という街角で二〇人とか三〇人ぐらいの日本人があつまって、たき火にあたってるんです。こんな早朝にいったいどうしてと、つまりふつうの日本人が温かく居られるのは寝床のなかだけではないか、とぼくは思ってるんで、ふしぎに思いました。

運転手のダニーが、みんなまだ真っ暗な朝五時からあつまっているのだとおしえてくれた。

午前九時、つまり三時間十五分あとにすこしばかりのサケの配給販売があって、かれらはならんでそれをまってるんだそうです。

ほんのわずかなこの国民的飲みものを買うために四時間もならばなければならないなんて、たのしみがほんとに少ないにちがいないですよね。

しかし軍医には見えないところで、満たされた時間もあった。降伏兵として海外の収容所にとどめられていた旧日本軍人は（外地での反乱蜂起をふせぐためもあって）一般日本人よりさきに復員してきた。そして、からくも戦死をまぬがれた夫とその妻とのあいだには、いのちをいとおしむしみじみとした語らいがあった。

戦前の「産めよ増やせよ」の人口増加政策のため避妊法が知られていなかったこともあずかって、一九四七年から京都でもとつぜん赤ん坊が生まれはじめた。丸太町橋の下の簀の子を敷いた一画から、岡崎のお屋敷の子ども部屋から、そしてわたしの両親が住む古い町家の離れからも、生まれたての赤ん坊のしゃくり泣きが聞こえてきたのである。

二十五歳の母は初めての子どもが女の子だったのでよろこんで、人形あそびのように世話をやいていた。しかし陸軍に召集されて五年を外地でくらし、復員してもう三十六歳になっていた父の心は暗かった。父が生まれたのは、日本が日清・日露の戦いで勝利を得て植民地を獲得し、アジアの列強とみとめられはじめたころだった。思春期には大正デモクラシーの自由主義教育をうけ、昭和のはじめの繁栄のなかで青年期をすごして、大日本帝国の興隆は記憶にあざやかだった。それゆえにその後体験した大東亜戦争の侵略と搾取、戦場での流血と死、そして米軍占領下のあさましい混乱をまのあたりにして、「日本は世界の五等国になりさがった」と心底から思っていた。

こんなときに赤ん坊が生まれて、果たして育てることができるだろうか。たとえ育てても、アメリカに支配されつづけるこの国でみじめにまずしいだけの将来がまっているのではないか。父はとうてい足りない公務員の給料をなお割いて、この赤ん坊を受取人にして五〇万円の生命保険にはいったところだった。

7　満州からの道のり――「泣かんとおらんならん」【12月】

夜明けまえの京都駅でグリスマン軍医は木村医師と藤田総務課長とおちあって、舞鶴行きの始発列車に乗りこんだ。さいしょの視察は東舞鶴駅に近い舞鶴共済病院だったので、三人は乗りかえるために西舞鶴駅でおりた。向かいのプラットホームでは、外地から引き揚げてきたひとびとがめいめい質素な荷物を抱いて「引揚列車」をまっていた。

このひとたちは舞鶴港に着いて引揚援護局で二日ほど休息し、これから引揚列車で京都へ出て、汽車を乗りかえてそれぞれのふるさとへかえるのだった。薄い支給服につつまれたやせた身体を見ても、ソ連占領地域からの帰国の道のりがけわしかったことが察せられた（とちゅうで約四万の命が失われたことは、(1) 一二年後に厚生省が査定するまで知られなかった）。

市田きみゑさんはこの日、西舞鶴へ買い物にやってきた。いまは二十六歳の主婦として福知山で義母とともにくらしていたが、一年七カ月まえは彼女もこんなふうに満州から引き揚げてきたひとりだった。

一九四五年八月九日にソ連がとつぜん満州へ攻めこんできたとき、きみゑさんの夫は憲兵だったのでたちまちソ連兵に連行された。きみゑさんも三歳と一歳の息子とともに、ほかの日本人家族といっしょにべつの収容所へつれていかれた。収容所はソ連と中国の国境あたりにあった。

この収容所では食事に黒パンとスープが出た。黒パンはあんまりまずいので便所にすてた。ところがしばらくすると、このライ麦入りのぱさぱさしたパンがおいしくなった。豚の油が浮いただけの塩味のスープも、あじわって食べた。しかしこんな食事も、毎夜体験する恐怖を消してはくれなかった。夜になるとソ連兵が機関銃を手に、女性をさがしてやってきた。粗野な顔立ち、吐き気をもよおさせる異様な体臭、はじけるような早口のロシア語、すべてきみゑさんが初めて見るスラブ系の男たちだった。

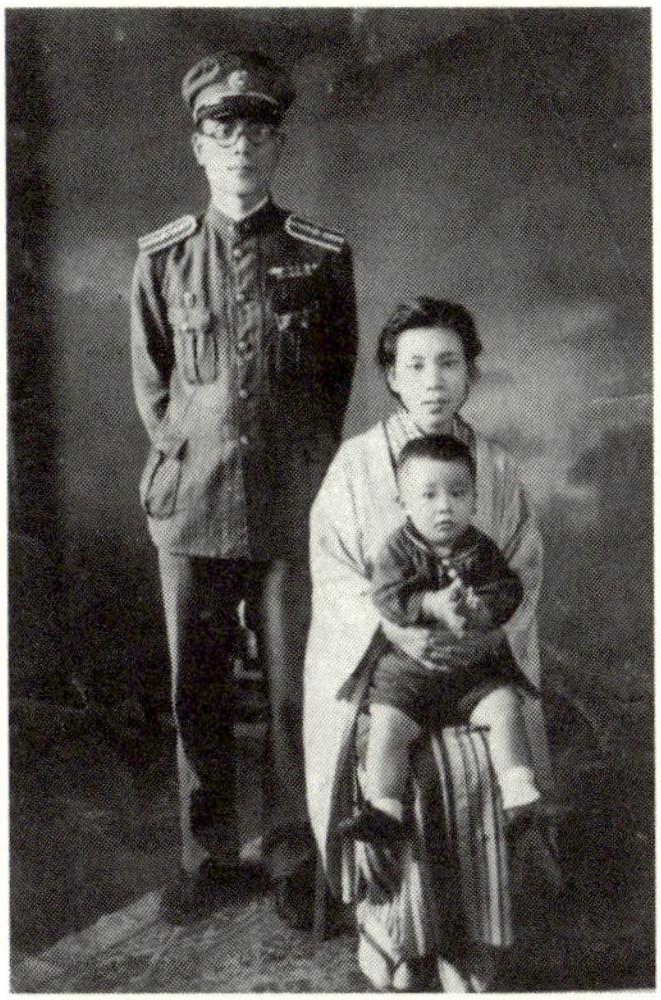
夫と一緒の市田きみゑさんと長男の光昭君　(市田きみゑ氏提供)

さいしょの夜、かれらに襲われている女性をだれも助けることはできなかった。つぎの朝、きみゑさんは洗面所でその女性に会ったので、詫びた。するとそのひとは、「ああいうとき、いのちには代えられんで、おそろしいほど勇気がでるもんや」と言った。

つぎからは、ソ連兵がくるたびきみゑさんは必死でおさない息子たちをつねった。ふたりともなにもわからず、わんわん泣いた。その声に「子どもたちがかわいそうだな」と思うらしく、ソ連兵たちはあきらめてつぎへ行くのだった。

カピタン（大尉）と呼ばれていた将校が甘い揚げ菓子を腕いっぱい買って収容所の子どもにくばってくれたときは、息子たちのよろこびように胸が痛んだ。門衛のソ連兵はまだ若くて、美しいきみゑさんと目があうとにっこりした。そしてあるとき胸ポケットから母やきょうだいの写真をだして、「みんなドイツが攻めてきたとき死んでしまった」と涙をながした。そして「おまえたちもおんなじだ、かわいそうだ」と言ったときは、きみゑさんはロシア語がわからなかったが、わかった。

やがて収容所から出され、みんなで奉天（現瀋陽）へ貨車でむかうことになった。奉天から大連に出て港から船に乗れば、日本へかえれるのだ。日本人たちは「ほろ」のかかった貨車に乗って、「ほろ」に落ちる雨水をためて飲んだ。汽車がとまるたび、母親たちがとびおりて沼の水でおむつを洗った。それから燃料のコークス(2)をみんなで機関車へつみこんだ。きみゑさんが働いているあいだ、息子たちは座席でまっていた。ある日やっと座席へもどってくると、三歳の長男が、

「たつあきちゃんが一日泣いて泣いて、かわいそうやったで」

と言った。そう言われて一歳の二男を見ると、もう息がなかった。みんなに手伝ってもらって、ちいさな遺体を線路のそばに埋めた。つぎの日、

「いつ汽車からおろされるかわからんから」

と、みんなが食料を持つことになった。たきぎをあつめて粟やこうりゃんを煮て分けた。ようやく座席へもどってきて長男をおんぶすると、母の背のあたたかさに安心したのか、手をぐーっとのばした。しばらくしてだれかが、

「ぼうや、おかしいよ。ぼうや、もう亡くなったよ」

と言った。驚愕したきみゑさんが小さなからだを背からおろしたそのとき、汽車の屋根から男が入ってきた。ロシア語で助けをもとめると、男はぼうやの遺体を踏みつけて逃げた。二人の子どもを二日で死なせて、きみゑさんは耳が聞こえなくなった。(3)

奉天につくと、大連港から引揚船に乗れるのは旧日本軍人が先だといわれた。やむをえず二八万の日本人が平均気温零下一〇度の冬を奉天で越すこととなった。

きみゑさんは六人の主婦たちといっしょに住んだ。髪をみじかく切って男にみせかけ、たばこを巻いたり、油揚げのきれはしをもらって道で売ったりした。気温が氷点下に下がるなか、あたたかい服も食べものもなく、発疹チフスと栄養失調で日本人がつぎつぎと死んでいった。(4)朝の道に日本人の死体が凍っていた。

一九四六年のはじめに、国民政府軍が重慶からやってきた。きみゑさんたち七人はさっそく飯炊きにやとわれた。ご飯を炊きおえると、「ほかになんにもないから」と軍曹が米を茶碗に一杯ずつくれた。しばらくするとこんどは八路軍（中国共産党軍）がやってきて、数人がきみゑさんたちの部屋に踏みこんだ。とっさに「八路軍はよう肥えた女のひとが好きなんや」と思い出し、み

んなで大柄な仲間を急病人にしたててふとんに寝かせた。そして濡れタオルで冷やすやら、うちわであおぐやら、大さわぎで介抱した。すると八路兵のひとりがポケットから朝鮮人参のかけらをだして「飲んでくれ」とさしだし、そのまま全員が部屋から出ていった。

道で親切な中国人が焼きいもをひとつくれれば、食べずに持ちかえって七人でわけた。晩には、

「こんなもんでも食べな、元気でかえれへんでぇ」

と仲間が言うので、きみゑさんは炒った大豆をばりばり噛み、生のにんにくに味噌をぬって飲みこんだ。耳がようやく聞こえるようになって、二人の子どもの祥月命日にアメを買って近くのお寺に供えて泣いていると、仲間の主婦がとおりかかった。そして、

「あんた、子どもがおってみな、ほんとにあの世行きやで」

と言った。きみゑさんは、

「そうかなあ、そんなら泣かんとおらんならん」

と思った。

そのあと台湾人医師の家へかよって女中として働いた。一九四六年の春になったので「もうすぐ日本へかえる」と言うと、そこの奥さんが帯の芯地をだしてきて「これでリュックをつくって」とくれた。

一九四六年の五月、きみゑさんたちは大連港で米軍の大きな輸送船に乗りこんだ。すでに数千人が乗っていて、船室はいっぱいで寝るところもなかった。だが女と子どもだけ、甲板のハンモッ

クに入れてもらった。広島県出身だという船長が「のこりもんやけど、食べてください」と、食事をバケツに入れてもってきてくれた(5)。

綾部の実家へもどってきたとき、きみゑさんの顔はくろずみ、あたまは丸刈りだった。子どもたちを背負っていた兵児帯でつくったブラウスを着て、帯芯を縫いあわせたリュックを背負っていた。リュックのなかには長男の歯型がのこった乾パンと、二男のよだれかけと、引揚船が博多港へ着いたときにもらった当座金三〇〇円がはいっていた(6)。

そのときから一年と七カ月がたって、亡くした息子たちのおもかげは消えなかったが、あの混乱のさなか、悲惨なできごとのあいまに、人間らしいあたたかい心にも出会った。海のむこうもやっぱり人が住む国だった。

それから四〇年がたった十二月のある日、きみゑさんはわたしの取材に答えて「夫はシベリアに六年とどめられて、一九五一年にかえってきました」と話してくれた。夫婦はその後、女の子ふたりと男の子ひとり、あわせて三人の子どもをさずかった。きみゑさんにとって三男にあたるその息子さんに会ったとき、かれは「ぼくがわるいことをするたび、母はいつでも《お兄ちゃんらはほんまにええ子やった》と言うてました」と、明るく笑った(7)。

8 前任軍医——「すらっとしてすかっとして」【12月】

東舞鶴駅そばの舞鶴共済病院の視察がすむと、グリスマン軍医一行はジープで北西にむかった。あと数日でクリスマスというこの日、丹後半島は吹雪になった。

舞鶴から網野町まではジープなんですが、雪嵐のなか、山をこえて、一二インチ〔三一センチ〕ぐらいの雪がつもるひどい道を行きました。京都府の北部には保健所が五つあります。行きにくいところなので、ほうってあったようです。

網野保健所では北部の保健所の責任者五人があつまって、空を見上げて気をもんでいた。今日やってくる軍医さんは冬が好きでほんとうは北海道軍政部へ行きたかった、とはだれも知らなかった。

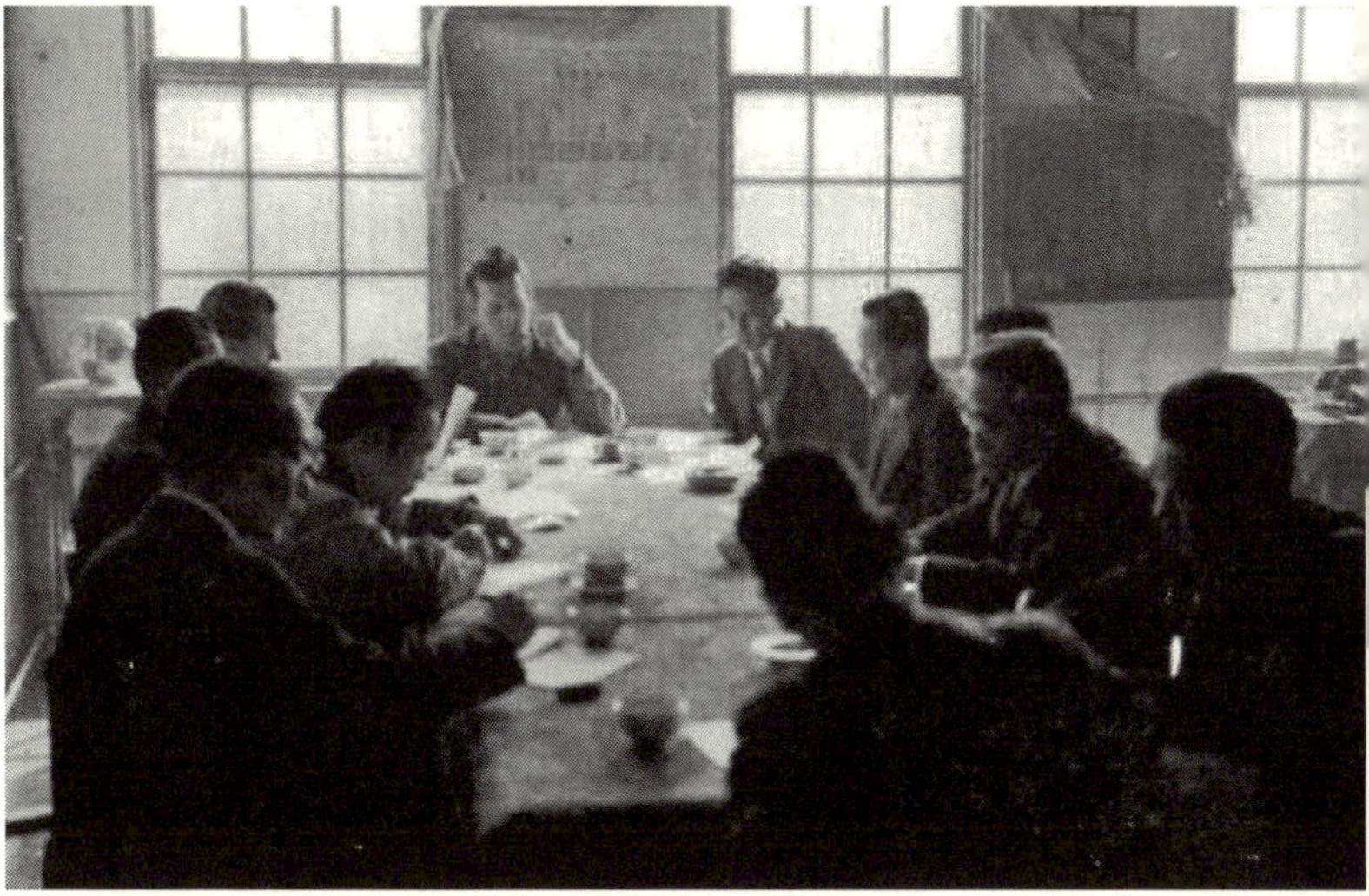

パイプをくわえたグリスマン軍医をかこんだ会議

一五〇マイル［二四二キロ］の道のりを、吹雪のなか六時間もかけてやってきたということで、みんながとってもよろこんでくれました。

福知山保健所から来ていた市田肇（いちだはじめ）総務課長は、背の高いアメリカ人軍医が軍服のコートの雪をはらいながら網野保健所へ入ってくるところを見ていた。そして、「すらっとして、すかっとして、いかにも礼節をわきまえた感じ」だと思った。すぐ会議がはじまった。軍医さんは木村医師の通訳を聞きながら、あんまりしゃべらなかった。しかし内容はよく理解していて、どことなく品があった。

「まえの軍医さんの感じとよう似てるなあ」

と、市田さんは六カ月まえのことを思い出した。(1)

一九四七年六月、梅雨入りしたとたんに京都府

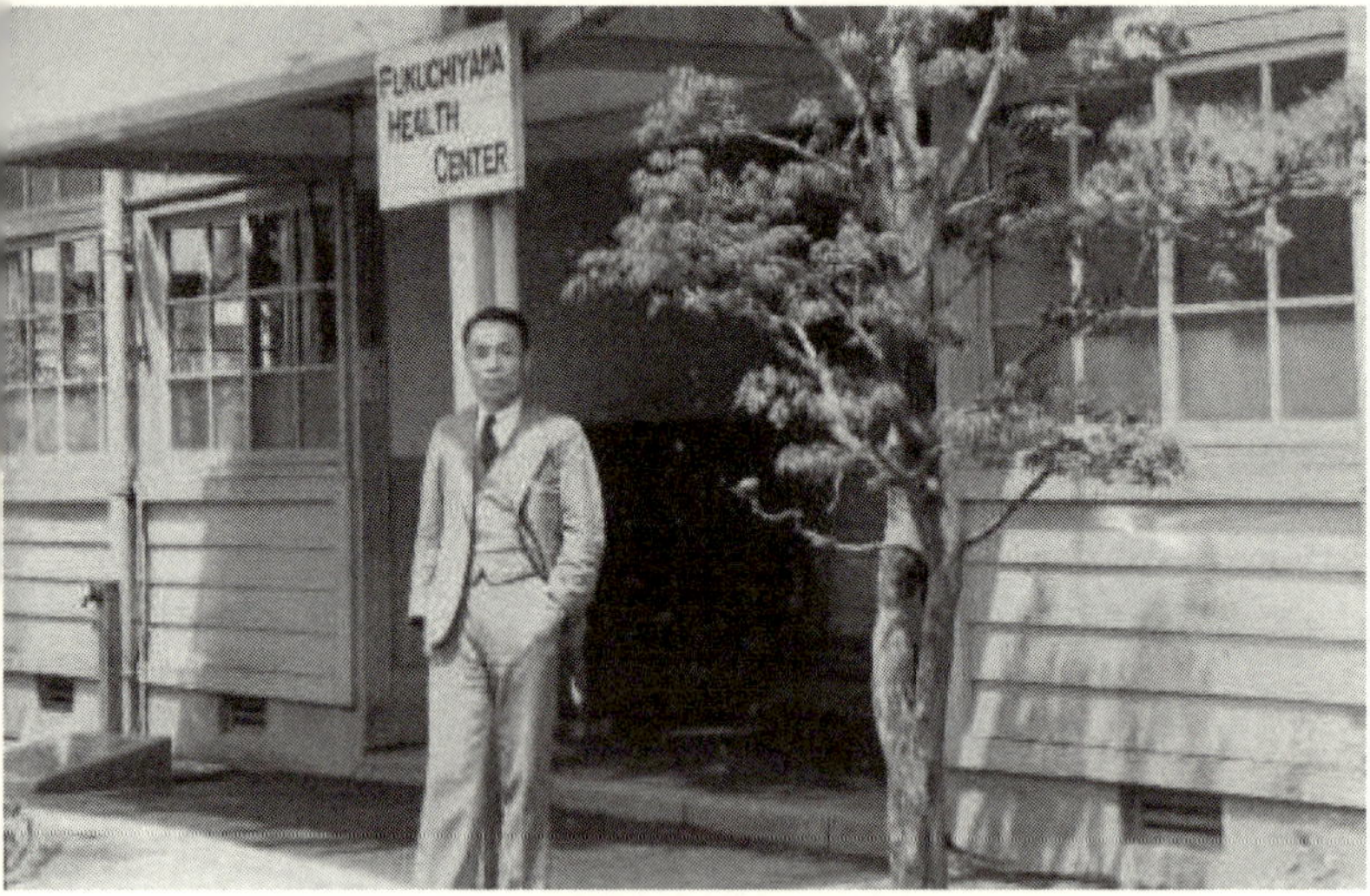

福知山保健所の前に立った市田肇総務課長　（市田肇氏提供）

庁衛生部から電話がかかってきた。それが「進駐軍〔米軍が呼ばせた占領軍の別称〕が視察に行く」という知らせだったので、「だいじょうぶか」「なにされるかわからん」と職員たちがおたがいに不安をあおりたてて、福知山保健所は大さわぎになった。

しかし総務課長の市田さんは落ちついていた。かれはまだ三十四歳とはいえ、福知山の旧家の長男で、生まれつき人に好かれる温厚なリーダーだった。終戦は東京の近衛歩兵連隊でむかえ、いまは保健所の総務課長をつとめて、帰宅すれば家族五人をささえて暗くなるまで田畑をたがやす働き者でもあった。

福知山保健所では大そうじがはじまった。そのあいまに市田さんは、「進駐軍さんは日本には美人が多いと思うておられる」と聞いたことを思い出した。すぐ電話にとりついて、福知山の芸妓組合をよびだした。

「進駐軍がくるんで、おむかえに五人か六人、きれいな芸妓さんを保健所へよこしてくれへんか」

とたのむと、

「ほな、出しますわ」

という答え。

視察の日、市田さんは道案内をするため大江町まで迎えにでた。やがて二台のジープが星条旗をなびかせてやってきた。さいしょのジープからは、長い足の軍医さんがおり立った。背が高く、ものの言い方がやさしくて丁寧だった。うしろのジープからどやどやとおりてきた粗野な米兵たちとはちがっていた。

この軍医はモリス・J・フォーゲルマンといってこのとき二十二歳、一九四四年にイリノイ大学医学部を卒業し、一九四五年にミズーリ州のウエイン郡総合病院でインターンをおえて義務兵役についた。そして二年のあいだ、サムス局長の指揮のもとに京都府の防疫にたずさわってきた。将来は外科の専門医をめざしていて、あとふた月で除隊して帰国し、外科のレジデント研修をはじめることになっていた(2)。

大江町を出発するにあたって、市田さんは一台めのジープのうしろの座席にすわった。通訳の木村医師のとなりだった。山道をすこし走ったところで、フォーゲルマン軍医がまえの席からなにか言った。すると木村医師が「便所はありませんか」と言うので、この軍医さんはやぶのなかで用を足すというひとではないらしい、と市田さんは察した。

さっそく道すじの自転車屋に話をつけ、玄関の横の便所に案内した。あさがお型の小便器を見おろすと、底に象牙色のウジ虫（ハエの幼虫）がぎっしりと孵ってうごめいていた。「あー」と思ったがおそかった。大都市シカゴで育ったフォーゲルマン軍医は、《山村の汲み取り便所にウジ虫がわくのはあたりまえ》とは思ってくれなかった。市田さんはすぐさま呼びつけられ、「即刻DDTで消毒するように」と厳命されて、大汗をかきながら「おっけー、おっけー」と答えた。

ようやく出かけるとなって、だしぬけに「福知山には伝染病患者のための隔離病舎があるか」とたずねられた。やむなく戦前に結核患者を隔離していた家屋へ案内すると、まわりに雑草が丈高くしげり、戸は湿気のため開かず、家のなかから青竹が二本、屋根をつきやぶって生えていた。フォーゲルマン軍医の叱責はまえよりきびしいようだったが、木村医師は「即刻ここを整備しなさい」とやわらげて通訳した。

整備しなさいと言われてもその予算は、と市田さんがしょげていると、木村医師が、「あんまり気にしなくてもいいですよ。役場にたのめばすぐ整備してもらえるから」と言った。それから不機嫌なフォーゲルマン軍医に、「日本は戦費に予算をまわして、いまは金もなく人手もない、遅れているのはやむをえないのだ」という意味のことを言った。市田さんは英語はわからなかったが、わかった。そして「この通訳さんは日本人やな」と、うれしくなった。米軍の通訳はアメリカ生まれの日系移民二世が多かったが、じぶんも日本人の姿をしているのになぜか日本人を蔑視する者も、なかにはいた。

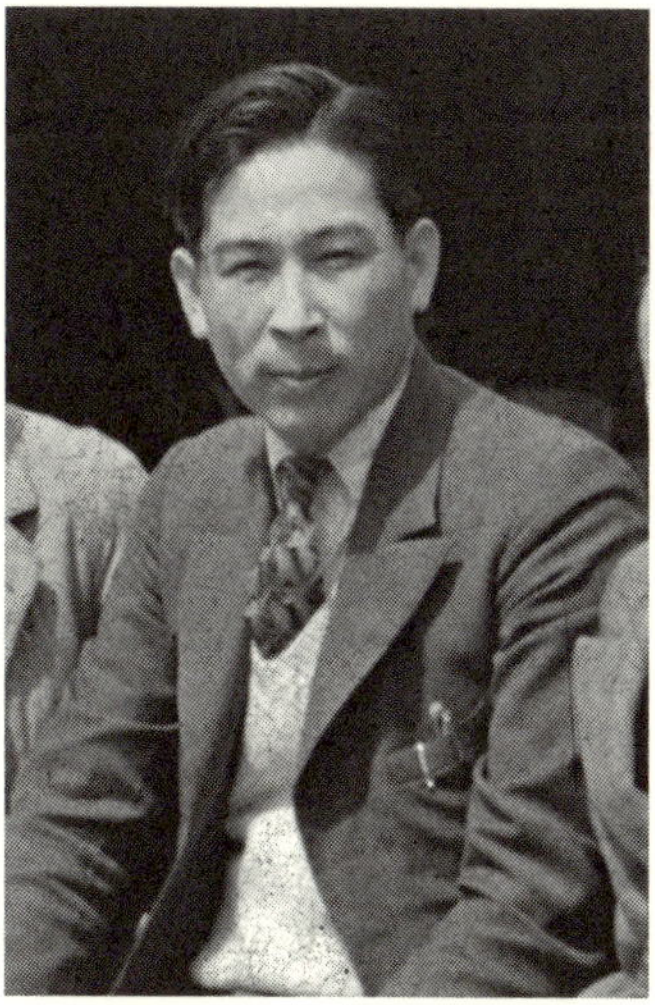
京都府庁衛生部でグリスマン軍医の通訳をつとめた木村克巳医師

福知山保健所につくと、玄関の板の間に芸妓さんが六人、大輪の花が咲いたように着飾ってすわっていた。「おこしやすぅ」の甘い声がそろってかかり、全員がつややかな日本髪の頭をさげた。フォーゲルマン軍医はとつぜん二十二歳の青年にもどって、髪の付け根まであかくなった。そして、「サンキュウ！」と笑いだした。

一行が二階の大広間へ入っていくと、市田さんがたのんでおいたとおりに、全員が割れんばかりの拍手をした。フォーゲルマン軍医はすっかり機嫌をなおして、なごやかに話しはじめた。しかし木村医師の通訳はぶっきらぼうで、「京都府の二四市町村長は保健所に協力して、公衆衛生のための整備を即刻すること、しない者は島流しにする、すでに五人ほどが島流しになった」というふうだった。村長たちは「島流し」というのはたぶん左遷のことだろうとは思ったが、やっぱりこわくなって黙ってしまった。だが京都軍政部から無料で脱脂粉乳やＤＤＴをおくってもらえると聞いて、こわごわ笑みがもどってきた。

いろいろと注意を受けて、ようやく視察がおわった。フォーゲルマン軍医一行が玄関へもどってくると、さっきの芸妓さん六人があでやかにほほえみながら立ちあがって、フォーゲルマン軍医をとりかこんだ。すそをひいた戦前の豪奢な着物から匂い袋がゆかしく香って、フォーゲルマン軍医はまた真っ赤になった。そのまま上気した顔でにこにこして市町村長たちと握手をかわしているので、市田さんもおずおずと手をさしだした。

「ドクター、サンキュベリマッチ」

と言うと、

「サンキュウ!」

と、痛いほど手をにぎられた。(3)

あれから半年がたって、きょうはあたらしい軍医さんがやってきた。そして宮津、八木、周山、峰山などの保健所をもっと大きくする計画について話している。「進駐軍はこわい」と聞くが、一対一のときはやさしくて親切だ。今夜、軍医さんと木村医師と、京都府庁の若いやり手の藤田総務課長はここの老舗旅館「守源」に泊まることになっている。守源ではどんなふうに一行を歓待するのだろうか。

それはこんなふうだった。

網野町は人口が九〇〇〇人ぐらい[一万七七三二人](4)で、旅館は一軒しかありません。フジタさんとぼくは寒いなか、足をうごかすために保健所から小走りであるきました。

旅館の座敷にはヒバチが四つおいてありました。われわれはタタミにすわって、うつくしい彫刻のある円卓をかこみ、献立は、こまかく切った大根をそえたなまの魚に、大豆からとったソース、日本ふうじゃがいものサラダ、ステーキ（これまで日本で食べた最高の味）、あたまのついた淡水魚を揚げて甘いきのこソースをかけたもの、あついご飯、スープ、大根のつけもの、お茶でした。

「あたまのついた淡水魚」というのは、大きな鯉だった。それがまるごと揚げられて、白目をむいて出てきた。不気味でとうてい食べられないと思ったのに、ひとかけ口にいれると甘酢っぱくてうまかった。しかし鯛のさしみは、だめだった。

ぼくはまだ、なまの魚は食べられませんが、日本人はみんな大よろこびです。

つぎつぎと運ばれる熱燗の酒がこの晩餐をいやがうえにも愉快にしたが、そのことは手紙には書かなかった。

9　引揚港の婦人相談――「心身の傷手(いたで)をいやさしめ」［12月］

つぎの朝、グリスマン軍医一行はまたジープで網野町から西舞鶴駅へもどってきた。プラットホームではきょうもたくさんの引揚者が引揚列車をまっていた。なかに、病院の職員につきそわれた女性が数人いたが、みんな健康そうだった。グリスマン軍医がもし彼女たちに気づいたら、病人には見えないのになぜつきそいがいるのだろう、とふしぎに思ったかもしれない。

彼女たちも一週間ばかりまえ、ソ連占領地域から引き揚げてきた（巻頭口絵参照）。桟橋そばの舞鶴地方引揚援護局は厚生省の施設なので、京都軍政部の舞鶴支部から米軍兵員五人ほどが常駐していた。だが監督はゆるやかで、引揚者の入国とそのあとの援護はすべて日本人にまかされていた。

引揚者が入国手続きをおえると、さっそく手荷物にＤＤＴが散布された。つぎは大風呂での入浴だった。浴槽からあふれる湯に、消毒用の塩素が匂った。大風呂から上がると、質素だがあたらしい衣服が支給されていた。それを着て天然痘やコレラなどの予防接種をうけた。それから歯ブラシや手ぬぐいをもらって、宿舎へむかった。宿舎の大部屋のたたみの上にすわると、やっと故国日本へもどった気がした。

その夜は帰国を祝って、せいいっぱいのお膳がでた。舞鶴の浜から仕入れた鯛の尾頭つき、ごま塩をふったあたたかい赤飯、お煮しめ、澄まし汁、漬物といったなつかしい和食を、みんながゆっくりかみしめ、味わって食べた。食後は娯楽室でとじこみの新聞を読んだり、NHKラジオの「復員だより」や「尋ね人」を聞いたりした。なかに、そっと席を立つ女性が何人かいた。部屋にもどって、あの「ちらし」をもう一度読むためだった。

ちらしは入国のとき、列にならんでいると女のひとがまわってきて目立たぬように手わたしていったものだった。十三歳から五十五歳までの女性にくばるときまっていて、《婦人相談をおこなっていますので、からだに変化がある方は医療課庁舎へおいでください》という意味のことが書いてあった。

医療課庁舎は宿舎とは別棟で、その二階の部屋にいくつかの机と椅子がおかれ、看護婦が数人と国立舞鶴病院の年配の事務職員たちがまっていた。ここで女性たちから相談をうけて、そのあとの診察のためには、京都大学医学部と京都府立医科大学の産婦人科医局から若い医師たちが交代で応援にきていた(1)(国立舞鶴病院はもと海軍病院だったため産婦人科がなく、一九四五年十二月にすべての軍病院が国立病院にかわってはじめて産婦人科医師がやってきた。しかしたったひとりの医長なので(2)、引揚援護局まで出むいてくることはできなかった)。

女性たちはここでソ連占領地域から引き揚げるとちゅう起こったことを話した。奪われたお金や時計や万年筆、押しつけられた自動小銃、赤ら顔[3]。髪を刈って少年になっていたのに、ソ連兵にいきなり頬をなぐられて悲鳴で女だと知られ、すべてがおわって立ちあがると血が足をつたって流れたこと[4]……。聞いていて、年配の男性職員でも胸がせまって涙することがあった。相談のあと、問診と診察、そして《井出氏反応》という血液検査がおこなわれた。そして女性たちは性病感染もしくは妊娠、またはその両方の可能性を告げられた。そして「これは戦傷であるから」治療は無料なので、明日から国立舞鶴病院へ入院するようすすめられた[5]。

つぎの日、女性たちは病院職員につきそわれて国立舞鶴病院さしまわしのバスに乗りこんだ。病院の第三病棟の一階が産婦人科で、廊下の奥の大部屋がいくつかの二人部屋に改装されていた。性病に感染している患者にはすぐペニシリン注射がはじまった。妊娠している患者はつぎの日にそなえて、その日は休息をとった。

朝、手術室では産婦人科医長が白い手術着とマスクをつけてまっていた。かれは一九二六年に京都帝国大学医学部を卒業して二〇年の経験をつんだ医師で、助手をつとめるのは二十歳代後半の看護婦長だった。妊娠中絶手術をうけるときは局所麻酔でじゅうぶんとされていたが、ここへは厚生省からよぶんの麻酔薬がおくられてきて、患者には全身麻酔がかけられた。だからこのとき胎内にいて、その誕生を望まれない胎児は、母がねむっているあいだにとりだされるのだった。手術がおわると看護婦長がカルテに「搔爬（そうは）」、胎児が育っていれば「死産」と書きこんだ。正規の手続きののち、遺体は病院の敷地内で荼毘にふされた。

手術のあと、二人部屋にもどってきた女性たちは目にみえて元気になった。ときにはほがらかな笑いもわいた。三日間ゆっくり休んでから、当座金や乾パン、外食券などがわたされた。そして故郷にもどったらそこの国立病院で治療をつづけるよう指示され、病院職員につきそわれて西舞鶴駅へむかった。彼女たちが去ったあとにはつぎの女性たちが入って、治療と手術は休みなくつづけられた。(6)

このような引揚女性の救護は一九四六年の春、一般日本人がソ連占領地域から引き揚げてくると同時にはじまった。厚生省からの正式な通達によるものだったが、あくまで「特例」とされて、当事者はかたく秘密を守ることになっていた。

これが特例とされたのは、日本の刑法では人工妊娠中絶は違法だったからである。中絶手術をうけた女性は一年以下の懲役、執刀した医師は五年以下の懲役、そして医師免許を剝奪された。(7)したがって舞鶴での「婦人相談」とそれにつづく妊娠中絶は、ＧＨＱが許可しなければ不可能だった。占領下日本の最高権威であるＧＨＱだけが、日本の法律を超えて特例をみとめることができた。そうでなければ全国にはりめぐらされた米軍の諜報組織に察知されて、大事件に発展したはずだった。

ここに至った事情をかんがえるには、終戦の日にもどらねばならない。日本政府はソ連占領地域となった満州や朝鮮半島で未曾有の混乱がおき、敗戦国民である日本女性が性暴力被害をうけることを予測した。日本がアジアの各地を占領した状況を思えば、これは避けられないことだった。日本軍が占領した地域の福祉や治安は、多くのばあいその土地の「親日的な団体」にまかされた。日本軍は自国の兵員の行動の厳重な監視も、現地女性の保護や救済も、じゅうぶんにしなかった。それを思えば、ソ連占領地域で日本女性が襲われて性病感染や妊娠という結果に直面させられることは予想がついた。日本政府は後者を「不法妊娠」とよんでその対策をさぐり、引揚港という水ぎわでの救護に行きついた。

「不法妊娠」はおおむね、粗野で卑しいとされるソ連兵の暴力によっておこった妊娠を指していて、これは《優生学》の見地からも受けいれがたかった。優生学は二十世紀はじめに西欧で《民族の素質をより優良にする》ためとしてひろまった思想で、進化論の「優勝劣敗説」とも綯いあわされて、日本では一九二〇年代にとりいれられた。一九三〇年には日本民族衛生学会がつくられ、「愛国的事業」として、《悪い素質》をもった子どもの誕生を避けるため知恵おくれや精神障害者には断種手術をほどこそう、という運動がはじまった。[8] 吉田茂や新渡戸稲造もこの運動をささえたとされ、[9] 一九三八年には厚生省に「優生課」がおかれた。そして一九四〇年には「劣弱なる素質者」には断種手術をおこなうことができる、という国民優生法が成立した。[10]

「混血」を忌む国民感情もこのころは強かった。太古からの島国で、江戸時代からは鎖国状態にあった日本では、人種が混合するという伝統がなかった。日本人として「家」を継承する制度も確立していて、二十世紀はじめのハワイでは日本人男性が移民の四二パーセントを占めたにもかかわらず、混血の子どもが誕生する他人種との結婚をえらんだ者は一パーセントにすぎなかったという。したがって終戦のころになっても、ちがった人種との混血の子どもには「幾多の不調和の招来が想像される」という偏見は根強くのこっていた。[11] ましてなじみのない異人種のソ連兵の暴力で宿った混血の子どもの誕生は、日本がやがて復興し日本民族がふたたび繁栄するためにも、[12] なんとしてでも避けるべきこととされただろう。

そういう事情から一九四五年秋、引き揚げ事業をうけもつ厚生省はGHQ公衆衛生福祉局に必死の懇願をしたと推測される。引揚女性のための「特例措置としての人工妊娠中絶」を許可するよう、つまり日本の刑法を超えて、ソ連占領地域からの引揚者をうけいれる函館、舞鶴、新潟、博多などの引揚港で「不法妊娠」を救済する許可を、サムス局長にもとめたものと思われるのである。

サムス局長も無関心ではいられなかったはずだ。アメリカでは優生思想が日本よりも早くとりいれられていて、一九三七年には米国の三二州で断種法が制定されていた。[13] また中国大陸駐留中の米軍や、GHQ検閲をとおして入手した地方新聞の記事などからも、[14] ソ連兵によって妊娠させられた日本女性が多数引き揚げてくることは予測ができたにちがいない。

サムス局長がこの事情に対応して許可を出したことは、一九四六年四月二十二日付の記録によって確認できる。[15] 四月二十二日というのは、旧日本軍人の復員がおわりに近づき、（7話の市田きみゑさんのように）外地で冬を越してまっていた一般日本人の引き揚げがはじまる時期だった。

記録者は局の病院管理課長であったデイル・R・リッジリー中佐で、かれはサムス局長といっしょに全国視察にもでかけた、歯科の専門家だった。[16] リッジリー中佐は、サムス局長がこの日、厚生省医務局の浜野規矩雄局長を呼んだこと、そして「総司令部［GHQ］のだれかが日本側に妊娠引揚者の中絶を指示した、といううわさは《真っ赤なうそ》」であってサムス局長、「もしくは総司令部のだれかが情報源である、とする虚偽のうわさを、話すか、ひろめるかすれば、その本人は訴追されることになる」と警告し、医務局の職員にこれをつたえるよう指示したことをしるしている。

この記録によればサムス局長はこの日、《うわさ》をおさえたが、《妊娠引揚者の中絶》はさしとめなかった。したがって中絶はこのときすでに許可されていた。

とはいえこの決断は、サムス局長がひとりでくだすにはあまりに重大だった。アメリカでも妊娠中絶は違法であるうえに、これを殺人として糾弾するカトリック団体は大きな政治的影響力をもっていた。また占領下日本へやってきたアメリカ人特派員たちは、メディアのつねとして容赦なくGHQを批判し、攻撃していた。かれらはGHQ検閲をぐって「政治的洞察の欠如」[17]「われわれはいかに日本でへまをやっているか」[18]などという記事を本社におくっていた。こういうメディア報道によって本国で世論がわいたため、GHQは日本の公娼制度を数カ月で廃止したぐらいだから、GHQが引揚女性の妊娠中絶をゆるしたことが本国へ知れれば、その反響は測り知れなかった。

このような状況を思えば、サムス局長はこのとき、軍人としてのキャリアを賭して《妊娠引揚者の中絶》を許可したことになる。したがってこの決断はサムス局長の上司であった最高司令官ダグラス・マッカーサー元帥の承諾を得てのことだったのではないか、と臆測されるのである。サムス局長は許可しただけではなかった。《妊娠引揚者の中絶》の手順指示書を部下に書かせた。そのことは、厚生省医務局の「発医第一五一号」という通達から推察される。これには「満鮮引揚女子の医療救護に関する件」という題がついていて、舞鶴地方引揚援護局をふくむ数カ所の引揚援護局におくられた。発送は一九四六年四月二十六日、つまり浜野医務局長がサムス局長から警告をうけた日から四日のちとなっている。

「発医第一五一号」の内容は、《引揚援護局内に婦人救護相談所をおき、婦人たちをもよりの国立病院へ入院させて治療にあたる》よう、つまり性病患者には薬物治療を、妊娠した婦人には妊娠中絶手術をおこなうよう指示したものだった。[19]

それだけではなく、彼女たちが入院するときは「不自由することなき様」「護送員をつけ」、「出来る限り支援」し、「肉親的温情をもって接し」、治療をするあいだは「心身の傷手(いたで)をいやさしめ」「物心両面において安心」をはかり「慰藉激励」し、そのあとは係員の「軽率なる言動を厳禁」して「患者の秘密を保持」し、「女子社会事業家」、つまり女性ソーシャル・ワーカーが相談にのるように、という細心の注意がつづられてあった。

しかしこのとき日本にはソーシャル・ワーカーなどおらず、まして女性のそれは存在しなかった。「厚生省でも村の役場においても、専門教育をうけたソーシャル・ワーカーがいないことは占領開始と同時に占領軍が看破したところである」とGHQ公衆衛生福祉局が書きのこしているぐらいで[20]、この「発医第一五一号」の書き手はこれを知っていて女性ソーシャル・ワーカーを救護にかかわらせようと意図していた。また全文に「心身の傷手(いたで)」を負った日本女性へのいたわりが深く投影されていることから、書き手は看護の専門家で、自身も女性であったのではと思われる。ここで浮かんでくるのは、GHQ公衆衛生福祉局の看護課長グレース・E・オルト少佐である。

オルト少佐は一九〇四年にメリーランド州ボルティモア市のちいさな雑貨店の長女として生まれた。一九三三年に名門ジョンズ・ホプキンス看護学校を卒業し、四年後にテネシー州ナッシュビルのジョージ・ピーボディ教員大学の教員養成課程と公衆衛生コースを修了した。一九三七年に学士となって婦長の資格を得たが、敬虔なメソジスト派クリスチャンでもあったのでそのまま女性医療宣教師となった。そして日本統治下の朝鮮半島の元山(ウオンサン)病院へ派遣され、三年のあいだ婦長として働いた[21]。一九四〇年に米国へもどり、一九四一年に太平洋戦争がはじまると米陸軍看護部に志願入隊した。

四年のちの一九四五年に四十一歳になっていたオルト大尉は、彼女の評判をきいたサムス局長に請われて、局の看護課長として占領下日本へやってきた。五カ月のちに少佐に昇進していることからも、彼女の活躍がうかがわれる。ドイツ系アメリカ人らしい彫りのふかい顔立ちで、髪は濃い茶色、日本人看護婦たちとならんで立つとあたまひとつ分、背が高かった。だがほっそりした体躯で、まわりを圧迫する感じはなかった。
その後東京で除隊してミス・オルトとなると、ブラウスにスカートといった簡素な服装で勤務をした。ぜいたくといえば毛皮ぐらいで、聖路加国際病院までの毛皮のストール姿、結核予防会で総裁秩父宮妃殿下とならんだ毛皮のコート姿の写真がのこっている。[22]
ミス・オルトのしごとが激務であったことはその回顧録からもうかがえる。日本の官僚や法律専門家や医師や看護婦、そしてGHQ要員たちとの交渉にかかわる「悲痛、衝撃、えんえんとつづく闘い、激昂の舌戦、長時間の熟慮、などをなんとか紙に写しとることのできる英語の単語や文節はありません」と、そこにはしるされてある。[23]
「発医第一五一号」に「不自由することなき様」「心身の傷手(いたで)をいやさしめ」「慰藉激励」などというぎこちない表現があるのは、オルト少佐の英文が厚生省で訳されたからであろう。しかし文章は硬くても、彼女がめざした看護が身体だけではなく心のケアをふくむものであったことはつたわってくる。いずれにしろ、このときのGHQ公衆衛生福祉局の人道的な決断がなければ、大陸で性暴力被害にあって引き揚げてきた日本女性の心身の傷手(いたで)は、なおのこと深かったことだろう。
舞鶴港での一般日本人引揚者のうけいれは一九四六年四月十六日からはじまったが、[24]その十日後から、戦傷としての妊娠や性病感染に悩む女性を救護する手はずがととのっていった。しかしじっさいに何件の中絶手術がおこなわれたかということは、記録が廃棄されていて知ることができない。[25]

わずかに、一九四七年にソ連占領地域から日本へかえってきた三六万一四七五人のうち、舞鶴と函館において「傷病としての妊娠」で入院した患者はあわせて八二八人いた、と厚生省がGHQ公衆衛生福祉局に報告している。[26] いっぽう厚生省医務局が非公刊でのこした『国立病院十年の歩み』によれば、一九四六年春から一年間の引揚港における妊娠中絶総数は四四三例、一九四七年春からは五八例ともある。[27]

いずれも正確な統計とはいえず、総数はこれよりずっと多かったことと推察される。だがこの辛苦の試練をのりこえた日本女性が戦後だれひとり名のり出なかったこともあって、正確な件数はいまにいたるまでわからない。

一九四七年の十二月二十日に網野町から西舞鶴駅へもどってきたグリスマン軍医は、京都府の医療保健行政の最高監督者だった。しかし心身に傷を負って引き揚げてきた日本女性のために舞鶴でこのような救護がおこなわれていることを、かれはいっさい知らされていなかった。

10 仏面獣心の京女――「わるいことせな損どす」［12月］

師走の京都府庁では、新聞記事のことでもちきりだった。

一枚きりの『京都新聞』の裏トップに、「貴女(あなた)は仏面獣心だ――優しい日本婦人は上っ面(つら)だけ」という記事が載ったのだ。「京都の女性に告ぐ」という見出しで、《一年以上京都に住んだアメリカ女性》が書いた、とあった。(1)

記事によれば、京女のやさしい顔の下には「けだもの」のように非情な心がかくされている。子どもが車にはねられて血を流していても、そばの畑にいる京女は見て見ぬふりをする。老女が路上でたおれても、線路でだれかがてんかんの発作をおこしていても、京女はただ見ているだけだ。

京女のやさしさはみせかけにすぎず、児童養護施設の汚れただらしのないありさまも、「コミュニティ・チェスト」共同募金に寄付があつまらないのも、京女が残酷で人道的な配慮がないから

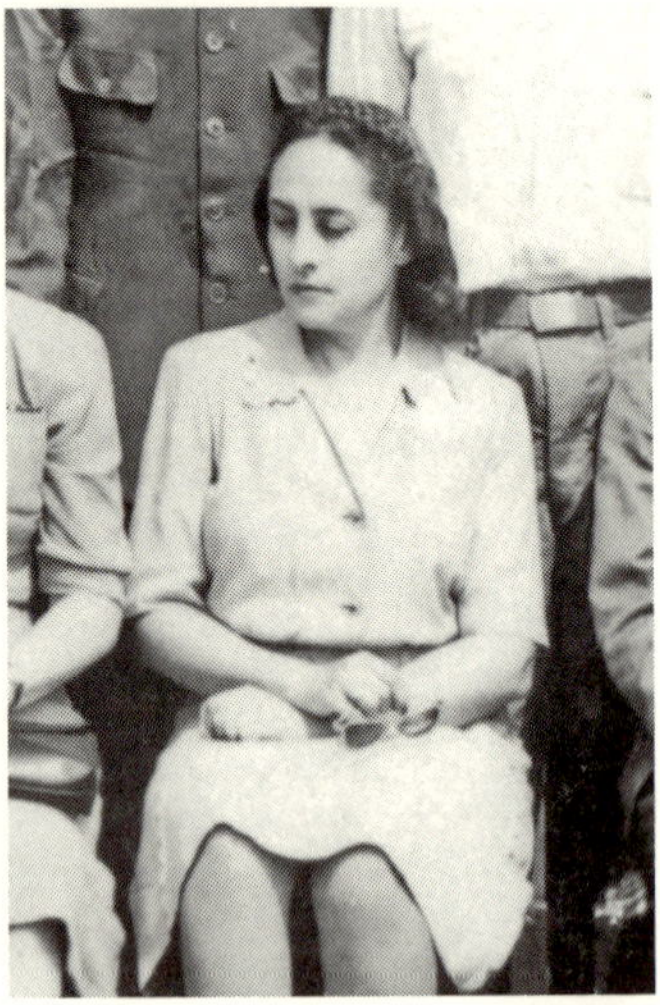

エミリー・パトナム京都軍政部福祉課長

なのだ。彼女たちはたぶん「じぶんの家族の問題や子どもをやしなうだけでせいいっぱい」と申しひらくだろうが、「外国からの食糧供給の親切がなければ自分の家族をやしなえないことをどれだけの日本人が知っているだろうか」と、記事はしんらつにくくられていた。

　これを書いたのがエミリー・パトナム女史であることは京都府庁の職員ならすぐわかった。彼女はアメリカ人女性ソーシャル・ワーカーで、終戦の秋に福祉課長として京都軍政部へやってきた[2]。つまり一年以上京都に住んだアメリカ女性だった。彼女のしごとは京都府庁の福祉関係の役人たちを監督してアメリカ式の社会事業を根づかせることだったが、もう二年になるのにうまくいってはいなかった。パトナム女史のいらだちと怒りは、京都学生連盟の若者たちにさえ見てとれた。

　彼女は学生たちが引揚列車からおりてくる引揚者とその家族を支援しているようすを見るために、ときおり京都駅へやってきた。どちらかといえばつめたい、硬い感じの女性で、《われわれは進駐軍である、おまえたちは言うことをきけ》という態度だった。きっとなってダーッとしゃべると、通訳が「今こう言ってます」とやわらげて訳した。やせぎすで神経質で、広報課のふくよかなマクファーランド課長とはちがっていた[3]。マクファーランド課長は「民主日本の学生の健全な男女交際」のためとして、くるくる相手をかえておどるアメリカのフォークダンスを教えてくれたりする、ほんとうにきさくなひとだった。

グリスマン軍医が京都へやって来たとき、パトナム女史は「コミュニティ・チェスト」という共同募金をはじめたところだった。彼女の上司もサムス局長で、そのサムス局長によれば、「コミュニティ・チェスト」は日本の民主化の旗じるしとしてぜったいに成功させなければならなかった。日本人は勤勉だが、これまで支配者に搾取されて国費や戦費をささえてきた。重い税金を払う分、くらしは貧乏でわびしかった。しかしこれから日本は民主主義国家となり、国民が働いて積む富は国家ではなく個人のものとなる。めいめい豊かになるのだから、その一部を持ちよっておたがいの不運を助けあう社会とならなければならない、というのだった。[4]

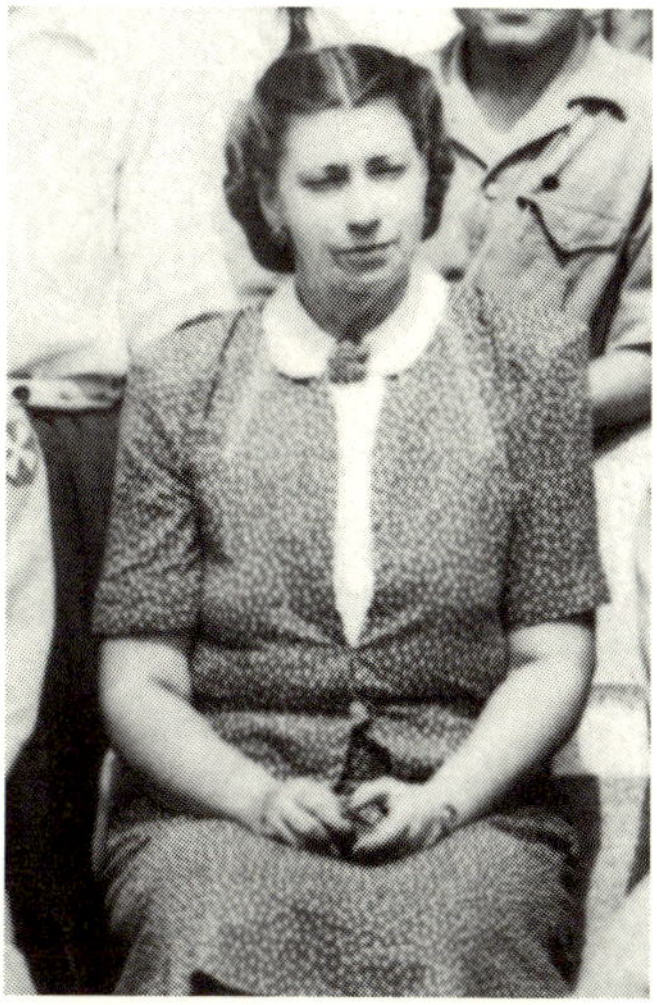

バーニース・S・マクファーランド京都軍政部広報課長

サムス局長が立案した生活保護法によって、困窮者は政府から最低限の保護をうけられることになった。しかしいっぽうで民間の福祉事業、たとえば日本赤十字社も貧困層のくらしをささえている。だが赤十字運動は民間事業なので政府の補助金をもらえない。ほかにもあたらしい奉仕事業が生まれているが、それらの活動資金には庶民の自由意思による寄金、すなわち「コミュニティ・チェスト」募金があてられるべきだ、とサムス局長はかんがえていた。[5]

募金期間は三カ月ときめられた。全国目標額は六億七八〇〇万円で、京都府へは二〇〇〇〇万円がわりあてられた。[6] 京都府民は一七四万八一六六人いるのだから、[7] 一人が一二円、つまり「うどん三杯分」ぐらいを寄付すればよいわけだった。

ところで「コミュニティ・チェスト」は「地域の金庫」というような意味だったが、京都の庶民にはこのカタカナことばがなんのことやらわからなかった。それに、アメリカは移民の国なので見知らぬ者でもおたがい助けあうが、日本ではまず家族や親類や友人同士でささえあう。だれを助けるともわからぬ「コミュニティ・チェスト」募金は、京都のひとびとにはなじまなかった。市民税さえはらえないのに、《すべての府民が社会事業に参与し、薄幸な同胞を支持援護して、それによって「共同社会の確立」をうながす》などとよくわからないことを言われて、[8] どうしてなけなしのさいふからたいせつなお金を出せるだろうか。

なけなしのさいふといえば、このとき三十六歳の平均的公務員だったわたしの父の月給は三〇〇〇円で、これは全国共通の薄給だった。そこから家賃四五〇円、光熱費二三〇円、被服費一五〇円、のこる二一七〇円が食費に消える、というのが当時のひと月のくらしだった。[9]

パトナム女史はあたらしく任命した民生委員をあつめて「隣人愛をたかめる」よう講演をしたりして、けんめいに寄付をつのった。[10] しかし募金期間の三カ月がおわって十二月になっても、一七〇七万円しかあつまらなかった。しかもそれは全国で最低の額だという。[11]

じつは目標に満たなかったのは京都府だけではなく、そのため募金は全国で三カ月延長されたが、けっきょく全国あわせても目標額の八四・二パーセントしかあつまらなかった。[12] しかしこのときパトナム女史はそれを知らず、京都府の不首尾は彼女をふかく失望させた。

それまでにも彼女は京都の役人たちが言うことをきかないこと、児童養護施設が定員を超え、なげやりな管理のため乱雑で汚れていることなどをGHQに報告してきた。[13] ある日本人の大学教授が「日本は封建社会で、公共心も世論もなく――西洋に二〇〇年は遅れている」と言っているなどとしるして、[14] じぶんの不満を代弁させもした。

不満が怒りとなって、それが京女にむけられて、「京都の女性に告ぐ」記事となったのだろうか。彼女は女性ソーシャル・ワーカーとして、京女のなりふりかまわぬ公共心に欠けた行動を見ることがあったにはちがいない。また「活け花国際親善の会[15]」などのパーティにまねかれて、和服をまとった京女の美しさにいつわりを感じて不快感をいだくこともあっただろう。なお踏みこめば、そんな仮面をつけた京女に好意をしめす米軍の男たちもふがいない、という嫉妬もあったかもしれない。ミセス・パトナムとは呼ばせても、彼女は京都では独身のアメリカ女性だったのだ。

このときパトナム女史が京女のじっさいのくらしをもうすこし知っていたら、と思う。わたしの母を例にとれば、彼女はビクターのレコードを京都で販売する会社の重役の家庭に生まれた。五人きょうだいの末っ子で、三人の兄たちが進学したため生活は苦しかった。アメリカ聖公会が経営していた女学校を十七歳で卒業し、お茶とお花と和裁をならいながら家事を手伝って花嫁修

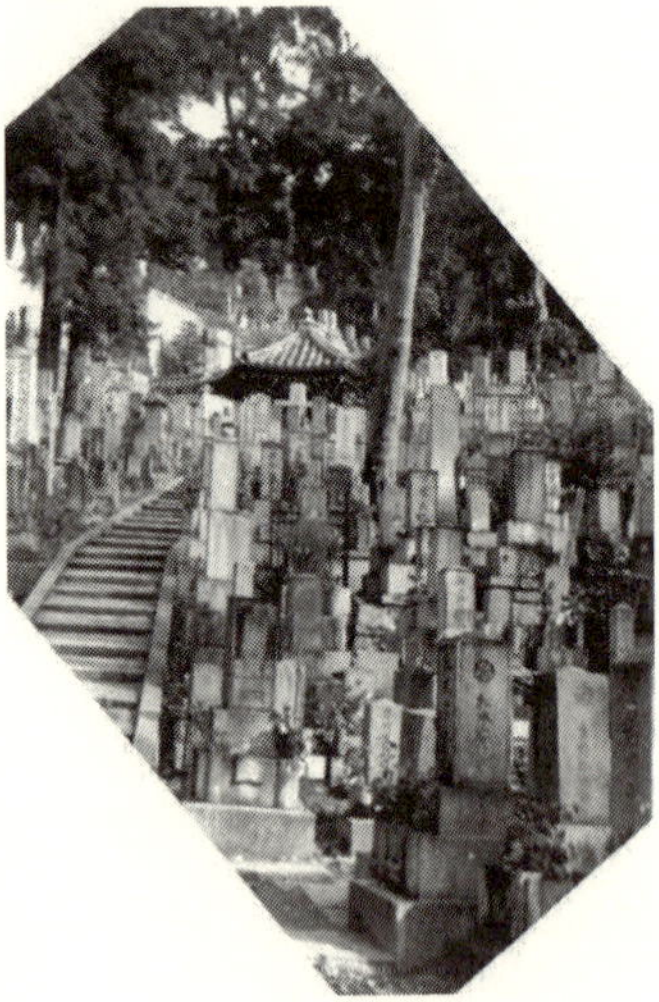

グリスマン軍医が撮影した東大谷墓地

業にいそしんだ。太平洋戦争がはじまったときは十九歳で、この年に父は二十九歳で陸軍に召集されて中国大陸へ出征した父方の祖父はすでに亡く、父の兄も戦死していて、これで父が戦死すれば祖母がひとりのこされることになる。戦況がおもわしくなくなった一九四二年ごろ、父は祖母のためにいそいで結婚することになった。「後輩の妹」ということであわただしく母との縁談がととのい、父は十日の休暇をもらって前線からもどってきた。祇園中村楼でのささやかな結婚式の朝にふたりは初めて会ったそうで、一泊の新婚旅行のあと父は前線へもどり、母は婚家で祖母につかえてくらしはじめた。

父が復員し、つぎの年の八月にわたしが生まれても、母のまいにちはあまりかわらなかった。朝は四時に起きて赤ん坊の世話をして、わびしい朝食と昼のお弁当をつくって父をおくりだし、一日中祖母の言いつけにしたがって家事をした。ときにはわたしを背負って八坂神社のうしろにある東大谷墓地へ行って戦死した伯父のお墓まいりをすることもあれば、汽車に乗って滋賀県まででかけて、ことばを尽くしてヤミの江州米（ごうしゅうまい）をわけてもらってくることもあった。

そういう十二月のある日、ひとときたたみにすわって『京都新聞』を読みはじめたら、「貴女（あなた）は仏面獣心だ――優しい日本婦人は上っ面（つら）だけ」という見出しが目にとびこんできて、母はびっくりしたことだろう。母の時代の娘たちは、婚家の不運や貧乏は嫁がいたらぬせいだとおしえられた。だから「あの嫁は百年の不作」などと言われぬよう、みんな働きづめに働いた。炊事やせんたくや子育てをしながら夫と義父母につかえ、配給の長い列にならび、朝夕家のまえを掃除して夏は水まで撒(ま)き、夜更けまで裁縫や編みものやつくろいしごとをした。「母がねむっているところを見たことがない」と同級生のひとりが話してくれたが、[16]わたしの母は逆にくたびれ果てて昼間にねむってしまい、祖母によく叱られていた。

あのころの京女は心身ともに疲れきっていた。将来の不安でいっぱいで、見知らぬ他人を思いやる余力などありはしなかった。明日が信じられず、「正直な者は損をする、わるいことせな損どす[17]」とさえ、思っていたのである。

11　クリスマスと学生たち――「どこの学校ですの」　［12月］

祇園花見小路にある京都グランドダンスホール（現祇園甲部歌舞練場）で、米軍が慈善クリスマス会をひらいた。児童養護施設の孤児四〇〇人がまねかれて、たのしいひとときをすごした。米軍からのプレゼントはせっけんや衣服、えんぴつ、それから回虫を駆除する駆虫剤のサントニンだった。ふつうの家庭への配給でも、子ども用にはあまいキャンディーがついた(1)。

グリスマン軍医も両親からプレゼントをもらった。

カメラ、まったく無傷でつきました。ほしかったとおりのカメラで、すごいです。それから婦人服やそのほかで、すばらしいクリスマスになりそうです。われわれの課ではパーティをやるんです。

ところで、［神戸の宣教師］ホイーラー一家からカラーフィルムを二本もらいました。ぼくの撮影技術がもうすこし上達するまでとっておきます。じつに時を得たプレゼントだとぼくが言ってたとおつたえください。

コダックのカラーフィルムは発売されてまだ間がなく、たいへん高価だった。米軍だけが広報や記録のためにつかっていて、私用のそれは日本では現像さえできなかった。軍医はカメラに慣れるまで、岡崎のPXで買ったすこし安いアンスコ製のカラーフィルムをつかうことにした。あたらしいカメラをもって円山公園へ出ると、いつも軍医についてまわるチビふたりが走ってきた。四歳か五歳ぐらいだろうか、ひとりははだしで、もうひとりはわらぞうりをはいていた。困窮家庭の子どもらしいのに、あどけなくてわんぱくだった。ふたりの笑顔にむけて、軍医はさいしょのシャッターを切った。

軍医がひらいたクリスマス会は大成功だった。

たいへんな量のコカコーラ、たばこや葉巻、くだもの、クッキー、キャンディーそのほかを用意しましたが、果物カゴが〔四条の〕花街、大学病院の院長、それから〔京都軍政部〕広報課からもきて、これがなければあぶないところでした。日本の果物カゴってのはアメリカのとちがって、二五ポンド〔約十一キロ〕ぐらいもあります。

知事、市長、えらいお医者さんたち、府庁と市役所の役人、看護婦さんや花街の女性たち、

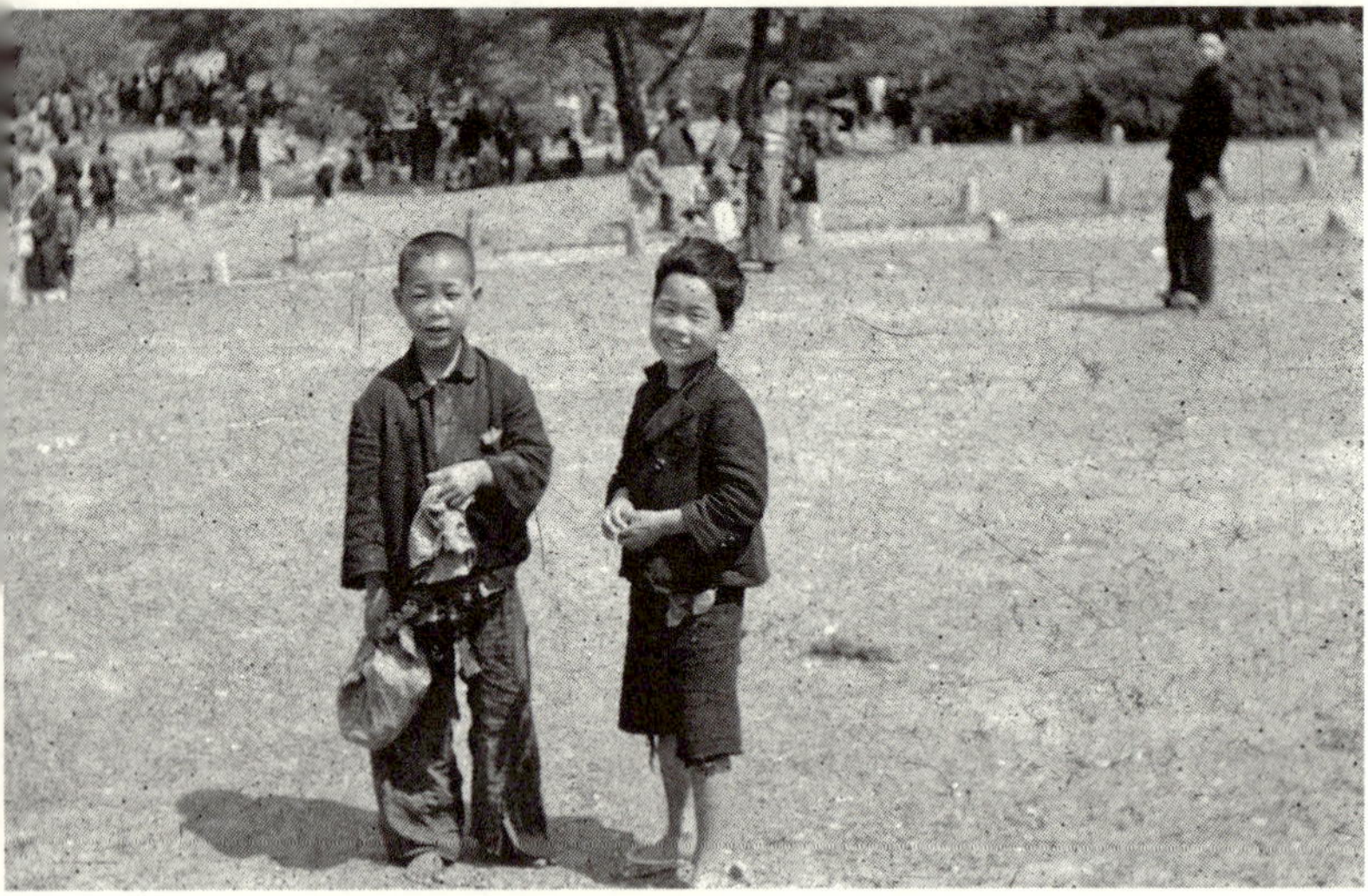

軍医を崇拝していつもあとについてきた円山公園のわんぱく小僧ふたり

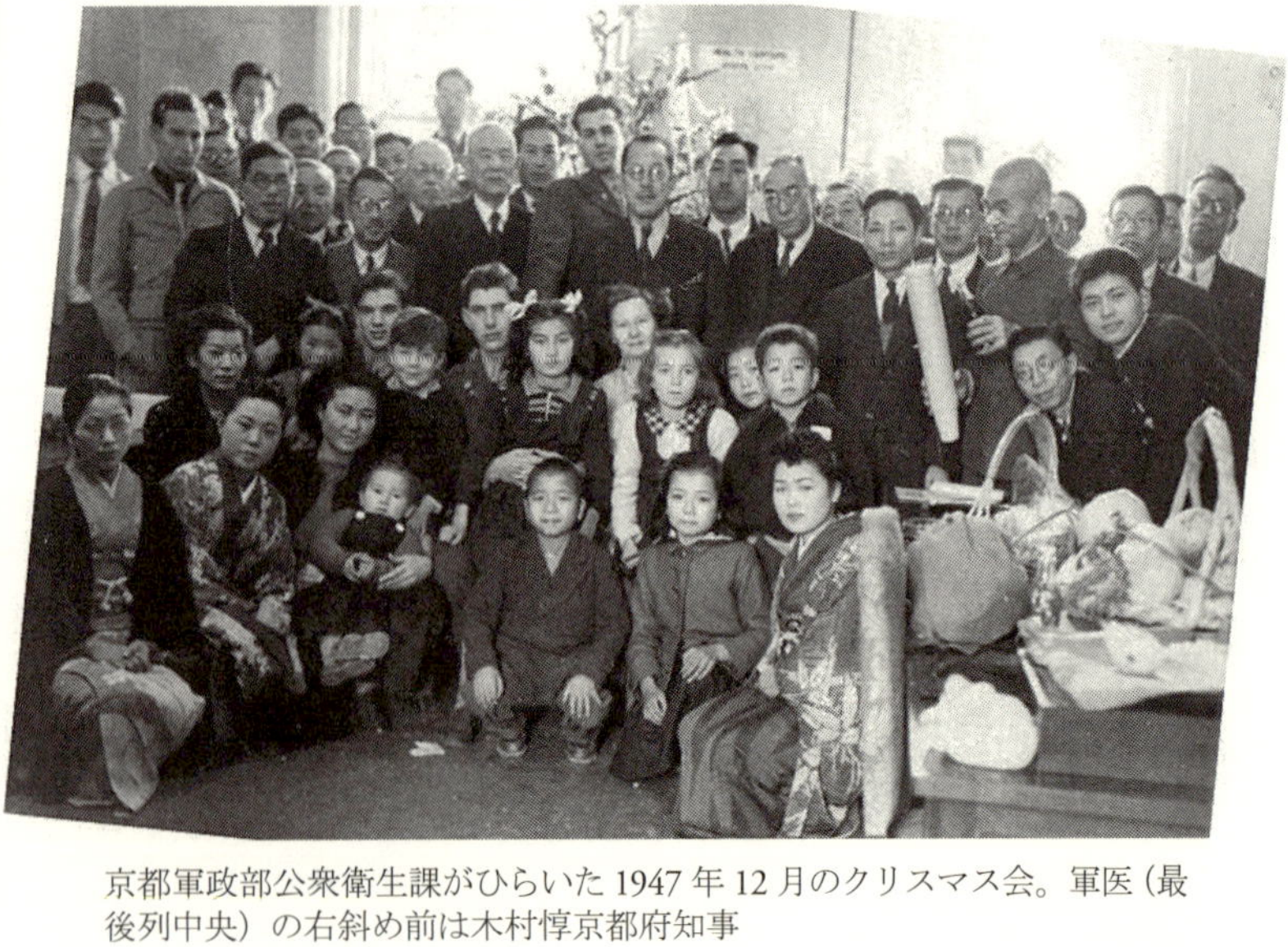

京都軍政部公衆衛生課がひらいた 1947 年 12 月のクリスマス会。軍医（最後列中央）の右斜め前は木村惇京都府知事

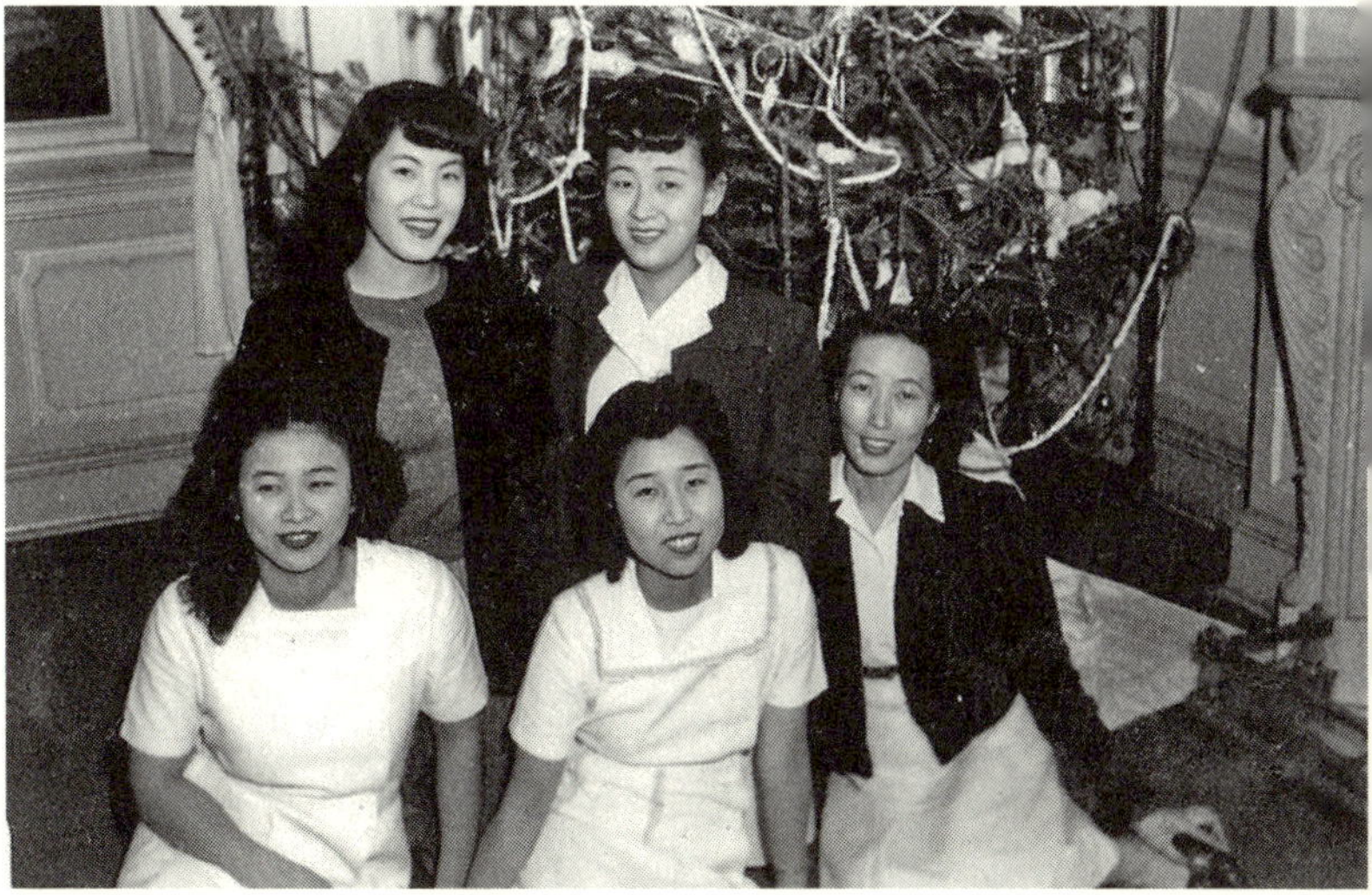

クリスマス・ツリーの前の長楽館の女性従業員たち。後列左がトシエさん

それから用務員と、清掃のおばあさんまできたんですよ。

おかげさまでプレゼントは課の全員、それから軍政部ハウス〔長楽館〕の料理番ふたり、バーテンダーふたり、給仕係三人、メイドさん三人にいきわたりました。みんなすごくよろこんでくれました。

九月に軍医がやってきたときからずっと、速記者のトミさんはまいにちおんなじズボンをはいてしごとにきた。そこで軍医はクリスマスにきれいなドレスを贈ろうとかんがえた。母に見立てをたのんでからしばらくたって、トミさんは空襲で足に傷を負ってドレスは着ないのだと知った。軍医はまた母に手紙を書いて、クリスマスには上質のスラックスがとどいた。

トミにあのスラックスをあげたんだけど、やめとけばよかったと思うぐらい、彼女はクリスマスからずっとはきどおしです。サイズはぴったりでした。

日本の官公庁は十二月二十九日の御用納めのあと、十日ぐらいお正月休みをとるのだった。

日本人は十二月から一月にかけて十日ほど、政府の職務もなにもかも休む習慣があって、たすかりました。

静かな京都府庁の二階で、軍医は夜更けまでしごとをしてクリスマスまえからの遅れをとりもどした。

軍医が電燈を消してかえったあとの午前一時ごろ、近くの烏丸(からすま)通をひとかたまりの学生があるいてきた。北行きの最終の市電は一時間まえに烏丸車庫［現北大路ターミナル］へ入ってしまったので、ほかに人かげはなかった。

この学生たちは京都学生同盟のメンバーで、朝から京都駅で引揚者のための奉仕をしてきて、これからめいめいの下宿にかえるところだった。

こんな押しつまった年末の日でも、舞鶴からの引揚列車は定刻に着いた。引揚者がおりはじめると、体臭と汚れのまざったすえた異臭がプラットホームにただよってその到着が知れた。(2)

そこへ「おかえりなさい！」「ごくろうさまでした！」という若々しい声がかかって、学生たちがかけよった。みんな違う大学の詰襟（つめえり）の制服を着て、「京都学生同盟」という腕章をつけていた。そしておりてきた引揚者とその家族の重いリュックを持ち、切符をたしかめ、子どもの手をとり、老人を背負った。そのまま乗りかえのプラットホームにつれていくこともあるが、乗りつぎまで時間があれば駅前のバラックで休憩するようすすめて、そこへ案内した。

べつの学生たちは車中の引揚者に京都市役所からのそまつな弁当をくばっていた。女子専門学校生がプラットホームをやかんを持って行き来して、窓からさしだされる容器に熱いお茶をついであるいた。ふるさとへの電報文をあずかる学生もいた。列車のなかで老人が息をひきとって、学生たちが仮葬儀の手配をしたこともあった。(3)

戦争さえなければ、この学生たちは人口の五パーセントにあたる大学進学者として恵まれた学生生活をすごしていたはずだった。(4) 八歳や九歳で商家へ奉公にだされる子どもがたくさんいたなかで、裕福な家庭の子どもだけが二十歳をこえてまだ学業をつづけることができたのだ。

だが敗戦で日本の富裕階級は崩壊し、その子息の多くがとつぜん苦学生となった。「学生生活協議会」や「学生食堂連合会」をつくっておたがい助けあうなか、(5)「在外父兄救出学生同盟」というのができた。

この同盟の目的は、海外にいて引き揚げられずにいる家族を「救出」して日本へむかえよう、というものだった。敗戦と同時に仕送りがとだえ、安否さえも知れない家族を案じる学生が東京には二〇〇〇人ほどもいたのだ。一九四五年十一月にこの同盟が東京で結成されると、京都でもひと月あとに三条通りのYWCAの四階に京都支部（のち京都学生同盟）がおかれた。支部は全国にひろがって、やがて全国二九の駅で引揚者のための奉仕活動がはじまった。(6)

京都学生同盟のばあい、学生たちははじめ舞鶴港へでかけて、引揚船が入るたび埠頭で家族をさがしていた。そのうちに引揚者のあまりにいたましいありさまに思わず手がでた。汚れた重い荷物を持ち、弱ってあるけないひとを背に負った。それがやがて西舞鶴駅と京都駅での支援活動となった。汗にまみれて無心で奉仕をしていると、不安がまぎれた。ゆくえの知れない家族を思ってしおれる心も、引揚者から「ありがとう」と言われて生きかえった。

学生たちは京都軍政部のマクファーランド広報課長やパトナム女史から励まされ、京都府庁の保護課は情報や助言をくれた。京都市役所が四〇人分の市電無料パスをくれたので、学生が引揚家族につきそって市電に乗り、左京区の高野川に面した仮宿泊所までおくっていくこともできるようになった。(7)

学生のひとりだった植村尚青年は、一九四六年四月に同志社大学法学部に入学した。だが講義など聞く気になれなかった。これまで受けてきた軍国教育がぜんぶウソだったと知って、呆然としていたのだ。そのうえ京都では米兵がのしあるき、《勝ったいじょうおれたちなにをやってもいいんだ》と、市電から手を出してかれの大学の角帽をむしりとったりした。自転車で道を行く日本人をむりやりひきおろしてその自転車を奪って走り去る米兵もいた。(8) 泡のでないせっけんやメチルアルコールのはいった危険な酒が出まわるなか、植村青年はこのさきなにを信じて生きていけばよいのかわからず、放心状態のまま三カ月がすぎた。

七月のある日、炎天下の京都駅で大学生を見かけた。その学生は汗みずくで引揚者の荷物をかついであるいていた。その姿にうたれてつい「手伝わせて下さい」と言うと、かれは「どうぞ、どうぞ」と笑った。襟に京都大学工学部の記章が光っていた。

つぎの日の朝から植村青年は京都駅へかよった。やがて熱中して京都駅に泊まりこんだ。最終の引揚列車は深夜〇時二十四分に着く。ここでおりてつぎの朝四時五十二分発の一番列車に乗る客は駅前のバラックの休憩所へ案内して、仮眠をすすめた。そしてじぶんたちもそこの板の間でねむってしまうのだった。

午前四時に目をさますと駅の水道で顔をあらい、空腹はこうりゃんと米ぬかで焼いた「援護パン」と熱い番茶でなだめた。昼食は、五円あれば丸物百貨店（現ヨドバシカメラ）のまえのヤミ市でぞうすいにありついた。それは野菜とわずかな魚のきれっぱしとやわらかい飯つぶがまざった熱いスープで、しばらくは空腹がまぎれた。このあたりを縄張りにするやくざの「内浜（うちはま）の親分」も子分を一〇人ほど駅頭奉仕に出していて、よく学生たちを自宅にまねいてうまい白飯を食べさせてくれた。

植村青年は左京区下鴨の住宅街で育って、近所の令嬢たちとの交際に慣れていた。かれが言いだして京都市内の女子専門学校をたずね、駅頭奉仕をよびかけると、同志社女子専門学校（現同志社女子大学）の学生だった三宅満利子さんなど、数人ずつが応じてくれた（満利子さんは台湾から引き揚げてきて同志社女子専門学校生となった。ある日級友にノートを写させてもらいに行くと、部屋に入れてくれず玄関で立って写すよう言われた。間借り生活の引揚者をさげすむ京都人の心のつめたさが忘れられず、奉仕を申し出たのだった）。

女子学生がやって来るようになると、男子学生たちの胸はときめいた。みんな良家の令嬢で、まいにち白飯のおむすびをつくってもってきてくれた。児童部をひきうけてもらうと、男子学生が気づかなかった気くばりがつぎつぎと提案された。おりてきた子どもの手をひく、おもちゃをくばるなど。女学校の生徒にたのんでお手製の人形をたくさんつくってもらったこともあった。列車のなかで手わたしていくと、女の子たちがあんまりよろこぶので親が泣いた。[9]

名古屋駅で学生同盟からうけた奉仕について、ある母親はこのようにしるしている。

「名古屋についたのは夜の九時頃であった。中央線に乗り換えである。駅頭に降り立つとたちまちにして、学生の一団に囲まれてしまった。私の荷物を持って待合室へ案内してくれた。《奥さん、お子さんがお悪いようですね》医療班の学生の一団もいて、咲子に注射を打ってくれた。咲子はそれが効いたのかいくらか顔が紅潮して小さい声を上げて泣いた。《あなた方はどこの学校ですの》見れば服が皆違う。《学生同盟です》その時私には学生同盟って何だか分からなかったが、名古屋で受けた感激は……」[10]

いま一九四七年の十二月、京都駅前の休憩所は寒くてもう泊まれなかった。だから終列車からおりてきた乗客は、駅のちかくの東本願寺の宿泊所へ案内した。そのあとみんなでいっしょにあるいてかえるのだった。女子学生を順におくりながら、暗い烏丸通を七条から北大路まで一時間ほどもかかって、とめどなく話し、笑いながら。底冷えの都大路を木枯らしが吹きぬけていったが、学生たちは恋の予感に心がはずんでだれひとり寒いとは思わなかった。

12 上官サムス大佐──「筆記は無用」

［12月］

グリスマン軍医は十二月三十日の夜行で上京した。つぎの日は大みそかで、西日本に派遣された新任軍医全員は朝からGHQで研修をうけることになっていた。初めて上官サムス大佐に会うのだと思えば、年越しのうきうき気分は夜までおあずけだった。

サムス大佐は灰色の眼に光のある、中背のがっしりした男だった。口髭をはやしていて、胴回りがすこしせり出していた。局員たちの敬意ある態度からも、かれが中途半端をゆるさない有能な局長であることが知れた。さいしょのことばも率直だった。

「いまから諸君に、現在われわれがすすめている保健福祉活動のこれまでを話す。さいごに資料をわたすから、筆記は無用(1)」

いま四十五歳のサムス局長は、軍医たちの気持がわかっていた。ひとのいのちを救おうと思って医師になる道をえらんだ若者にとって、公衆衛生は退屈だ。サムス局長自身、カリフォルニア大学で心理学を専攻して卒業し、ミズーリ州セント・ルイスへもどってワシントン大学医学部に入ったとき、そう思っていた。[2]

医学部卒業と同時に米陸軍軍医部に入り、サンフランシスコのレターマン総合病院でインターン研修をはじめた。もともと化学者になろうと思ったこともあるぐらいになんでもじぶんで調べて知ることが好きだったので、ここでも研修のかたわら脊椎から麻酔をいれる方法をあみだしたうえに、脳腫瘍がどこにあるかを脳波でつきとめる方法をかんがえた。[3] その研究がおわるまでとひきとめられて、インターン研修は二年つづいた。すでに中枢神経専門の外科医になることをきめていた。

そのあと首都ワシントンのウォルター・リード陸軍病院へうつり、脳外科の専門医となるためのレジデント研修をつづけた。このとき、ジェームズ・S・シモンズという軍医少佐に出会った。当時まだ公衆衛生という分野はなく、シモンズ少佐は予防医学の専門家だった。

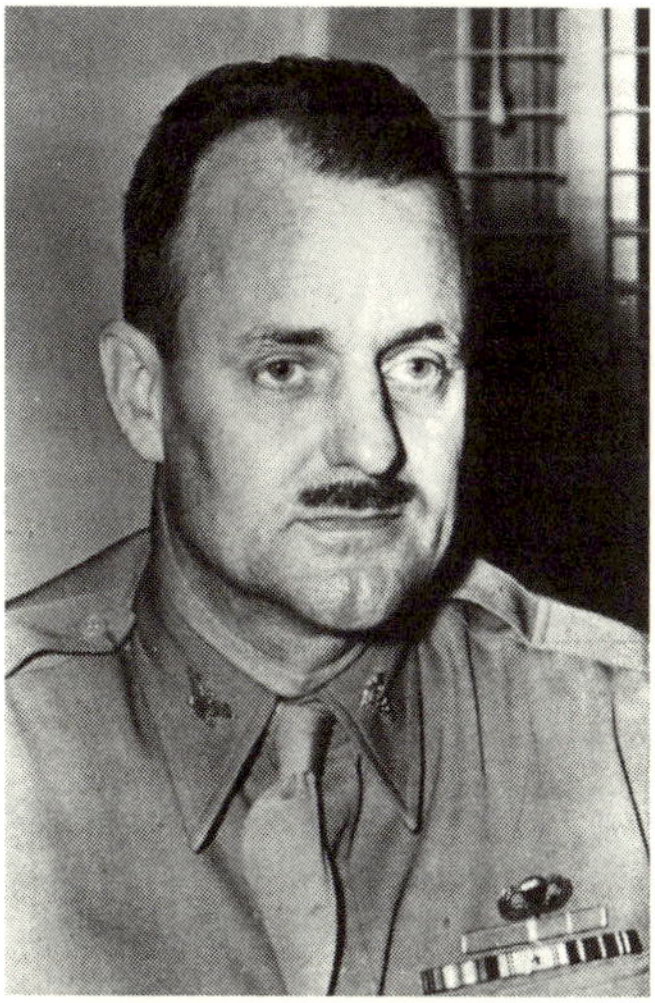

GHQ公衆衛生福祉局長　クロフォード・F・サムス大佐（長女イヴォンヌ・ジョンズ氏提供）

そのシモンズ少佐が三十歳のサムス大尉におしえてくれたことがあった。《軍医の使命は兵員の病気をなおすことではなく、病気を予防してその健康を守ることだ》というのだった。[4]

聞いて、なかなか意義ふかいとは思ったが、病気の予防などはやっぱり退屈に思えた。だからあざやかにメスをつかって画期的な回復をもたらす脳外科医になりたい、という気持は変わらなかった。

かれはまだ三十五歳だったのに、パナマに駐留する米陸軍の副軍医長にばってきされた。パナマでもなにか研究をしたくて、まず行軍中に失神する歩兵を観察して日射病（熱中症）だと診断し、食塩水を飲ませてなおした。つぎに官舎の台所で風土病マラリアを媒介する蚊を飼って、生態を観察した。そして水たまりにいる蚊の幼虫が日照りのときはかわいてひからびて一見死んでいるようにみえても、雨が降って濡れれば生きかえることをつきとめた。だからマラリアの予防に水たまりをなくしたりするのはむだで、むしろ網や衣服で蚊にさされぬ対策をとるよう、米陸軍軍医部に提言した。するとそれがとりあげられて、米軍のマラリア対策がかわった。

これが進路を変えるきっかけとなった。人の健康を守るしごとにも心がおどるような刺激があり、満足感があることがわかったのだ。[5]

一九四一年秋、サムス軍医少佐は三十九歳の公衆衛生専門家になっていた。そのとき軍医部から北アフリカ赴任の打診が来た。アメリカはやがて第二次世界大戦に参戦するが、その下準備をエジプトでおこなうというのだった。「そこは戦場ですか」とたしかめると、敵は智謀にたけて「砂漠の狐」とよばれているドイツ軍アフリカ軍団司令官エルヴィン・ロンメル大将だという。サムス少佐は即座に志願して、北アフリカへ発った。[6] それが一九四一年十一月のことで、大西洋の制空権がドイツにあったために、かれはアジアのおもな都市で飛行機を乗りついでカイロに着いた。

北アフリカ勤務中にかんがえたのは、軍医が負傷した兵員を救うためにはその負傷が生じる戦闘を知らねばならない、ということだった。そこで戦闘にできるだけ参加してドイツの飛行機にたびたびねらわれ、何度も危機をくぐりぬけた。(7)

たった三カ月のめざましい軍功で一九四二年二月に中佐、八月には大佐に昇進した。一九四三年にアメリカへもどり、ペンシルバニア州カーライルにある野戦軍医学校の教官を一年半つとめたあと、一九四四年に陸軍省の装備局企画部の部長に就任した。たびたびヨーロッパの前線へでかけて連合軍のためにアメリカの医療資材を補給し、野戦病院を設営し、負傷兵を退避させた。このときに身につけた管理職のありかたと、まのあたりに見たヨーロッパの荒廃と伝染病が、のちに占領下日本で役立つこととなった。

一九四五年五月七日、ドイツが降伏した。ヨーロッパでの戦闘はおわった。だがサムス大佐は生まれつきの「兵士」だった。太平洋戦争がまだつづいているのだから、矢もたてもたまらず戦場にもどりたかった。(8)

そういうときに、連合軍西南太平洋方面司令官ダグラス・マッカーサー元帥から、太平洋軍政部の厚生教育部長として招かれた。マッカーサー元帥には四年まえ、北アフリカへむかうとちゅうフィリピンのマニラで一度会ったことがあった。勇猛で高潔、かつ卓越した軍事的才能をもつこの将軍の部下となれればこのうえない名誉だ、と思って招聘をうけた。

米軍はこのとき、日本との戦闘はいつおわるともしれないと確信していた。そのため九州上陸作戦が一九四五年五月に、関東平野上陸作戦が一九四六年の三月に予定されていた。いずれもまえの年のノルマンディー上陸作戦をこえる苦戦となるはずで、敵にも味方にもおびただしい死傷者が出ることが予想された。この死傷者を一手にひきうけて、味方、そして敵の医療救護にあたるのがサムス大佐の任務だった。軍医としてのおおいなる奉仕と挑戦の機会であり、多くのことをまなべるはずだった[9]。

三カ月のちの一九四五年八月に原爆が落とされ、思いがけなく日本は降伏した。それからの二年半は、サムス大佐にとって《奉仕と挑戦とまなびの機会》ばかりだった。米軍占領下の日本において、かれは目前の保健医療の改善と民主化にとどまらない長期の計画を立てていた。日本人に戦後五〇年のあいだ、その健康を維持させるための計画だった。敗戦国日本のひとびとが五〇年後まで健康にくらすというのは人道的に望ましいだけではなく、これによって日本を完全にアメリカの友邦とし、ソ連に敵対させてアメリカの国益に利する。これはアメリカ国民としてとうぜんの愛国的なもくろみだった。

そういうわけでサムス局長は一九四七年十二月三十一日の朝九時、息子のような年かっこうの軍医たちにこんなふうに話しはじめた。

「われわれは一九四五年五月に、やがて遂行される九州上陸作戦の一部として日本でおこなう保健福祉活動を計画した」

ところが日本が降伏したので、日本を占領下ドイツのように分割する案が浮かんだ。二週間だけ参戦したソ連が北海道、イギリスが本州、中華民国が名古屋、アメリカが九州と東京を占領するという。アメリカはいちばん多くの戦死傷者を出した国として、断固としてこの案をしりぞけた。[10]

サムス大佐は八月三十日に横須賀に上陸し、九月なかばに東京に移って、敗戦直後のありのままの日本を見た。

「日本政府は完全に崩壊していて用をなさなかった。配給制度はめちゃめちゃで物資は動かず、日本人は放心状態だった」したがって米軍は「上陸したとき日本政府は機能していた、というウソ」をつきとおしてきたので、当時の発表はすべてつくりばなしである。

そもそも厚生省に専門知識のある局長をおいて内部を組みかえたあとも、こちらの意思はつたわらなかった。英語力は不じゅうぶんで数値をあつめてもその分析方法を知らないというようなことで、[11]やむをえず「われわれは日本人が日本政府を動かしているというみせかけをつくって、各省に命令書をだした。だが目的は日本人がじぶんの足で立ち上がって、自力でやっていくことだ。だから一九四六年からはできるだけ口頭で指導し、メモをわたすようになった」。

「ほうら、こうせねばならんだろう、その方法はこうこうだろうと言ってきかせると、こちらが言ったと思いこんだことを、官僚が計画書にまとめて出してくる。ふつうそれはこちらの意図とはほど遠いが、何回も話しあってなんとか計画書をつくって、それが局からの覚書［GHQ命令］となる。その覚書が法案となって、これをまたわれわれが確認する」

「法案が国会で成立すると、それにもとづいて厚生省が都道府県庁に指令を出す。GHQも諸君にその指令をつたえる。諸君のしごとは、うちの局が日本政府につたえたことが都道府県庁で実行されておるかどうか、監督をすることだ。とはいえ、往々にして日本人にはその法律の意味が理解できんというか、そもそもなんのことかわかっておらん場合が多い。だから諸君は噛みくだいてよく説明し、そのうえでみずからやってみせねばならん」

サムス局長はたくみに若者たちの注意をひいた。たとえば二年半をかけて局が組みたてた日本のあたらしい保健医療制度には、アメリカの制度をしのぐ長所があるという。

「予防接種法［が国会をとおればそれ］によって、ここでは国民すべてが予防接種をうけねばならん」つまり日本では国が権力をもっていて、法律さえとおせば全国民がそれにしたがう。だから天然痘が流行すれば全国民が種痘をうける。ところが米国では州それぞれに法律があって、どんなに天然痘がはやろうと全アメリカ国民にたちどころに種痘をうけさせることは不可能だ。

「この国で医師が開業することがどんなにたやすいか、かんがえてみたまえ」と言われて、グリスマン軍医は医学部卒業まえに医師資格検定試験をうけたことを思い出した。オクラホマ州の医師免許をとったのだが、ノーマはいまコロラド州のデンバーで歯科衛生士として働いている。ノーマは高校を卒業しただけとはいえ、ハリウッド女優のように魅惑的だ。もしもノーマと結婚するならば、あらためてコロラド州の医師資格検定試験をうけなければならない。ところが日本では医師国家試験を一度うければ、全国どこででも開業ができるというのだった。

日本占領の成功は日本人の健康をとりもどすことにかかっている、とサムス局長はくりかえした。「これはわたしのかんがえだが、このしごとこそ、日本占領をささえる基盤のひとつだと思っている」ともつけくわえた。古参軍医のきびしい風貌に似合わぬ、まじめで真摯な熱情が若者たちにつたわってきた。

局長の講義のあとは局員による専門的な講義がいくつもつづいて、息をつくひまもなかった。しかし日が沈んで研修がおわるやいなや、みんなは《魅力的なお相手》を見つけるためにとびだした。《お相手》がいなくては大みそかのゆかいなどんちゃんさわぎはできないのだ。グリスマン軍医も《お相手》を見つけ、築地にある米陸軍第四九総合病院［現聖路加国際病院］の将校クラブへでかけて、明け方まで飲んでさわいだ。

元日の朝、かれは二日酔いをこらえて起きだして、東京駅へむかった。そして午前八時に発車する長野行きに間にあった。お正月は日本アルプスの志賀高原で大好きなスキーをしてすごすつもりだった。

長野駅で湯田中（ゆだなか）行きの小さな登山電車に乗りかえた。車両のまえ半分は米軍用としてブロックでしきられて、乗客は軍医ひとりだった。うしろ半分には日本人がすしづめで乗っていた。みんな無表情で、ふるびたふろしきにつつんだ荷物を背に負い、げたをはいていた。軍医はきのう聞いたサムス局長のことばを思い出した。

「これはマッカーサー元帥がわたしに何度も言われたことだが、民主主義の根本は個人の尊厳である、つまりひとりひとりの人間がそれぞれに尊（とうと）いのだ、と言っても、そもそも自由というも

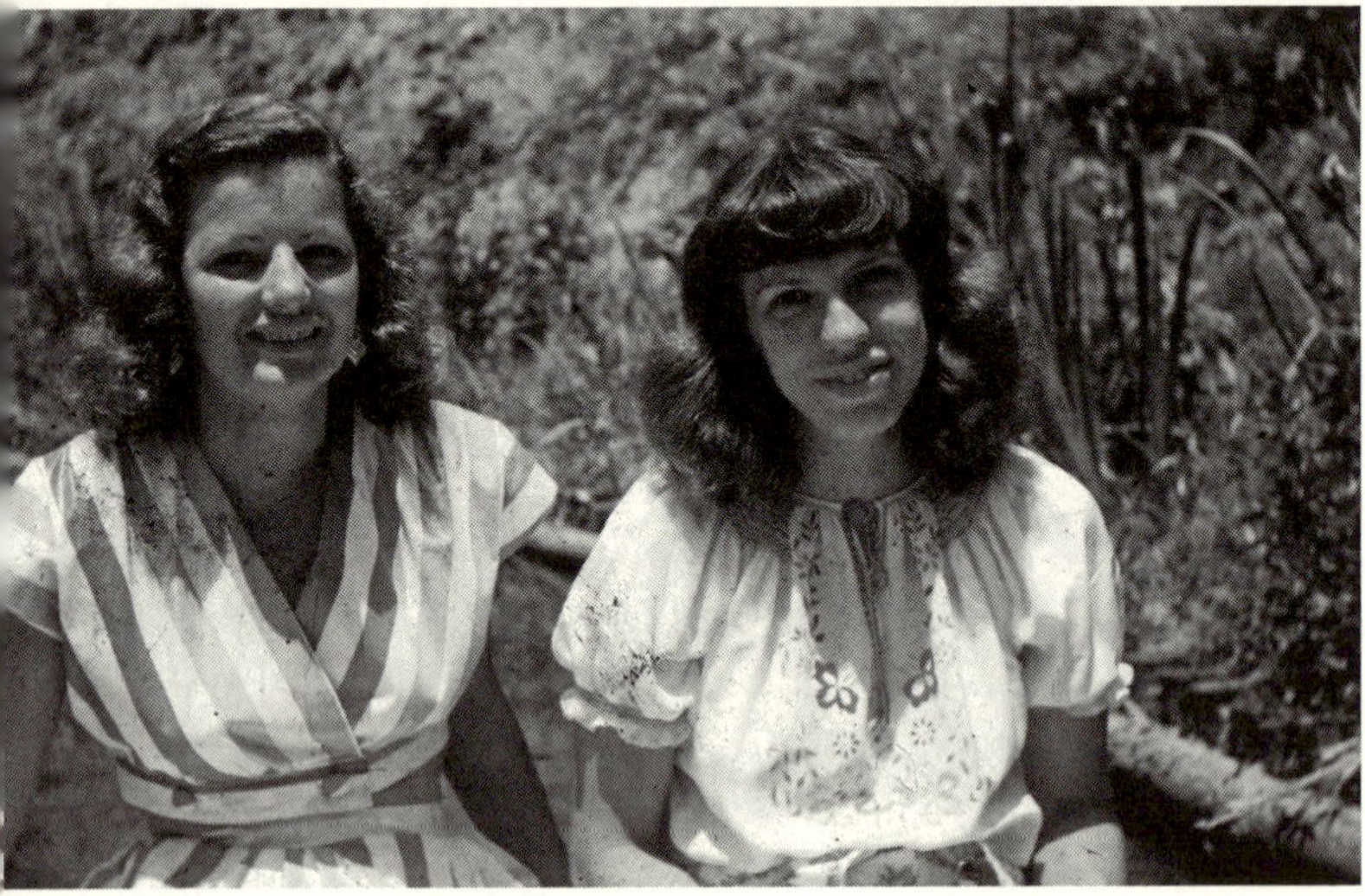

志賀高原ホテルで出会った東京裁判の事務員ダリル嬢［左］

のを知らん人間にはなんのことかわからんのだ。だから公衆衛生のしごとをとおして、民主主義ではひとりひとりがたいせつで、ひとりひとりのいのちに意味がある、ということをわれわれが示し、わからせてきたわけだ[12]」

軍医は立ちあがると、しきりのブロックをはずした。するとどさどさと日本人が入ってきて、車両は満員になった。軍医はすみのほうへ押されて、まえのおばさんの綿入れ半てんの背に本をたてかけて読んで、旅の時間をすごした。

二時間のち、標高六〇〇メートルの雪にうずもれた湯田中駅についた。ここに志賀高原ホテルから雪上車の迎えがきていた。軍医は三日のあいだ志賀高原ホテルに滞在し、上信越高原のしろがね色のゲレンデをすべりめぐって、夜は栗色の髪のダリル嬢と食事をした。彼女は東京裁判の事務をとるオフィス・ガールなのだとか。緑のひとみで見つめられ、「春になったら京都へ会いに行ってもいいかしら?」ときかれて、軍医は「いいともさ」と答えた。

ノーマは美人でプライドが高くてぜいたくで、だから不便でむさ苦しい占領下日本へきてくれるわけはなかった。

II　米軍支配を耐える京都のひとびと——一九四八年

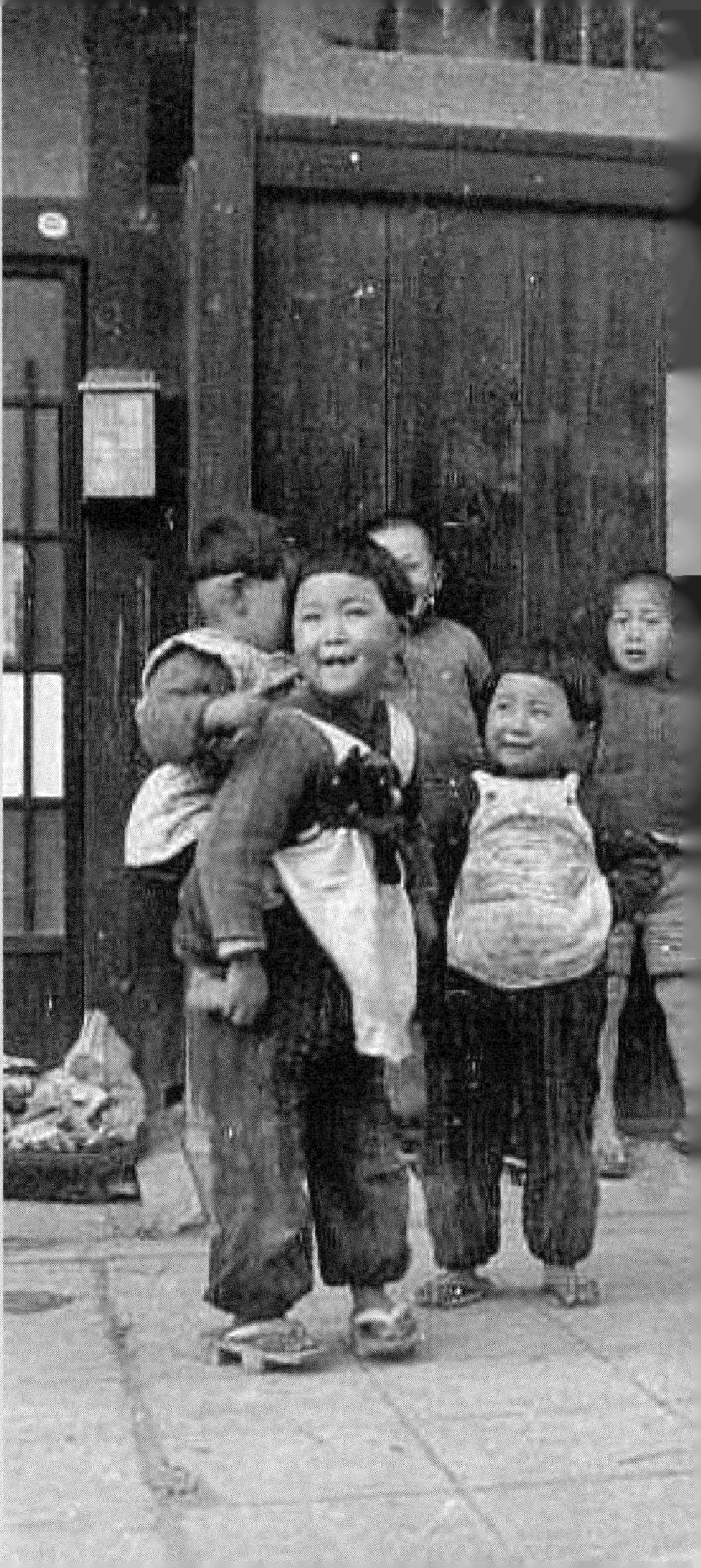

13　善意の限界――「敗戦の傷もの」［1月］

一月五日にグリスマン軍医が出勤すると、「お太りになりましたのね」と、トミさんが目をまるくした。軍医が志賀高原でスキーをしてきたことがたちまちひろまって、さっそく藤田総務課長がやってきた。

三十八歳の藤田総務課長は、京都府高等師範学校（現京都教育大学）在学中は蹴球（サッカー）選手として知られていた。[1] フェイント・ステップが得意で、いまも京都蹴球協会の会長として《戦後復興はスポーツから》と熱っぽく論じていた。[2] 負けずぎらいで、軍医がなにかスポーツをするときはかならずいっしょについてきた。この日も《京都にもよいスキー場がある》と言い、いっしょに行こうとさそった。

つぎの日曜日、ふたりがジープで鞍馬（くらま）山から花背（はなせ）峠をこえて花背スキー場についたら、もう正午になっていた。一時すぎからすべりはじめたそのとたん、ゲレンデにたおれて動けない若者が

目に入った。『毎日新聞』によれば、

京都軍政部衛生課長グリスマン中尉は——折角のスキーをやめて直ちに青年をジープに乗せて帰洛、日赤第二病院へ送り込んで休日中の松繁外科医長の立会をもとめた上ていねいに治療、左肩の脱臼を治した上自宅に帰した(3)。

松繁董（まつしげただし）外科医長は、この日は五条大宮の自宅で和服を着てくつろいでいた。そこへとつぜん米軍のジープが迎えにやってきた。いそいで背広に着かえて乗りこむと、十三歳の長男の洋（ひろし）君や近所のひとたちがびっくりして見まもるなか、ジープは京都第二赤十字病院にむけて走り去った(4)。

負傷したのはある運動具店の二十五歳の店員だった。松繁医長とグリスマン軍医が治療をしているあいだに、藤田総務課長がいくつかの新聞社へ電話をかけた。そしてかけつけた記者たちに、「中尉は《医者として当然のこと》とこともなげにいわれているが、わたしたちは大いに学ばねばならぬと思っています」などと言ったものだから(5)、つぎの日の『京都新聞』、『京都日日新聞』、『都新聞』、『夕刊京都』、『新日本』などが「国境越えて　醫は仁術」、「進駐軍将校の人間愛」などという見出しの美談記事をのせた。

思いがけない宣伝となって、軍医は近畿地方軍政部の司令官ジェームズ・G・デヴァイン大佐から褒状をもらってしまった。褒状には、「報じられたこのような個人の行動は、占領軍への友

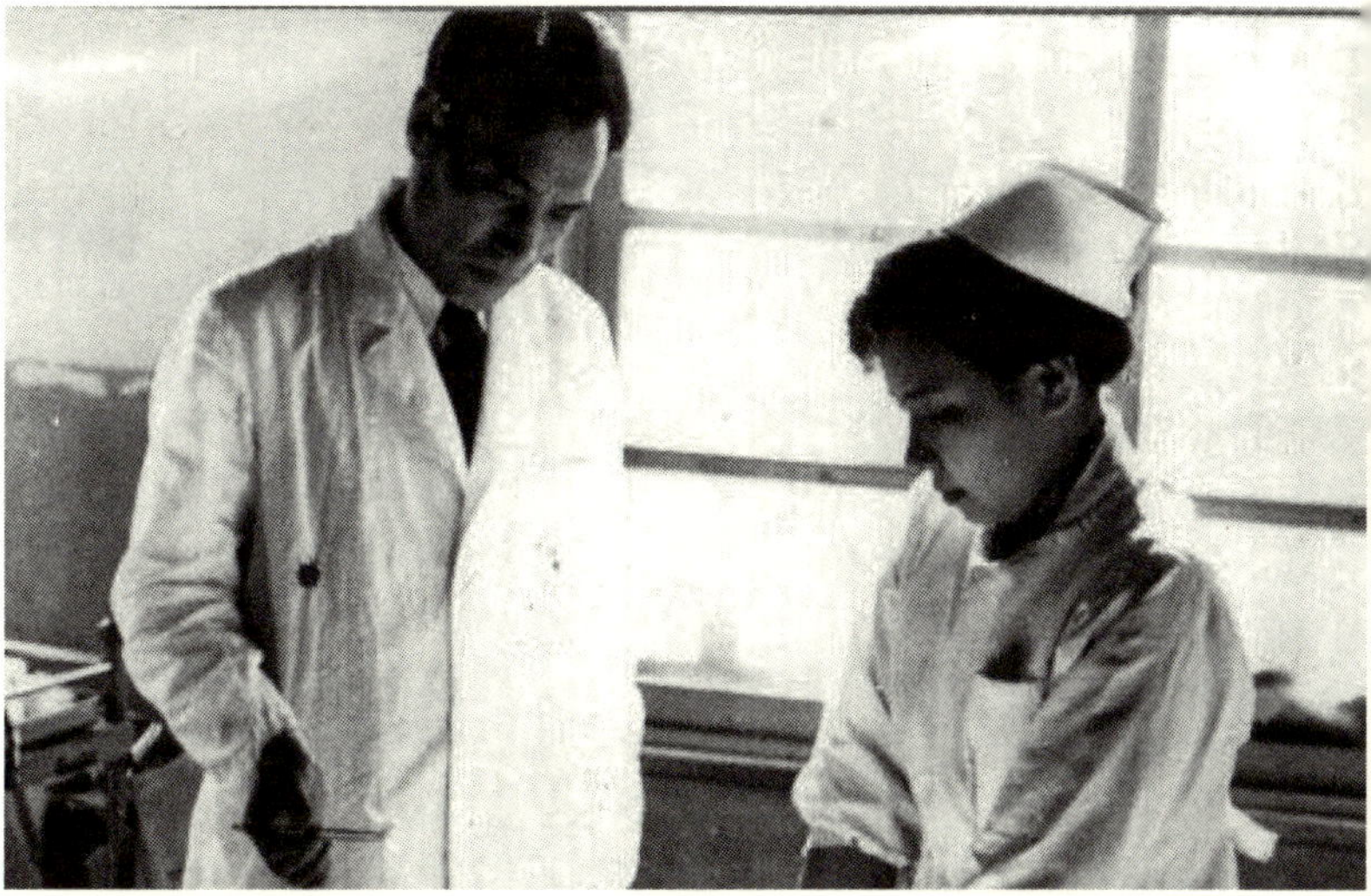

診療中の京都第二赤十字病院外科医長　松繁董［ただし］医師
（長男松繁洋氏提供）

好感情を日本人のあいだにおいてつちかう、という占領軍の目的をおしすすめるものである」[6]とあった。

お笑いぐさに、褒状と記事の切り抜きを同封します。ほんとはたいしたことではないんで、アメリカならおんなじ事件があっても注意なんか引きません。でも日本では、すくなくとも一九四八年には、日本人の評価はわれわれのそれとかなりちがうんです。

この事件で、京都市に救急車が一台もないことがわかった（救急車は「夜となく昼となく患者を運び込んで診療を混乱させる厄介な存在」だとかんがえる医師さえいた）[7]。軍医のはからいで府［議］会が予算をとおし、春から戦後はじめての医療救急車が京都市内を走ることになった[8]。

親切なグリスマン中尉

(For Lt. Glissman)

Translation No. [illegible]
The Mainichi Jan. 13, 1948

Kind Lt. Glissman Stops Skiing To Help A Boy At Hanase

Lt. Glissman, the head of Public Health Section, Kyoto Mil. Gov't Team, who went to Hanase for skiing with Chief Fujita of General Affairs Section, Pref. Public Health Section, last Sunday, found a boy lying on the ground at the entrance of the ski-run and immediately gave up his skiing to carry the boy by his jeep all the way back to Kyoto and put him in the 2nd Red Cross Hospital, where, with the help of Dr. Matsushige of Surgery Dept., Lieutenant carefully handled the dislocation of the left shoulder-bone from which the boy was suffering and sent him home. The boy is Hideo Satake (25) of Yoshida Nihonmachi, Sakyo-ku, who works as a clerk at the Ichi-ichi Sporting Goods Store, and he, his family, and all the Hanase skiers are filled with gratitude to this kind act of the American officer.

The Shin Nippon Jan. 13, 1948

Medicine Is A Benevolent Art; American Officer Displays Humanity Beyond Racial Boundaries

Here is a beautiful story of a borderless humanity displayed by an American officer which throws a brilliant light on the Japanese people who are apt to forget humanity in their hard struggles with the life.

Lt. Glissman, the chief of Public Health Section, Kyoto Mil. Gov't Team, went last Sunday to Hanase Ski-run with Chief Fujita of the General Affairs Section, Pref. Public Health Section, to enjoy the whole day in skiing. At about 1.30 p.m. the Lieutenant found a boy lying on the ground with his left shoulder-bone dislocated and immediately stopped his skiing to send the boy by his jeep to the 2nd Red Cross Hospital of Kyoto. Then Lieutenant went out again to carry Dr. Matsushige of the Surgery Dept. from his home to the hospital, treated the boy with the doctor, had the affair communicated to the boy's family, and saw everything prepared for safely sending the boy back to his home after the treatment. Lieutenant Glissman's most considerate act as a doctor greatly moved the boy, Hideo Satake at Nihonmachi, Sakyo-ku, his family and all the people who witnessed it. Chief Fujita of the General Affairs Section who was with the Lieutenant said, "Lieutenant Glissman says it's only a matter of course, but we have many things to learn from it."

國境越えて

醫は仁術

進駐軍将校の人間愛

花背スキー場で軍医が負傷者をつれかえって治療した事件を報じた新聞記事切り抜きとその英訳

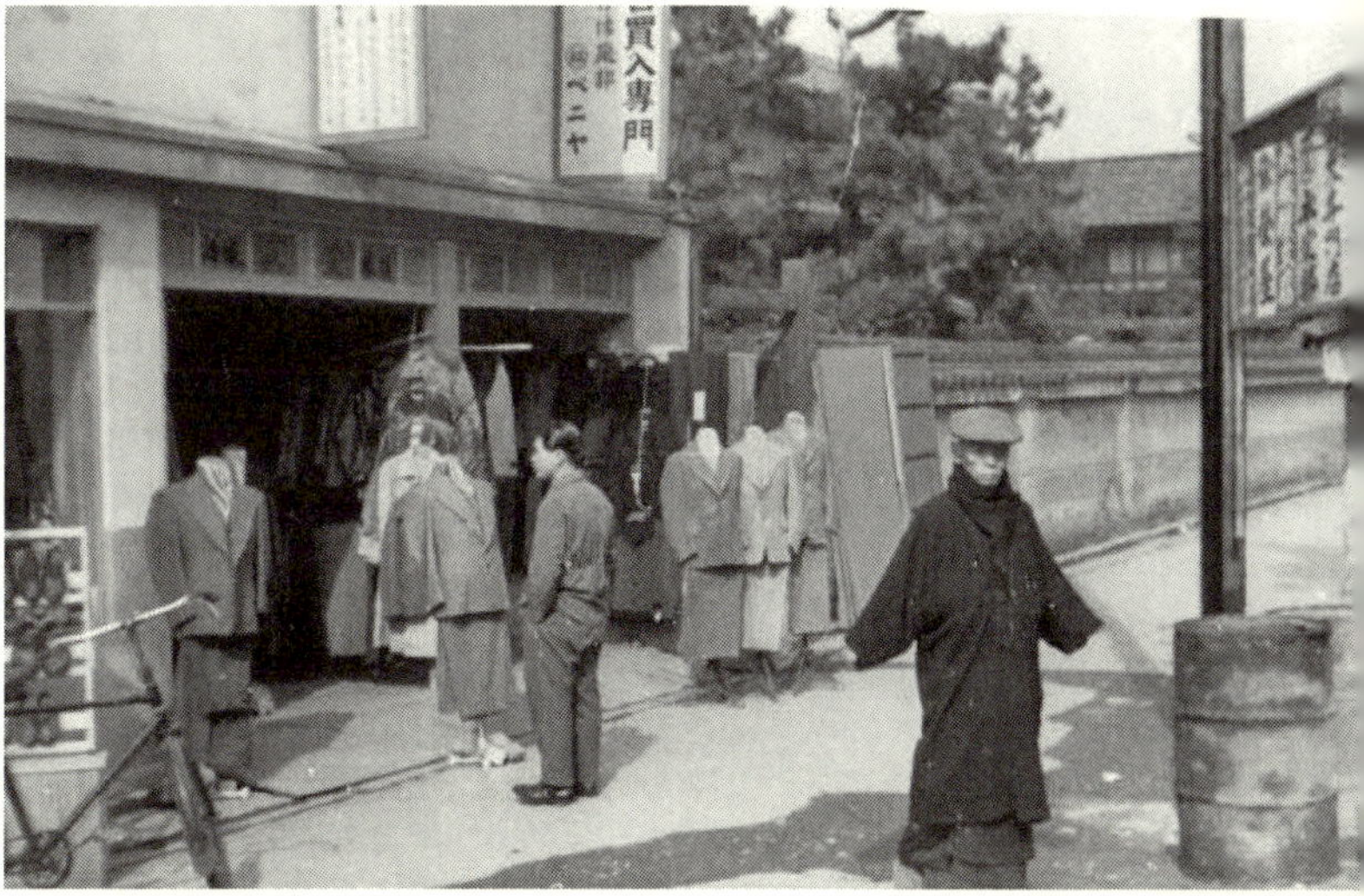

中古服を売買する店

しかし、こんな善意ではどうしようもないこともあった。つぎの日曜日、軍医はカメラを持って街へでかけたが（巻頭口絵参照）、あらためてそのことを痛感する。

京都の街は入りくんでいて、小路のずっと奥にひっそりと質屋があったりした。質屋のそとで、靴みがきの子どもがまっていた。

質屋の横はお寺の墓場で、そのとなりは古い映画を上映する映画館だった。立ち飲みの屋台があちこちにあって、夜には酔った客がところかまわず立小便をした。その臭気に京都市観光課は困っていたが[9]、軍医は平気で路地の奥までのぞきこみ、オフ・リミット（米軍兵員立入禁止区域）の看板を撮影したりした。

ふと人だかりに気づいて行ってみると、道ばたで古い軍服を着た男ふたりが尺八を吹き、もうひとりが琴をひいて歌っていた。三人とも戦傷でか

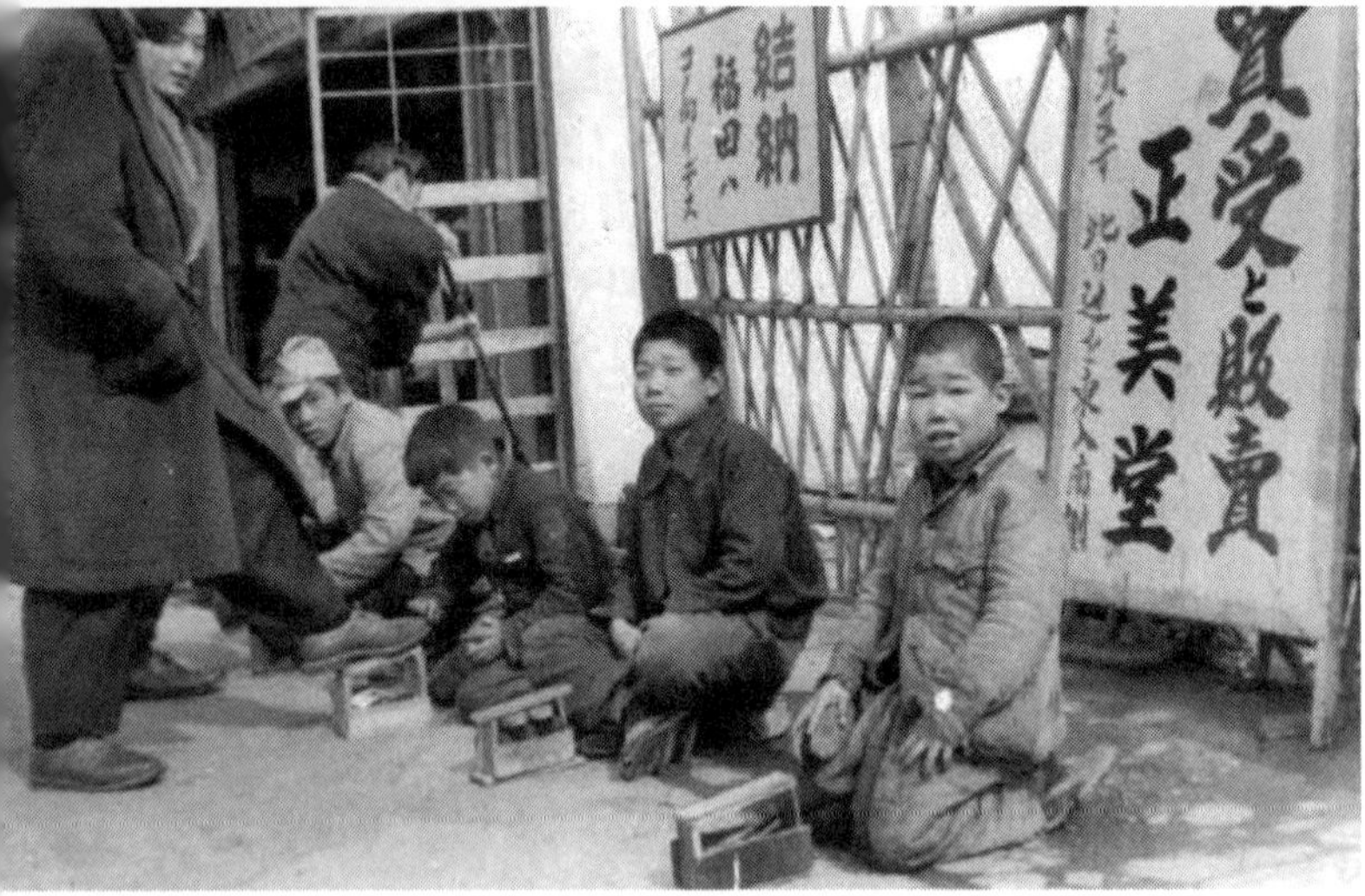

質屋の近くで靴をみがく子どもたち

らだが不自由になった傷痍軍人で、道で軍歌をかなでて金を乞うているのだった。

傷痍軍人というのは旧日本軍人で戦傷をうけた者、なかでもひじまたはひざ関節以上からすくなくとも手足一本を切断した者、視力障害者、肺結核や呼吸器不全患者、腎臓や肝臓機能の不調者などをさした。[10] 小説『二十四の瞳』では、ソンキという青年が失明して小豆島へ復員してくる。「ソンキさんは人にあうと死んだほうがましじゃ、というそうですもの」といううわさが流れる。かれはおさないころの恩師のまえで、「こんなざまになりましてな」とうつむく。無収入なので兄の扶養家族となってじゃまにされ、住みこみでマッサージの修業をはじめた。「少しは見えるのか」と聞かれると、かれは「目玉がないんじゃで」とさびしく笑う。[11]

このひとたちに日本政府があたえたのは、わずかな一時金だけだった。日本の軍国主義を根絶しようとGHQは軍人をとくべつ扱いすることを禁じ、傷痍軍人のための職業訓練さえも却下した。[12] そのかわり困窮者は平等に救済されるべきとして、傷痍軍人も受給できる生活保護制度がすみやかに成立するはずが大幅に遅れた。政府が国民の生活を保障する施策を厚生省官僚がうけいれず、救済を民間業者に半委託する試案などを出してきたため、立案に時間がかかってしまったのだ。[13]

ようやく生活保護制度が機能しはじめた一九四七年秋には、インフレが進んでたばこが五〇円になっていて、月額五二円の生活保護費をもらってもどうしようもなかった。一九四八年には二三三万人が月額一九八円に上がった生活保護をうけていたが、くらしていけないのはおなじことだった。[14]

また生活保護費は国が無能な貧民にめぐむ金のように思われ、《貧民といっしょにされるのは耐えがたい》として受給しない傷痍軍人も多かった。傷痍軍人は断じて貧民ではない。国のためにたたかって負傷した者はどんな国においても敬(うやま)われるべきものだ。パリには廃兵病院があり、米国では復員兵援護法（GI法）がとおって大学の学費、住宅取得資金、失業手当などが支給されているというではないか。[15]

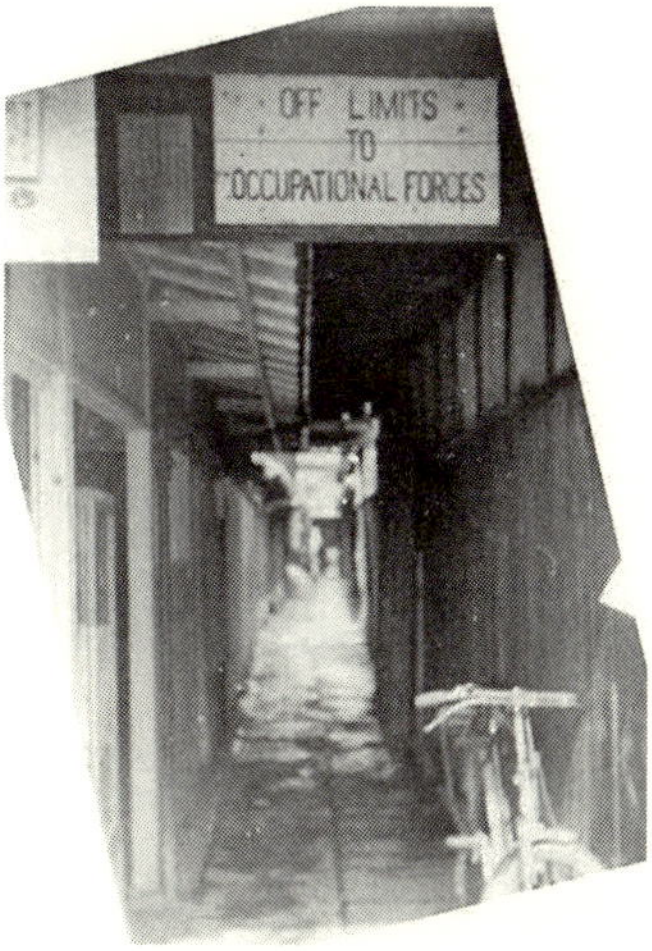

米軍兵員立ち入り禁止［オフ・リミット］の路地

ただ、GHQが配慮したこともあった。復員してもまだなおりきらない戦傷で苦しむ傷病軍人が多かったために、GHQはもとの陸・海軍病院を接収せずにおいた。軍病院は全国一一六カ所にあって場所も設備もよかったのでこれを国立病院とし[16]、傷病軍人は無料でここへ入院して治療をうけることができた。そういう傷病軍人が、GHQによれば全国に七万人、厚生省によれば一四万人いた[17]。

伏見区深草の国立京都病院（現国立病院機構京都医療センター）にも数十人の傷病軍人が入院していた。そのひとり石黒直男（ただお）さんは、シベリアで強制労働をさせられているときに小屋がたおれてきて、右大腿骨頭が折れた。あるけないまま復員して、国立京都病院へ入院した。治療は無料でも、せっけん、ちり紙といった身のまわり品がひと月に一〇〇〇円かかった。二年のあいだに三回の大手術をうけ、そのつど胸までギプスをつけてあせもとかゆみに耐えた。

ようやく松葉杖をついてあるけるようになると、満州生まれの音楽家だったかれは京阪電車に乗ってときどき四条の繁華街へ出た。京都市の映画館や音楽会、絵の展覧会などは傷病軍人を無料で入れてくれたのだ。

そんな石黒さんをふくむ八人の患者が病院の大部屋のせまいベッドでふとんにくるまっていると、まるでカマボコが八つならんでいるように見えた。みんなで『日本語版リーダース・ダイジェスト』を読んで、アメリカの傷病軍人も《人がヂロヂロ我々を見るのが嫌だ》と思っていると知り、「勝った国でも負けた国でも、不具者の状態は変わりないじゃないか」と笑うこともあった[18]。

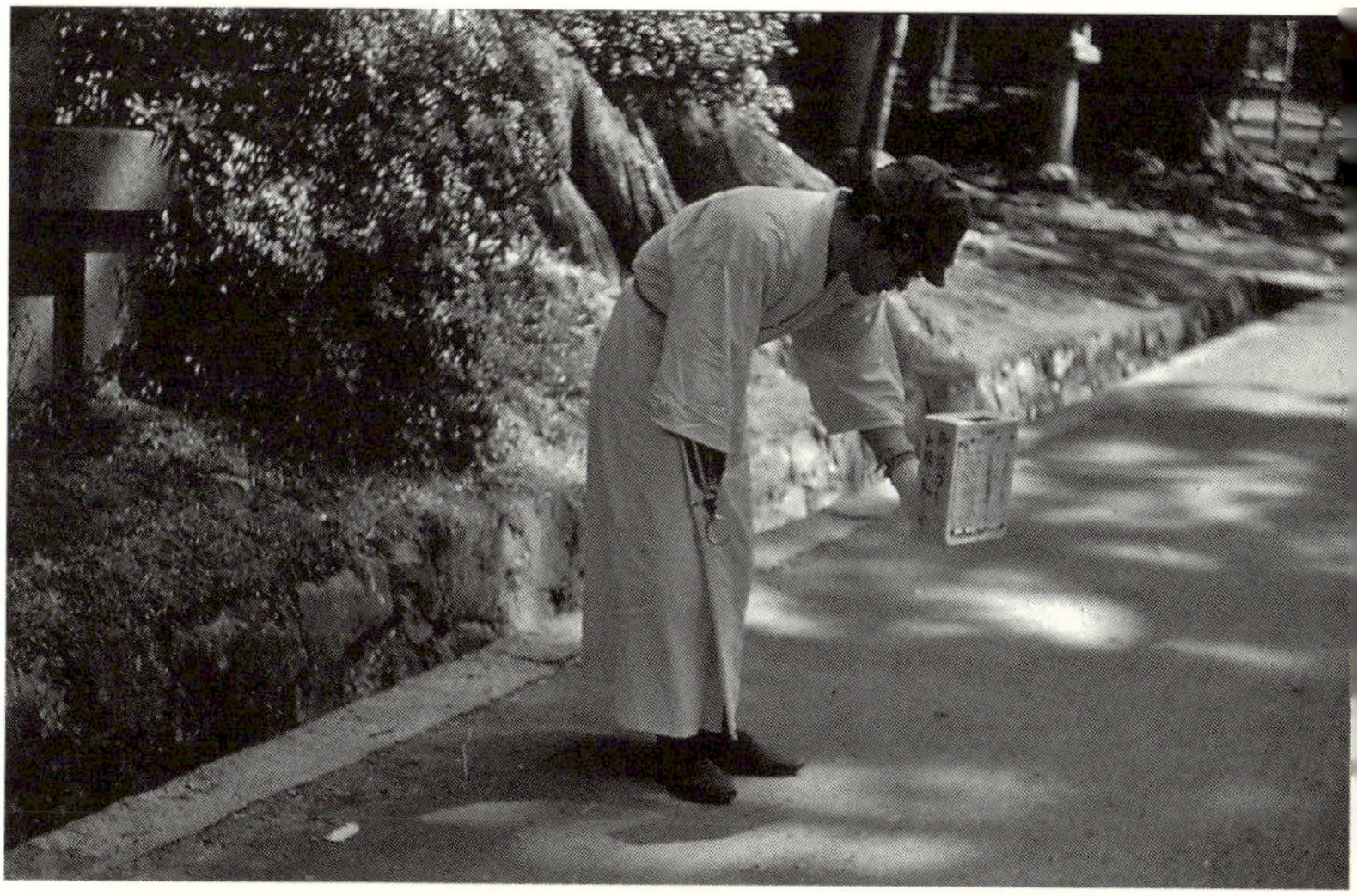

右腕を失って東京の街角で金を乞う傷痍軍人
(マーレーン・リッチー氏提供)

このころ国立京都病院では京都軍政部ナースのミス・ジャクソンの指導でつきそいが廃止され、アメリカ式の完全看護がとりいれられた。看護婦が八時間ずつ日に三回交代することによって二四時間看護ができるというのだが、看護婦不足でかえって不便になった。やむなく石黒さんたちがおたがいに食事や便器の世話をした。そんなことで療養ができず、結核がすすんで亡くなる仲間もいた。[19]

さまざまに不本意な困窮に耐えかねて、一部の傷痍軍人が白衣を着て街で軍歌をかなでたりして金を乞いはじめた。[20]「脚の無き手の無き白衣の若者が路傍に寄付を乞へる雪の日[21]」という短歌そのままの傷痍軍人を、二歳だったわたしは見たことがある。この若いひとは旧日本陸軍の戦闘帽をかぶって、大丸京都店そばの高倉通りの石だたみによつんばいになっていた。りっぱな体格の手足がすべて関節から切断され、両ひじと両ひざの切り

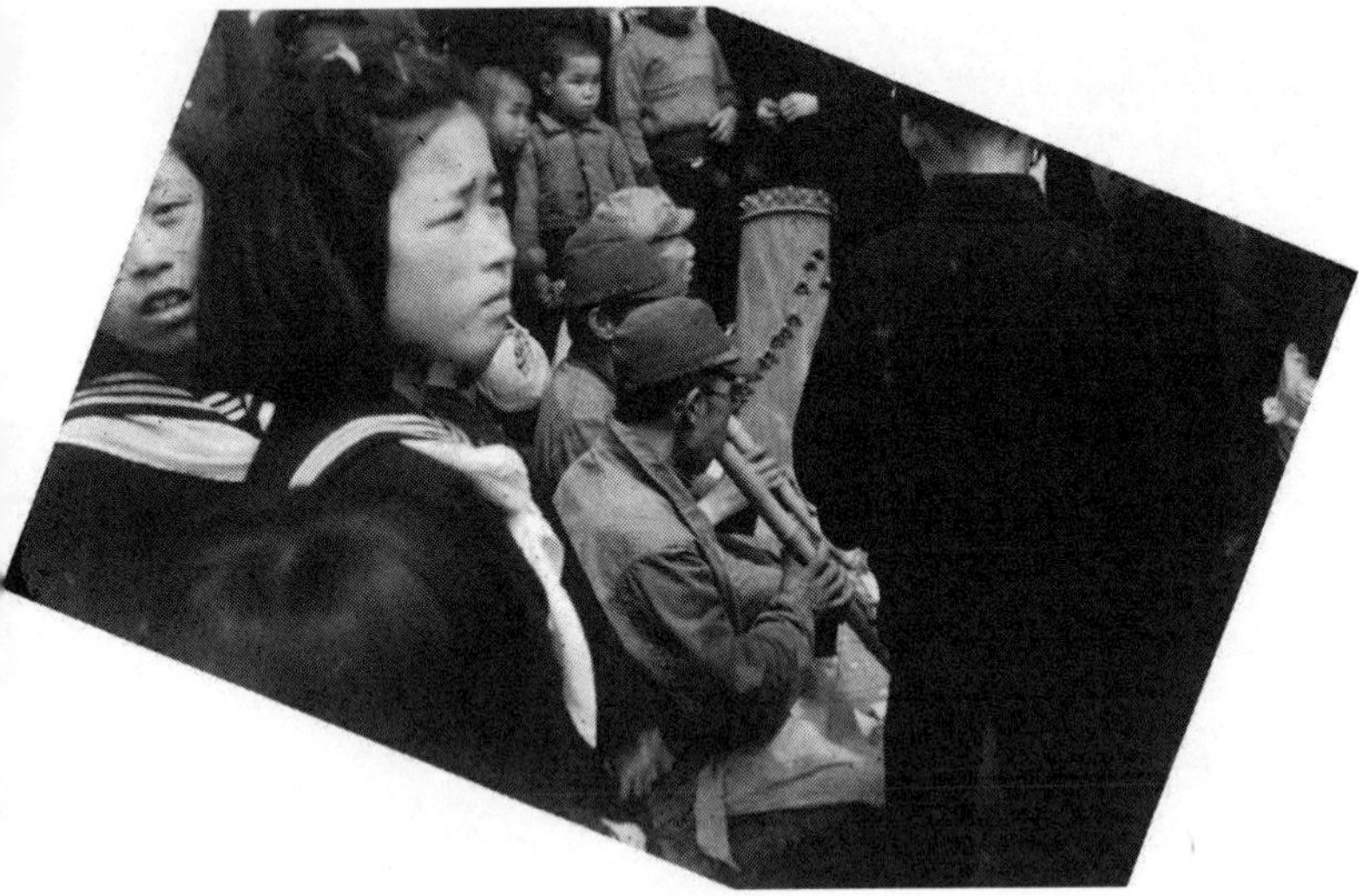
道ばたで琴と尺八をかなでる３人の傷痍軍人

口が茶色の皮でくるまれていた。白衣のたくましい背中に、募金箱がのっていた。

こんな状況に、全国から請願状が日本政府へ山のようによせられた。[22] しかしＧＨＱが日本を支配するかぎり、どうすることもできなかった。[23]『ニッポン・タイムズ［現ジャパン・タイムズ］』や『朝日新聞』がかれらの窮状を報道しようとしても、「このような方向の記事はＧＨＱ政策に反する」「正確でも事実でもない」などとしてＧＨＱ検閲で掲載を禁止された。[24]

一九五二年に日本が独立し、一九五三年春に「戦傷病者戦没者遺族等援護法」が施行されて、ようやく傷痍軍人に軍人恩給が支払われはじめる。[25] このときまで、大多数が戦後八年の不遇をだまって耐えた。その心情を、片腕を戦場でうしなった宮田庄太郎さんはこのようにしるしている。

「［傷痍軍人は］昔からのかんがえ方から言えば、

敗戦の傷物なのだ、けれども負けて居ながらも［恩給は］恵まれた措置だと思います……最後に忘れてならないのは、国からの大きな恩恵であります[26]」

一九四八年一月、グリスマン軍医が道ばたで演奏をつづける三人の傷痍軍人のためにできることはなにもなかった。かれは三人をななめ横からそっと撮影した。

14　PXの若者――「生きていくのがせいいっぱい」　［2月］

京都府庁の正門に「食糧一割増産」という看板がたてられた。あいかわらずの遅配がつづいて庶民の家の米櫃(こめびつ)は空だった。

それなのにグリスマン軍医は正月いらい八ポンド（約四キロ）太った。たばこをやめたせいもある。学生のころから七年のあいだ、一日ひと箱の「ラッキー・ストライク」がやめられなかった。吸えば落ちつくが、吸わないといらいらして気分が晴れない。たばこの奴隷になったようで、まえの年の暮にとうとうやめた。だが口さみしくてパイプたばこをためしているうちに太ってしまった。いっぽう日本人にとってたばこは一日三本かぎりの配給だから、「キャメル」や「ラッキー・ストライク」をおみやげにくばるとよろこばれた。軍医の月給はさいしょの一六〇ドルからいまでは二五一ドルにふえていたのでひとつ十セントのたばこを買うなどなんでもなくて、京都市中央卸売市場での衛生指導も荒くれ男たちにたばこをくばってやりとげた。(1)

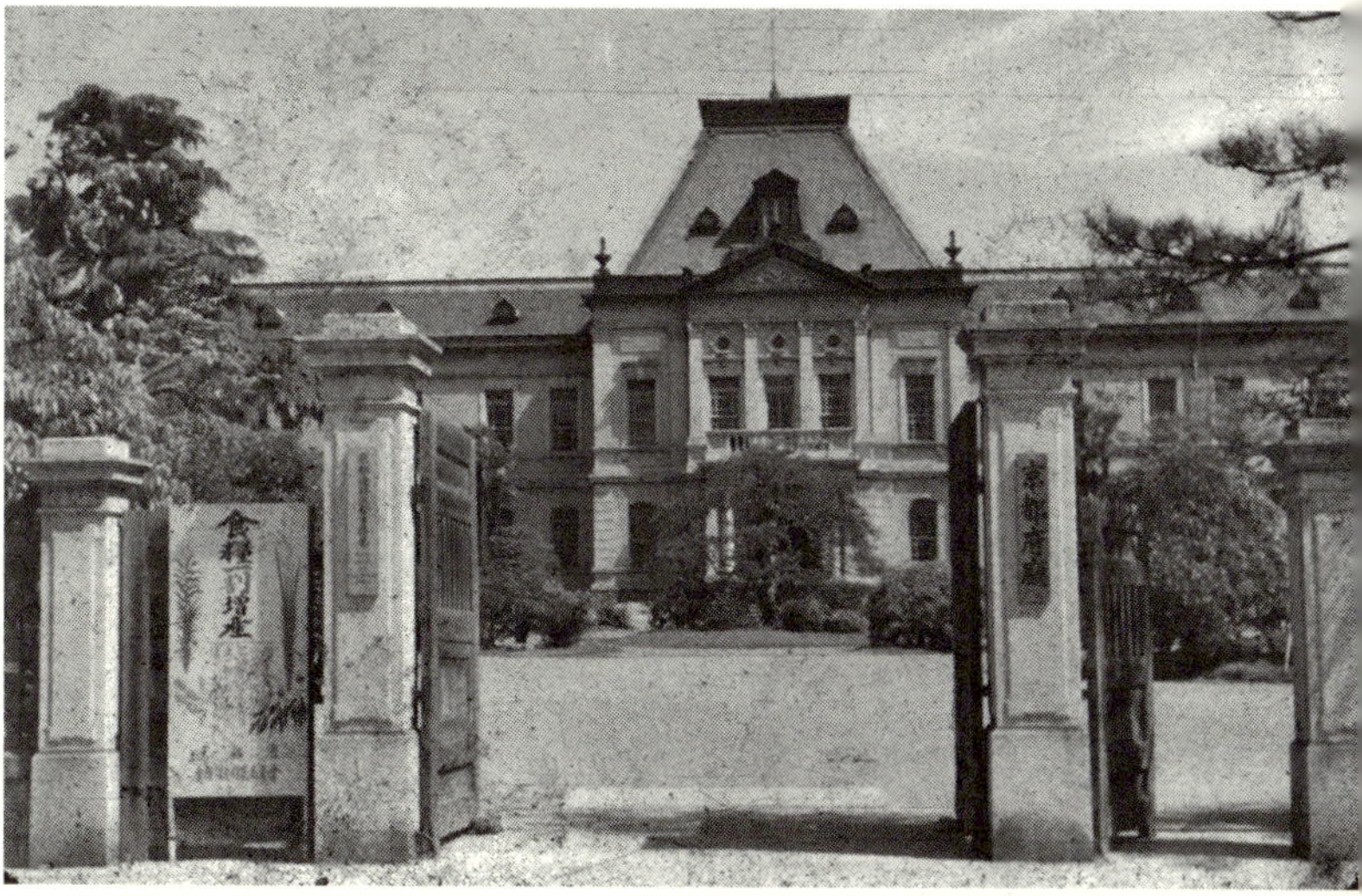

「食糧一割増産」の看板が立った京都府庁正門

二月はじめ、つぎの週の視察のためにまたたばこが入り用になって、軍医は帰りがけに左京区岡崎へ買いものにでかけた。米軍はこのあたりのおもだった建物を接収して、ミュージアム・エリアと名づけていた。美術館と勧業館（現みやこメッセ）は兵員宿舎、公会堂（現京都市立美術館別館）は兵員用キャバレー「コパ・カバーナ」、そのまえの広場に建てられた木造の平屋［現ロームシアター京都］がポスト・エクスチェンジ売店［PX］と、ビールなどが飲める酒保になっていた。

PXのカウンターにはいつもの若者がいた。名まえをタケル［仮名］といって、左京区吉田にある第三高等学校（現京都大学総合人間学部、旧教養部）の一年生だった。米軍は高等学校をナンバースクールと呼び、ここがエリートだけを選抜して帝国大学にすすませ、結果としてかれらがおたがいの利益をはかって国の中枢を支配し、侵略と開戦

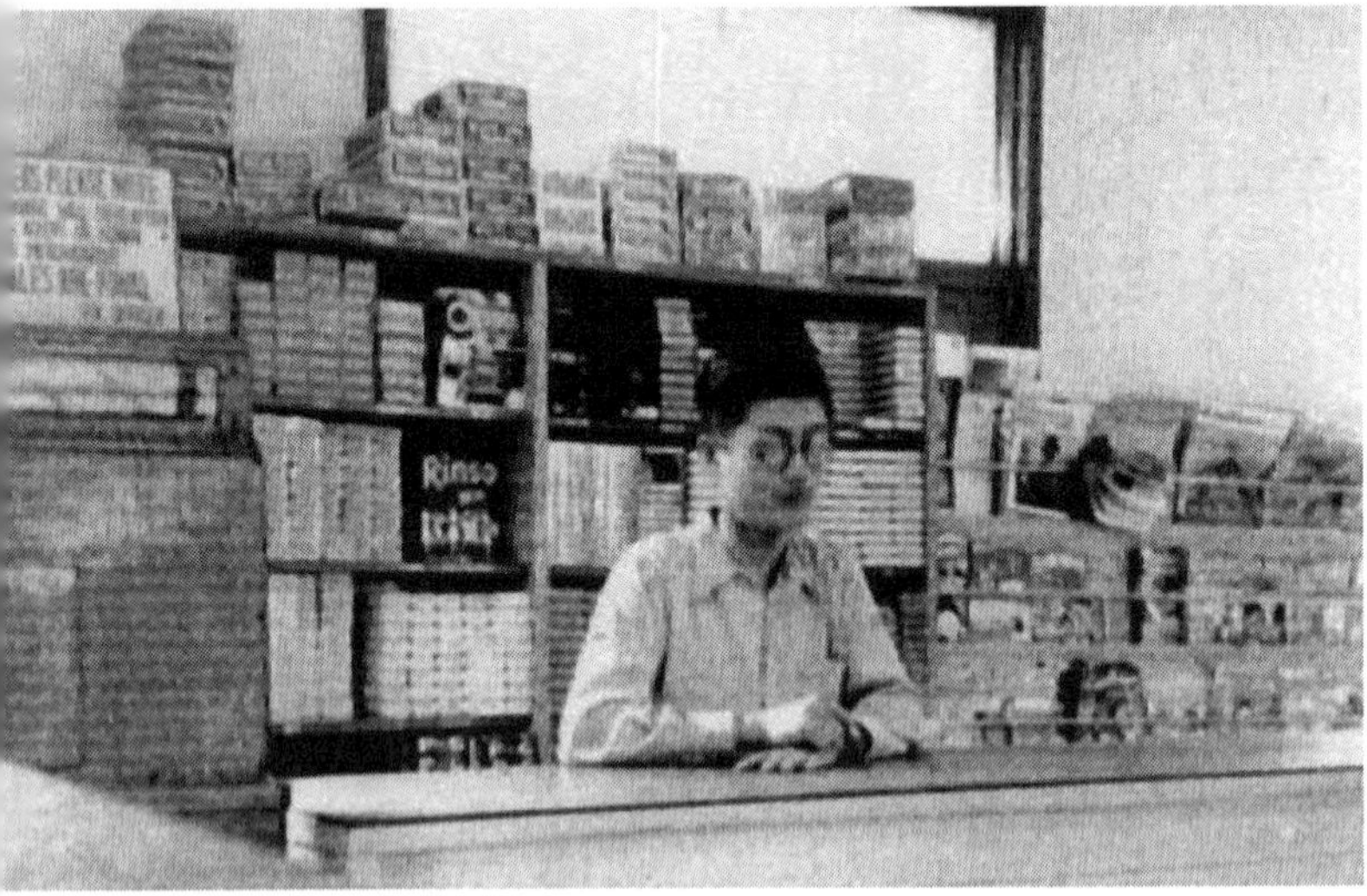

PXのカウンターで働く旧制第三高等学校一年生の青年　(M.I. 氏提供)

の原因をつくったとして、来年から廃止することにきめていた。そのため授業は午前中でおわるようさだめられて、タケルは午後からここで働いているのだった。

やせた頬にまるいめがねをかけたこの若者は、軍医の注文をうけると手早くたばこのカートンを一〇個そろえて、「Here you are（はい、これですね）」と言いながらわたしてよこした。一〇ドルを軍票で払いながら軍医は、この青年はおさないときから反米軍国教育をうけたはずなのに、どうしていま米軍で働いてこんなに流暢な英語まで話すのだろうか、とかんがえた。

もし軍医が口に出してそうたずねたとしたら、タケルはこんな身の上話をしたことだろう。十五歳になったとき、京都第三中学校（現京都府立山城高校）生だけが愛知県の知多半島へ動員された。中島飛行機半田製作所でまいにち海軍偵察機「彩雲（うん）」のつばさをくみたてるのがしごとだった。夜は宿舎でノミを避けて机のうえに戸板をおき、ふとんを敷いて寝た。空襲にそなえて足にはゲートルをまき、ぞうりは履いたままだった……。

終戦の日、海軍の士官たちがトラックで乗りつけて手あたりしだいに工場の物資をごっそりもっていった。負けたとなれば二年にわたるつらい毎日がなんにもならなかったことになって、十七歳の心は怒りで荒れた。京都へかえるとちゅう名古屋駅でしおたれた復員軍人たちをみかけたときは、みんなで「お前らのために負けて、なんじゃい！」とののしった。

京都へもどると、もう受験がせまっていた。タケルは第三高等学校をうけることにして、停電になるとねむり、電気がつくと問題集をひらいた。空腹は火鉢で炒った米ぬかでなだめた。米軍が「真相はこうだ」というラジオ番組をつくらせていて、戦時下日本のウソとくやしい内情を聞いた。Kレーションとよばれる米兵用の携帯食を米軍が放出してくれたときは、コンビーフやチョコレートがとびきりうまかった。

第三高等学校に合格すると、サラリーマンの父の月給は戦後のインフレにおいつかないので、学費はなんとかじぶんで払いたいと思った。だから入学と同時に京都公共労働安定所へ行った。そして「進駐軍労務者募集、ただし英語の読み書きに自信ある方」という募集をみつけた。(2) タケルは英語専攻の文科の学生だったので、さっそく応募した。

英語の読み書き試験に合格すると、京都第二赤十字病院で血液検査、レントゲン検査、それから検便をうけさせられた。(3) 結果が出て「梅毒」も「結核」も「回虫」もなしとわかり、予防接種をいくつもうたれて、やっと採用された（このときの求職者は二万人で、タケルは採用男性七二四三人のひとりだった。トミさんのように女性で職を得たのは二六〇人にすぎなかった[4]）。

さいしょのしごとは中京区壬生（みぶ）の倉庫でセメント袋をかぞえることだった。たてに一五個、横一三個、奥行き一二個がきちんとならんでいたので、タケルが「一五×一三×一二」と計算していると、いっしょに働いていたトニー二等兵が袋のうえによじのぼって、一五、一五、一五、と ひと山ずつ紙に書いて足していた。「かけ算を知らんのか！」とおどろいた。そして、「日本がなんでこんな無教養な連中に負けたんや」とくやしかった[5]。

そのあと岡崎のＰＸへまわされた。びんせんとふうとうのセット、ジレットのかみそり、イブニングドレスなどが安価なドル（軍票）で、米軍兵員だけに売られていた。「カシミア・ブーケ」や「ラックス」せっけんの香りがただよい、ガラスケースのなかでカメラや時計がきらめいた。日本政府が最高級ぜいたく品としてカメラに一〇〇パーセント、時計に五〇パーセントの「物品税」をかけていたころのことだった[6]……。

ここでタケルをいちばんおどろかせたのは「アーミー・ワイフ」たちだった。北大路のそばから北山通りまで、賀茂川の東がわにひろがる緑ゆたかな植物園（京都府立植物園）のなかに、家族持ちの米軍将校のための宿舎がたてられていた。そこから妻たちがよくＰＸへ買いものにやってきた。片方の手でたばこを吸いながら、もう片方の手で大きなフォードやクライスラーを運転してくるのだ。クラッチとアクセルを踏みわけねばならない自動車の運転は日本人男性にとってさえむずかしいとされていた。だからかるがるとハンドルをさばく「アーミー・ワイフ」を見て、タケルはたまげてしまった。

いっぽうで若い米兵にもあきれた。第三高等学校の教室で、タケルたちは西田幾多郎の『善の研究』を読み、サルトルの実存主義を論じていた。だがおない年の米兵たちはマンガのターザンやブロンディか、本なら『リーダース・ダイジェスト』しか読まなかった。

とはいえ女性との交際では負けた。化粧の濃い売春女性に「ユー、ゴウ、ミー、ゴウ、ダイケン、ゴウ〔大建ビルのPXへ、あんたとあたしで行きましょ〕」などと言われて腕をとられると気安くいっしょにでかけていって、ナイロン靴下などを買ってやってホテルでねんごろな仲になるのだ。いっぽうタケルは小学校卒業以来男子校へかよって、身近な女性といえば母と妹だけだった。

そんななかで、ファーガソンだけはちがっていた。頭の切れるいいやつで、ある京娘に恋をしていて、よくその話を聞かされた。だがうまくいかなくて、やがてアルコール中毒〔依存症〕となって京都から消えた。《階級がすべて》の軍隊生活にかれの知性が耐えられなかったのだ、と思った。

きょうもPXにつづいた酒保では少佐が二等兵とビールを飲んで談笑している。指揮官と兵卒なのか、または情報将校として部下たちの不満をさぐっているのかもしれないが、きびしい日本の軍隊ではありえない。なるほど少佐も二等兵もおんなじ人間で、おんなじ五セントのシュリッツ・ビールを飲んで笑って話す、民主主義とはこういうことかとタケルはしみじみ思うのだった。

グリスマン軍医がカウンターでたばこをうけとりながら、

「きみはアメリカ人は鬼畜だとおしえられてきたのにいま米軍で働いて、どう思ってるの？」とタケルにたずねたとしたらどうだろう。

この疑問はアメリカ人軍医にとってはとうぜんだったが、タケルには愚問だった。タケルはこう答えたことだろう。

「まいにち生きていくのがせいいっぱいで、そんなことかんがえるひまはないよ、中尉どの[7]」

やがてタケルは大阪大学法学部へすすみ、法務省を経て京都有数の敏腕弁護士となる。京都がふたたび異国の占領下におかれることはないと思われるのに、かれは民間人として陸上自衛隊を支援し、事務所には天皇皇后両陛下の写真が掲げてある。

15　日本人を健康にする作戦
――「あったかく清潔にしていたいんです」　［3月］

二月の第二週に、グリスマン軍医は宮津へでかけた。そのるすに、秘書のトミさんあてに母グリスマン夫人から航空便がとどいた。これでひと月、息子から手紙がこないのだという。「うるさく言ってじゃまをしたくないので」と読んで、トミさんはすぐタイプライターにむかった。軍医は二月から週に二日、滋賀県の大津へも出勤していた。滋賀軍政部にいた軍医が義務兵役をおえて帰国したので、交代が来るまで滋賀県庁衛生部の監督もひきうけることになったのだ。

そんなに長いあいだ中尉からご連絡がなかったなんて、おどろきました。中尉はだいじょうぶですわ。スキーからかえってみえたとき、すごく日に焼けて太って、まるで木こりみたいでしたけど、いまはまた色白にもどっておられます。

それから、よいニュースを知らせた。

先週は発疹チフス・パーティがありました。おととしは［京都府の］患者が一〇〇〇人以上だったのに、去年は六人になって、ことしはゼロでしたので、そのお祝いなんです。(1)

一九四五年秋から発疹チフスが全国で流行した。これを媒介するノミを退治するため、主要な駅でＤＤＴの粉末がすべての日本人に吹きかけられた。晴れ着のきものを着た女性がうなじや胸元から素肌に白い粉を吹きこまれているのを、軍医は気の毒に思って見ていたこともあった。男性はあたまとわきの下と横腹と、かさねた服のあいだにまず噴霧された。それからズボンをゆるめて股間と下着、さいごにズボンのうしろから尻にも噴霧された。(2)

こんなやり方が効いたらしくて、ことしの冬、京都ではひとりも患者がでなかった。(3) ちょうど下士官のアンディが帰国することになったので、その送別会もあわせてみんなで「チフスぼくめつ祝賀会」をやった。第三五米陸軍病院の軍医もよんでやったら、「スキヤキって初めてだ」と目をまるくした。

トミさんはべつのニュースも知らせた。

中尉は花街の女性が花を活けにやってくるとおっしゃったんですのね。じつはきょう、マッカーサー［元帥］夫人とアイケルバーガー［第八軍］司令官一行が京都府庁を視察なさる予定でした。わたくしたち、おおわらわでおそうじをしたのですけど活け花が枯れていて、彼女たちにいそいでもってきてもらいました。ところが視察はありませんでしたのよ。

そのあとトミさんは「なにがほしいかおたずねくださって、ほんとにありがとうございます」と、遠慮がちにつづけた。

わたくし、あったかく清潔にしていたいんですので、できましたらせっけんと、もめんの下着と、パジャマと、あたたかいコートと、セーターがほしいと思います。

そのあと、神戸の実家が空襲をうけたとき、パジャマのうえにズボンと上着をつけただけで逃げたことをつけくわえた。(4)

このころ軍医はジープで京都府北部へでかけて、宮津保健所に着いてびっくりしていた。宮津市のひとびとがここの保健所を増築するため、あわせて八五万円もの大金を寄付したというのだ。藤田総務課長がいちばんおどろいた。秋のコミュニティ・チェスト募金がうまくいかなかったことから推しはかって［10話］、寄付は二〇万円ぐらいだろうと思い、もう不足分の工面をはじめ

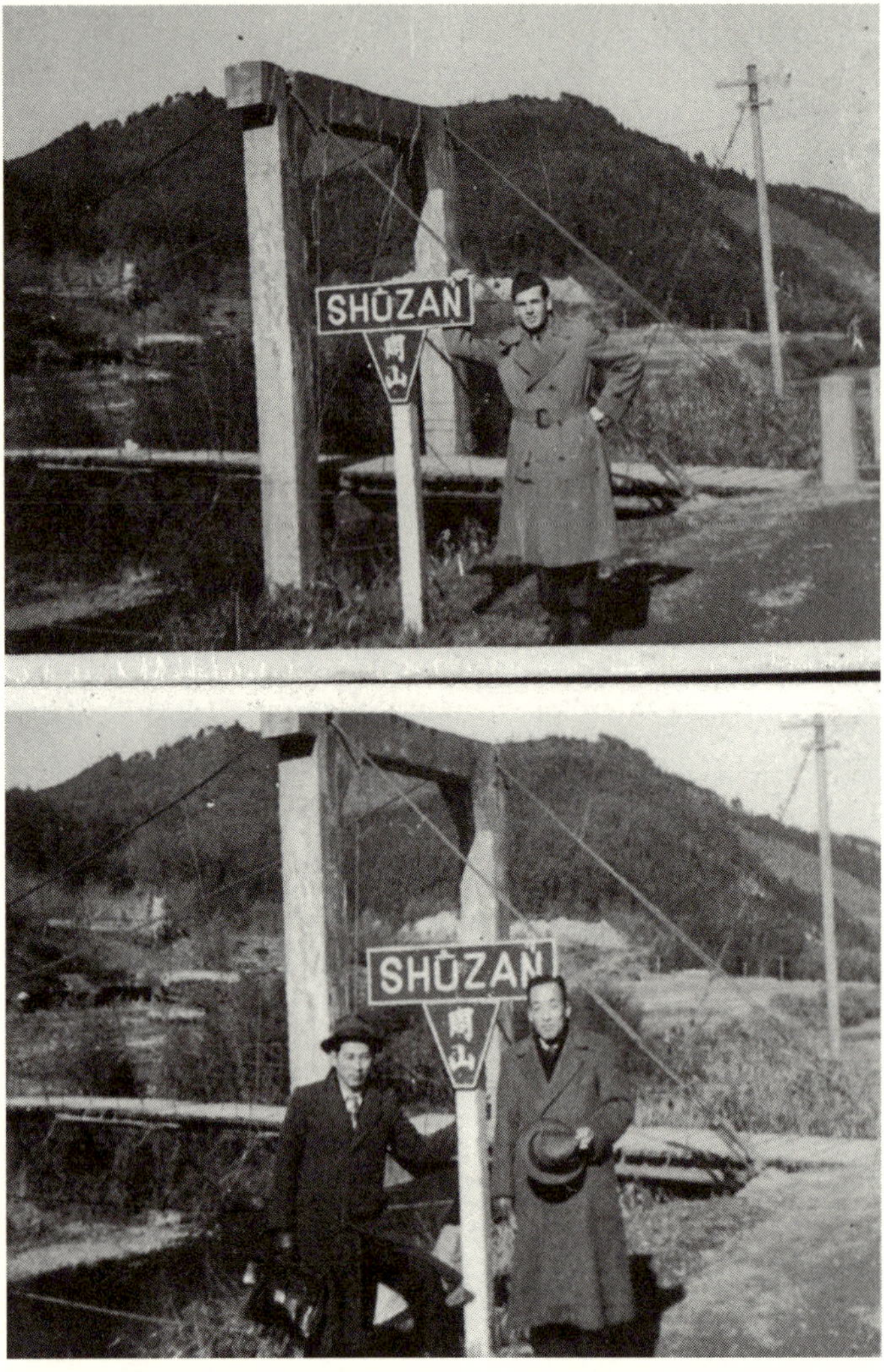

周山街道でのグリスマン軍医（上）と木村克巳医師（下左)、藤田静夫総務課長（下右）

ていたのだ。(5) じぶんの地域のためならば日本人はすすんで寄付をするのだろうか。それとも、海があり畑がある宮津でのくらしは、京都市のそれよりも豊かなのだろうか。

このニュースでみんな上機嫌になって、視察はおわった。夕方、宿へむかう道で藤田総務課長が「グリスマンさん、今夜はなにをしたいですか」ときいてきた。かれがいつものようにのんびりと愉快そうなので、軍医もつられて「そうだなあ。まずジャパニーズ・バス、つぎにスキヤキ・ディナー、そのあと、ぼくのベッドにビューティフル・ウーマンひとり」と言ってみんなを笑わせた。

その夜軍医がうとうとしはじめたころ、部屋のふすまがしずかにあいた。入ってきたのは着物のすそをひいた女性で、彼女は優雅におじぎをすると、するすると帯を解いた。そして長じゅばん姿でそっと軍医のふとんにすべりこんだ……。

つぎの朝、もう手おくれではあったが、今後役人たちに冗談を言うのはやめよう、と軍医は決心した。かれらときたらなんでも真にうけるのだ(じぶんの持つ権力があまりに強いので、万一冗談でなかったばあいにそなえて役人たちは真にうけざるを得ないのだ、とはわからなかった)。

つぎの週はGHQでの研修だった。サムス局長は「わたしは諸君のほとんどの顔をすでに知っている」と、口を切った。

イヴォンヌとパトリシアというふたりの娘のあとにもうひとり息子が生まれていたら、これぐらいの年かっこうになっていたことだろう。大好きなポロ・ゲームをいっしょにやれたかもしれない。馬上から杖で球を撃ちながら走りまわるこのゲームのためにサラブレッド馬を調教していたころが思い出された。

大尉になってはじめて一頭の牝馬を買った。未熟でわがままなので、クサンティペと名づけた。ソクラテスの悪妻クサンティペそっくりに、この馬は強情で言うことをきかなかった。ところがしんぼうづよく教えるうちに、クサンティペは乗り手の意思を瞬時に察して自在に走る、すばらしい馬になった。そこまでようやくおしえ育てたときの誇りと満足感ときたら、まったくこたえられない[6]……。

いま、サムス局長は若い軍医たちをおなじようにしんぼうづよくおしえていた。資料をおくりつけ、しごとで実技を体験させた。戦闘のなかに、武力をつかわず宣伝や諜報、謀略などで相手を圧倒してこちらの意にしたがわせる、というのがある。[7]「日本人を健康にする作戦」で日本人に健康をとりもどし、その心情を宣撫してアメリカに好感をいだかせる、というのもそういう戦闘のひとつだ。サムス局長は報道検閲にみずからかかわって宣伝や諜報につとめ、医療保健改革などの「謀略」をとおしてアメリカのための《保健戦》をたたかっていた。その目的は、健康をもたらすことによって日本を将来末永く親米的な従属的友邦とすることだった。その戦闘で戦わせる「兵卒」が、目のまえの若い軍医たちなのだ。

この日みんなは保健所の改革について講義を聞いた。そのあと杉並保健所へつれて行かれた。戦前に建てられた木造の保健所が突貫工事で増改築されていた。ここを四月から全国の保健所のモデル（手本）にするために、サムス局長の部下たちが日本人職員を熱心に指導していた。[8]全国に七七〇ある保健所がこれから格づけされ、増築されて、日本人の健康を守るあたらしい拠点となる。京都府では中京区にある中京保健所が府のモデル保健所となり、京都市中央保健所という名まえで七月に開所することになっていた。(9)

研修をおえてもどってくると、もうすぐ三月だった。風は寒かったが空は明るく澄んでいた。あと四週間たてばさくらがあちこちで薄紅色の雲のように花ひらくという。

さくらが満開となったころ、トミさんあてにオクラホマ・シティから大きな包みがとどいた。グリスマン夫人はブラウスやスカート、パジャマ、セーター、ドレス、コート、くつなどを二五点、それから化粧せっけんと洗濯せっけん、そのうえにろうそくを数ダースつめてくれていた。京都では夜でさえ停電で、日が沈むと家のなかは暗闇となることを息子からおしえられたにちがいなかった。トミさんはまたタイプライターにむかった。

停電のことは申しませんでしたのに、ほんとうはとてもこまっていたのです。夜になっても電気がつかないので、わたしなど下宿で晩ごはんをすませると寝るよりほかありませんでした。冬の夜に、暖房も明かりもなしに起きているってむずかしいんです。(10)

窓から花ざかりのさくらが見えた。トミさんはその花びらをいくつか押し花にして、心ばかりの御礼にびんせんにはさんだ。

16　トラホーム——「洗面器一杯の井戸水」　［4月］

米陸軍の『星条旗』新聞が、いつもの胸をはだけたアメリカ娘の大写しや米国の地方ニュースのそばに、《板チョコレートの配給が減らされることになった》というニュースをのせた。公衆衛生課は大さわぎになった。だがグリスマン軍医が「今日は四月一日だから、四月馬鹿(エイプリルフール)かもしれないよ」と新聞をひっくりかえすと、「エイプリル・フール・フロム・ザ・アーミー（陸軍からの四月馬鹿）」と書いてあった。(1)

四月も予定がつまっていた。まず京都大学で開催中の日本病理学会総会で特別講演をたのまれた。《日本医学の進歩のためにアメリカ医学をじきじきに知りたいので、「アメリカにおける医学教育」について話してほしい》とのことだった。(2)

その日軍医がでかけていくと、医学部講堂は満員だった。とはいえ聴衆は、また米軍の「若造」が日本の医学を見くだすにちがいない(3)、と思いながらまっていた。日本の医学界ではドイツふうの年功序列思想が根づいていて、医師の価値は年齢や勤続年数できまってきた。アメリカ人軍医の若々しい血色のよい顔やぜい肉のないひきしまった姿はさいしょからあなどられ、さげすまれた。未熟で経験がないということのほかに、負けいくさのひがみもあった（もちろんアメリカ人軍医のなかにも日本の医師たちを見くだす者はいた。サムス局長もそのひとりだった）。

この日、軍服をぴたりと着て壇に上がったグリスマン軍医は、じぶんが医学をめざした理由から話しはじめた。

ぼくの場合は多分に父の影響があります。父は医師で、いつも患者さんの心身の健康を守ることに邁進していました。原因不明の病気の診断に深い注意をはらい、冬の寒い夜中にあたたかい寝床から起きだしてよろこんでスミス夫人の九番目の赤ちゃんのお産にかけつけました。(4)

息子はそんな父を見て、医師になろうと思った。

つまりどんな国においても、医学やそのほかの専門分野をまなぼうという選択は、おなじ理由からくると思います。そこに賞賛すべきもの、尊敬すべきもの、じぶんがもとめるものを見て、ひきよせられていくのです。(5)

とつぜんのたのみをこころよくひきうけ、三時間で原稿をつくって、謙虚な態度でゆっくりはっきり話した。だからさいごには大きな拍手がわいた。そのあと主催者が《たいへん好評だったので来月の『日本病理学会会誌』に講演の和訳を載せたい》と言ってきた。[6]

つぎのしごとは眼の伝染病「トラホーム」の治療だった。きっかけはふた月まえ、カトリック河原町教会のレオ・スタインバック神父からもちこまれた一〇〇〇ドルだった。米国カトリック教会からの贈り物だという。スタインバック神父については、両親にこんなふうに書いたことがあった。

やれやれ、また日曜日です。ぼくはもっとたびたび教会へ行くべきで、それはわかってるんです。でもここで感銘をうけた聖職者ってのはカトリックの司祭なんです。オクラホマ・シティへもどるまで、ここのカトリック教会のミサに行くってのはどうですかね？

スタインバック神父は亜麻色の髪のドイツ系アメリカ人だった。米兵たちはかれを「気むずかしやの神父さま」とよんでいた。カトリック教徒は週に一度、河原町三条にある教会の告解室で「神父さまお許しください、わたしは罪を犯しました」とざんげをしなければならないが、罪というのが売春女性との一夜だったりすると、スタインバック神父はとびきり重い罰を課すのだった。だがいっぽうではトラックを運転して郊外をまわり、農家からさつまいもや玉ねぎをもらってきて困窮家庭にくばる、心やさしい神父さまでもあった。(7)託された一〇〇〇ドルは軍医の月給二五一ドルの四倍で、これを円に替えることがもしできたなら龍安寺（りょうあんじ）そばの大邸宅が買えた。(8)軍医は即座にトラホームの治療を思いついた。京都市内の貧民街のようすが目にうかんだ。まずしいひとびとが電気も上水道も下水道もない地区に住みついていた。

井戸は古くて、近くに掘ってある便所や下水溝から汚水がそのなかへしみだすんです。ハエや蚊がいっぱい飛んでいて、シラミはどこにでもいます。腸炎の発生率が高く、たとえば一〇の世帯が井戸ひとつ、便所ひとつを共同でつかうんで、小路をあるくだけで疥癬、寄生虫、ビタミン欠乏症、トラホーム……。

とくに、眼をわずらう子どもたちが多かった。これは朝、上水道がないので洗面器一杯の井戸水で家族みんなが顔をあらうからだという。菌に汚染された水からトラホームが眼に伝染し、まぶたのうらが腫れ、うみ汁がしみだす。それがかわいてかたまると、まばたきをするたびに角膜がこすられて、やがて角膜ぜんたいが濁ってくる。そのため視力がうしなわれることもあった。

トラホームはこのころ「部落」のひとびとの眼の病気とされていて、(9)京都府には患者が一三万

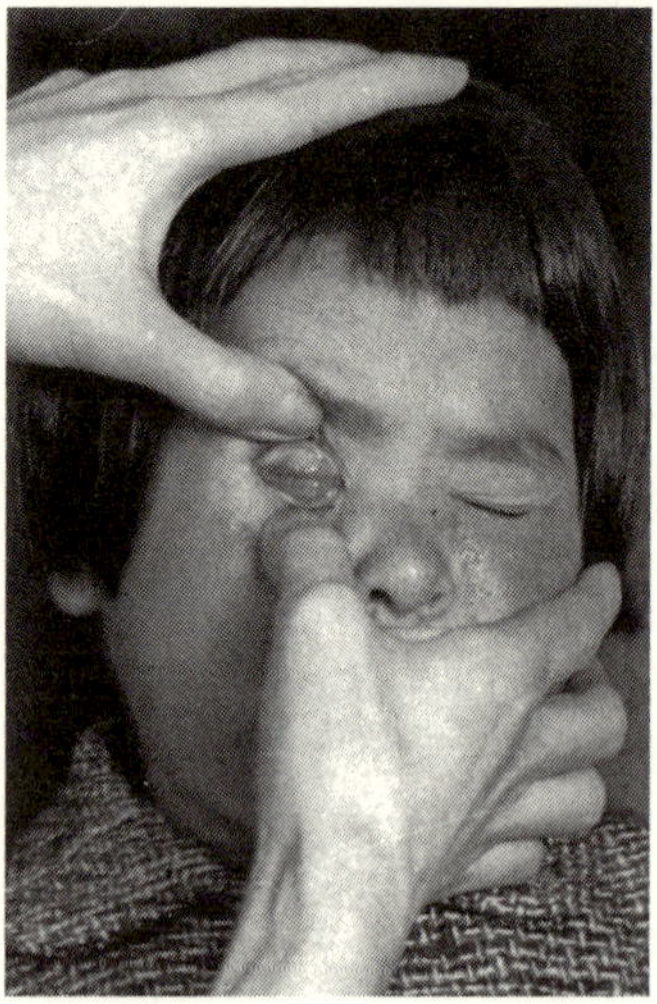

トラホームに感染してまぶたのうらに炎症をおこした子ども

人おり、これは府の人口の七・五パーセントにあたるという[10]。

サムス局長からは、「必要に応じて自主的にほかの計画も実施するように」と指示されていた。軍医はスタインバック神父を長楽館の晩餐にまねき、トラホームはサルファ剤でなおるから一〇〇〇ドルで日本製のサルファ剤を買って治療キャンペーンをする、という提案をした。

部落のひとびとは差別されて、日本政府の公的な世話からはじき出されて生きてきた。したがって京都府庁衛生部がとつぜん無料のトラホーム治療を申し出れば、あやしんで拒まれたかもしれない。しかしカトリック河原町教会と京都軍政部、そして京都府立医科大学の眼科医師たちが協力するということで、計画はうけいれられた。軍医が両親に、

京都の製紙会社がポスター用の紙を、印刷屋はインクを寄付してくれるはずです。このへんの一〇〇の新聞とラジオ局をつかい、映画館でスライドを見せ、学校やＰＴＡや工場では講演をします。

と知らせると、《オクラホマ・シティで募金をつのって追加治療用のサルファ剤をおくってあげよう》という返事がきた。[11] 衛生部の予算は年間二〇〇〇万円しかなく、サルファ剤は追加分もあわせて一〇万錠必要で、その値段は一〇〇万円だった。一〇〇〇ドルではその三分の一しかまかなえないので差額をどう工面したものかと衛生部はためらってきた。だがオクラホマ・シティからの申し出をうけて、治療キャンペーンは実行されることとなった。

このころ「マッカーサー元帥、大統領選挙に出馬か」という外電が入った。「要望あれば回避せず」、つまり共和党の大統領候補に指名されればマッカーサー元帥はうけるという。[12] しかし大統領をめざすならば、帰国せねばならない。

もしもマッカーサー元帥がこのときホワイトハウスへの道をえらんだなら、日本はべつの国になっていたことだろう。GHQの局長全員が「ボス」といっしょに帰国して、猛烈な選挙運動をはじめただろうからだ。アメリカ大統領の腹心の部下となって自由主義世界を支配することにくらべれば、極東の敗戦国の総司令部の局長などとるにたりない地位だった。

だがマッカーサー元帥は日本にとどまった。そしてかれは指名されなかった。四年後の大統領選をめざして、占領下日本で大成功をおさめるほうがよいかもしれなかった。それでサムス局長はひきつづきGHQにのこり、京都のトラホーム治療計画は了承された。京都軍政部司令官のシェフィールド少佐も応援してくれていた。

とはいえシェフィールド少佐は軍医といっしょにゴルフができないことを残念に思っていたに

ちがいない。これまで二回、ふたりは組んでゴルフをたのしんだ。だが宝塚ゴルフ倶楽部への往復には五時間かかった。軍医よりひまなシェフィールド少佐にとってさえ、これは遠すぎた。そこでシェフィールド少佐は京都にゴルフ場をつくる計画をすすめていた。

もともとかれは三年まえ占領がはじまったとき、占領軍用のゴルフ場を調達するよう京都府に要求した。京都府はやむをえず、北区にある上賀茂神社のうしろの杜(もり)を強制収用して、そこに米軍用ゴルフ場をつくることにした。

しかしこの計画はGHQ民間情報教育局の宗教文化部神道仏教課の知るところとなった。神道仏教課は、上賀茂神社は西暦六七八年にさかのぼる（一九九四年には世界文化遺産となるほどの）日本有数の神社であることをしらべたにちがいない。その杜では一千年このかた、本殿を二〇年ごとにたてかえるための神聖な樹木が育てられてきたのだ。GHQ民間情報教育局が第八軍司令部にさしとめ命令を出し、米軍用ゴルフ場の建設は中止された(13)。

それでもシェフィールド少佐はあきらめず、こんどは京都の資本家に声をかけて民間出資によるゴルフ場建設をすすめた。いっぽうで《ゴルフ場建設は失業者対策事業ともなる》として、京都市に上賀茂神社から土地を収用する交渉をさせた。

京都市に見積もらせると、失業者対策事業として日雇い労働者に手作業で杜をひらかせれば、たいへんな日数がかかることがわかった。そこでシェフィールド少佐は米軍の重機と技術者の提供を申し入れ、ついに安達建設が三〇〇〇万円の安値でこの工事をうけおった(14)。工事中、シェ

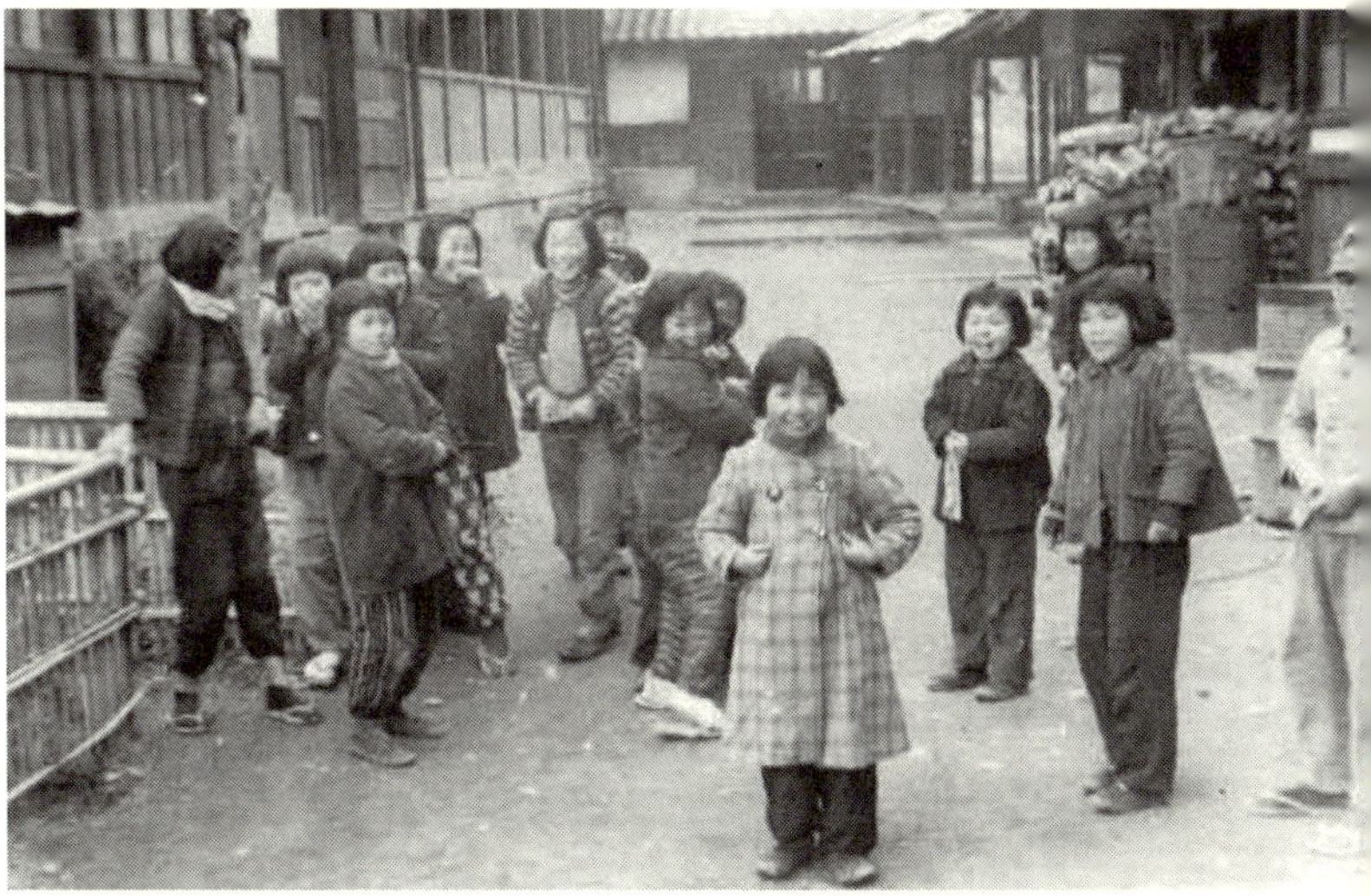

園部小学校でトラホーム検診をまっていた子どもたち

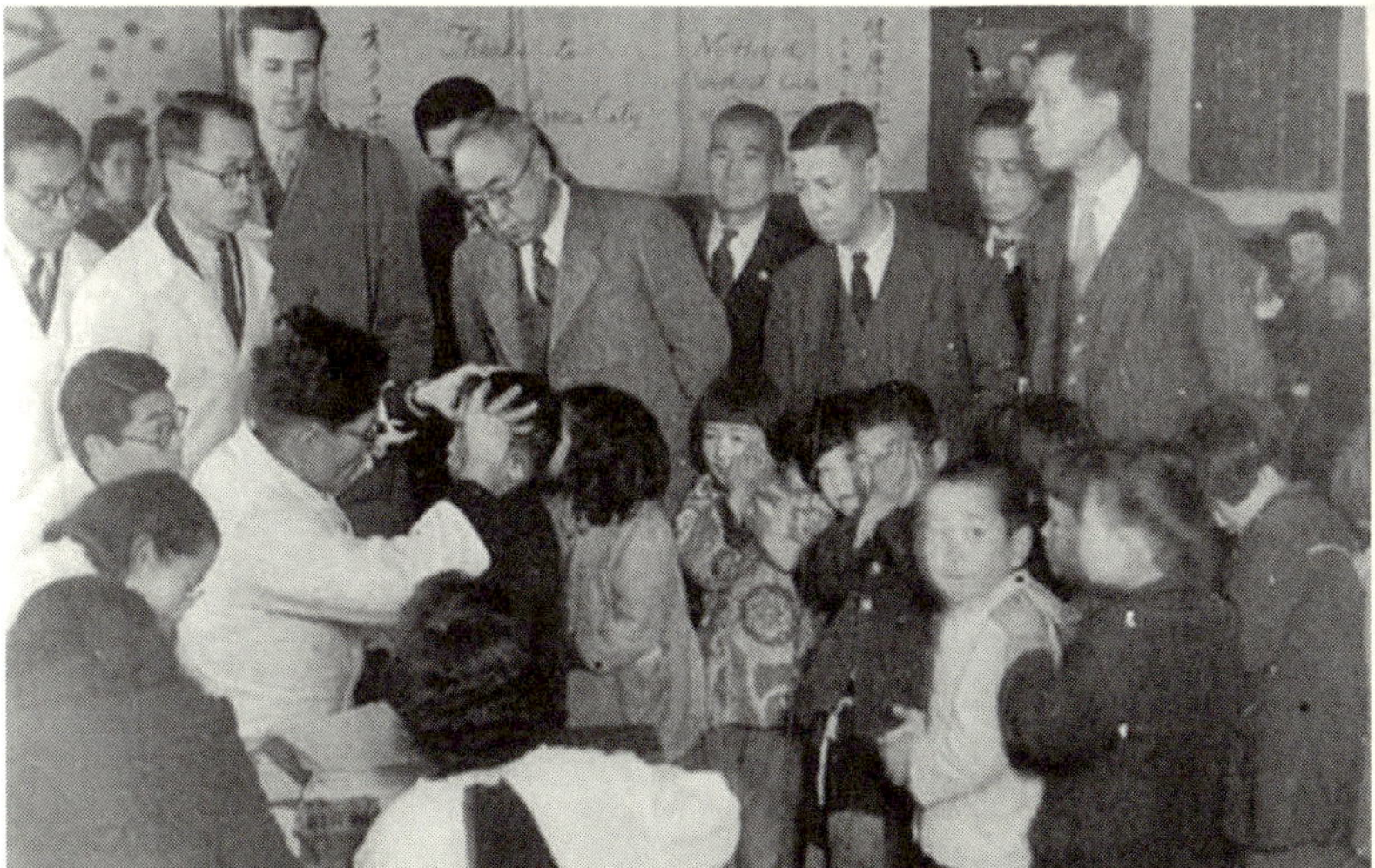

オクラホマ・シティへの感謝ポスターの前でトラホーム検診をうける子どもたち。左奥にグリスマン軍医、右は土屋部長

フィールド少佐はたびたび上賀茂へでかけて監督をした。やがて檜(ひのき)四二一本、松一五六本、杉五六本、あわせて六三三本の樹木が切り倒されて、夏には「京都ゴルフ倶楽部」が完成することになっていた(15)……。

そんな事情は知らぬまま、軍医は四月はじめの土曜日に上賀茂神社のそばをとおって船井郡園部(ふないぐんそのべ)へむかった。はじめてのトラホーム集団検診は園部小学校でおこなわれることになっていて、教室に入ると黒板にはオクラホマ・シティ市民に感謝する大きなポスターが貼られていた。

> 講堂と廊下に数百人の子どもたちがわくわくしてならんでいて、白衣の先生がまぶたをめくってトラホームというものをさがす、これはどんなあそびだろう、とふしぎに思っているようでした(16)。

検診はつぎの日もつづいた。あわせて二〇〇〇人がやってきて、一七〇人の感染者がみつかった。その後ふた月のあいだ、京都府のあちこちで検診をしてサルファ剤をつかううちに、一〇〇〇ドルで買った三万錠がなくなった。そこへオクラホマ・シティから追加サルファ剤がとどいた。おかげで検診だけは公費でまかなえることになった(17)。オクラホマ・シティからはそのあとの一〇カ月間に数回、追加サルファ剤がおくられてきた。これが報告されると、GHQが経過を発表するよう言ってきた。あらたに治療キャンペーンをはじめる県もあった。

一〇カ月のちに軍医は両親にあててお礼の手紙を書いて、寄付をしてくれた市民にその写しをくばってくれるようたのんだ。

舞鶴の小学校で治療をうけたのは三五〇人で、うち九一パーセントが快癒したそうです。オクラホマ・シティのひとたちに、京都の何万もの眼の不自由な人が視力をとりもどして感謝するでしょう、とつたえてください。

軍医の手紙の、「お礼にと、ぼくがオクラホマ・シティのひとびとを代表して、とり肉のスキヤキにまねかれました」というさいごの部分に読み手はびっくりしたことだろう。《テーブルのうえになべを用意して、とり肉、野菜、コンニャク、トーフ、タケノコなどを入れ、大豆のソースとさとうを入れて煮て、それをめいめいハシでひと口分とり、生卵を溶いたソースにひたしてから食べる》スキヤキのつくりかたが、三〇行にわたってつづられてあったのである。(18)当時は保守的だったオクラホマ・シティのひとびとがスキヤキを生卵ソースで食べることはなかったと思われる。だが三〇行のレシピは、京都のトラホーム患者にかわって感謝する若い軍医の熱意をあまねくつたえたにちがいない。

そして京都府に一三万人いたトラホーム患者は、このキャンペーンのおかげもあって三年後には一万一三〇〇人に減ることになる。(19)

17　病院スト是か非か——「日本には革命が必要」　［5月］

くらしはいっこうに楽にならなかった。貧富の差がますますひらいて、しかも富める者はわずかだった。横ならびのまずしさのなかで、共産主義に魅かれる日本人がふえてきた。ソ連はみんなが平等に幸福になれる国だとのことだ。[1]「アメリカよりソ連の属国になったほうがしあわせかもしれん」と思うひともでてきて、GHQにとって気づかわしい日がつづいていた。

GHQ郵便検閲によれば、一九四七年に入ってから毎月二〇〇通の手紙が東京からモスクワへおくられていた。[2]一九四八年一月の衆議院選挙では、日本共産党がもとの四議席から三五議席の勢力におどりでた。春になると共産党員は一二万、かれらが集会をもつ「細胞」は全国に八〇〇〇、と推定された。[3]五月一日のメーデーには労働者によるデモ行進が全国でおこなわれるが、そのときいっせいに蜂起されれば、日本でも革命がおこるかもしれなかった。

京都軍政部はメーデー十日まえの四月二十日から厳戒体制をしいた。そして五月一日にはおお

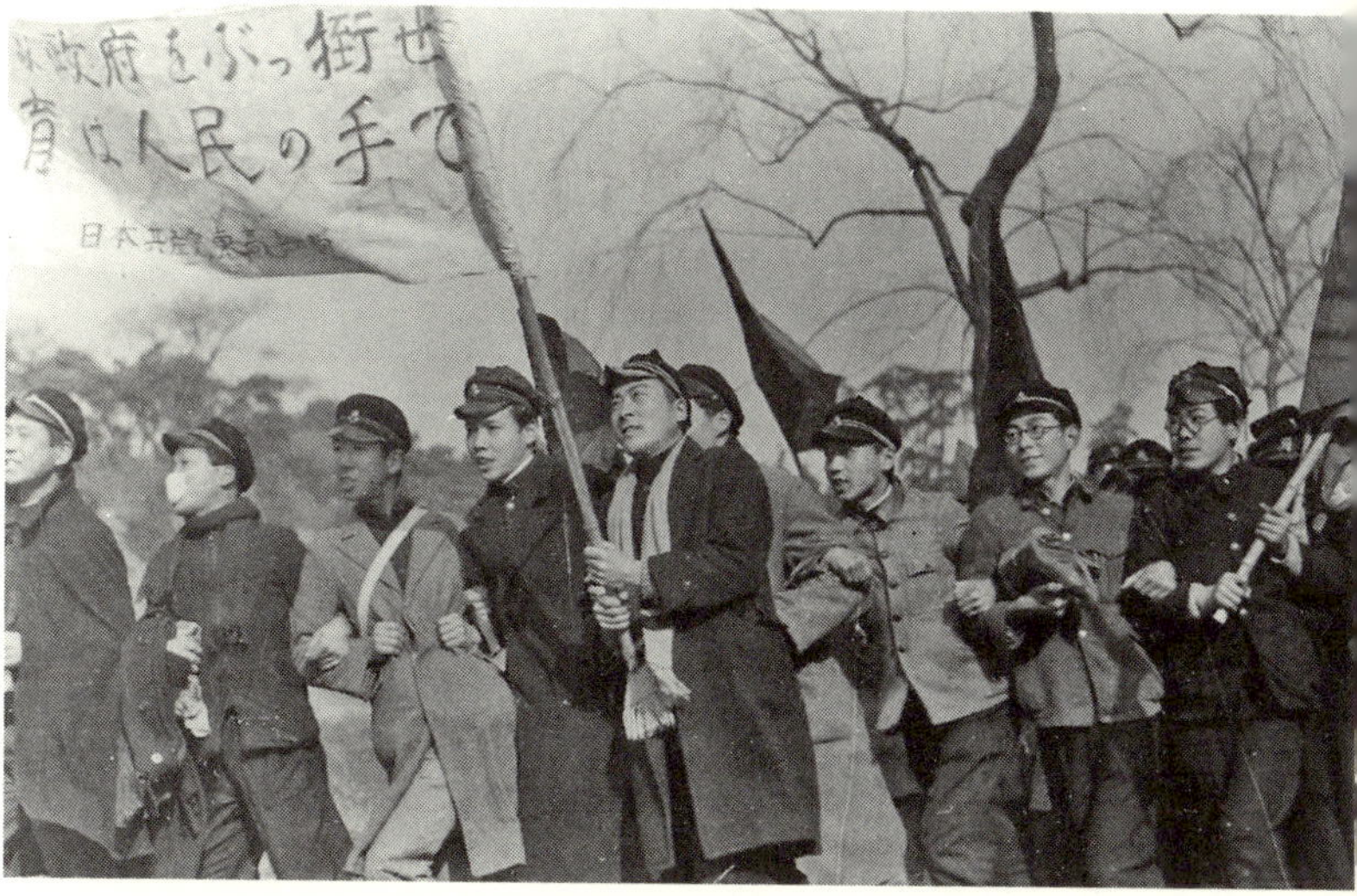

日本共産党の旧制東京高等学校細胞のデモ行進　（スタンフォード大学フーバー研究所 C. F. サムス文庫より）

ぜいの米軍兵員が武装して、「Goddam Commies［アカの畜生め］」などとつぶやきながら御所から円山公園までの沿道に立った。(4) 結果は、グリスマン軍医によれば、

メーデーは――わりと平和におわりましたよ。士官全員が拳銃で武装するよう命令されたんですけど、ぼくは上官にもうちの課のみんなにも「われわれは救急箱でいきます」と宣言しました。兵隊一〇〇〇人よりたくみな外交のほうに価値がある、というのがぼくの信条で、《理性でだめならこぶし（または拳銃）をつかえ》ってのはじつにバカな哲学だと思います。

マッカーサー元帥は二日後に東京で演説をして、日本共産党の非合法化を提案した。とはいえもとはといえば一九四五年の秋、かれが日本共産党員を獄中から解放したのだった。おかげで共産党は合法政党となって再出発した。ところが十月に機関紙『赤旗』が復刊して党活動がはじまると、こんどは米軍の妨害をはじめた。「民族自決と独立」をうちだして、あらゆる占領施策に抵抗した。いらい二年を経て、マッカーサー元帥は、日本共産党が「外国勢力〔ソ連〕の言うとおりにうごくコマであって、かれらを野放しにしておけば悪意のあるセンセーショナルなウソをひろめて社会不安をひきおこし、日本政府を転覆させるだろう」というのだ[5]。

　サムス局長もヨーロッパ戦線で友邦であったソ連に資材を提供しながら、かれらの裏切りやウソをいくども経験した。もちろん占領下日本でのかれらの「悪意のあるセンセーショナルなウソ」などはかぞえきれなかった。

　たとえばGHQ民間検閲支隊からの情報によると、《米軍がはじめた日本脳炎の予防接種は日本人の自立精神を萎えさせ、自己決定を不可能にさせる[6]》というデマが共産党員の「ささやき戦術」でひろめられていた。「ささやき戦術」はあからさまな攻撃や宣伝より効果があって、《米国からおくられたさとうにはハンセン病をうつす虫がまじっている》というのもあった[7]。こちらはハンセン病への恐怖をあおってたちまち全国にひろまった。京都でも配給のさとうを捨てる者、それをまた買い占める者がでて、グリスマン軍医が新聞で「アホらしい話です」「つくり話」とうち消さねばならなかった[8]。

　そういうできごとがかさなってサムス局長は「共産党員は残酷で狡猾で、軽侮にも値しない」

と思うようになったが、そのきっかけは一九四六年に東京の日本赤十字社中央病院（現日本赤十字社医療センター）でおきたストライキだった。共産党員が病院に入りこんで従業員組合をつくり、患者のいのちをないがしろにしてストライキをうったのだ。そして病院の経営だけではなく、東京都庁衛生部の管理もひきわたすよう要求した。

サムス局長ほかが対応し、GHQ命令で《公的医療機関の組合は給料、労働時間および待遇についてのみ交渉権限をもつ》ときめて、ようやく解決した。[9] だが病院ストライキは地方へ飛び火して、京都では京都府立病院（京都府立医科大学附属病院）がさきがけとなった。

これに対応する京都軍政部へやってきたグリスマン軍医は共産主義をまなんだことがなく、その思想をくわしくは知らなかった。だから京都府立病院に従業員組合ができて、三十七歳の鴨脚光増（いちょうみつます）医師がストライキをひきいたと知ったら、「医師がどうして患者さんを犠牲にしてストライキをするんだろう」とふしぎに思ったことだろう。

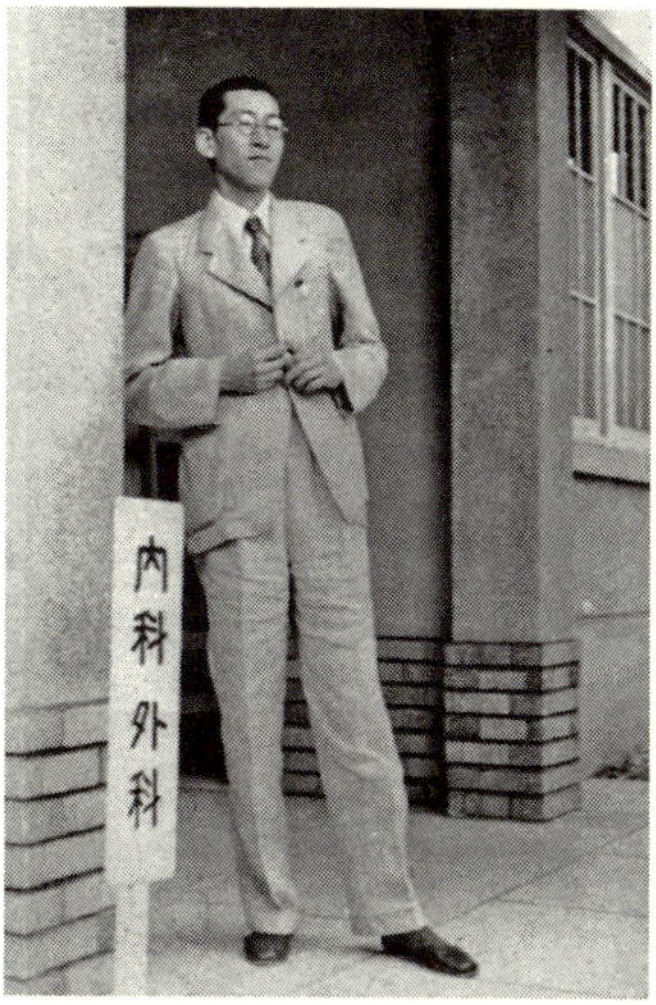

京都府立医科大学の内科講師時代の鴨脚光増医師
（鴨脚光増氏提供）

鴨脚医師は左京区の下鴨神社のそばにある鴨脚医院の長男だった。かれが少年だったころ、左京区高野の染めもの工場で働くひとたちが父に診てもらいによく医院へやってきた。みんな朝鮮半島出身の貧乏な労働者で、鴨脚医院は高い診療代をとらないことで知られていたのだ。

このひとたちをとおして鴨脚少年は、《人間は貧しいから病気になり、病気になると貧しくなる》という現実を知った。(10)

京都府立医科大学の学生になったころ、『ソヴェトロシヤに於ける医療制度の実際』や『医業国営論』が出版された。(11) 日本共産党はそのころ非合法だったが、機関紙『赤旗』がひそかにまわってきた。『赤旗』は内務省の新聞検閲をうけていなかったので、アジアへ出兵した日本の「民族的抑圧と搾取」を「狂気」だと書いていた。そして中国や朝鮮半島の労働者を「きょうだい」とよんだ。(12)

こんな日本共産党に、医学生の鴨脚青年は共鳴した。一九三五年に医師免許を得て卒業し、戦争中は東京帝国大学の伝染病研究所で研究をつづけ、戦時下の体制をよしとせぬ福見秀雄研究員との出会いもあった。(13) そのあいだずっと、《階級を廃止し、みんなが平等に幸福になれる社会の実現をねがう気持は変わらなかった。

終戦のあと、一九四六年に鴨脚医師は日本共産党に入党した。すでに京都府立医科大学の講師になっていて、将来は教授にと嘱望されていたが、かれは封建的なこの職場での出世はのぞまなかった。そんなことより、《日本には革命が必要で、革命は努力をすればできるのではないか》と思っていた。

党員となった鴨脚医師は一〇数人の若い医師仲間とともに、「医療社会化連盟」を結成した。そして京都のすべての職場に医療施設と従業員組合をつくる運動をはじめた。目的は、みんなが平等に健康になることだった。(14) 一九四六年五月に京都府立病院に従業員組合ができると、医師、看護婦、電気技師、ボイラーマン、守衛など八〇人が入った[15]。組合はまず病院の改革を要求し、下働きの従業員に「飢餓突破資金」五〇〇円、辞職する職員には退職金を出すよう大学にせまった[16]。

しかし勝義孝（かつよしたか）学長がひきいる大学側は、これを断固としてしりぞけた。こちらの決意も固かった。戦前から「アカ」とおそれられてきた日本共産党員がついに病院に入りこんだのだ。そして従業員をとりこみ、とほうもなくむりな要求をして、うけいれなければストライキをするという。ひっきょうかれらは暴力で革命をおこして日本政府を打倒し、日本をソ連に隷属する共産主義国にしようとしている。そんな組合の条件をうけいれることなどぜったいにできなかった。

京都府立病院をストライキで診療不能とすることについて、鴨脚医師は《患者さんをくるしめるようなことはぜったいにしてはいけない》と思っていた。だから危篤患者をかかえての病院ストライキがむずかしいことはわかっていた[17]。

しかし、どんな病院にでも休日がある。休日の日曜日に患者さんの理解を得て、救急体制をととのえたうえでならばストライキができる。だが大学は救急体制への協力をこばんだ。だからストライキをすれば、混乱をまねくことはわかっていた。

しかし鴨脚医師は、世界をどうしようか、国の政治をどうするかというのなら、そのまえにじぶんのまわりの問題にとりくまなければならないと思っていた。たとえばここの看護婦は週六日、一日一二時間の勤務を強いられている。寮の六畳間に四人ずつ寝て、入浴は週二回。暖房はなく、まかないの食事はわずかなご飯にさつまいもと野菜だ[18]。こんな待遇をかえるためにも、一九四六年秋の従業員ストライキは決行されなければならなかった。[19]

しかしストライキがはじまるやいなや、外部から支援者がなだれこんだ。かれらが院長を監禁し、発電室や電話交換室を占拠した。労働歌を歌いながらゲタのまま病棟をねりあるき、えんとつに赤旗をあげた。[20]これに患者の「自治会」がくわわり、いっぽうで「くるしむ患者さんをおいてストライキはできない」と思う職員もいて、病院は大混乱におちいった。このころの日本共産党はふえつづける党員をまとめることができず、あちこちの「細胞」がアメーバのように自立して試行錯誤をしていた。その結果として行き過ぎも多く、[21]このストライキもそのひとつといえた。

京都軍政部の労働監督課の圧力で、一九四六年秋の京都府立病院のストライキはおさまった。労働監督課は穏健な医師、看護婦、そして事務職員を説得し、べつの職員組合をつくらせた。だが十月三十一日に従業員組合がふたたびストライキを決行し、電話は通じず、医療部署以外への送電もとまった。十二月に入ると、あまりの生活苦に穏健なはずの職員組合も従業員組合との共闘をきめた。そして一九四七年二月一日に予定された全国一斉ストライキ、「ゼネ・スト」にいっしょに参加することとなった。[22]この「ゼネ・スト」によって日本に革命がおこると確信する者もたくさんいて、このときに寡黙だが人望のある鴨脚医師は従業員組合の副闘争委員長に推された。

二月一日のゼネ・ストはマッカーサー命令で中止された。そのあと京都府立病院でアンケートがとられると、看護婦一一四人のうち七割が「ストライキをしたい」と答えた。[23]鴨川をへだてた京都大学の医学部附属病院でも看護婦が待遇の改善をもとめて、うち二〇人が敷地にふとんをしいてハンガーストライキをするさわぎとなった。[24]

グリスマン軍医は病院で争議がおこるたび、公衆衛生ナースのミス・ジャクソンといっしょに対応にでかけた。一九四八年初夏の京都府立病院はどこもかしこも汚れており、入院費を払えない患者が男女いっしょに病室にいれられていた。[25] こんななかで働く看護婦は、よほどの不満をいだいているにちがいなかった。しかし抜本的な改革はできなかった。とりあえず看護婦の労働時間を一二時間から八時間に減らして三交代とし、寮にあたらしいたたみを入れた。そのあいだに労働監督課が医師と看護婦に組合から脱退するよう説得して、ようやくこのときの争議はおさまった。[26]

ひと役買ってくれたのは、アジア救援連盟（略して「ララ」）からおくられてきた物資だった。アジア救援連盟は、一九四六年にアメリカの日系移民ほかの慈善団体があつまってつくられた。連盟は北米のひとびとから寄付された救援物資をひとところにあつめ、それをアメリカ政府が船賃を払って日本、沖縄、そして朝鮮半島へとどけていた。[27]

一九四八年五月のこのとき、京都市には食糧六七六七ポンド（三〇六五キロ）、せっけん一四六三ポンド（六六三キロ）、乾し肉一二六〇ポンド（五七一キロ）、くつ二一二七足のララ物資がおくられてきた。これに米軍の携帯食が添えられて、市民ひとりひとりにくばられた。貴重な衣服や日用品と、携帯食のコンビーフやチョコレートがいらだった人心を落ちつかせたのである。[28]

このときから一年のちに、GHQは《日本共産党は極東コミンフォルム［東アジアにおける共産主義政党間の国際組織］をとおしてソ連の指令をうけている》と確信する。[29] 極東コミンフォルムからおくられた指令第一七二号が占領下日本の発電所の破壊、反動的人物の暗殺、一〇万丁をこえる拳銃で武装しての全国一斉蜂起などを指令したというのだ。[30]

GHQの指示のもと、日本政府は国会で行政機関職員定員法をとおし、施行した。これによって公的機関の定員をこえているとして、共産党の活動家がつぎつぎに解雇された。鴨脚医師もこのとき、京都府立医科大学の内科講師の職を解かれた。

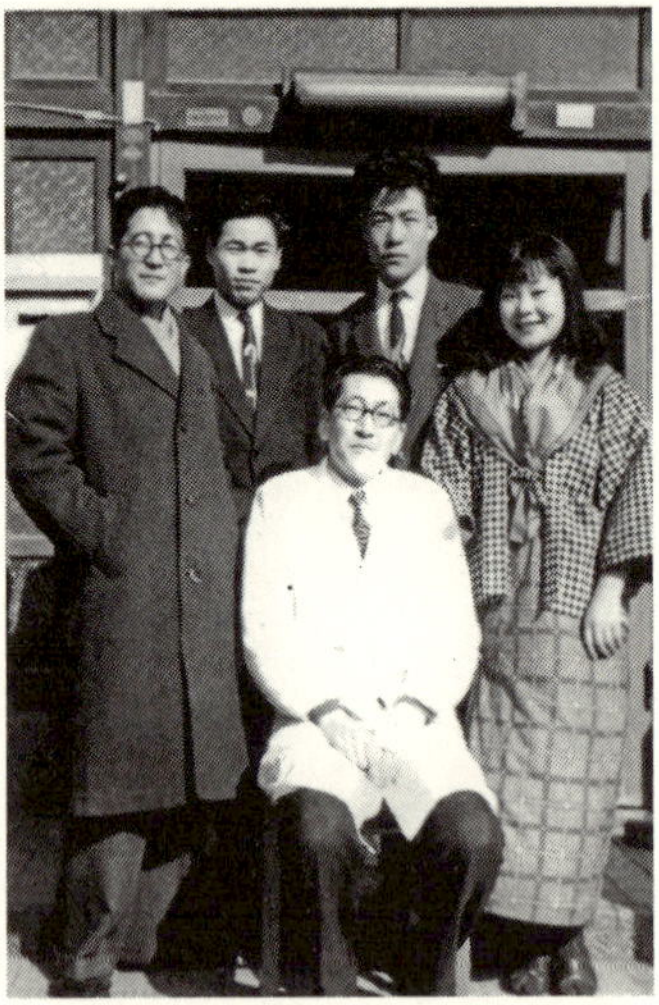

大阪市西淀川区の西淀病院長となった鴨脚光増医師（鴨脚光増氏提供）

鴨脚医師を知る友人たちは、大学がかれのようなすぐれた人材をうしなったことを「もったいない話やなあ」とうわさした。だが研究をやめて臨床医となることをきめた鴨脚医師は、やがて大阪市西淀川区にある西淀病院の院長となった。西淀病院は淀川勤労者厚生協会が経営していて、財政はくるしかった。だが鴨脚院長はエレベーターのなかに「職員への心付けは堅くお断り致します。院長」と貼り出し、個室の差額ベッド代はとらず、職員には誠実であたたかい態度を守らせた。そして財政危機をいつもなんとか切りぬけた……。

一九九〇年代に入って、わたしはあるアメリカ共産党員の医師が占領下の東京へやってきて日本の子どもたちをエキリという病気から守ろうとしたことを[31]『エキリ物語』にまとめた。そのかかわりで、当時を生きた日本共産党員にも会いたくなった。共産党員というのはサムス局長がいうように、ほんとうに人命を軽視し、狡猾で残忍で軽侮にもあたいしない[32]、というひとたちなのだろうか。

京都の医界でその名を聞いていた鴨脚医師に、お話をうかがわせていただきたいと手紙を書いた。だがじぶんは生来寡黙で話すのは苦手だから、と取材はうけてもらえなかった。そこで父の日記の一ページをコピーしておくった。父と鴨脚医師は小学校の同級生で、当時十歳だった父の日記によれば、ある日の放課後、父が「鴨脚君」に「なぜ掃除をしない」と聞きただした。すると「鴨脚君はいきなりなぐりかかってきた」というのである。

返信には、「青天の霹靂。みごとに小生の旧悪が暴露されました。お父様はまことに几帳面に日記を残しておいでだったのですね」とあって[33]、ようやく取材がかなうこととなった。

一九九七年にわたしが会いにいったとき、八十五歳の鴨脚医師は西淀病院の名誉院長となっていた。しかし患者さんの希望で週に一回診療をうけもっているとのことで、そばで問診を聞かせてもらった。そのあと思わず「先生は親切ですね」と言うと、「医師というものはどこへいったって親切なのがあたりまえです」という答えがかえってきた。

入党から五〇年、かれの胸にはいぜん共産主義への熱情と忠誠心が燃えていた。それはつぎのことばからも知れた。「日本には革命が必要で、革命は努力をすればできるのではないかと、いまも思っています[34]」。

18 老いと母の日――「ひとのいのちがかかっているときに」〔5月〕

速記者からいまは秘書となった岡本トミさんは、残業をいやがらなかった。だが夜遅くグリスマン軍医が専用車でおくっていくと、トミさんは近所をはばかってずっと手前でおりて、小路をまがって消えた。

そこから長楽館へのかえり道、千本今出川あたりにさびれたビリヤード店が一軒あった。店のまえではあるじの田村恒(つね)次郎さんが客をまって、よく手すさびの日記をつけていた。

男性の平均寿命が五十歳のこのとき、恒次郎さんはもう七十九歳になっていた。食べることがたのしみで、五月の風が吹けば母のチマキや瀬田のしじみ汁を思い、配給のニシンが腐敗して「くさいくさいにおい」がすると聞いても、「ぜひいただきます」ともらいにいった。(1) 甘酒まんじゅう、でっちようかん、もなか、きんつば、あんころもち……すべてもう一度食べるまでは死ねないと思っていた。(2) 米軍がさとうと小麦粉を放出したときは娘たちが団子入りぜんざいをつくってくれた。恒次郎さんは二杯食べて、「うますぎはしないかね」と日記に書きつけた。[3]

食べるいっぽうで、排泄にもなやんだ。戦争中は辻に立って農家の大八車をひいてくる農家の男性をみつけて、「取ってください」とたのんだ。便所のし尿を六荷（桶一二個、あわせて三六〇リットル）汲んでもらうのに大金を払い、そのうえ酒二合と昼ごはんを出した。便所があふれそうになって、恒次郎さんが空き家の便所へバケツで数杯そっと運んで捨てたこともあった。

ところが戦争がおわると、おなじ大八車が空の桶をつんでやってきて「だれにもやらずわたしにください」と大根をくれた（巻頭口絵参照）。食糧難でみんなが庭で野菜をつくりはじめると、家庭のし尿がそのまま肥料につかわれて農家へまわらなくなったのだ。恒次郎さんは「世の中は急坂を落下する岩石のよう」だと思い、「驚き入りたる世の中だなあ」と日記に書いた。

一九四八年春になって、ようやく日に二回の食事をとれるようになった。といっても麦めし一ぱい、塩ニシン半尾、みそ汁というつつましいもので、大好きなすき焼きなど、牛肉一二五匁（四六八グラム、約一ポンド）が二五〇円もするのでは、とうてい食べられなかった。[4] この春のごちそうは、本物のジャムと、捕鯨船隊が南氷洋からもってかえったくじらの塩漬肉だった。ひとり三〇匁（約一一〇グラム）、しかも五時間塩ぬきをして、「すじ」をこまかく切らないと噛めなかった。[5] だが何年ぶりかの肉のうまみは恒次郎さんの五臓六腑にしみわたった。

そんなかで子どもたちは《栄養失調と老衰になやむお父さん》をいたわってくれた。京極で松竹家庭劇を、南座では歌舞伎を見せてくれ、芋やニシンのてんぷら、琵琶湖のフナ、干し柿などをもって訪ねてきてくれたことを、恒次郎さんはうれし涙とともに日記にしるすのだった。[6]

恒次郎さんのように家族とのきずなにめぐまれず、身よりもなく、まずしい老人は養老院へひきとられた。とはいえ東寺にあった養老院は京都軍政部が視察して、その場で「きたない」と閉鎖させられた。のこったのは京都仏教護国団（現京都仏教会）が大正時代につくった同和園だけで、それは奈良街道ぞいの小野の里にあった。[7]

一九四七年秋に生活保護法が機能しはじめて、同和園の六割の費用が公費でまかなえるかもしれない、と京都府庁の民生部が知らせてくれた。ただし施設としての存亡は京都軍政部の視察にかかっているとのことで、同和園はあわてて視察を十一月の創立記念日までのばしてもらった。そして民生部の尽力でなんとか紙を手に入れて、かろうじて障子だけはぜんぶ貼りかえた。

視察の日、まっ白い障子が醍醐山のもみじに映えて、ふたりの軍政部員は閉鎖どころか「きれいだ」と言い、読経にも参列してくれた。[8]やがてララ物資がとどけられて、肉、脱脂粉乳、チョコレート、冬の衣類や毛布など、あわせると一五〇キロになった。[9]二回めのララ物資では生きたヤギが五頭やってきた。まいにち二リットル半のヤギの乳がとれるようになって、病人が分けあって飲んだ。[10]

ここには男性が五三人、女性が一一七人いた。みんな明治時代の前半に生まれて生涯「御国」のために生きてきて、敗戦で無一物になった老人だった。女性のOさんはひとりぐらしで脳梗塞をおこし、Mさんは夫が死んで弟嫁とおりあわず、看護婦だったTさんは足が不自由になると養子にうとまれて入園した。[11]

男性のOさんは満州から引き揚げて東本願寺のうどん外食券でいのちをつないでいて、収容された。Dさんは「出世」ができなかったことを悔やみ、医師の息子だったSさんも「老後の計画なく国の保護をうけるのは不甲斐ない」と、ここでの生活をたのしまなかった。[12] おさないころ寺の小僧に出されたTさんは女と賭けごととけんかにあけくれ、いまも腹が減るとヘビやカエルを煮て食べた。Hさんは遊ぶ金ほしさの窃盗で六回逮捕され、六回めの刑期をおえて六十七歳で入園して、過去を「誠に浅ましくも愚か」だったとふりかえるのだった。[13] 自室への食事のとり置き、ナタや鎌をかまえてのけんか、異常性格者やアルコール中毒患者のあらそいごとが絶えず、むりに退所させれば放火された。[14]

ちょうどこのころ四月のなかばを過ぎてグリスマン軍医は二十六歳になったが二十六歳では老いに関心はなく、同和園にはこれといって健康の問題もなかったので、かれはここを一度もたずねなかった。老人を撮影したのは、路で出会った家族の祖父ひとりだけだった（巻頭口絵参照）。

それから二週間ほどたってメーデーがおわり、五月九日の母の日がきた。『星条旗』新聞が、「母の日に電報をうつよりは、《ぼくはいい子で、きょうは教会へ行き、お母さんを思ってました》と手紙をだそう」と書いた。[15] そうだ、母の日だ、と思い出してグリスマン軍医もペンをとった。プレゼントはすでに船便でおくってあった。衛生部からもらったコーヒーカップのセットと、先斗町（ぽんとちょう）の舞妓さんからおくられた舞扇だった。

軍医の母エイダ・J・グリスマン夫人は進歩的な女性ソーシャル・ワーカーで、日曜学校の教

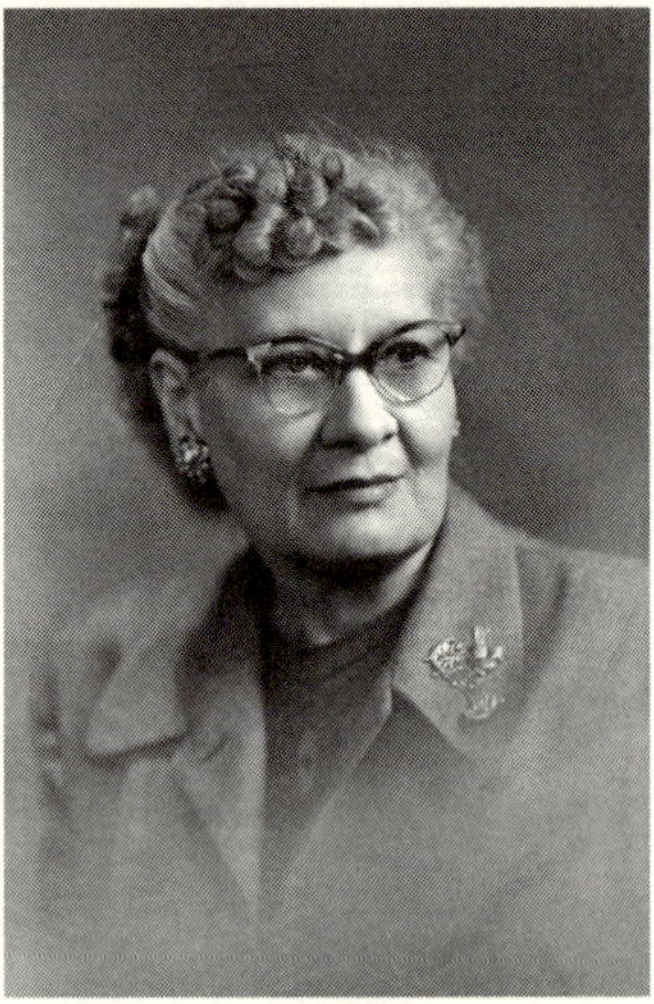

軍医の母エイダ・J・グリスマン夫人
(グリスマン医師提供)

師やオクラホマ州の人種差別撤廃運動にもたずさわっていた。だが《酒は人間の堕落のもと》と堅く信じる禁酒主義者で、となりの家で夫がぶどう酒を一杯飲んだと知って、「わたしの信仰が足りないから」と数日泣いていた。[16] だから軍医は手紙を書くとき、酒についてはとくに気をつけた。たとえば、

お母さん、ゆるしてくださるといいのですが、じつは日本には安全な飲み水がありません。それでときどき、喉がむやみにかわいて死にそうなときですが、ビールを一杯飲んでます。だいたい生ぬるいんですが、すくなくとも衛生的でしょう。ふつうはお茶を飲んでるんですよ。日によっちゃ、ぼくはそれを五杯か六杯飲みます。お茶もビールもきらいだったんですが、どちらも「サケ」よりはましなんです。こいつはぼくはまったく飲みません。

しかし秘密は、トミさんのむじゃきな手紙でばれてしまった。

奥さまはご旅行中とのこと、中尉がニューヨークからの奥さまのおたよりを読んでくださ

いました。ミヤコ料理店でスキヤキを召しあがりましたって？　お箸、おつかいになれましたか。

きょうこのごろの中尉のお顔の色はよいようです。わたくし、朝オフィスに入っていらっしゃる中尉のお顔をひとめ見るだけで、《まえの晩、じゅうぶんにねむってないな》とか、《飲みすぎね》なんて、わかりますの。[17]

悲嘆にくれた母からの手紙に、「トミはぼくとだれかをまちがえたんです」「飲むといったって、かたちばかりの乾杯だけなんですよ」「ことわるのも失礼だし」と、軍医はくるしい言いわけを書きおくった。

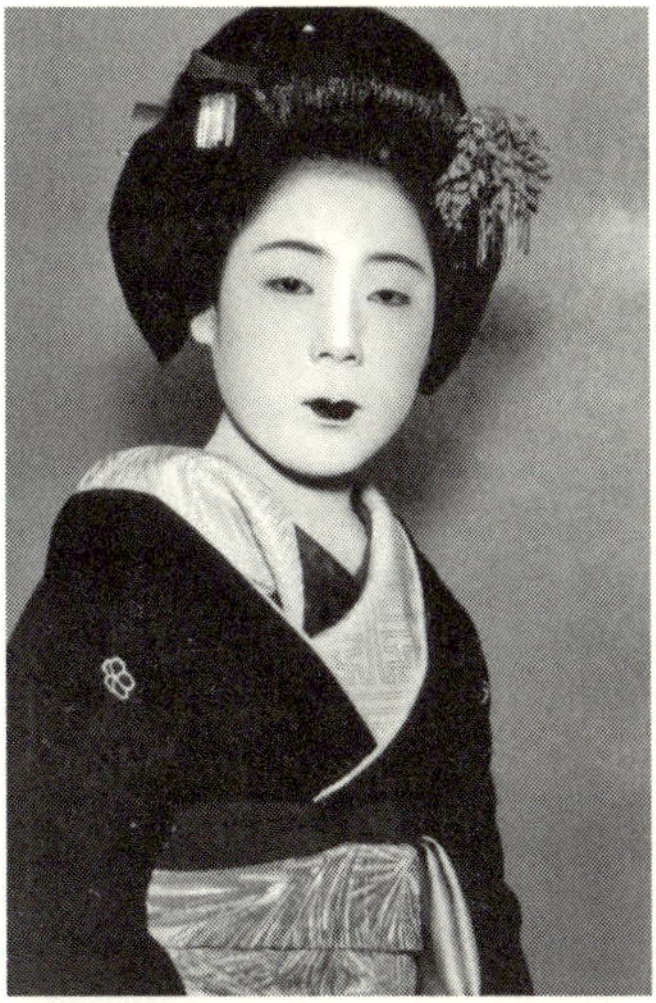
舞扇をくれた舞妓のつるはさん

こんな母を安心させようと、軍医はことさら心あたたまるできごとを知らせた。たとえばGHQ研修のあと京都へもどるとちゅう、「占領軍専用」の車両で黒人兵がとつぜん苦しみだした。腰痛だというが、激痛がおさまらない。ついに軍医は列車を静岡駅でとめさせ、静岡軍政部（元日本銀行静岡支店）へかけつけてコデインと麻酔剤をもらってきた。

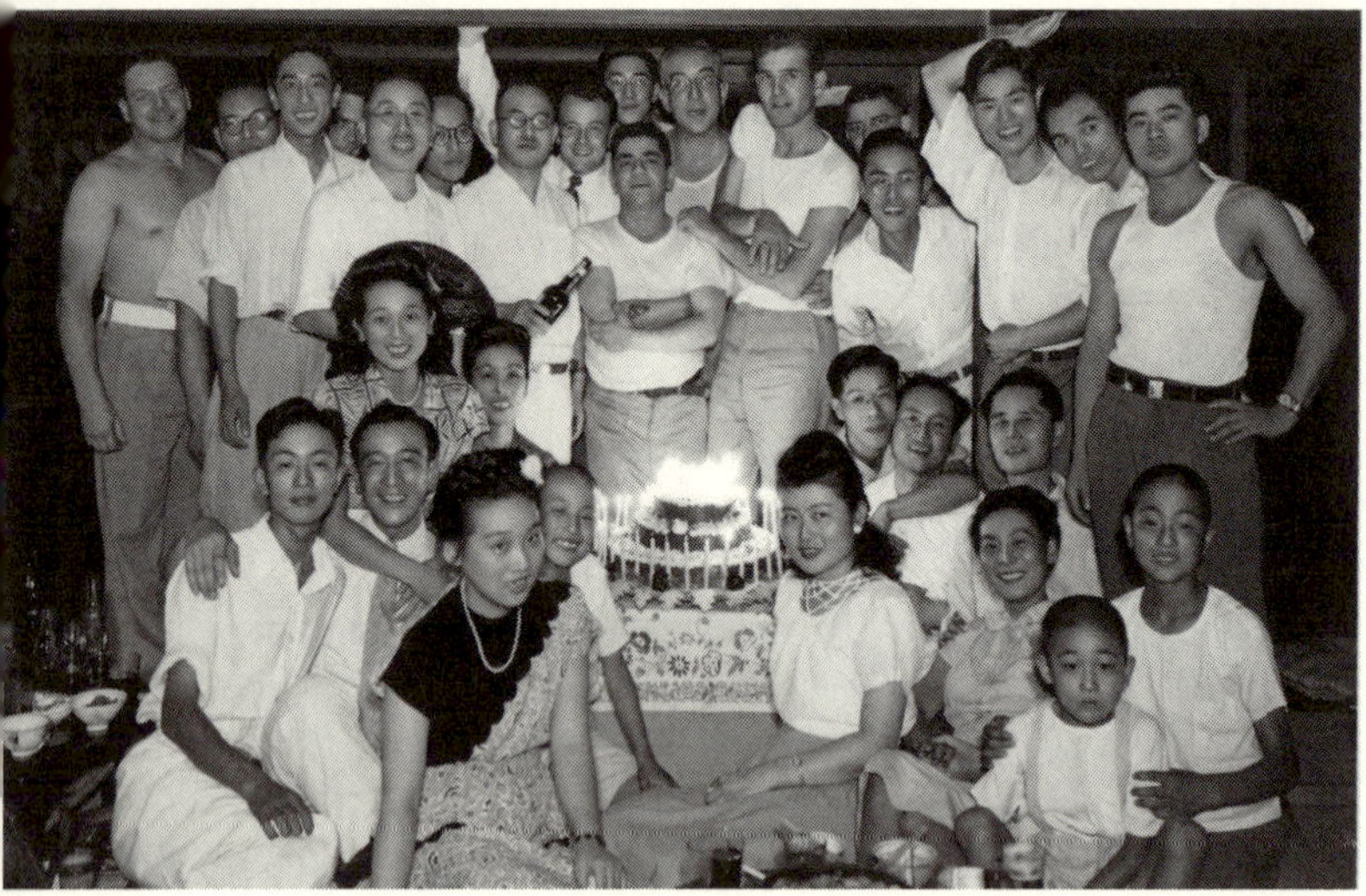

1948年4月18日のグリスマン軍医の誕生日パーティ。左にビール瓶が撮影されている

　白人の軍医が黒人の若い軍曹の腰をもんでやってるんで、みんながおもしろがって見ていましたよ。

　ふた月のちにハリー・S・トルーマン大統領が軍隊内での人種差別を廃止するが[18]、これがたてまえだけでもあたりまえとなるのはずっとさきのことだ。占領は三年めに入って、日本に駐留する米軍兵員はさいしょの四六万人から一〇万人に減っていた。うち黒人は一万人で、その監督には黒人将校二〇〇人があてられ[19]、白人将校がかかわることはなかった。だから一九四八年五月のこのとき、黒い肌へのさげすみはアメリカ白人の心にまだまだ深い根を張っていた。

　人種差別といえば、第一軍団の軍曹が京都軍政部にやとわれていた日本人青年を撃ったことがあった。軍曹はぶんどった日本軍の三八口径銃に米軍の三八口径銃の弾丸がはまるかどうかためしていて、暴発させたのだ。弾丸は二十歳の日本人青年の肺を貫通した。

ところが米軍のために働く日本人は「日本政府の雇用者」であって、負傷しても死んでも米軍は責任をとらなかった。補償は、日本政府が終戦処理費から払うことになっていた。[20] だからこのとき、危篤状態の青年は第三五米陸軍病院ではなく京都第二赤十字病院へかつぎこまれた。しかしペニシリンも、補液も、酸素ボンベも、鎮静剤さえもなかった。軍医は応急手当をすませると、第三五米陸軍病院の補給課へかけつけた。

「すぐに酸素ボンベをたのむ」

というと、係官が、

「上官の命令なしに酸素ボンベは出せないときまっており、中尉どのは命令違反です」

と言いかえした。

軍医は激怒して、

「ひとのいのちがかかっているときに命令なんかクソくらえだ、そもそもおれは軍人宣誓をやるまえに、ヒポクラテスの誓いってのをやってるんだ」

と係官になぐりかかった。そこへ上官があらわれ、酸素ボンベがわたされて、青年はたすかった。

この青年は春に米軍のトラックにひかれた四歳の「ますいひなこちゃん」にくらべれば、幸運だった。ひなこちゃんは京都府加佐（かさ）郡の由良（ゆら）村で「とつぜん村道へとびだしたので本人の落ち度だった」として、事故は運転手の名ものこさず第一軍団が処理してしまった。[21] たとえひなこちゃんの両親に死亡補償金がおりたとしても、一年まえに厚生省がさだめた一〇〇〇円という額はインフレで一週間の生活費にも足りなくなっていた[22]……。

軍医は母の日の手紙に、きょうは京都府庁の清掃係のおばあさんをお母さんに見たててイチゴを一箱あげた、じぶんも一箱食べてうまかった、と書いて、こうむすんだ。

じゃ、なつかしいお母さん、たのしい一日をすごしてください。軍服に花はつけられないんですが、机のうえに赤いカーネーションがひとたば活けてありますよ。

いっぽう京都の庶民にとってこの五月九日の大ニュースは「母の日」ではなく、数十年に一度日本の空にめぐってくると報道された金環食だった。

わたしの母は日曜も出勤する父をおくりだしたあと、割れガラスをろうそくの煙で黒ずませて、昼間に欠ける太陽を見る用意をしたにちがいない。夏時間の正午すぎ、北海道礼文島(れぶんとう)で金環食が観測された。京都の空でも太陽が欠けて、空がいっとき暮れなずんだ。[23] 見おわった母は、また下痢をして弱って寝ている九カ月のわたしを見おろして、「この子が死なんとおとなになって、こんどは京都で金環食を見るやろか」と思ったことだろう。

二〇一二年五月二十一日に、京都で金環食が観測された。わたしは市販されたとくべつのめがねをかけて、月の影で太陽がまるく翳(かげ)るのを見た。そして一九四八年の金環食のとき、いまは亡い母がまだ二十六歳だったのだと気づいた。母とグリスマン軍医はふたりとも誕生月が四月で、おない年だったのだ。

19　いつでも性病感染中——「じぶんを何様だと」　［6月］

グリスマン軍医がジョセフ・M・スウィング少将を初めて見たのは、一九四八年一月はじめのことだった。西日本を統括する第一軍団の新司令官として、スウィング少将は着任の翌日に緊急会議をひらき、こう言った。

「京都に駐留している第一軍団の最大の問題は性病だ。性病はぼくめっせねばならない」

米軍兵員は日本人の売春女性から性病をうつされるので、これにきびしく対応するよう陸軍省から通達がきたとして、かれは「あすから午後六時以降、京都市の繁華街にいるそれらしい女性をすべて逮捕し、性病専門病院へ連行して検査し、感染者を治療せよ(1)」と命令した。これまで宮城県仙台市で第一一空挺師団をひきいていて、とっかえひっかえ性病に感染する落下傘部隊員に手をやいてきたにちがいなかった。

緊急会議に出席していたグリスマン軍医は、スウィング少将が日本人にみじんも敬意をもたないことを感じた。（やがてまわってきたうわさが、真偽のほどはともかくとして、この印象をなお強めた。スウィング少将は五十一歳、ウェスト・ポイント陸軍士官学校を卒業した二つ星の少将で、妻は陸軍大将の令嬢だということだったが、[2] ある日かれは二十歳になる娘のメアリー・アンをつれて大丸百貨店へでかけた。そして優美で精巧な京都の工芸品をどっさりえらんでそろえさせた。そのあと女店員がおずおずと「では、お支払いはどのように？」とたずねると、メアリー・アンが「パパ、だれが戦争に勝ったのか、この娘に言ってやってよ」と言った。けっきょくふたりは代金を払わず品物を持ってひきあげた、というのだ。）

緊急会議のあと、いくらなんでも「それらしい女性を午後六時以降すべて逮捕せよ」というのはじょうだんだろうと軍医は思った。ところがつぎの日の夜おそく、長楽館へ電話がかかってきた。東山区の平安病院からで、

「いまMP〔米陸軍憲兵〕が一〇〇人ほど女の人をつれてきて性病検査を命じましたが、みんな廊下まであふれて、泣いたり怒ったりして手がつけられません」

これにたいして軍医は、「ともかくご婦人たちにていねいに詫びて、帰宅させてください」と言うよりほかなかった。この夜はそれでおさまったが、つぎの夜も、そのつぎの夜もおなじことがおこった（東京や横浜でも同様の逮捕劇がおこっていたが、軍医は知らなかった[3]）。

四日めの朝、軍医は近畿地方軍政部の

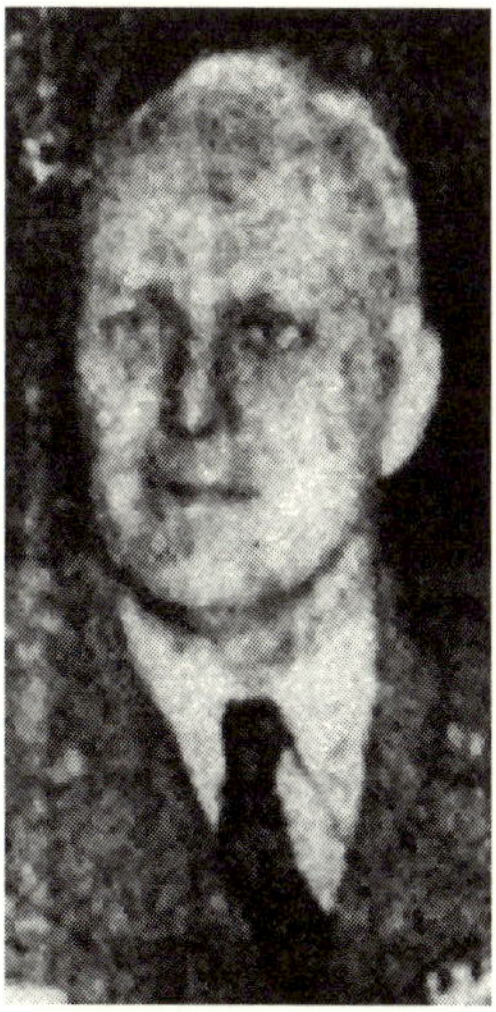

1948年1月から1年間、第1軍団司令官だったジョセフ・M・スウィング少将
（『京都日日新聞』1949年1月23日1頁より）

司令官であるデヴァイン大佐の部屋へとびこんだ。デヴァイン大佐は軍医が花背スキー場から負傷者をつれかえったときに褒状をくれた上官だった［13話］。その上官に、

「自分はスウィング少将を告訴します！」

と言ってしまった。米軍兵員には上官を訴える権利があることを知っていたのだ。

「なに言ってるんだ！」

とデヴァイン大佐はどなった。

「きさまに告訴なんぞ、ぜったいにさせんぞ！」

「しかし、自分にはその権利があります！」

軍医がこれまでのことを説明すると、デヴァイン大佐は、

「もしおまえがスウィング少将のやりかたが行き過ぎだと指摘したい、というんなら面会をとりつけてやろう」

と約束した。その日のうちにスウィング少将のまえに立った軍医は、

「閣下の命令は米陸軍第八軍回状の《被占領国の国民は民主的にあつかう》という規律条項に反しております」

と、言い分を述べはじめた。スウィング少将の顔がだんだん赤くふくらんできたと気づいたそのせつな、

「じぶんを何様だと思っとるんだ！」

とかみなりが落ちた。軍医は直立不動で敬礼させられ、出ていけとどなられた。さすがレイテ島やルソン島で第一一空挺師団の落下傘部隊とグライダー部隊をひきいて日本軍を壊滅させた指揮官だけのことはあった。廊下にでると興奮もさめて、不安な気持でデヴァイン大佐を廊下でまっていると、司令官室から、

「青くさい子犬がうしろ足で立ってキャンキャン吠えたてるのはいつ見てもゆかいだ、そう思わんか」

「まったくです、サー」

と、ふたりが大笑いしているのが聞こえてきた。

この事件ゆえなのかどうか、そのあとMPたちがひと晩に一〇〇人もの女性を連行することはなくなった。しかし夜間の売春女性の逮捕連行はつづいた。京都府庁衛生部の矢野輝男係長はこれをさせまいとして、昼のあいだに街をあるいた。そしてそういう女性をみつけては、自発的に保健所で検査をうけて治療するよう補導した。

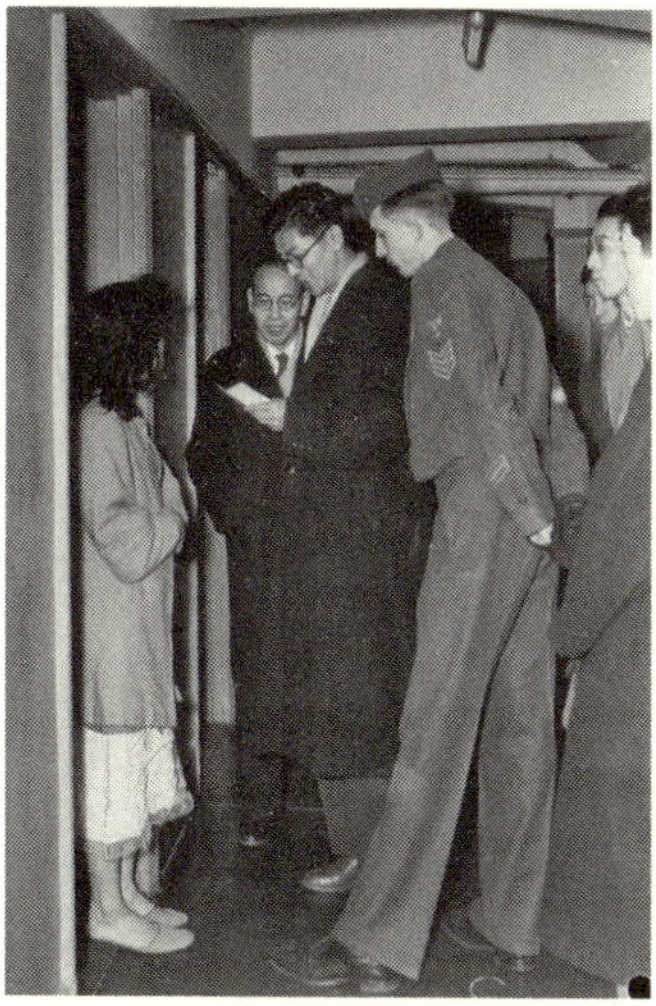
売春女性の補導にあたる矢野輝男結核・性病係長（中央）（長女安野玲子氏提供）

「すぐわかります。お化粧のしかた、アメリカのぜいたくなもんを持ってる。そんなことしない女の子は、くつでもわるいし、栄養もよく

ないです。《性病がひろがったら国がほろびる》という気持でやってました。淋病やったらなおるけど、梅毒で先天性梅毒の子どもができたら日本民族がほろびる。そういうことになったら、かなんから」

矢野係長は京都生まれで、女性たちの事情はよくわかっていた。

「売春婦になったひとと、ならないでむさくるしく生活していたひとと、どっちもかわいそうでした。しかし公務員でもまずしくて、ひとりでは妻子がやしなえませんでした。売春婦もくらしにこまって家族をささえんならんから、米軍にくっついていって食料をもらったり、ね。あるとき取り締まってたら、客のアメリカ兵が怒ってピストルをうった。その兵隊は軍法会議にかかって、朝鮮［半島］へ行かされてしもた(4)」

グリスマン軍医は売春摘発隊のやりかたをじっさいに見ることにした。寒い二月の夜十時すぎに平安病院でまっていると、売春摘発隊が七人の女性をつれてきた。木村医師が話してみると、二人はふつうの娘であり、あとの五人はそれらしいとはいえ、全員が切符をもって九時十五分ごろ京都駅で奈良行きの汽車をまっていただけだという。

七人を釈放させたあと、軍医と木村医師は売春摘発隊といっしょに街へもどった。まず京都府警が「パンパン［売春女性］」だと近所でうわさされている女性」の住まいの戸を蹴やぶった。それから売春摘発隊が捜査令状なしのまま踏みこんで、女性が米軍兵員といっしょにいればその女性を逮捕連行するのだった。この晩は米軍兵員がいなくて逮捕者は出なかったが、踏みこまれた家のひとびとはおびえきっていた。

軍医はこの夜のできごとを報告書にまとめ、シェフィールド少佐の署名をもらって近畿地方軍政部におくった。このようなやり方は「被占領国の国民を民主的にあつかう」という米軍の規則に反していると指摘しておいたが[5]、答えはなかった。

それから四カ月のあいだ、軍医は占領下京都での性病感染率を下げる方法をさがしつづけた。そしてついに売春女性の毎週の性病検査をやめるよう、提案書を書いた。売春女性は《いつでも感染中》なのだから［5話］、週に一度の性病検査は無意味で、むしろあやまった安心感をあたえるのみだ。彼女らも一般人とおなじように、感染に気づいたらすぐ保健所へでかけて治療をうけるべきだ、と指摘した[6]。

六月十八日付のこの提案書がGHQへまわってきたとき、サムス局長はおどろかなかったはずだ。局の性病コンサルタントのエルキンス博士が、週ごとの性病検査は「無価値でまったく不毛」だとまえから言ってきた。都道府県の衛生部は税金をつかって「売春施設の私的雇用者」を毎週検査しているが、これはひとびとへの奉仕を忘れた「あきらかな退廃と堕落」だ[7]、とエルキンス博士は容赦なかった。

一週間のち、売春女性の性病検査廃止がきまった。厚生省がこれを地方に通達すると、利権をもつ日本人がこぞって反対した。一九二七年に花柳病予防法が制定されてから二一年間、この性病検査が客を安心させてきた。廃止となれば客は減り、検査にかかわるひとびとは職をうしない、衛生部が饗応をうけることもなくなるのだ。

だが京都府はいちはやく廃止に踏みきった。[8] 明治維新からこのかた、京都はいつもあたらしいことをとりいれてきた、その革新の気風が、衛生部に反対をおしきらせた。

『読売新聞』がこのニュースを、「率先して廃止した京都府」という見出しでとり上げた。記事のゲラ刷がGHQ検閲に出されて、新聞課がサムス局長に電話をかけた。サムス局長は「かまわん」と掲載を許可したが、「ただし通達は厚生省から全国に出ておるのだから、《京都だけがやった》と思われんように」と、わずかな書きなおしを命じた。[9]

サムス局長はふた月まえに軍医大佐から准将に昇格して、このとき多忙をきわめていた。回虫駆虫剤サントニンの供給をソ連が停止したので米国からヘキシルレゾルシンを輸入すること、日本医師会にあたらしい所得税について説明すること、それから日本人学者を海外の国際学会におくりだす計画。この計画については、日本人の海外渡航が禁じられていたこのとき、秘密のうちに細心の根まわしをしなければならなかった。

にもかかわらず、サムス局長は京都から提案書をおくってきた若い軍医を心にとめた。GHQ研修ではさいごの時間を自由討論につかうことになっていたので、[10] サムス局長はこの軍医を知っていた。二月の京都での売春摘発隊の乱暴なとりしまりの告発、そして六月の提案書からは、若者らしい正義感と理性と熱意がつたわってきた。かれがやがて公衆衛生の専門家となって、人の健康を守るしごとにも心がおどるような刺激があり、満足感があることをまなんでくれたなら……。

サムス局長が大尉のころ、シモンズという軍医少佐が《軍医の使命は兵員の病気をなおすことではなく、病気を予防してその健康を守ることだ》とおしえてくれた［12話］。そのシモンズ少佐は軍医准将にまで昇進し、退役後はハーバード大学にうつってそこの公衆衛生大学院の教授兼学部長になっていた。そして占領下日本で活躍している後輩サムス局長のあたたかい支援者でもあった。

サムス局長がシモンズ学部長に推薦すれば、京都の若い軍医はハーバード大学の公衆衛生大学院の修士課程に入学がかなうかもしれなかった[11]。

20　米国留学解禁――「はちきれるような新鮮さ」　［6月］

六月はじめ、《日本人学者が海外へ!》という特ダネがGHQ民間検閲支隊に提出された。

ほんとうは一年まえに日本人学者が海外へ行くはずだった。一九四七年二月にニューヨークの国際小児科学会からふたりの日本人小児科学者に招待状がおくられてきたのだ。招待状には、日本の子どもの消化器病について報告してほしい、国際的な学会で日本の小児科学が代表されるのはまことに重要であるから、とあった。[1]サムス局長がとりつぎを引きうけて、日本政府には外貨がないため渡航費が払えないむね知らせると、費用のすべてを国際小児科学会が払うといってきた。

四月の日本医学会総会でサムス局長がこのニュースを発表すると、会場はどよめいた。日本の医師たちはつぎつぎと改革を押しつけるサムス局長を心底から不快に思っていた。しかしこのときばかりはうれしくて、思わず笑顔になった。日本の医学がニューヨークでふたたび国際舞台にもどるのだ。ところがワシントンの極東委員会でアメリカ、イギリス、中華民国は賛成したのに、

ソ連が反対した。そのためふたりの学者はニューヨークへ行けなかった。(2)

それから一年がたったいま、ソ連のそんな裁量権は消えた。マッカーサー元帥がアメリカ政府に直接の許可を要請して、日本人はアメリカへ行けることになった。(3) だから共同通信によればこの夏、京都大学農学部の木原均教授がアメリカ経由でスウェーデンへでかけて国際遺伝学会に出席し、小麦の遺伝について特別講演をするという。(4) 検閲支隊の新聞課はさっそくサムス局長に電話をかけた。するとサムス局長は、

「はやいとこ、その記事はにぎりつぶせ」

と答えた。ニュースはほんとうだが、木原博士が出発するには「あと四〇〇〇ドルいるが、いま一六〇〇ドルしかない。われわれがいろいろ手をまわしてかれは円をドルにかえようとしておるが、これはそっちもわかっておるとおり、違法だからな」というのだった。(5)

とはいえサムス局長はこんどこそ、と決心していた。そしてまずユネスコから六〇〇ドル、ロックフェラー財団から一〇〇〇ドルを寄付してもらった。しかし滞在費もあわせて空路ニューヨークへ入り、乗りかえてストックホルムへ飛ぶにはなお四〇〇〇ドル入り用だった。そして費用の全額五六〇〇ドルを現金で見せなければ、ニューヨークを経由するためのアメリカビザはおりないのだ。(6) サムス局長はあちこち（たとえば日本遺伝学会など(7)）から日本円をあつめて、GHQの規制をやぶってそれをドルにかえていた。

六月下旬、木原博士にビザが下りた。羽田飛行場からアンカレッジ、カナダのエドモントン、

ミネアポリスを経由して夜おそくニューヨークへおりる。つぎの日は休息し、ニューファウンドランド（現カナダ）のガンダー、グラスゴウ、コペンハーゲンを経て、ストックホルムには七月なかばに着くように旅程が組まれた。

かかわった日本人は「総司令部当局」、すなわちサムス局長の「深い御理解と一方ならないお世話」がなければこの計画が実現しなかったことを知っていた。[8] 新聞も「米から友情の旅費、京大木原博士、北欧へ旅立つ」[9]というような見出しでその出発を報道した。

ひと月のち、サムス局長は一五人の公衆衛生行政と社会福祉の専門家を、こんどは客船でアメリカへおくりだした。そのために初夏からアメリカ陸軍省とビザの交渉をはじめ、[10] 一年間の留学費用はロックフェラー財団に全額負担してもらって、一五人の日本人はそれぞれの留学先へでかけていった。

そのひとり東京大学の佐々学氏はジョンズ・ホプキンス大学へ留学した。そして『東京医事新誌』からたのまれて「アメリカに特有な、例のはちきれるような新鮮さと、力強い活力」を感じている、と手記を書いた。[11] 京都府立医科大学の木下禮治氏は『日本医事新報』に、hot（熱い）は「ハット」、what is the matter（なにごとだ）は「ワスマラー」と言うのだ、と紹介した。[12]

アメリカのメディアからは「ジャップ」という呼び方が消え、日本がアジアでやったとおなじように日本人が「敗戦国民としてあざけられ、あなどられるだろう」という心配は無用であることも報じられた。[13] ふんだんにあってしかも安い食べものやガソリンや電気、そしてアメリカ人の親切さとぜいたくなくらしぶりが書きおくられた。三十歳代の若手にとっては、年功序列と学閥のしがらみのないアメリカの大学の「下剋上（げこくじょう）」、つまり能力に応じて待遇がきまるというしくみも魅力的だった。

つづく大ニュースは、「一般日本人のアメリカ留学解禁」だった。来年は四〇〇人の大学卒の日本人をアメリカへ留学させる、試験は英語のみ、費用はガリオア資金で全額負担する、というのだ(14)。ガリオア資金というのはアメリカが占領する国で社会不安がおきぬよう、さいしょから軍事予算にふくまれてあった資金で(15)、これをつかってアメリカへ日本人を留学させようというのだった。

京都軍政部のグリスマン軍医はこのニュースを聞いて、ガリオア奨学金は女性にもおりるとのことだ、トミに受験をすすめてみてはどうだろう、と思った。トミがアメリカの大学へ一年間留学して帰国すれば「アメリカ帰り」として自立でき、一生しごとに困らない。思慮ぶかくて容姿たおやかなトミとなら、いずれ結婚してもいいのだし……。

くるしいくらしがつづいて米軍への批判が高まり、日本共産党が党員をふやしているなかで、アメリカ留学は日本人をなだめるアメ玉でもあった。とくに戦争にかりだされて外地で数年をすごし、三十歳をこえて不遇でいる学徒にとって、アメリカ留学はかがやかしい未来をひらいてくれるとびらのように思われた。

京都大学医学部の下級教員だったわたしの父もそのひとりだった。卒業したのは一九三五年で、卒業式のつぎの日から解剖学教室の助手としてつとめはじめた。まだ四十五歳のめんどう見のよい舟岡省五教授が指導教官だった。初任給は八五円で、これは警察署長とおなじ額だった。教授ともなれば月給は五〇〇円、人気絶頂の映画俳優の阪東妻三郎でさえ月給は一〇〇〇円だったから、将来は明るかった。

だが中国大陸でのいくさがつづいて一九四一年春に父は陸軍に召集され、十日後には軍医見習士官として中国江西省の九江にむかっていた。二十九歳で独身だった父にとっての心のこりは、「石井部隊」に行けなかったことだった。「石井部隊」というのは京都帝国大学医学部出身の石井四郎軍医中将が設立し、のちに満州の七三一部隊として知られることになるアジア一の軍事研究所の、京都での呼び名である。

東京帝国大学が官僚を育てて中央で権力をにぎることへの反感もあって、京都帝国大学はこの軍事研究所を全学あげて支援していた。学内からは優秀な若い研究者だけがここへ徴用された[16]。研究所はハルビンの近くにあって、最先端の《給水や伝染病防疫、そして農作物や化学物質についての研究》をおこなっていた。食料はふんだんにあり、宿舎にはぜいたくな暖房や水洗便所がそなえつけられ、父の高等学校時代の親友や大学の先輩たちもすでにそこで働いていたのに、地味で無口な父は選抜されなかった。

やがて日本軍は不意に香港に攻めこみ、イギリス軍は総くずれとなって退却した。香港の病院を占拠して冷蔵庫を分捕ってよろこぶ上官を見て、父も短波ラジオを手にいれた。わからないながら英語放送を聞いていると、日本軍は敗退しはじめているらしかった。しばらくして父の部隊も退却

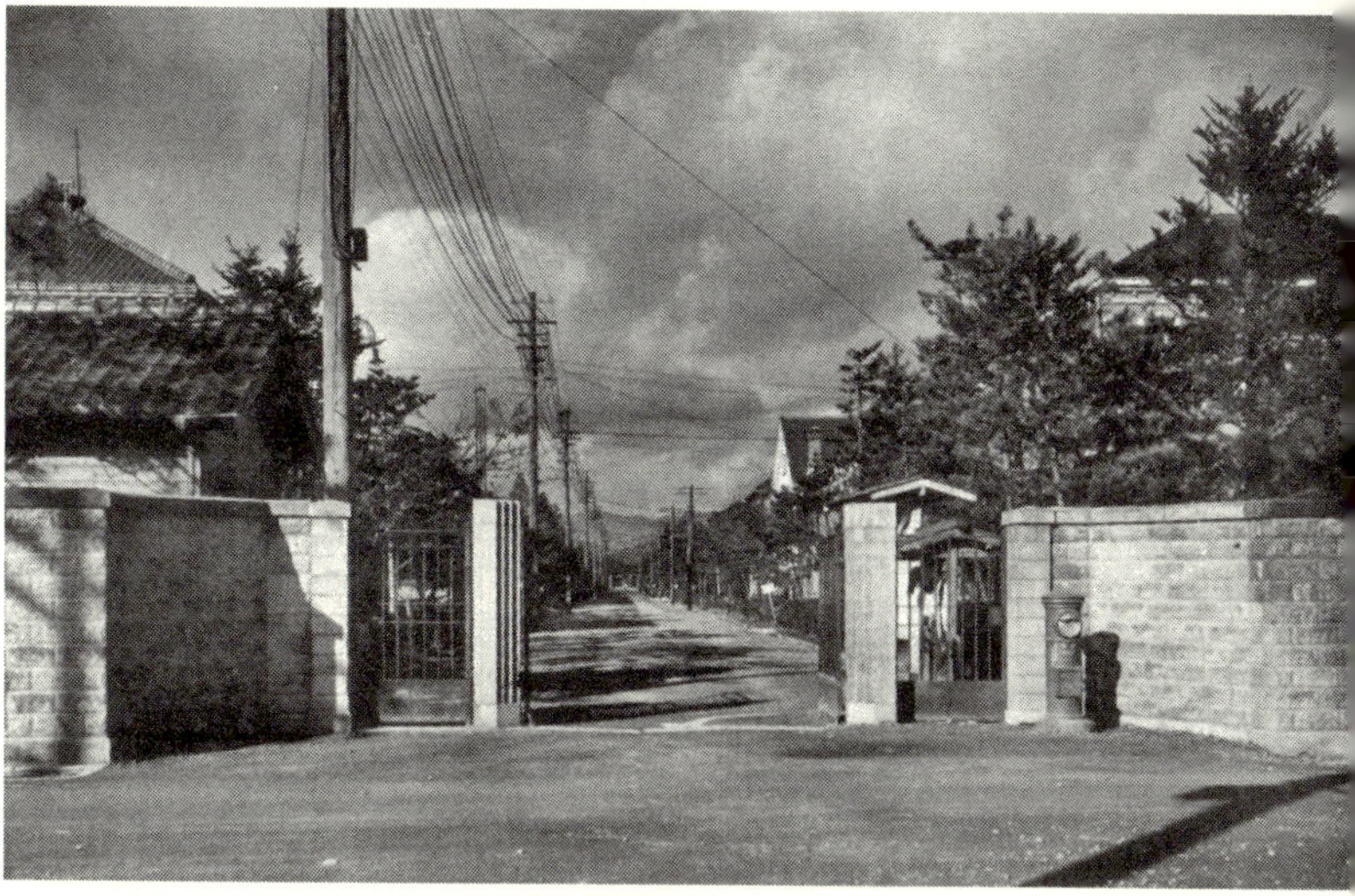

1935年当時の京都帝国大学医学部正門
（京都帝国大学医学部昭和10年度卒業生アルバムより）

をはじめ、父は食用に朝から池の小エビをすくい、農家の作物を盗んだ。食糧をさがしに行ってもどらぬ部下は殺されたとみなし、天然痘にかかった患者は隔離されて衛生兵が高塀の上から握り飯を落とした。「軍医どの」というかすかな声は、水がなくなるとともに消えた……。

四年がたって日本は降伏し、父は香港の降伏軍人収容所で一〇カ月をすごして、一九四六年七月八日に京都へもどってきた。つぎの日医学部へかけつけると、テニスコートはかぼちゃ畑となり、病理学教室のうら庭はトマト畑になっていた。そして指導教官で戦争中は医学部長でもあった舟岡教授があと数日で辞職することを知らされた。理由は「一身上の都合」ということだったが、じつは戦争協力、とくに『東亜星座ニ於ケル日本［東アジア星座における日本］』という著作ゆえと聞いて、父は暗然と思い出した。

父が助手であったころ、舟岡教授は午前十一時ごろ大学へ来て日が沈むまでしごとをし、そのあと弟子たちと飲みにでかけた。そして深夜十二時すぎに帰宅すると机にむかい、明け方まで原稿を書いてから眠った。

その原稿というのは、舟岡教授はもともと東洋史が好きで、日中戦争がきざすころから日本がアジアで特殊な歴史をもつ国であることを海外、とくに敵国のアメリカやイギリスに知らせたいとかんがえて書きはじめたものだった。東アジアを夜空にちりばめられた星座に見立て、ここがイギリスやアメリカからどれほど搾取され迫害をうけたか、そのなかでただ一国、自力で国を守って明治維新をなしとげた大日本帝国がなぜいま東アジアをひきいてたたかわねばならぬのか、資料は天井まで積まれ、おさない日の忠君愛国のおしえと、しばらくまえに締結された日独伊三国軍事同盟への期待が胸に燃えて、『東亜星座ニ於ケル日本』は一千頁をこえた。[17]

イギリスやアメリカに知らせるのなら英語で書くべきだったのに、これはドイツ語で書かれていた。舟岡教授は青年のころドイツに留学し、そのあとアメリカを訪ねて、アメリカの文化が粗野で貧相であり、そのいっぽうでドイツ文化に洗練と気品があることを知っていた。したがってドイツが第二次世界大戦において勝利することを疑わなかった。ドイツの友邦である日本もいずれはアメリカに勝って、そののち東アジアは団結し、ゆたかな物資や労働力をわけあい、民族協和をとおして国際互恵をめざすのだ。[18]

しかし出版にとりかかった一九四一年に太平洋戦争がはじまり、この大著を海外へおくることはできなくなった。かわりに舟岡教授は医学部長となって、軍医の速成教育をひきうけた。独創的だった研究テーマも「軍靴と足のかかわり」や「ガスマスクの空気浄化法」に変わった。

一九四五年八月十五日、敗戦を告げる天皇陛下の放送を、舟岡教授は医化学教室のまえで聞いた。そのとき大学院生だった岡本道雄（のち京都大学総長）が見まもるなか、舟岡教授は教授室へもどって手ぬぐいをにぎりしめ、「致し方ない」「こうなっては致し方ない」と、あふれる涙をおさえた。東山通を行く市電の音がときおり聞こえ、その夜は幾年ぶりかで大学時計台の文字盤に灯がともった。(19)

それから一年がたつうちに京都軍政部がととのい、《戦争協力者の公職追放》がささやかれはじめた。そうなると、占領当初に米軍がもと医学部長であった舟岡教授と七三一部隊とのかかわりをしらべていったこと（これは立証されなかった）、結核治療薬の開発をこころみて、ハンセン病患者までまきこんだが効かなかったこと、そしてあのドイツ語でしるされた愛国の大著が医学部ぜんたいの戦争協力とうけとられかねないこと、などを案じる同僚や部下があらわれた。(20) 圧力は強かった。五十六歳だった舟岡教授は一九四六年七月十五日、定年まで七年をのこして京都大学を去った。(21) あとには父をふくむ四〇人ほどの弟子が、指導教官をうしなってのこされた。

舟岡教授の後継として新潟医科大学から呼びもどされた平澤興（ひらさわこう）（のち京都大学総長）は、「舟岡先生は閉じた日本の社会にはあまりに大きすぎた人だった。つねに理論的にものを見ておられ、模倣がお嫌いであり、基礎的素養が深く、研究は次から次へとあたらしい種を蒔（ま）いていく道楽のようなもので、そのすごい頭に自由を与えるということが京都大学にはできなかった」と、その天才を惜しんだ。[22]

どの医局も、復員して職をさがす先輩でいっぱいだった。ドイツの理知の気風は消えて、すべてに実際的なアメリカ医学がながれこんだ。ワイス軍医中尉の「アメリカの医学制度」という講演が薬理学教室でひらかれ、[23]シュレーゲル少佐の「米国の精神外科学について」には三〇〇人がつめかけた。[24]解剖学教室の講師だった父もこのとき、うわさに聞くロボトミー（精神障害の治療を目的とする脳切除手術）を知ろうと講演を聞きにでかけたことだろう。

父は中古自転車で職場へかよい、タライで行水し、せまい庭でにわとりを飼った。三〇〇〇円の公務員の月給は、母とわたしと祖母をやしなうには足りなかった。しかし父は戦争から生きてもどってきた友人や先輩に会うたび、「うちですき焼きでも」と誘った。母はとなりから「お電話どっせ」と夜の来客を知らされると、わたしを背負って庭のにわとりを一羽つかまえ、市場の鳥屋へつぶしてもらいにでかけた。父と友人たちはおそくまで鉄鍋をつついて戦地でおぼえた歌を歌い、「野口英世（えいせい）は、戦争さえなければノーベル賞もんでしたなあ」[25]と、やるせない不遇の憂さを晴らすのだった。

そういう父にガリオア奨学金のニュースが大きな希望をもたらした。つたえられた年齢制限は四十歳だったので、まだ四年あった。この世代で戦友を死なせて復員してきた男たちはただひとつ、敗戦国日本を復興させることだけをかんがえて、そのためにはなりふりかまわず機会をとらえて利用した。したがってこのときの父の留学の目的は、アメリカの最新医学を日本の復興のためにそっくりもちかえることだった。その医学はアメリカの資金とアメリカの患者のいのちであがなわれたものとはいえ、日本は古代に唐の医学、江戸時代にオランダ医学、明治維新からはドイツ医学をとり入れた。[26] いま敗戦国となってアメリカ医学をとりいれる、これをためらう理由がどこにあろうか。

おなじころ、ストックホルムで特別講演をおえた木原均博士がヨーロッパとアメリカの大都市をたずね、ホノルルを経由して帰国した。海外滞在中の三カ月のあいだ、雑誌『遺伝』が写真入りでその旅行体験記を連載したが、やがてそれが『科学者の見た戦後の欧米』として出版された。[27] 一九四九年に父は『科学者の見た戦後の欧米』を買い、いっしょに『英米会話入門』という本も買って、英語を勉強しはじめた。[28] 香港の降伏軍人収容所でかきとめた英語のノートも出してきた。このノートにはイギリス兵あいてに「ノー」とはいわないこと、I am afraid you may be mistaken（あなたの誤解ではないでしょうか）ということ。日本への帰還船に乗るときは、旧日本軍人がおびただしい白木の遺骨箱を首から下げているが、それは何かと問われれば、「He is taking the remaining ashes to his comrades' family（かれは戦友の遺骨をその家族に持ち帰るのです）」、遺骨がいく柱あるかと聞かれれば、「The total number is 1191（あわせて一一九一柱あります）」と答えること、などとしるされてあった。

父は勤務のあと夜半まで英語を勉強した。だがしばらくしてガリオア奨学生の年齢制限が満三十五歳未満であって、三十七歳の父には受験資格がないことを知った。

二回めのガリオア留学生試験が一九五〇年初秋に、全国七つの大学でおこなわれた。和文英訳、反対語と同義語、自由作文、アクセント、発音、朗読聞き取りなどに六〇〇〇〇人以上が挑戦し[29]、三次試験をくぐりぬけて合格したのは役人、医師、株屋、教師など四八〇人だった。

つぎの年の夏の出発にあたってＧＨＱ民間情報教育局のドン・Ｒ・ニュージェント局長が羽田飛行場まで見おくりにきた。そしてアメリカ留学の成果として、諸君の中からこそあたらしい日本の指導者が出てこなければならない、とあいさつをした[30]。

三十九歳になっていた父はこれを『日本医事新報』で読んで、どんな感慨をいだいたことだろう。

21 福井大地震——「いっぽうの端が燃えて」［6月］

第一軍団の演劇部が『我が家の楽園』を上演することになった。アメリカでよく知られたこの舞台喜劇で、近畿地方に駐留する米軍兵員を慰問しようというのだ。オーディションは五月はじめだったので、グリスマン軍医は出来ごころで受けてみた。そして主役を射とめてしまった。

主役のトニーは美人速記係のアリスに恋をするハンサムな青年実業家で、映画化されたときはジェームズ・スチュアートが演じた役だった。軍医の感じのいい男らしい顔、長身、そして「シェークスピアを学んだお父さんのように話しなさい」としつけられ、教師だった叔母が演劇話法をおしえてくれていたから、とうぜんの配役だった。映画が一九三八年度のアカデミー最優秀作品賞をとっていたので、成功はまちがいなかった。

とはいえひと月半のあいだ、週四回夜三時間のけいこ、そのあと夜食をとりに街へ出る、という生活がつづいては、さすがの軍医も初演の日が来てほっとした。神戸市の兵庫軍政部で幕をあけて、つづく奈良、京都軍政部での公演も大成功だった。
六月さいごの金曜日には、舞鶴支部での公演にでかけた。そのあとみんなで週末を舞鶴ですごすことにきめて、旅館にとまった。昼は舞鶴湾でおよいで、夜はゆかたを着てたたみに寝そべっておしゃべりをした。土壁(つちかべ)が湿気を吸ってさわやかな風がとおり、見上げる天井の木目(もくめ)は美しく、障子のそとでは日本海の星がまたたいていた。

こういう和室の雰囲気や暮らしのくつろいだ感じには、西洋人がまったく知らない面があるんですよ。和室もこの暮らし方も、ぼくが生きているかぎりぼくの家、それからぼくの人生の一部になることでしょう。

六月二十七日の日曜日に京都にもどり、二十八日月曜日は出勤した。午後五時に疲れて長楽館へもどってきて、夜の大阪軍政部での公演にそなえてちょっと眠っておこう、と軍医はベッドにもぐりこんだ。
とつぜんベッドが激しくゆれた。五時十三分だった。窓のそとで、電信柱がフラダンスのようにまわっていた。「これが地震というものにちがいない」と思い、逃げようとしてスリッパをつっかけて、「いや、スリッパじゃあぶない」とベッドにかけもどった。もどかしく靴をかたほう履いて靴ひもをむすんでいると、とつぜんしずかになった。しずかなままなので軍医はまたベッド

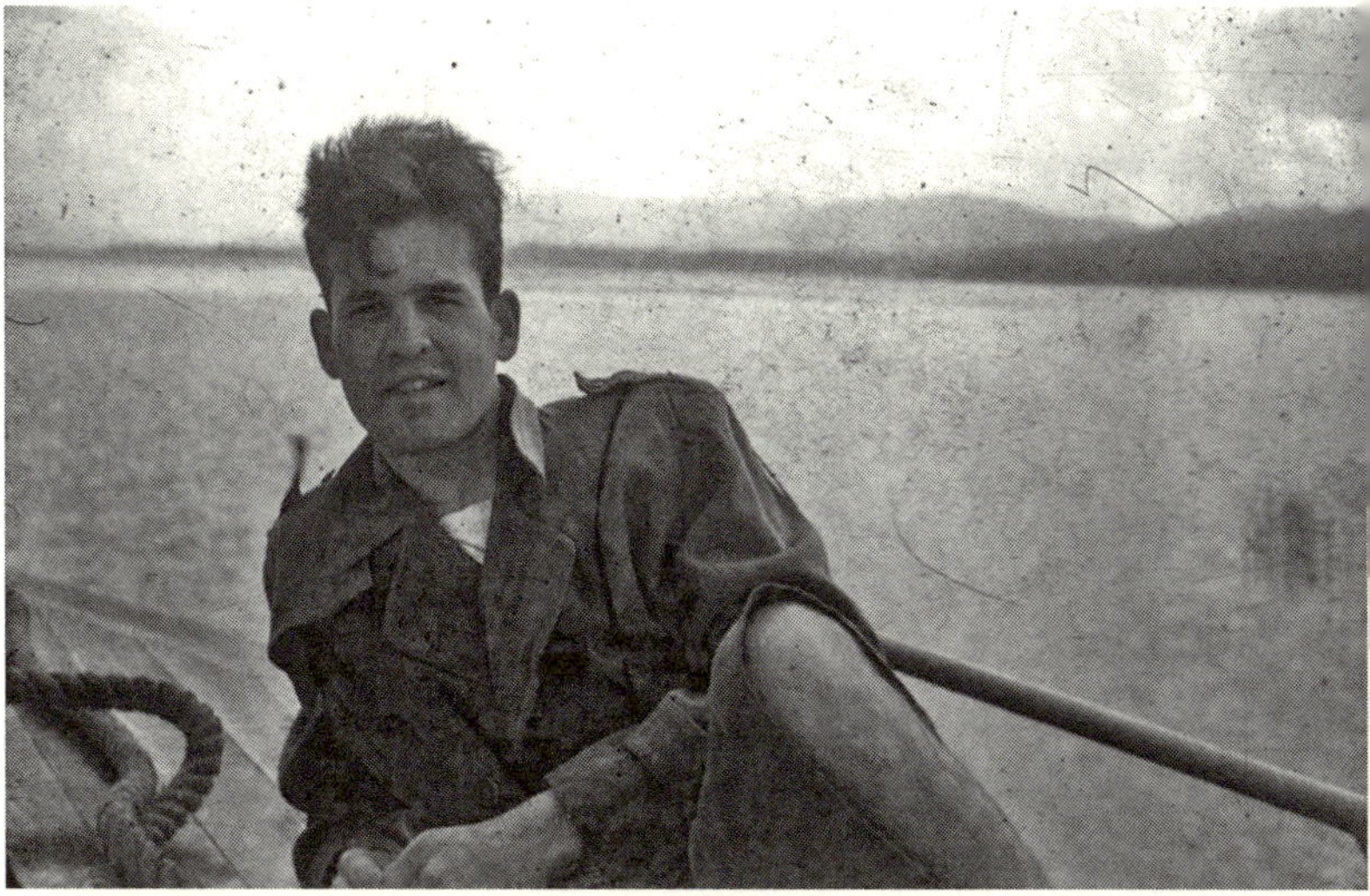

船で舞鶴湾へ出てくつろぐグリスマン軍医

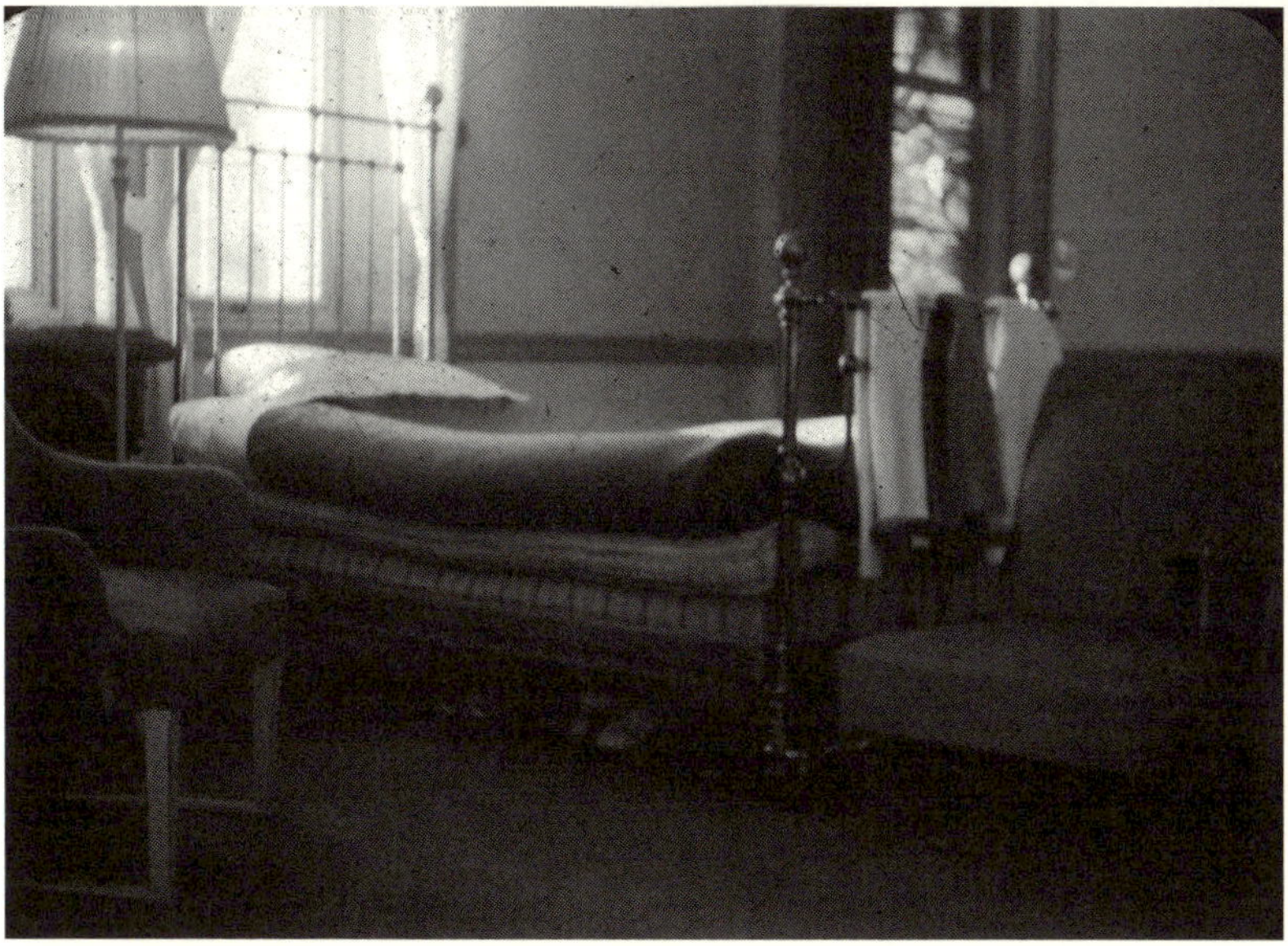

長楽館3階の部屋の軍医のベッドと靴

にもぐりこみ、しばらく眠ってから起きだして大阪へでかけた。

大阪公演のあと午後十一時に長楽館へもどってきて、はじめてさっきの地震の震源地が福井市で、市街が壊滅的な被害をうけたことを知らされた。京都では《中震》だったのに、福井市では震度六以上の目盛りがなくて震度計がこわれたという《強震》で、街はまだ燃えているそうだった。

どうしてこんなに遅くまで知らせがこなかったのか。軍医が聞いたところによると、地震直後に米軍の偵察機が離陸し、福井市上空を飛んだ。福井市は一九四五年の空襲で全焼して、九割がまだバラック建てだった。(1) 偵察機から見おろすと、眼下にそのバラック屋根が整然とならんでいた。そこで操縦士は「異常なし」と打電した。直下型地震では柱がはずれて壁が崩壊し、家屋が真下につぶれるので上空から見ただけではわからないが、それをアメリカ人操縦士は知らなかったのだ。やがて街が火の海となって、米軍は初めて被害に気づいた。だが家屋のほとんどはもう炎に飲みこまれていた……。数時間遅れの知らせをうけて午後九時に第一軍団の救援列車が京都駅から出発し、救援トラック隊も零時に出発したということだった。


でも、なんてこった、かれら［スウィング少将ほか］は医療物資も医師も看護婦も、そういうことすべて忘れてたっていうんです。たぶん、じぶんたちの高貴なる人格でじゅうぶんだと思ったんでしょうよ。

軍医は京都府庁へかけつけて、衛生部員が救援トラックを用意するのを手伝った。

みんな重要なものを忘れていて、たとえば麻酔剤、サルファ剤、ペニシリンとかですが、ここでぼくも役に立ったってわけです。軍政部のトラックも出してもらい、われわれは午前一時に物資をいっぱいつみこんで出発しました。

軍医は大阪公演のあとでくたびれていたが、舗装のないでこぼこ道と、そこからまきあがるひどい土ぼこりで眠ることなどとうていできなかった。うしろの荷台に乗った日本人医師六人と看護婦一〇人にとってはもっと苦しい道のりだったにちがいない。そんななか、トラック隊は国道八号をひた走った。

滋賀県と福井県の県境の峠で夜が明けた（巻頭口絵参照）。

静寂と美……はるかに［日本］海が見え、水面の朝靄（あさもや）が青灰色の空と溶けあって、じぶんはいま、最高にうつくしい景観をとくべつに見せてもらっているのだと思いました。

ちょうどそのときつづら折りのカーブにさしかかって、目のまえにすごいスピードでジープが

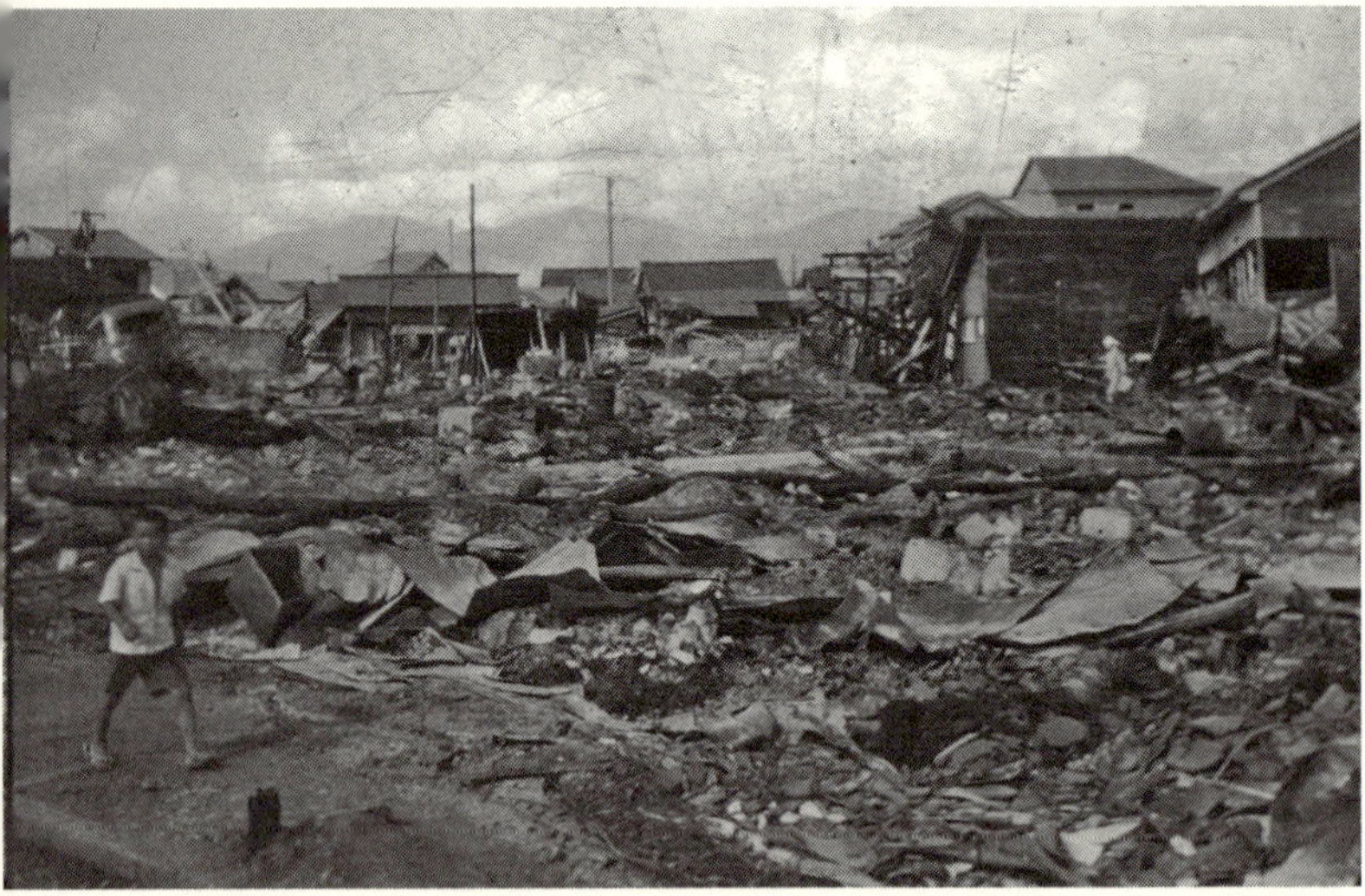

福井大地震翌日の福井市街

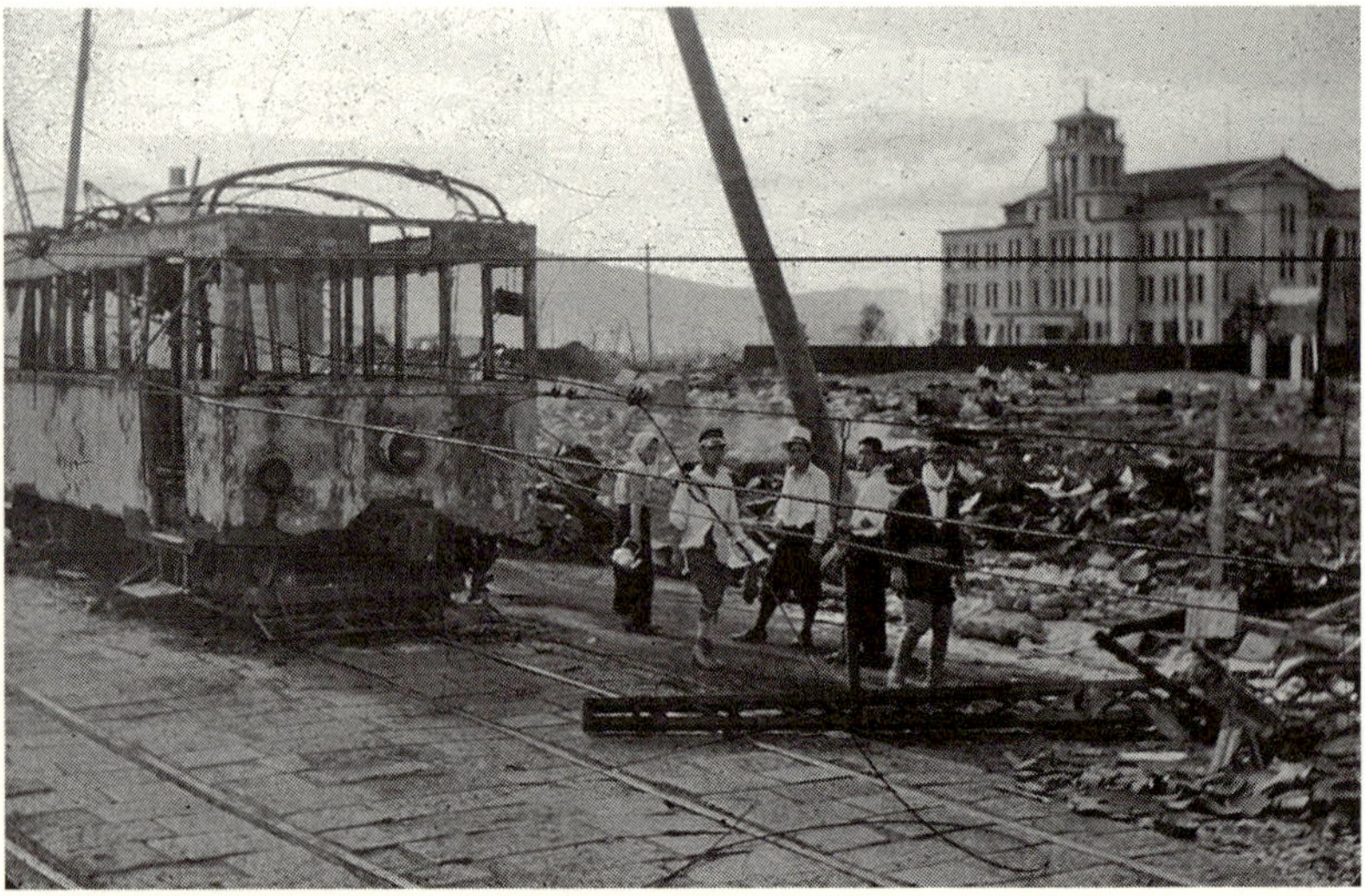

福井大地震直後の火災で全焼した市電

あらわれた。

ブレーキがおそろしい甲高い音をたてて、奇跡的に二台とも止まりました。土ぼこりがおさまると、両車のあいだは六インチ〔約一五センチ〕。ぼくがトラックから首をだしてジープに「よくやった〔Very nice〕」と言うと、五秒ぐらいたってから、かぼそい声が「まったく〔Yeah〕」と答えました。二台はだまってそのまま出発し、ぼくは運転手に「おねがいだから、カーブではかならず警笛を」と注意したってわけです。

やがて福井市が見えてきた。人口七万八千人[2]の市街はほとんどが全壊して、福井県庁やＮＨＫ福井放送局など、いくつかの鉄筋コンクリートのビルがかしいだまま立っていた。[3]午前七時に福井軍政部の検問所に着いた。血と焼けた人肉のなまぐさい臭いが鼻をついた。「医師団が入り用なのにだれもこない」とのことで、さっそく京都からきた医師と看護婦が組んで救助にかかった。持ってきた輸液やサルファ剤、そしてペニシリンがたちまち役に立った。国立福井病院はもと陸軍病院だったので、日本人職員がきびきびとうごいていた。米軍は将校も兵員もいっしょに働いて遺体を収容し[4]、重傷者をとなりの鯖江市へ運んだ。自動車のライトをはずして照明をたすけ、泣きさけぶ子どもたちにはチョコレートをくばった。[5]

とはいえ軍医が聞いたところによると、真偽のほどはともかくとして、スウィング少将は大地

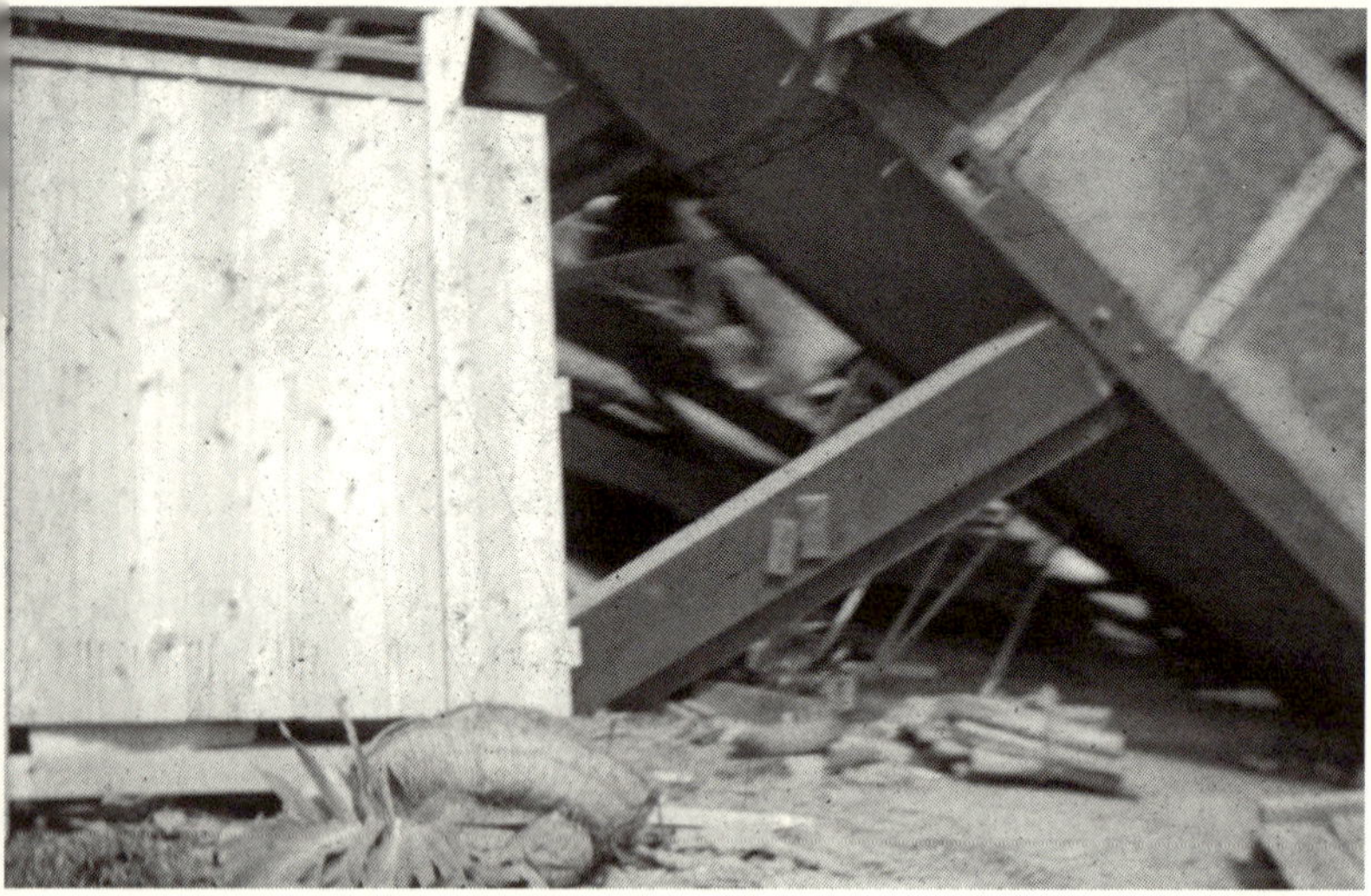
福井大地震で倒壊した家屋

震の夜、接収した京都の豪邸でカクテルパーティをひらいていた。そこへ知らせがはいって、スウィング少将と軍関係の客全員が京都駅へむかった。そして救援列車のなかでパーティをつづけ、福井市に到着すると視察をしてまわったという(6)。

福井市には臨時に第一軍団の司令部がつくられていて、軍医はそこから京都府庁へ電報をうった。ガーゼやほうたいや添え木、それから鎮痛剤と輸液がもっと入り用だった。京都府庁では土屋部長と職員たちが待機していて、第二救援隊がすぐに出発した(7)。

重傷者のほとんどが、落ちてきた材木や家具でけがをしていた。見まわっている軍医に、日本人の若者が走りよってきた。「斧(おの)を貸してくれ、父が木材の下じきになって火がまわってきた、腕を切ってたすけたい」という。斧がないと知って若者は走り去り(8)、しばらくして切りとった父の腕を見せにきた。この事件は『京都新聞』の「父の腕切って救う」という記事となった。[9] のちに福井大地震とよばれるこのときの災害では、死者三七六九人、焼失した家屋四一〇〇戸、全壊家屋三万四千戸をこえる被害がでた。[10]

軍医はまる二日、福井市で救助活動にたずさわり、六月三十日に京都へかえってきた。滋賀軍政部での公演が夜に予定されていたのだ。しかしあまりの疲労で（せっかくトミがわざわざ大津まで見にきてくれたというのに）、主役のトニー青年は第三幕であやうく眠りこむところだった……。

つぎの日は七月一日で、GHQに報告をおくらなければならなかった。「報告は簡潔に」といわれているので、「京都府は三〇万円相当の医療物資、五六人の医師、一三六人の看護婦と二五人の職員を救援に派遣した」とだけ書いた。[11]

そのかわり両親への手紙はタイプ用紙五頁になってしまった。

> こういう状況にあっては人間ばかりが駆けつけてきて、なにをやってよいかわからずうろうろして、なにもしないか、まちがえたことをして、それは占領でもおなじことですが、京都の衛生関係の役人は被災地においても大活躍で、ぼくの見たところ、京都府ほどすばやく、また惜しみなく救援をしたところはなかったと思います。

米軍は日本人をじぶんたちにあてはめて、「福井市の復興には五年かかるだろう」と予測した。[12]

だが福井市は半年で立ちなおった。ここで二日をすごしただけの軍医にも、そのきざしは見てとれた。

かれらの不屈の努力と克己精神をしめす情景として、建物のいっぽうの端が燃えていてそれを数人が消し、もういっぽうの端ではべつの数人がはやくも再建工事を始めていたんですよ。(13)

22　降伏の記憶──「前途は明るいか」［8月］

七月一日に京都市中央保健所が開所した。寺町押小路の京都市役所のそばにあるので、行くのも便利だった。職員は八〇人で、職員一二〇人の杉並モデル保健所ほどではなかったが「日本一の素晴らしさ」と『京都新聞』が書いてくれた(1)。

板張りの床がきれいに掃かれ、待合室にはとりどりのポスターが貼られていた。初診料をとらず、老人も妊婦も赤ん坊も診てくれた。予防接種は五円、性病洗浄が一〇円、結核患者の胸に空気を注入して菌をおさえる人工気胸さえ、わずか一〇〇円だった(2)［6話］。

子どもたちがあつまると「五つの栄養素」というゆかいな紙芝居がはじまった。そのあいだにお母さんたちはキッチンで保健婦が質素な食材で栄養料理をつくるところを見学した。病気が重い人のためには保健婦が家庭訪問をすることになっていて、そのための自転車も用意してあった(3)。

ここはもと中京保健所で、そのまま府のモデル保健所とするには床面積が足りなかった。増築

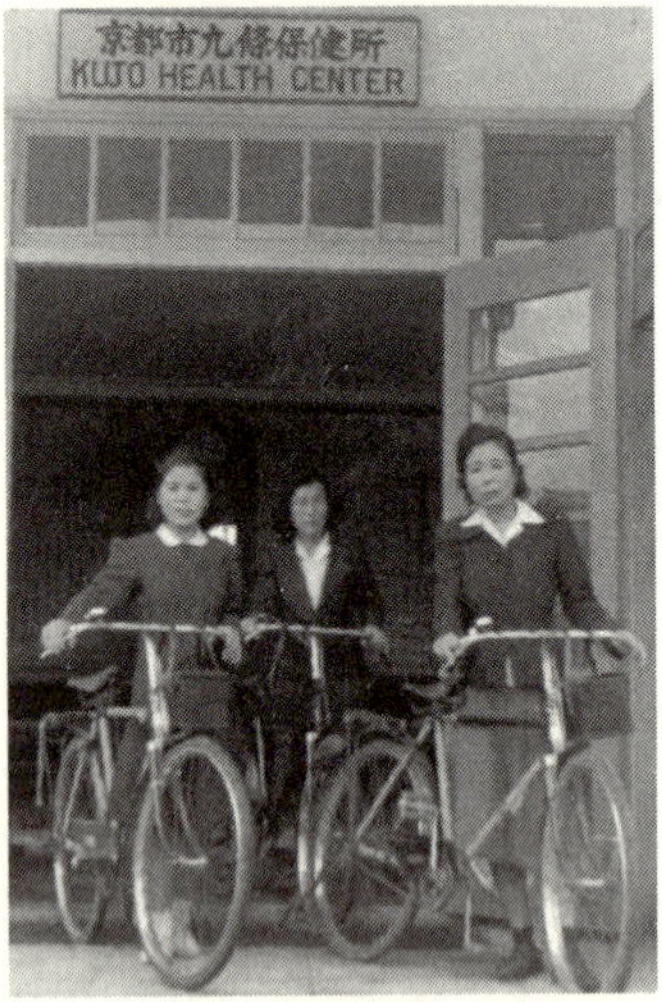

自転車で家庭訪問にでかける保健婦たち（京都府庁衛生部撮影）

工事はまえの年の秋からはじめられた。[4] 地下タビをはいた男たちが「もっこ」や「つるはし」をつかってとりかかってまもなく、ひとりが地ならし機のローラーに轢(ひ)かれた。だがグリスマン軍医がこれを知ったとき、事故からすでに五日がたっていた。

　骨盤骨折、ぼうこう破裂、尿管破裂という重傷で、三九・五度の熱、精嚢(せいのう)に膿瘍(のうよう)ができて、五日のあいだなにも食べず、飲み水もほんのすこし。まったくひどい状態でした。

しかし間にあった。

　とにかくかれを大学病院へうつし、ペニシリンとサルファ剤、そして食べるものをさしいれました。

　で、たすかりましたよ。アメリカ製ペニシリンと、ぼくが担当医に輸液について説明したためです。

京都市中央保健所へは、七月いっぱい一日平均六〇人がやってきた。検査一五〇〇件とレントゲン撮影二三〇〇件、会議や講習会も二五回ひらかれた。[5]

八月にはいると一日平均一〇三人がくるようになった。そのひとりが『京都新聞』に投書してくれた。

「職員たちが親切でやさしかったので近ごろにない何ともいえない良い気持を味わうことができました」[6]

軍医はGHQに、保健所の職員に職務への興味をいだかせ、達成することに誇りをもってもらうことが成功の秘訣だ、と報告した。[7] それがどんなにむずかしいことか、かれは若くてまだわからなかった。

八月六日は広島の原爆記念日だった。だがGHQがもう一年以上も原爆報道を禁止していて、[8] それゆえか、この日はずさんな記事が目についた。『都新聞』が「原爆症は完全消滅」、つまり原爆症患者はもう広島にはいない、という医師の談話をのせた。[9] マッカーサー元帥は《広島市民が復興計画を遂行していることに敬意を表す》というそっけないメッセージを英文で出したが、それが「広島の市民諸君に心からなるごあいさつをおくり、かつ諸君が一層計画を着々遂行されつつあることに対し敬意を表する」とわざと丁寧に訳されたために、『京都日日新聞』は広島市民がこの温かいメッセージに「涙ぐましい」感激をおぼえた、と書いた。[10]『京都新聞』のこの日の大ニュースは、のちに「フジヤマのトビウオ」とよばれる古橋廣之進（ふるはしひろのしん）による、日本選手権での一

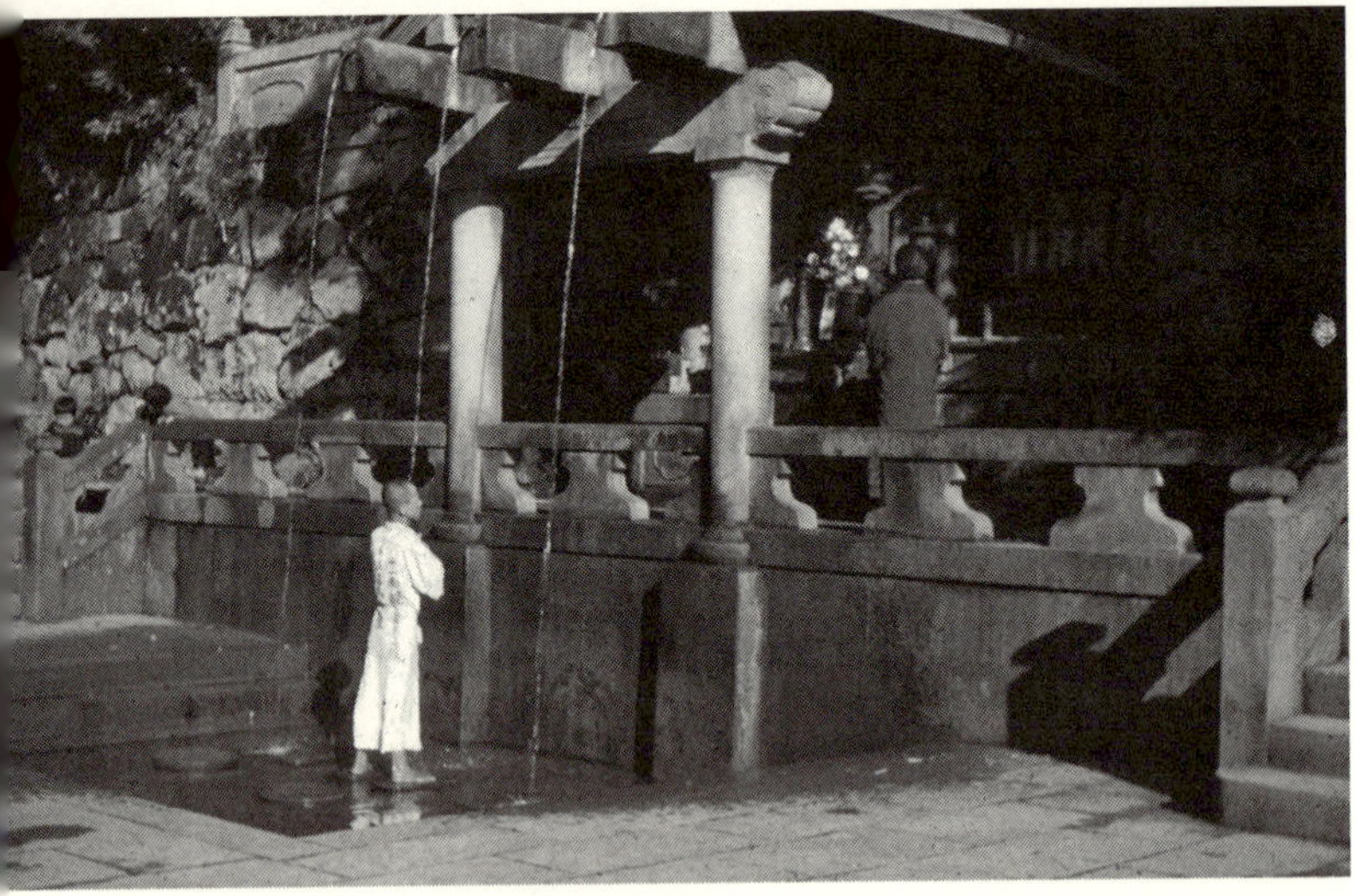

音羽の滝で十一面観音菩薩に祈る青年

五〇〇メートル自由型世界新記録だった。(11)

GHQのサムス局長もこの日、原爆について思うことがあった。一九四五年九月二日にミズーリ号艦上で降伏調印式がおこなわれたが、そのつぎの日、かれは空路岩国へ発った。早朝から医療救援物資を輸送機七機につみこませ、フィリピンからともにやってきた第一次米国原爆調査団の医学者たちを護衛しての岩国入りだった。岩国からは陸路で広島へ入った。

米軍はまだこのあたりに進駐しておらず、一行はどんな襲撃をうけるかわからなかった。広島の残留放射線がどれほどなのかもわからなくて、「このさき五〇年、ヒロシマへ入れば残留放射線で死ぬ」と言ったコロンビア大学の学者のことばが思い出された。しかし東京大学医学部で原爆傷を研究する都築正男教授がいっさいの案内と交渉をひきうけてくれたので、米国からやってきた調査団は広島で調査を進められそうに見えた。(12)それでサムス局長はすぐ横浜の総司令部へもどり、かれが運ばせた米軍からの大量の医療救援物資は《国際赤十字から》として広島市民にくばられた。

そのあとの調査で、広島ではさいしょの核爆発で二千人から五千人ぐらいが亡くなったことがわかった。爆風と熱気と放射線による即死だった。その後の三六時間で広島市街の三分の二が燃えつきた。この火災で二万一千人が亡くなった。

六カ月がたつうちに、熱傷の応急手当てがうけられず、水も食べものもなかったなどの事情で、四万数千人が亡くなった。しかし爆撃直後から救急薬、輸液、水と食べもの、休息などがあたえられておれば、このうちの多数が生きのびたはずだった。したがって、原爆は大量殺戮兵器としては効果が低いと思われた。

ところで原爆投下から六カ月のうちにあわせて七万六千人ぐらいが亡くなったわけだが、広島市の人口は二五万人だったのだから、疎開で人口が減っていたとはいえ《都市がひとつ消滅》したとはいえない。広島での慰霊祭にアメリカ人の司祭がやってきて「あの瞬間に一〇万人が亡くなった」と言ったが、瞬間的に一〇万人が原爆によって死ぬことなどぜったいにない。ありえない。

だがそういう誤解が生まれたのには、わけがあった。第一次の米国原爆調査団はトルーマン大統領からの内密の書状をもってきていた。それには、「日本での原爆の破壊的威力をことさら誇大に報告すること」という命令がしるされてあった。大統領は原爆の殺傷力を誇大に宣伝して世界にひろめ、アメリカの国際的優位のもとに将来の戦争を抑止しようとしていたのだ。

この命令にしたがって、サムス局長が広島の被爆者統計の作成方針をきめた。それは《原爆投下の日に広島市におり、そののち六カ月以内に死んだ者は、すべて被爆死者とする》というものだった。「たとえ本人が自転車につきあたって死んだとしても」と、サムス局長はじぶんに言いきかせた。戦争の悲劇をこれで抑止できるというならば、原爆被害は壊滅的であったとさえ言いふらしましょう、と上官に言ったこともあった。

いっぽう日本の医学者たちは爆撃直後から広島と長崎に入って、初期の貴重な被爆データを独自にあつめていた。これをせめて学術雑誌に発表させてほしい、と全員がGHQに再三願いでていたが、チャールズ・A・ウィロビー参謀第二局長はもちろん、サムス局長までが同意しないこともあって、許可されなかった。[13]「発表を許してもかまわないものと軍事機密扱いとすべきものの判定はGHQではなく、ワシントンの原子力委員会にゆだねたい」から、というのがサムス局長の理由だったが、[14]ほんとうは戦争抑止のための誇大宣伝をはじめた以上、原爆被害をありのまま報告する日本側の論文を世に出すわけにはいかなかったにちがいない。

やがてこの誇大宣伝は世界のメディアにうけいれられて定着し、《アメリカは広島で数十万人の日本人を原爆によって殺戮した》[15]とのちのちまで非難されることになる……。

原爆記念日を京都でむかえたグリスマン軍医も、三年まえを思い出していた。原爆で広島が《消滅》したと知ったのは、オクラホマ大学医学部のさいごの学年がはじまるまえの八月のことだった。さすがに衝撃をうけた。

新型爆弾の威力をしめすなら、なにも都市をひとつ消滅させなくてもいいだろう、と思った。日本の軍艦に落とすとか、でなければ東京湾に大波をたてるだけでもよかったはずだ。トルーマン大統領はミズーリ州の田舎育ちの農夫で、米陸軍の砲兵あがりだからこんな残酷なことをやるんだ、と思った。大砲の弾はとおくへ飛んで爆発するものだから、砲兵はそのむごたらしい結果を見ないのだ。(16)

八月の京都盆地には風がとおらず、蒸し風呂のような暑さがつづいていた。どぶや水たまりでコガタアカイエ蚊がわいて子どもを刺し、ウイルスが入って「眠り病〔日本脳炎〕」をひきおこした。子どもは高熱で昏睡状態となって、死ぬこともあった。八月十日までに九〇人が東京で発病し、三日後に七〇〇人、つぎの日には京都でもさいしょの患者がでた。(17) 小児マヒや赤痢もひろがっていた。(18) 宮津市や木津川のそばの浄水場では水に消毒用の塩素をいれることに抵抗する職員がいて、(19) かさねて注意をしたら蛇口から白い水が出るほど投入されてしまった。いそいで「衛生面からは安心」と新聞記者に話したら、「クロリン〔塩素〕」を「クロニン」と書いてあった。(20)

しごとにおわれる軍医にとって、水泳がなによりの気ばらしとなった。舞鶴へでかけたときも舞鶴湾で藤田総務課長といっしょにおよいで「かしわ（鶏肉）弁当」をたべた。京都では米軍専用に接収された都ホテルのプールがいちばん快適だった。アメリカ人の若い女性とおよぐこともあった。

八月十五日の終戦記念日がやってきて、京都の庶民も三年まえの驚愕と悲痛を思い出した。芦

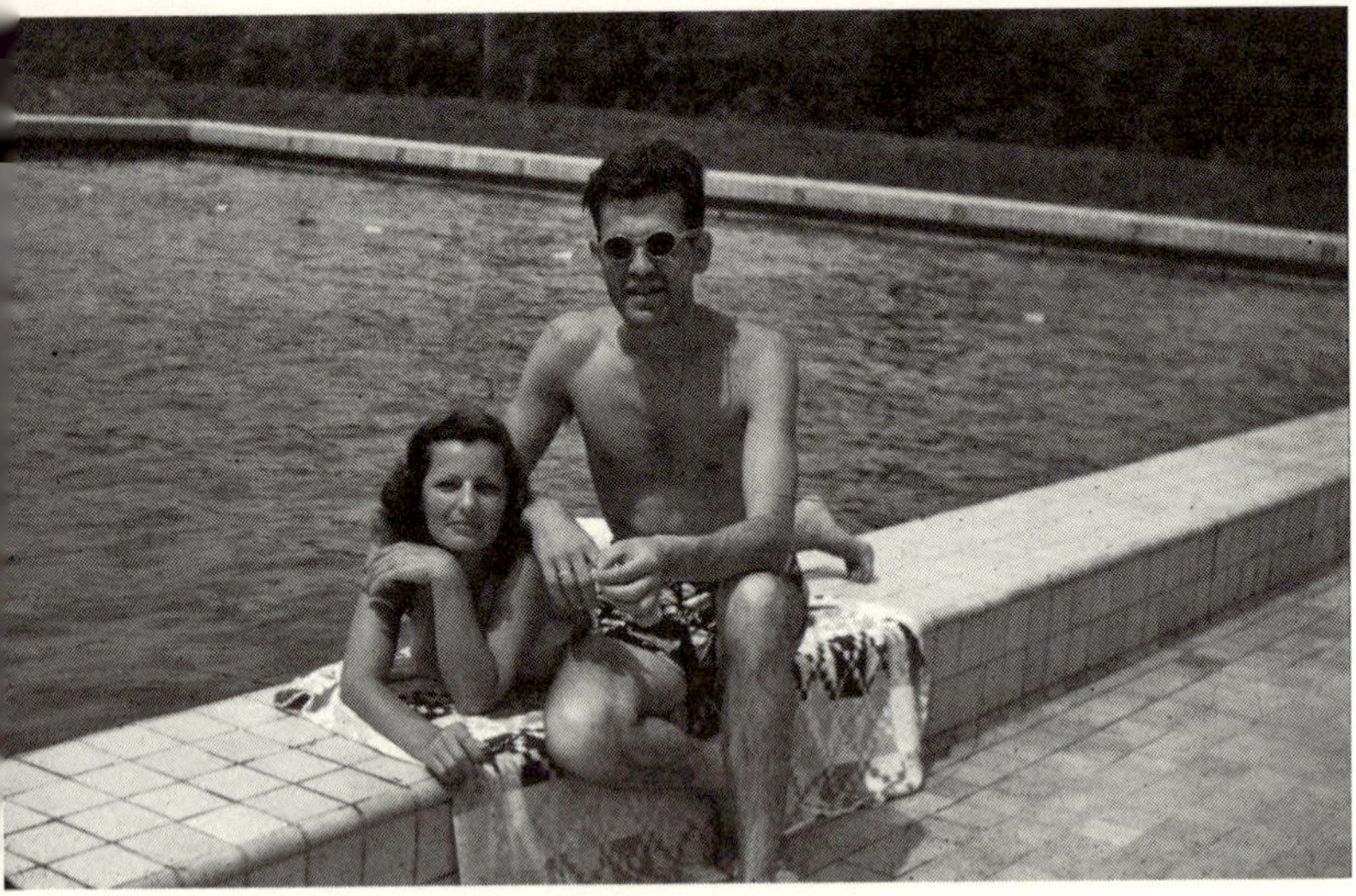

都ホテルのプールで東京から訪ねてきたダリル嬢と泳いだ軍医

田均首相は《連合国の懇切な指導と援助のおかげで前途は明るい》と話したが[21]、京都駅ではこの日もヤミ屋があらそって汽車の席をとり、市電には屈強な男が女や子どもをおしのけて乗った。配給の列には顔役の主婦がわりこんでよいものを買い、店は《はかり》の目盛りをごまかした[22]。

灼けつくような日がつづいて、さすがの軍医もある日、朝から手紙を書いた。

やれやれ、きょうは暑いです。きのうの晩ずっと報告書を書いてたもんで、きょうはしごとにとりかかるのがいやなんです。府庁ではぼくらに氷入りの箱型冷蔵庫をくれ、まいにち氷を配達してくれて、よその課よりはましなんですけど。ぼくは週に三回およいで、週一回ブリッジをして、パーティはひとつ、あとはしごととしゃべるだけ。

ノーマの写真を部屋にかざっているのに、彼女からはもう数カ月も手紙がこなかった。ノーマが高校しか出ていないというので両親は結婚に賛成ではなかったが、軍医はそれについてもぐちをこぼしたあと、やっと気をとりなおした。

これからPXへでかけて、オフィス全員のためにコカコーラを買ってきます。つめたい飲みもので元気をつければ、なんとかきょうはのりこえられるでしょう。

八月十六日には五山の送り火がおこなわれた。《舟》《鳥居》からはじまって松ヶ崎の《妙法》、そして右と左の大文字が戦後はじめてそろって夜空に浮かんだ(23)。つぎの週に子どもたちが地蔵菩薩にお供えをして念仏を奉納するたのしい地蔵盆がはじまったが、児童養護施設では予算がなくて中止された。平安徳義会の孤児八五人は近所の地蔵盆の《いそうろう》客となって肩身のせまい思いをした(24)。そのいっぽうで高価なスイカやおまんじゅうのお供え、福引き、盆おどりがおこなわれる町内もあった。市電が六円なのに地蔵盆に七千円から一万円がついやされるとあって、京都軍政部のパトナム女史は一世帯一〇〇円の寄付の強制や(25)、寄付金の多い順に名まえを貼りだすのをやめさせようとやっきになっていた(26)。

ところで軍医はこのころ、中尉から大尉に昇進した。お祝いに昇給分をはたいて日本人を三〇

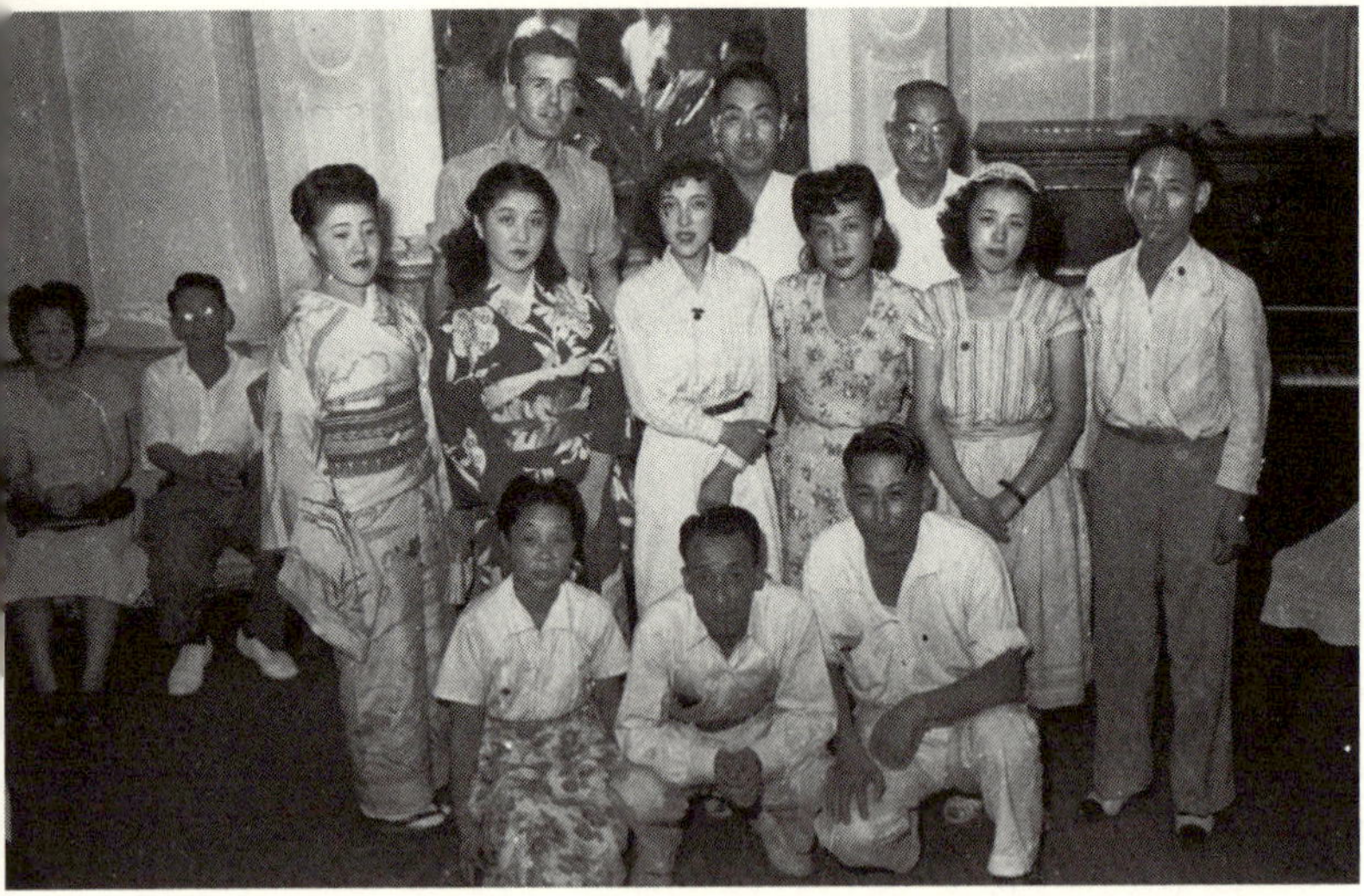

軍医が日本人を長楽館へ招いて開いたじぶんの大尉昇進祝賀会

人まねき、長楽館でゆかいに祝賀会をした。それ以外、終戦記念日からあとについてはあんまりおぼえていない。

23　七三一部隊からの帰還——「不思議な天の恩」　［8月］

岡本耕造講師は朝五時に起きて、いつものように軍服を着た。軍服は七三一部隊にいたころのものだった。七三一部隊というのは戦時中、日本陸軍が満州に建設した秘密の軍事研究所のことで、一九四五年に破壊されるまで、捕虜をつかって細菌や化学兵器の人体実験がおこなわれていたところである。

岡本講師は下宿している古寺から歩いて、京都大学医学部の病理学教室に出勤した。まず実験用のウサギにえさをやった。そのあと講義をしたり雑用をかたづけたりのあいまに、教室のうらの畑でトマトの手入れもした。トマトは八月の陽光をあびて真っ赤にうれて、いずれ夜のまずしい食事を色どるはずだった。

日が沈んでから深夜十一時まで、岡本講師はじぶんの実験にうちこんだ。ウサギの組織のなかのブドウ糖や乳糖を染めて、それを顕微鏡でしらべる実験だった。十一時をすぎるとようやく夕食の時間になった。実験室のブンゼンバーナーで質素なひと品をこしらえて食べおわると、一日もおわった。

岡本講師が富山県の家族のもとへかえるのはお盆とお正月だけだった。そのときは、おさない息子の英一と父は離れられない仲間となった。いっしょにお習字をしたり、電気蓄音機で浪花節を聞いたり、カエルの解剖をやったりした。生後二カ月から六歳になるまで満州のハルビンのアパートでいっしょにくらしていて、英一が父から叱られたのは一度だけ、というなかよしのふたりだった。

ことし英一は十歳になった。そこで岡本講師は英一をお盆に京都へよぶことにした。古寺の下宿には寝たきりの結核患者がいるので、英一は親戚の家であずかってもらうことになった。

英一は朝早くから父の研究室へやってきた。父は「これがブドウ球菌だよ」と、顕微鏡をのぞかせてやる。黄金色(こがね)のまんまるな球がくっきりとつながっている。あまりの美しさに、英一は使い減らしたクレヨンでそれを描きとらずにはいられない。すると父は図書室の若い女性職員に「この子を街へつれて行って、クレヨンを買ってやっていただけませんか」とたのんでくれる(そして女性職員は後日、「お礼に」と真っ赤なトマトをひと盛りもらうのだった)(1)。近衛通から東一条通のそばまでを占める医学部の敷地には、おもむきのある茂みや樹木がいくらでもあった。英一は虫採りや図画の宿題もここでかたづけて、やがて元気に富山へかえっていった。

英一が十歳になるまでの一〇年間は、岡本講師にとって苦難の日々だった。英一が生まれたの

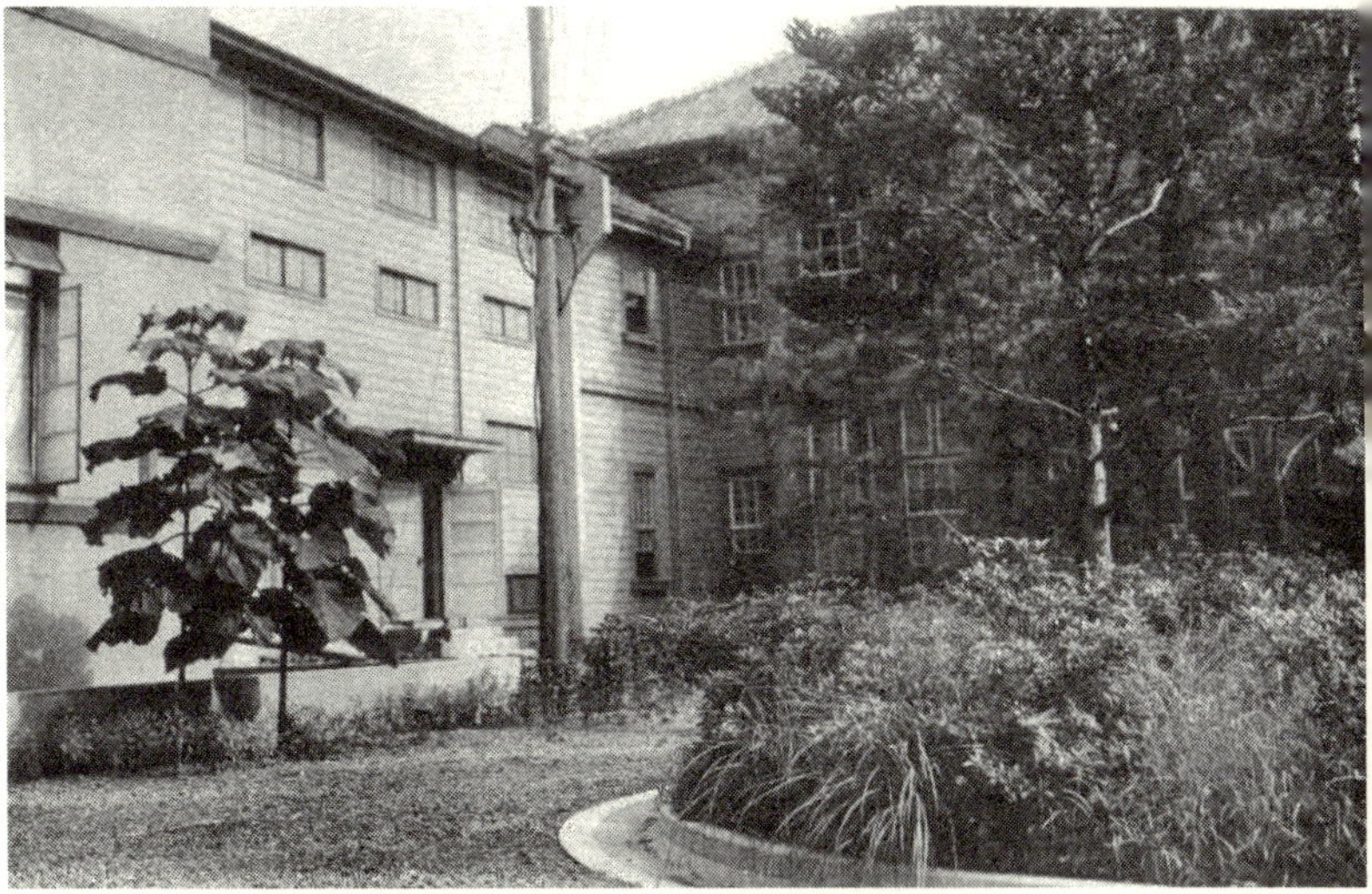

1935年当時の京都帝国大学医学部病理学教室
（京都帝国大学医学部昭和10年度卒業生アルバムより）

は一九三八年一月で、すでに中国大陸での紛争は七年めにはいっていた。英一が生後二カ月になったとき、岡本講師は満州に建設中の「関東軍防疫給水部」または「石井部隊」、のちに七三一部隊とよばれる軍事研究所に徴用された。これは日本陸軍が誇るアジア一の研究施設で、飲み水の給水や伝染病の防疫、そして農作物や化学物質についての最先端の研究がおこなわれている、とのことだった。外部には、それだけしか知らされていなかった。

このとき岡本講師がえらばれたのは、七三一部隊の設立者で部隊長の石井四郎軍医中将の意向でもあったにちがいない。石井中将は一八九二年生まれで、京都帝国大学の医学部を首席で卒業し、陸軍軍医として頭角をあらわした。外科学教授で京都帝国大学総長だった荒木寅三郎博士の娘婿でもあった。ひじょうに頭がよく実行力があり、仕事熱心だがまた野心家で、功績を上げて自分をおしあげることにはきわめて熱心だ、といったうわさもあったが、(2) これは戦時下という非常時に適した性格であるともいえた。

一九三八年当時、石井中将は岡本講師より十六歳年長で、金沢の第四高等学校と京都帝国大学医学部の先輩でもあり、かれの恩師の清野謙次(きよのけんじ)病理学教授はまた岡本講師の指導教官でもあった。七三一部隊へは学内の最優秀の若手だけが徴用されるので〔20話〕、このときの岡本講師の応召は同僚や後輩たちからうらやまれた。

しかし本人の心は重かった。陸軍がもとめるのは人体の病理解剖学者だがかれは動物実験専門の学究で、もともと軍務に熱意は持てなかった（二十四歳で歩兵第七連隊に見習士官として入営したとき、研究を休まなければならないことが無念で、直前に仕上げた論文に「このあとの実験を私の入営のため休止しなくてはならないことは、非常に不本意に思うものである（爾後の実験は余の入営により休止せざるを得ざりしは、甚だ不本意に存する所なり）」と書いたぐらいだった）(3)。それに、生まれて二カ月の英一の父として、そして夫として幸せをかみしめていたところで、養家の反対もあった。重い心のまま、岡本講師は一九三八年三月、妻とまだ首のすわらない英一とをつれて陸軍技師として舞鶴港から満州へむかった。(4)

このとき七三一部隊の研究施設はハルビン郊外の平房（現中華人民共和国黒竜江省ハルビン市平房区）に建設中だったが、やがてここへ鉄道がひかれ、おもにスパイや反日破壊活動などの重罪でいずれ処刑される捕虜がおくりこまれてきた。かれらは処刑されるかわりに人体実験につかわれ、その研究の目的は敵の細菌・化学兵器にそなえるため、その際に負傷した味方を治療するため、そしてまさかのときに攻撃にうってでるため、というものだった。

捕虜は炭疽菌やペスト菌など致死率の高い病原菌に感染させられて、観察された。青酸カリからフグ毒にいたるまでの毒物を注射されることもあった。電気ショックをあたえられたり、ホスゲンとよばれる毒ガスを吸わせられたりもした。氷点下の外気のなかでほうっておかれて、凍傷をしらべられることもあった。発病すると記録をとられ、実験がおわれば病院で治療を受けて、また実験につかわれた。死亡すると遺体は病理解剖されて、組織標本と所見が残された。岡本技師は五人の病理学者のうちの若手として、遺体の病理解剖をうけもつことになった。

七三一部隊の活動を知ったとき、岡本技師は即座に軍務を拒否して日本へかえりたかったことだろう。しかしかれは応召した陸軍技師であり、日本は戦争のさなかにあった。ここを無断で去れば敵前逃亡罪で「死刑、無期もしくは五年以上の懲役または禁錮」刑をうけるかもしれなかった。[5] 妻と英一、給与をさいて仕送りをしなければならない養家、そして学究としての将来を思えば、軍務放棄、敵前逃亡という選択をすることはできなかった。

そして世界の軍陣医学においては、すでに一七六〇年代にイギリス軍がアメリカ大陸の先住民にたいして天然痘菌をつかってその壊滅をはかっていた。以来連合国でもドイツでも、細菌・化学兵器は将来の戦闘における必須の殺傷手段とみなされて、焦眉の研究と開発が進められていた。[6]

それから六年がたって、戦況は日ましに日本にとって不利となった。一九四四年に七三一部隊の上層部はハルビンからひきあげはじめ、岡本技師も家族を富山県の妻の実家へかえらせた。一九四五年に入ると、七三一部隊では岡本技師のような若手だけがのこって建物を爆破し、撤退することとなった。このとき飛行兵だった部下が「岡本先生だけは日本にかえってほしい」と言い出さなかったら、岡本技師は戦死していたにちがいない。部下は複座の戦闘機を見つけてきて岡本技師を乗せ、小まわりのきかぬ機体をあやつって帰国をとげた。(7) それが一九四五年の七月のことだった。

岡本技師は真夜中に富山県のもよりの駅についた。そして夜道を数時間歩いてとつぜん家族のまえにあらわれ、みんなをおどろかせた。しかしつぎの日には京都にむかい、京都帝国大学医学部の病理学講師としての職務にもどった。ひと月のちに終戦となり、九月から米軍による京都占領がはじまった。

いっぽうアメリカ陸軍省は終戦後すぐにGHQをとおして石井四郎元中将を追った。一九四六年一月、石井元中将はGHQへ出頭し、《捕虜を人体実験に使って得た記録》とひきかえに、七三一部隊員全員の免責を要請した。これが交渉されていた一九四六年十月に、占領下ドイツではアメリカ人判事のもとにニュールンベルグ医師裁判がひらかれた。被告はナチスドイツの医師二三人で、収容所内の無辜(むこ)のユダヤ人、そしてポーランド人の結核患者に対して凍傷、高山病、マラリア、毒ガス、スルファニルアミド、筋肉や骨などの再生と移植、黄疸、不妊手術、チフス、焼夷弾傷、各種の毒物投与などの人体実験と殺人をおこない、また子どもや障害者を「安楽死」

させた、として起訴された。一九四七年八月二十日に判決がおりて、七人が死刑、九人が終身刑などの禁固刑を受けた。(8)

おなじころ、占領下日本では七三一部隊員全員が戦犯訴追をまぬがれることがきまった。そのかわり、石井元中将をはじめとする部隊員がひとりひとり面接に応じ、記録を提出することとなった。

一九四七年十一月二十二日、メリーランド州キャンプ・デトリックにある米陸軍生物兵器研究所からやってきたふたりの研究者が岡本講師を面接した。エドウィン・V・ヒルならびにジョセフ・ヴィクター両博士の記録によれば、このとき岡本講師は一九三八年から一九四五年までのあいだに七三一部隊で約一千例の病理解剖がおこなわれたことを話した。そして《じぶんは実験には関与せず、一八〇の遺体を、その病歴は知らされずに病理解剖した》こと、《遺体はペスト、天然痘、赤痢、コレラ、発疹チフス、炭疽菌、鼻疽、結核などに感染して亡くなっていた》ことを述べた。

岡本講師の地位が低く、かかわりが浅かったことを反映して、証言はわずか半頁ほどのタイプ記録として報告書に加えられた。報告書は『ヒル博士の細菌兵器に関する調査総合報告』として、一九四七年十二月十二日付で陸軍省のアルデン・C・ワイット部長にとどけられた。(9)

占領下日本でこの調査を指揮したのはGHQ参謀第二局のウィロビー局長だったが、かれは以前からサムス局長と親しかった。レヴンワース幹部訓練学校やベニング歩兵訓練学校で軍事史や諜報学を教えていたとき、四歳年下の同僚教官だったサムス局長から軍事疫病史を学んだこともあった。[10] したがってウィロビー局長をとおしてサムス局長も『ヒル博士の細菌兵器に関する調査総合報告』の内容を熟知していたにちがいない。三〇年後の一九七八年に、かれはある取材にこたえてこのように話した。

取材者側は若い大学院生を雇い、数週間にわたってサムス邸をたずねさせ、委細をつくしたおなじ質問をくりかえしおこなわせた。おなじ質問をくりかえしてその返答の矛盾、ひいては「虚言」をつきとめることが目的だったが、サムス准将はそれを知らぬまま、整合する答えを返しつづけた。結果として、取材者側の目的は達せられなかった。[11]

取材が日本にいたとき、日本陸軍による細菌戦におよんだとき、サムス准将はこのように話した。

「日本にいたとき、われわれは〔日本陸軍が〕満州のどこで〔細菌兵器を〕つかったか、その証拠を探索した。かれらは実験はしたのだが」

「かれらは実験をした、しかしつかわなかった、と?」

「そう、一度もつかわなかったのだ。われわれは実験で得られたデータすべてを手に入れた。しかしかれらは細菌戦はやらなかった」

「〔日本陸軍は〕じっさいの〔実戦用の〕高度な技術はあみだしていたのですか?」

「そう。そうだ。われわれはそれ〔データ〕を本国へおくった。確実を……期すためにだ」

七十六歳になっていたサムス准将は、じぶんも若い軍医のとき米陸軍の「化学兵器戦学校」を卒業したことに触れた。そして米陸軍軍医部では時代をとおして毒ガスなどの化学兵器やさまざまな細菌兵器の実験がつづけられてきたことを述べ、

「これ［細菌戦］はもっと……どう言えばいいか……つまり［細菌戦は］現実というよりは理論上にのみ存在する、といえるのだ。わたしがボツリヌス菌を試験管にいれて、《ここに全世界の人間を殺すのにじゅうぶんな菌がある》と言うことはできる。しかし問題は、《どんなふうにしてそれを投与するか》、ということなんだな」

「日本陸軍はどういう投与方法をかんがえていたのでしょうか」

「そうだねえ。仮定するとすれば、水源を汚染するとか、炭疽菌を空中に噴射するとかなんだが、しかしつかえる細菌数には限りがある。そのうえもっと大きな問題は、くりかえすが、その細菌をどのようにして生かしておくか、ということだ。どんな方法をつかうにしても、そこが問題となる。たとえば細菌を大砲の砲弾につめて爆発させれば細菌をまき散らすことはできるが、広大な地域に対してそれはできん。それに細菌の多くはすぐに乾燥［して死滅］するものだよ」

このあと大学院生が「では、日本陸軍は［一連の実験から］何を得ようとしていたんでしょうか」とたずねると、老いた軍医はこのようにさとす。

「それは、どっかの国が［細菌・化学兵器を］持っているとか、細菌戦をやれる技術をあみだしたとか、そう聞けば自分たちを護らねばならん。そして反撃せねばならんのだ。それが戦争というものだよ(12)」

そのように際限のない殺戮と破壊を強いる戦争の記憶を、岡本講師がふたりのアメリカ人学者によって思い出させられてから九カ月がたって、十歳の英一が京都へやってきたわけだった。なにも知らぬまま、英一は父とこのうえなくたのしいお盆休みをすごした。その記憶が消えず、八年後には父が病理学教授となっていたこともあって、英一は十八歳で京都大学の医学部に入学した。そして初めて事情を知った。

学内のうわさから気づき、出版された七三一部隊にかかわる刊行物[13]のいくつかを読んで、まずあたまに浮かんだのは、「父が戦争からかえってきたとき、どんなに幸せだったか」ということだった。満州からとつぜん富山へもどってきたときの父をつつんでいた安堵と自由の雰囲気は、七歳の英一にさえ感じとれた。幸せだったからこそ、終戦のあと軍服しか着るものがなく、住まいが古寺のひと間であっても無頓着で、いちずに好きな研究にうちこんでいたのだ。英一はまた、父がふつうの医学者としての野心や名声欲を超えていっしんに研究をつづける、その生き方も理解した（それはたとえば神戸大学で研究生たちと教室に泊まりこんだりして実験をおこない、そのまま夜に京都大学へやって来てべつの研究生を指導する、というふうだった[14]）。

岡本教授は「病気をつくらなければ病気の原因は解明できない」というかんがえから、「いちばんわずらっておられる方が多い病気[15]」として、まず糖尿病をえらんだ。そして交配をかさねて、一九五一年には「糖尿病ウサギ」ができた。このウサギは糖尿病研究のための実験動物としてつかわれ、成果をあげた。一九六三年に高血圧を発症する「高血圧自然発症ラット」が、一九七四年には「脳卒中易発症ラット」がつくられて、岡本研究室から無償で世界の研究所へおくりだされた。そして高血圧や脳卒中の究明、薬効試験に用だてられた。

このころ、岡本教授の前半生に深い影を落とした石井元中将は喉頭がんの兆候に気づいた。アメリカ側の手配で、首都ワシントンのウォルター・リード米陸軍病院で精密検査をうけるためとして空路渡米したのが、一九五〇年代後半のことだった。東京からは日本人の男性秘書とアメリカ中央情報局（CIA）係官が付き添った(16)。

その途中、サンフランシスコ国際空港で思いがけず長い待ち時間ができた。石井元中将にはこれが最期の機会だと思われたのだろう、ぬきうちに近郊の高級住宅地アサートンにあったサムス邸に電話がかけられた。付き添ってきたCIA係官がサムス夫人の甥であったために実現した、千載の一遇だった。

このとき孫のチャック（チャールズ）・ジョンズ氏は十一歳ぐらいの少年で、祖父母に引きとられて同居していた。かれの記憶によれば、電話をうけて、「祖父はシロウ・イシイに会いたいといつも願っていたため、このときは興奮していました」という(17)。

サムス准将がシロウ・イシイに会いたいと願っていたのは事実であろう。一九四一年に、まだ三十九歳の少佐であった彼はアジアまわりで北アフリカへ派遣された（12話）。その途上、フィリピンのマニラでマッカーサー元帥に初めて会った。これが占領下日本での任務につながるが、一九四一年十一月のこのとき、すでにアメリカとイギリスは日本の開戦をいまやと予期し、待機していた[18]。七三一部隊の存在も知られていた。サムス少佐はここで秘密諜報任務につき、マニラから飛行艇（フライングボート、水面に胴体を接して離着陸する飛行機）でシンガポールへ飛んだ。そしてイギリス軍と接触し、ひそかに満州に入り中華民国の国民政府軍の協力を得て「七三一部隊でシロウ・イシイが何をやっているか」、調査をしたことがあった。

以来ほぼ二〇年のあいだ、占領下日本では東京裁判の際などにおなじ建物のなかにいたことはあっても、対面して話す機会はなかったのだ。

サムス邸では訪問を歓迎するむねを伝え、チャックは片づけを手伝った。サムス夫人も日本から持ちかえったお茶のセットをとりだした。空港からアサートンまでは一七マイル（二七キロ）しかなく、三十分後に三人の客人はレンタカーで到着した。三人とも背広姿で、ビジネスマンのように見えた。

金屏風や日本刀が飾られたサムス邸の応接間でお茶が出され、あいさつがかわされた。チャックが見た石井元中将は背の高いりっぱな紳士で、美しいうるし塗りの箱から《自邸の庭からとって漬けた》という梅干をとりだしてサムス一家にすすめた。チャックもひとつ食べたが、そのあと席をはずすよう言われた。サムス准将と客三人は書斎へうつった。

つぎの朝、サムス准将はチャックに、シロウ・イシイは優秀な医学研究者で、七三一部隊で部下たちがおこなった実験の責任をすべて自分が負い、また七三一部隊の研究を許し、みずからもかかわられた皇族方をかばって秘密を守ってきたのだ、と話したという[19]。

年齢は十歳ちがっても、本来ふたりは医学研究にふかい興味を持って戦争の二十世紀を生きてきた軍医どうしではあった。サムス准将が長年会いたいと願い、自宅へ迎えたということは、今後CIAファイルなども検証しつつ石井元中将が米軍占領下で果たした役割をあらためて思い測るよすがとなろう。

一九五九年十月に石井元中将が喉頭がんで亡くなり、一九六〇年代もおわるころ、岡本教授の業績は国際的に知られるようになった[20]。それとともに七三一部隊にいたという過去も知られはじめた[21]。学生紛争があずかって、中傷やひぼう攻撃がふえた。戦後に成長した世代は国民が天皇と国家に絶対服従を強いられたころの日本を知らず、《この戦争に負ければ国が滅亡する》という絶望的な焦燥も理解できなかった。

こういう世代に、メディアによる「魂を悪魔に売りわたした科学者の心理は、もはや常人の理解の及ぶところではなかった[22]」といった断罪が共感をよんだ。執拗な悪意は家庭にもしのびこんだ。だれもいない日に英一が電話をとると無言だったり、父と母がひそひそと話していたり、得体のしれない手紙がそっと始末されたりしていた。母のおびえは痛々しかったが、父が七三一部隊を話題にすることはいっさいなかった。

やがて英一は成人し、スイス留学を経て病理学者となった。父とおなじくずばぬけて優秀で、その品性と心のやさしさは出会うすべてのひとをなごませた。多忙な病院勤務のなかで、英一は父と七三一部隊のことをかんがえつづけた。どうしてもわからないことがひとつあった。父が一九九三年に亡くなったあとも、疑問はくりかえしわいてきた。「どんなに父が仕事に忠実でも、命令されたことをそのまま実行するだろうか」という疑問だった（刊行物のなかには確かな証拠によらぬまま、七三一部隊ではモルヒネをあたえられて昏睡している捕虜を生体のまま解剖した、などと書かれてあるものもあった）(23)。

父が命令を忠実に実行しなかったことについては、いくつか証言があった。一九四三年に満州の奉天［現瀋陽］で父に会ったという友人によれば、父はうしろからポンとかれの肩をたたき、「やあ！　やってるな。僕はハルピン（ママ）研究所での研究中は、殆んど自分の好きな研究に重点をおいていたよ」と言った。そしてカバンから五、六編の組織化学についての自筆論文をとり出し、「自分のいた研究所でみせる訳にいかないので、今から内地にかえり発表するよ」と言ったという(24)。

べつの友人は終戦のあと、病理学教室で父と親しくなった。毎夜十一時ごろになると階下の父の研究室から煮炊きをするにおいが上がってきたとかで、やがてふたりは食後の談話をするようになった。そのときに「掠う［掠める］ように研究室から大陸へ徴傭された不条理な時代の不本意な青春の話」を聞いた(25)。

のちに岡本教授の弟子となったある学生は、十二歳のときに軍服のことを聞いた。

「終戦後のああいう時代に、軍服しかないんですよ。よれよれの軍服を着て、大学へ来て講義をされてたような、そういう感じでしたね。たまたま家が吉田神社の近くだったものですから、父や母から聞いたんですよ、《あの先生は偉い》と。それでわたしも、偉い先生やな、と」

そののちかれは京都大学医学部を卒業し、病理学教室の大学院生となった。指導教官である岡本教授と寝食をともにしながら「脳卒中易発症ラット」の開発にたずさわるうちに、七三一部隊時代についてただ一度、聞いたことがあった。

「［七三一部隊の陸軍技師の先生方は］良い成績だから、当時は軍の良い位をもらって行かれるんでしょう。そういうことで行かれたけれども、自分は軍の言うことをひとつもきかなくて、もうその、自分は研究所では劣等生やった、と。で、全然出世はしなかった、と[26]」

弟子や学生たちは、岡本教授の太く荒い声や豪放な見かけの背後に、ゆきとどいたやさしい気持がかくされていることを知っていた。くりかえしウサギの尿検査をするために夜も研究室にいる弟子の机にそっとタバコや菓子をおいていったり[27]、ウサギをあやまって死なせた弟子に「人間でなくてよかったね、明日から頑張れ」と励ましたり[28]、研究をやめて開業医になるという弟子に「破門じゃ」と言いわたして三年後、「繁盛しとるそうやから赦す」と、宴会でとなりにすわらせたりした[29]。

趣味においてもその人柄が知られた。日本へやってきたイタリアオペラ公演『アイーダ』を見たくて、まだたいへん高価だったテレビを買ったこともあった。研究室では「おい、一発やるか」と、少年のように弟子たちと卓球をたのしんだ。研究室でラジオをかけて野球や相撲の実況を聞いていたこともあった[30]。歌舞伎や浪花節や浄瑠璃[31]の、悲哀と恩愛の物語が好きだった。つまり英一が知る父は、残酷非情なことができるひとではなかった。

おりにふれて思いにふけるうち、英一はやがて「父は逆に嘘を書いたのではないか。つまり、《こうしろ》と言われて、できない。部下のひとたちもおなじ気持で、結果としてみな協同して、やってもいないことを報告したのではないだろうか」と直観的に思うようになった。[32]

だがやってもいないことを上層部に報告していたとすれば、なぜ戦後そう言いひらきをしなかったのか。これについては弟子のひとりが「たとえば失敗をして叱られた時、言い訳は無用だった。言い訳をしたら、真っ青になって怒られた」と述べているが、[33] 明治生まれの日本人として、言い訳をする卑しさをさげすむ気持がそれほどに強かったのでもあろうか。

事実は、いまとなっては知ることはできない。しかし岡本教授がじぶんと七三一部隊とのかかわりをどうかんがえていたのか、一九七二年に書かれた自筆の草稿がその手がかりとなるかもしれない。

この草稿は日本学士院賞受賞がきまり、京都ホテルでの祝賀会であいさつをするために用意されたもので、戦後をふりかえる内容が手書きでしるされている。

「生来私は鈍であり、また欠点も多い人間であります」とはじまって、「困りはてたとき、不思議によい共同者と好運が与えられ」て、それに「天運」を感じた、終戦という「嵐」のときも「病理学をやめ大学を去るべきかと」思い悩んだがよき師と同僚に救われ、お助けを受けることができて、立ち上がることができた、そのときに自分に与えられた使命にただ命がけ、一途に進むほかはないと気をとり直した、という。

じっさいのあいさつではこの部分はすべて線で消され、かわりに「天の恩にも深謝いたしたい気持で一杯でございます」という一文だけでしめくくられた。[34] だが心のおもむくまま事実と感慨が草稿につづられたとすれば、この一九四八年の八月、岡本講師は人生の苦難のひと節をのりこえて、「不思議な天の恩」に護られながら英一とお盆休みをすごしていた、ということになる。

24　アメリカ式看護――「病むひとの苦しみを」　［8月］

公衆衛生ナースのアイダ・ジャクソンさんは、一九四七年の六月に京都へやってきた。彼女の到着二週間まえに、京都軍政部からＧＨＱへ「ここでは性病にとりくむ保健婦が性病についてなにも知らない」という報告がいって、さっそく彼女がおくりこまれてきたのだ。

上司であるＧＨＱのオルト看護課長は、こんな広告でアメリカ人ナースを募集してきた。「大学卒、公衆衛生看護の経験が五年以上、指導力と監督能力を持ち、日本人と協調できる明るい性格、できれば独身で、四十歳以下」[1]

年齢だけは五十歳ぐらいだったが、ジャクソンさんはこれにほぼあてはまった。なによりオルト看護課長とおなじ理想をいだいていた。だから「奉仕と協力の精神を以て、日本国民のために最善の日本建設に前進せられたい」とはげまされて[2]、雨が降りしきる六月の京都へやってきた。

京都府庁衛生部は医務課看護係長の西村ハナさんを通訳につけた。[3]ジャクソンさんは彼女を、

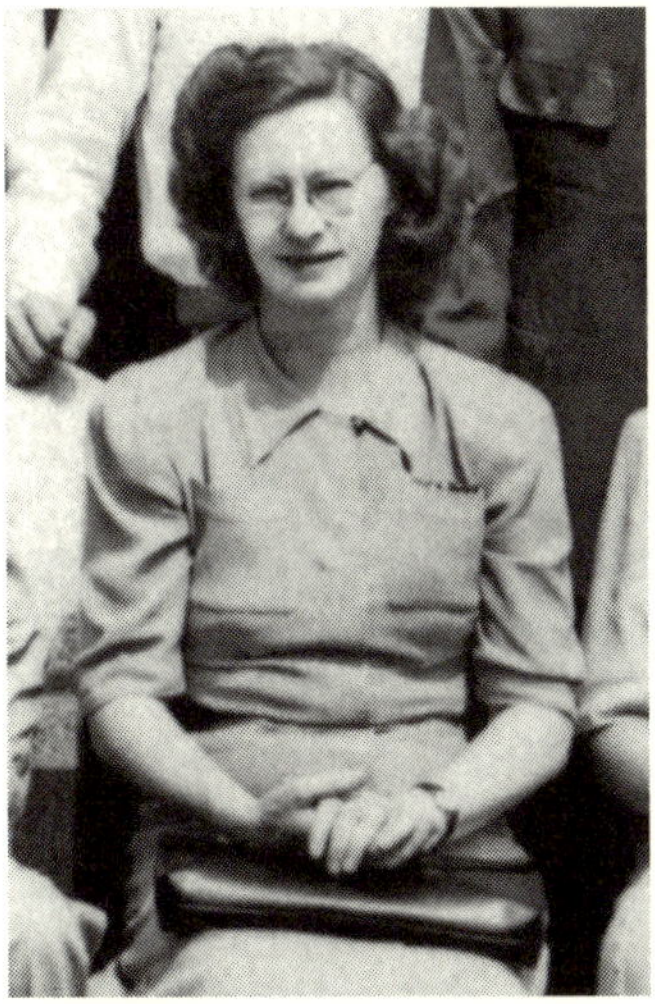

京都軍政部の公衆衛生専門ナース、ミス・アイダ・ジャクソン

「しごとについてはどちらかといえばよくわかってはいないが、勤勉であり、こころざしが大きい」と思った。そしてさいしょの週に七つの病院にでかけ、便所のすみまで視察した。看護婦を養成する学校では教材をしらべて、入学基準があまりに低く、卒業してもとうていアメリカの正看護婦のようなしごとはさせられない、追いつくには数年かかるだろう、とGHQに報告した。[4]

たしかに、京都の看護婦たちはこまづかいのように医師の雑用をひきうけて走りまわっていた。ジャクソンさんはまず専門職としての意識を高めようと、月ごとの目標をきめた。しかし「毎月《清潔》などのちいさな改善を」は、せっけんさえないのでは、むりというものだった。「おたがいの病院を見学して意見交換を[5]」も、病院は医師の学閥で交流するので、看護婦たちの見学や意見交換などありえなかった。ジャクソンさんは「院長と総婦長がりっぱであれば、事務長はいらない」「率先して改革しましょう」などと看護婦をはげましつづけたが[6]、ききめはなかった。

三カ月後、グリスマン軍医がやってきた。ジャクソンさんは「農村などでは保健婦の月給はわずか二六〇円です」「看護婦を養成するためには食糧の保証がいります」などと、五九行にわたる報告を書いてあたらしい上司に読んでもらった[7]。だがさしあたって解決方法はなかったので、ジャクソンさんの気分は秋が深まるにしたがい沈んできた。十月の報告には、京都の保健婦たちは「公衆衛生看護」というものをぼんやりとしか知らないと書いた。[8] 十二月には、正看護婦資格試験を二七九人が受験して六四人しか合格しなかったが、このことからもGHQがめざす看護婦教育と現実とのあいだには大きなへだたりがある、と思いきった指摘をした。[9]

こんなとき、通訳の西村ハナさんが結婚のため退職した。かわりに岡部登美子さんがやってきた。彼女は優秀な正看護婦で、戦争中は中国大陸で従軍看護婦として働き、終戦を国立舞鶴病院で迎えたあと、京都の両親のもとでお茶とお花をおしえていたというひとだった。

まだ二十歳代の岡部さんははじめて出勤した日、ジャクソンさんを見て唖然とした。五十歳ぐらいときいていたジャクソンさんは真紅のぴったりしたドレスを着て、横ざまに机にすわり、むき出しの脛を組んでグリスマン軍医としゃべっていた……上司のまえで起立もせずに。

ジャクソンさんは予定をぎっしり組むので、よく汽車に乗りおくれた。やっと京都駅についたら、目のまえで汽車がうごきはじめていることがよくあった。ところがジャクソンさんが「チョトマテクダサーイ」と追いかけると、汽車がとまるのだった。発車してしまって汽車が見えなければ、ジープで嵯峨駅まで追いかけた。ようやく乗りこむと、ジャクソンさんはバッグからキャンディーやチョコレートをとりだして車内の子どもたちにくばった。乳児やよちよちあるきの子どもたちが京都のいたるところにいて、そのうちのひとりをぱっと抱きあげてほおずりをすることもあった。

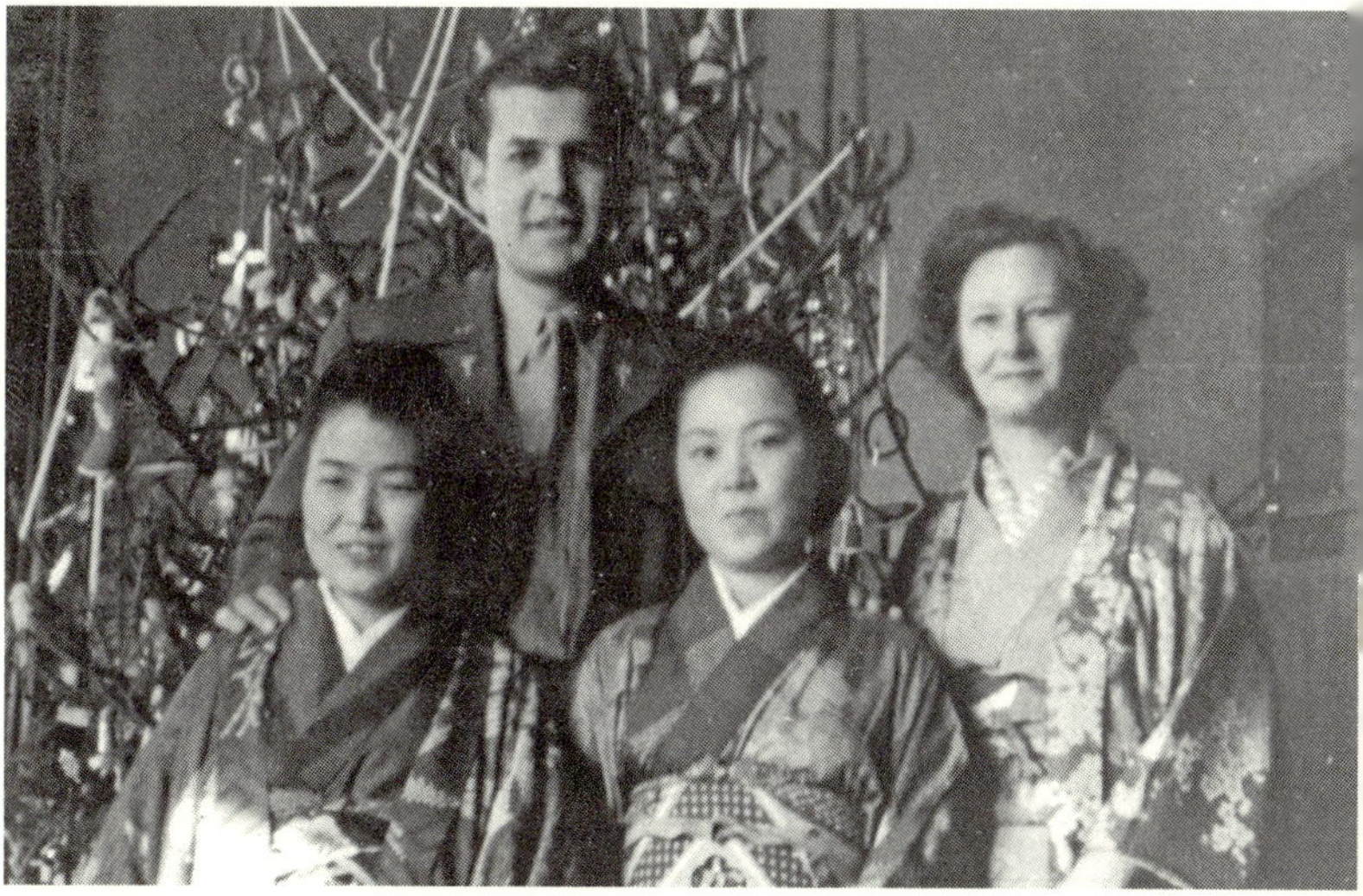

クリスマスにキモノを着てみたミス・ジャクソン

ジャクソンさんについて行くだけの若い岡部さんにさえ、京都の病院では院長と事務長が「やくざの親分のようにのさばっている」ことが見てとれた。[10] ジャクソンさんは看護婦の地位を上げようとして、院長と事務長が出迎えるとわざわざ「チーフ・ナースは」と総婦長をよびに行かせ、「婦長さんに椅子をあげてください、わたしは婦長さんに用事があってきたのですから」などと言った。

とはいえ、ジャクソンさんは病棟にはがまんがならなかった。《腐りかけの魚としょう油の臭いがただよい、病室には炊事道具が散乱し、つきそいが七輪でおかゆを煮て、廊下をにわとりが糞をしながらあるいている》（4話[11]）というありさまを見て、ジャクソンさんは院長や事務長に「病院の機能は何なのか」と詰めより、総婦長をしかった。とりあえずの目標は中央厨房をつくらせて病棟での煮炊きをやめさせることだったが、[12] このころ中央厨房があったのはもとの軍病院と日本赤十字社の病院だけで[13]、ふつうの病院では改築しように も費用と人手がないのだった。

医師たちも看護婦教育に協力しなかった。大学医学部の教授、病院長、そして京都府庁衛生部の課長たちさえ、《上級の教育をうけた看護婦はごうまんで奉仕精神がない》と信じていて、結核患者の多い日本に入り用なのは下働きをする下級の看護婦だ、上級の看護婦はプライドが高く患者に不親切で医師がつかいにくい、と思っていたのだ[14]。

かんじんの看護婦たちもついてこなかった。島田ハナさんは国立舞鶴病院の内科病棟の看護婦としてジャクソンさんの実習に出たが、「ベッドメーキングとか教育されて、おみまいは時間をきめろとか、尿取り器や便器はあったためろとか、病院を改革して完全看護にせえ、言うて。でもそんな設備もないし[15]。」

ジャクソンさんのいらだちは、岡部さんにもむけられた。「府庁が指導して問題を解決しなさい」と何度も言われた。あんまり言われるので、岡部さんはおそるおそる、「物もお金もないなかで改善したと報告をさせても嘘だから、気長に時間をかけてできませんでしょうか」と言ってみた。するとジャクソンさんは《そんな時間はない、だいいちあなたがた日本の看護婦のためにやっているのではないか》と答えた[16]。

まえの年にGHQがむりに助産婦と看護婦と保健婦がいっしょになった協会をつくらせて、一九四八年春に京都でその総会がひらかれた。二八〇〇人が出席して大成功だったので、ジャクソンさんの気分はもちなおした。[17] 看護婦たちに第三五米陸軍病院を見学させる計画もすすんでいた[18]（とはいえみんなは病院の赤やら桃色やらの派手なペンキ、リハビリ看護婦のダブルボタンのあかぬけした制服、そして宿舎の竹屋旅館の部屋にめっぽう高そうな三面鏡がおいてあったことぐらいしかおぼえていなかった）。[19]

この春、グリスマン軍医はジャクソンさんをまじめな勉強家だと思い、秘書のトミさんは「スラックスばっかりはかないで」とおさがりの真紅のドレスをもらって、ほんとうにやさしいひとだと思った。[20] だれもがジャクソンさんを好きだったが、ジャクソンさんは距離をおいてだれとも親密にならなかった。

夏がきた。ジャクソンさんの一年と二カ月の献身と誠意の成果は、いぜんつづく看護婦寮での争議や、[21] まだ家族がつきそって煮炊きがなされている結核病棟だった。[22] いつおわるとも知れない猛暑も、彼女の体力と気力をしぼりとっていった。この月、ジャクソンさんは保健所と病院と看護婦養成学校の視察をようやくこなしたが、[23] やがて欠勤がつづくようになった。岡部さんが心配して宿舎の京都ホテルの彼女の部屋へたずねていくと、ジャクソンさんはいつもの毅然とした夏服姿ではなく、素肌におまつり用のハッピをひっかけただけでドアをあけた。そしてアメリカの家族のもとへかえりたい、と涙をうかべた。岡部さんはジャクソンさんが重いホームシックなのだと感じた。

まもなくジャクソンさんはグリスマン軍医に「アメリカへかえりたいので休暇がほしい」とねがいでた。そのわけは「わたしの生活はあっちこっちにちらばってしまい、アメリカの三つの町の倉庫に家財道具があずけてあって、ともかくそれを整理してきたいのです」とのことだった。一九四八年十月ごろにジャクソンさんは帰国し、後任に四十歳代だがいま婚約中だという元気いっぱいのミス・フレンチがやってきた。

それからしばらくして、みんなはジャクソンさんの自殺を知った。遺書に、《これまであつめたたいせつなものがどうしても捨てられなくて、気持の混乱にこれ以上耐えられない》とあったそうだった。[24] それだけではなくて、京都の看護婦たちの無知と貧困、そういう看護婦を蔑視する医師たち、四〇日つづく耐えがたい蒸し暑さ、それに更年期のゆううつも重なったのだろうか。ジャクソンさんは「看護は奉仕と献身であり、病むひとの苦しみをなぐさめていやす、ほんとうに働きがいのある職業」だと、『京都新聞』に書いたことがあった。[25] これをつたえようとやってきたのに、ゆたかなアメリカの高潔な理念は占領下京都の看護婦たちにうけいれられなかった。

岡部さんはのちに「京都における終戦直後の看護行政と私」という寄稿のなかでジャクソンさんとの思い出をつづって、「現在の日本の看護を大きく支援して短期間にアメリカの看護水準の近くにまで引っぱり上げて下さったのは――日本全国の各都道府県に配置されたアメリカのナースの賜（たまもの）ではないでしょうか」とむすんで、ジャクソンさんをたたえている。[26]

25　日本がえらんだ人口対策――「生きた新兵器」［10月］

道義などかえりみられない国際世界において、極東の弱小国日本の明治からの国策のひとつは人口を増やして「強兵」をめざすことだった。

たとえば夏目漱石は『猫』を書いたとき、すでに三人の女の子の父親だった。四人めをまって「細君アカンボ製造中にて」と男の子への期待をこめたがまた女の子だったので「僕の家バカンボ誕生　矢張（ヤッパリ）女です。」(2)

『虞美人草』連載中に男の子が生まれ、うれしいうちにも「人口を繁殖して御上に御奉公する割には収入が増さないから」(3)五人の子どもがいなければ倉を持てると嘆く。『三四郎』の連載がおわるころまた男の子が生まれて、四十一歳のかれは六人の子どもの「前途を考へると皺が寄りそうな気がする。『門』執筆中に五女の雛（ひな）子が生まれると「ぼくはこれで子供が七人　二男五女の父となったのは情けない」と思う。(4)『明暗』連載とちゅうに満四十九歳で亡くなってしまったことには、子だくさんの家族をささえる生活苦もあずかっていたにちがいない。

日本人の子だくさんは終戦後もつづいて、グリスマン軍医は街角でかわいい子どもをみつけては写真を撮った。だが第一軍団司令官のスウィング少将は、京都のいたるところに赤ん坊がいるのを見て、日夜不安をつのらせていた。

というのは、あるアメリカのメディアが占領はじめのころ、日本人を「七〇〇〇万人の問題児たち」とよんだ。日本人は民主主義が理解できない子どもだ、というのだった。[5] ところが三年たつとその問題児がまた子どもをつくって、引揚者とあわせると人口は八〇〇〇万人にふえてしまった。

日本の国土がまかなえるのは二四〇〇万人にすぎないというアメリカの学者もいて、[6] 食糧の不足するなか、これ以上の人口増加はなんとしてもおさえなければならなかった。しかし日本人の

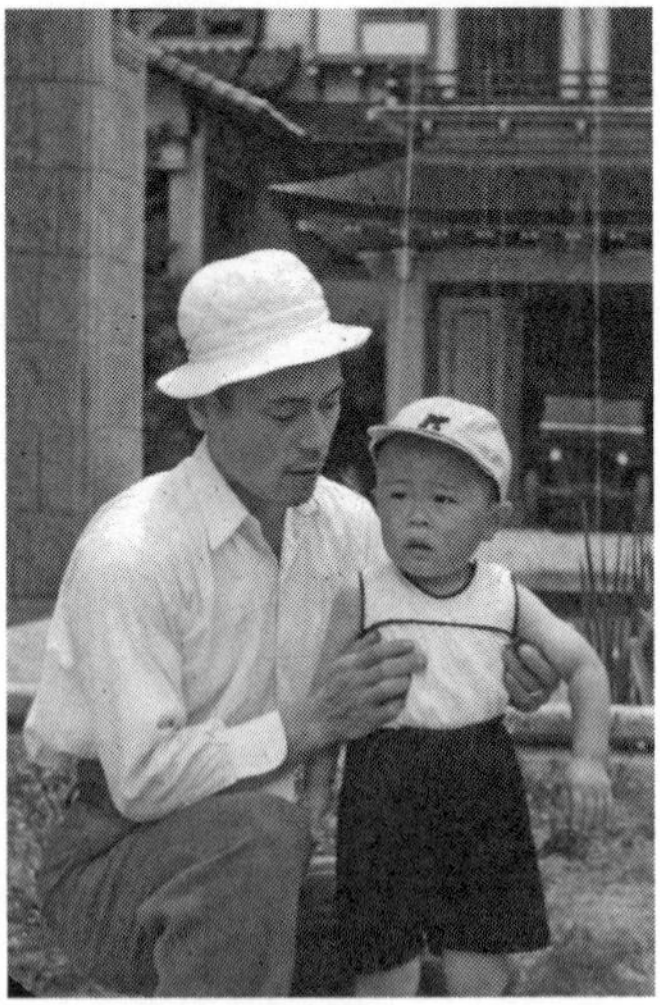
若い父親と息子

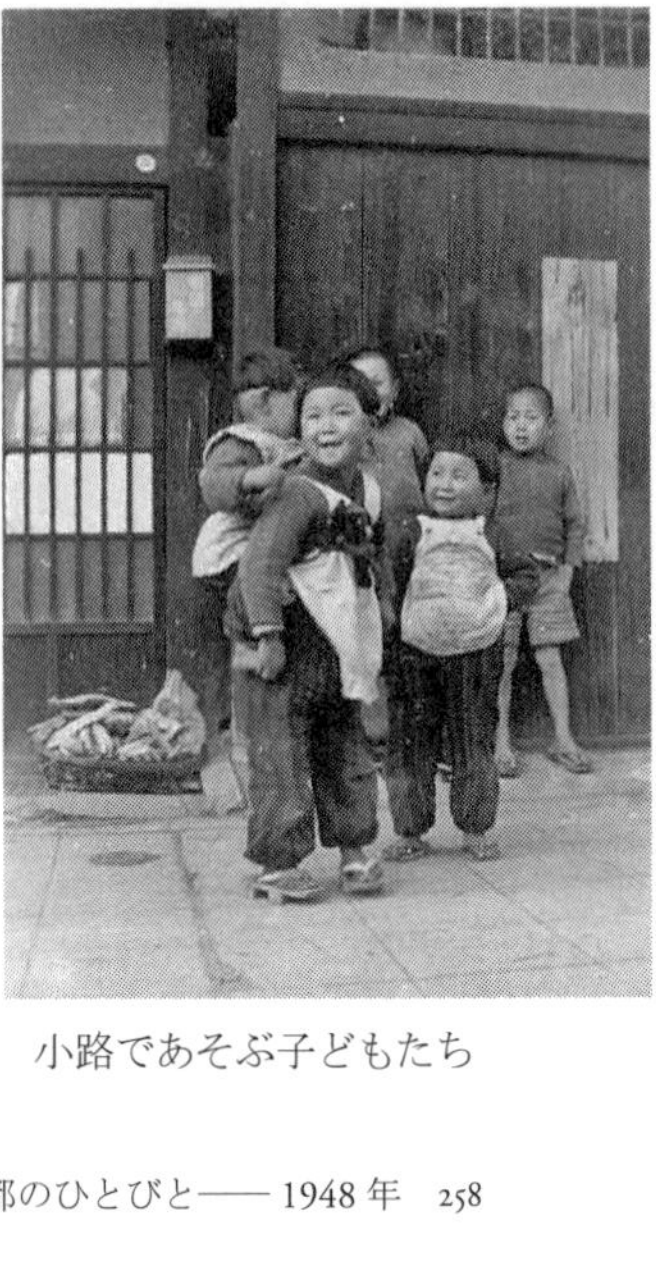
小路であそぶ子どもたち

八割が「晩年は息子の世話になりたい」とかんがえていて、[7]わたしの家でも男の子が生まれるまでは子どもがふえつづけるはずだった。

日本政府も人口増加をとどめる手をうつことをこばんだ。『タイム』の記者が外務次官に《日本政府は産児制限をするつもりがあるのか》とたずねたら、《産児制限をすると二〇年後に青年が足りなくなる》という答えがかえってきた、そばで外務大臣もうなずいていた、だから日本人はまた戦争をするつもりなのだ、というような記事[8]がアメリカ人の不安をあおった。あるアメリカ雑誌は米軍占領下で生まれつづける赤ん坊を「日本の生きた新兵器」と呼びはじめた。[9]

スウィング少将はこの生きた新兵器がまたジャップの戦闘員に育つのか、と真剣に気にやむひとりだった。だからアメリカ医師会一行が夏に京都へやってきたときに《日本人は産児制限をすべきだ》とくどくど論じて、一行をすっかり退屈させてしまった。

この一行は、サムス局長がはじめた国民健康保険が《ソ連式の国家的低質おしきせ医療》なのかどうか、無償奉仕で日本へ視察にきてくれた。[10]そして岐阜や金沢や京都をたずねるうちに、敗戦国日本ではアメリカでのようにひとびとが収入に応じて私的な保険料を払うことなどとうていできないことが納得できた。したがってなんとしても公的医療保険がいるうえに、国民健康保険はソ連式のおしきせではなく、他の健康保険とくみあわせたり、自由に医師をえらんだりできることもわかってきたところだった。[11]

一行はスウィング少将との退屈な面会のあと嵐山へむかったが、「占領というのは、人口(コウ)をふやさずに性交をさせることに集中的思考をかたむけるものらしいですな！」と語呂あわせをやって笑っているのを案内役のグリスマン軍医は聞いてしまった。[12]

人口増加はおさえなければならないが、GHQにそれはできなかった。日本共産党が日本民族抹殺だと非難するにちがいなく、[13]さらにカトリックのおしえでは子どもをさずかるのは神の意思なので産児制限は「邪教的計画」などとして糾弾されるにきまっていた。[14]だからマーガレット・サンガーという産児制限運動家の来日もGHQは許可しなかった。サンガー夫人にアメリカを代表させて人口の減らし方を日本人に講演させるわけにはいかなかったのだ。

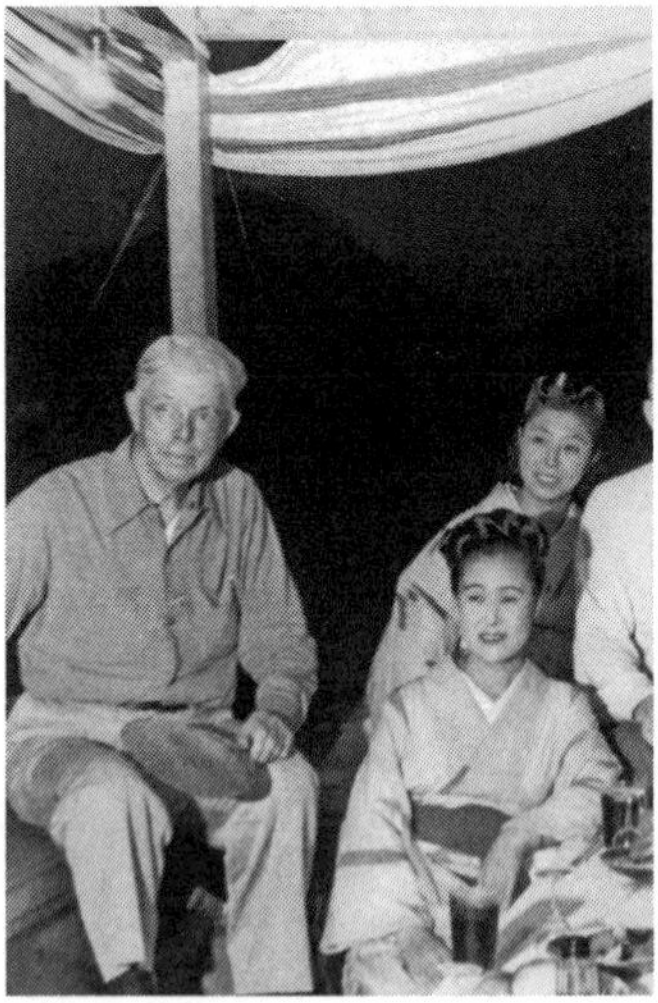

長良川でのエルンスト・E・アイロンス次期アメリカ医師会長（スタンフォード大学フーバー研究所 C. F. サムス文庫より）

かわりにサムス局長は裏でさまざまな手をうった。局が避妊の手びきをつくって厚生省に訳させ、全国の保健所でくばらせたり、[15]《避妊についての新聞や雑誌記事は許可も不許可もしないが、局は科学的、技術的な助言は惜しまない》とGHQ民間検閲支隊に指示したりした。検閲支隊はその意図をよく汲んで、指示をあおぎながら正確な避妊記事の掲載をつぎつぎと許可した。[16]

避妊についてのさいしょの特集は、一九四六年末に発売された『主婦之友』に載った。わかりやすいことばでコンドームやゼリーなどの避妊具が紹介され、オギノ式という日数計算法によって妊娠可能な日を予想する方法も説明されて、記事は五頁におよんだ。[17] すぐにほかの婦人雑誌もおなじような記事を載せはじめた。

サムス局長はまた、「一般の日本人のたのしみは映画だから」とチャールズ・M・ウィーラー博士に性教育映画を監修させ、それを本編のまえに上映させることにした。ウィーラー博士はカリフォルニア大学で昆虫学をまなんだ発疹チフスの専門家だったが、[18]「四十四歳でまだ独身なのはなぜか」とたずねられて「ねがわくば日本婦人と結婚したい」と答えるような人間味ある学者でもあった。[19]

ウィーラー博士は『美しき本能』という性教育映画のなかの、「生殖器官を活性化するには、オバホルモンなどを飲みましょう」というところをけずらせ、不自然に女性ホルモンを飲むことをさしとめた。[20]『受胎調節』という脚本はやっつけしごとなので、「映画化するのは金と物資のむだ」と切りすてた。[21] 局の予防医学課のアイラ・D・ハーシェイ博士も『愛の巣』の試写を見て、（違法な中絶をいましめるための）診察台上の女性の性器の大写しをさしとめ、図によるさしかえを命じた。[22]

このころお母さんたちにアメリカ赤十字から贈り物がとどいた。あたたかい純毛の毛布、タオル、安全ピンなどで、うれしかった。だが食べるものさえないなかで、つぎの子どもを産むのは避けたいと思うお母さんはたくさんいた。だからすでに宿った命は一九四七年に生まれても、一九四八年からは避妊知識がひろまって産児制限、ひいては家族計画がはじまるはずだった。

だが夫たちが協力しなかった。戦場からもどってきた男たちは、女が家で赤ん坊を産み、そだてるなど、戦争に行くことにくらべればたいそう安楽なことだと思っていた。めんどうな避妊も妻がするべきで、「働いて妻を喰わしてやっている」じぶんが分厚いコンドームをつかう気にはなれなかった。京都府立医科大学のS教授などはこの点を『京都新聞』で解説して、《コンドームには夫の性欲を満足せしめない点に大きな欠点があるので、これを強いてつづけると夫の健康に障碍を与える可能性がある》から避妊は妻の役目である、とおしえさとしていた。[23]

だが妻のほうは性教育などもってのほか、という時代に育ったので避妊記事がよく飲みこめず、「一姫二太郎三サンシー」[24]などと売り出した避妊具を貧しいなかから買うのもためらわれた。他人に知れず費用もかからないオギノ式日数計算には失敗が多く[25]、それやこれやでやっぱり赤ん坊は生まれつづけた。[26]

このとき、それまで禁じられていた人工妊娠中絶を合法化しようと決意した国会議員がいた。福田昌子衆議院議員は東京女子医学専門学校（現東京女子医科大学）を卒業して九州大学医学部の産婦人科医局へ入った女医で、谷口彌三郎参議院議員は熊本医学校（現熊本大学医学部）を卒業した、ともに九州にゆかりのある医師だった。

一九四七年春、ふたりは博多港へやってきた。そしてもとは倉庫だったという港の診療所で、三十一歳の石浜敦美医師に会った。石浜医師は九州大学医学部の産婦人科医局員で、一九四六年の春に上司から《厚生省の指示だが記録をのこさないように》といわれ、引揚女性の妊娠中絶手術をひきうけさせられた。厚生省の指示とはいえ刑法では「堕胎」はやっぱり罪だった（9話）ので、石浜医師は不安にさいなまれながらまる一年、倉庫のなかで手術をおこなってきた。

京都の第一軍団司令部から離れていたせいだろうか、博多での引揚女性の救護活動は混乱をきわめていた。[27]うわさを聞いたりして妊娠した引揚女性がやってきたが、書類もなく、問診もなかった。たいていが妊娠末期で胎児が大きく、《子宮口からかん子で胎盤とともに胎児を破壊してかきだす》というふつうの中絶手術はできなかった。やむなく陣痛をおこさせて胎児をとりだしたが、とりだされてもまだ生きている胎児がいた。洗面器に入れ、もうひとつ洗面器をかぶせて自然死をまったがつぎの日もまだぴくぴく動いていることがあって、看護婦たちが耐え切れずにやめていった。

そんなある日、石浜医師は子宮のなかの成熟した胎児の頭にかん子を突き刺してみた。脳が豆腐のように石浜医師の腕をつたって流れでて、そのあとあたまがひらたくなった胎児のからだがべろっと出てきた……。

この日ふたりの国会議員から「ここでは一日何人の手術をしているか」とたずねられ、石浜医師は「五、六人ぐらい」などと答えた。すでに身体がしごとの重圧で弱っていて、数カ月のちには肺結核が悪化して肋骨を七本切除することになり、中絶手術は後輩の医師がひきついだ。

一九四七年十月、病床にいた石浜医師は春にふたりの国会議員がやってきたわけを知った。[28]開催中の第一回国会で、福田議員ほか二人が優生保護法案を提出したのだ。

『京都日日新聞』がこれを一面トップで「子孫の劣悪化防止　妊娠中絶、断種を容易に認める」と報道した。この法律がとおれば強姦による妊娠を中絶できるだけではなく、出産することでおこる《貧困による母体の不健康》をふせぐために妊娠中絶ができる、というのだった。[29]

サムス局長はまっこうから反対した。妊娠中絶はアメリカでは場末のよごれた診察台でおこなわれる「おぞましい行為」であり、[30]かれ自身、ヒポクラテスのおしえによって「婦人に堕胎をおこなわない」と誓った医師でもあった。それに、これまで局は手をつくして避妊知識をひろめてきており、すでに宿ったたいのちを消滅させる妊娠中絶よりも、親の意志による避妊で家族計画がなされることのほうが望ましい、というのだ。

サムス局長の意向をうけて、国会で一松定吉（ひとまつさだよし）厚生大臣が反対した。かれは引揚港での妊娠中絶にもふれて、「妊娠しておる子供を流産しなければならぬ、あるいは殺して出さなければならぬというような場合には――特別に例外のためにそういう措置をとらなければならぬという意味でありまして」と、それがいっときの特例であって法律を変える必要はないとした。そして「法律をもってそういうようなこと〔産児制限〕をする必要はない。それはむしろ個人個人の意志に任せてやるべきものである」と、サムス局長のことばをそっくりくりかえした。[31]

すべての法案はGHQが調査修正して許可しなければ、採決ができなかった。優生保護法案は八カ月後にやっとGHQ内で英訳され、サムス局長のもとへまわされてきた。[32]あとひと月で第二回国会がひらかれるという、一九四八年五月のことだった。

担当した病院管理課長のハリー・G・ジョンソン大佐が「この法案は国会でつくられたもので、厚生省が提案したものではなく」、したがって局は立案にかかわらなかったことをまず記録にのこした[33]。そのうえで二週間あとに、局がGHQを代表して意見を出すこととなった[34]。

サムス局長は、日本を平和でゆたかな国にかえるには、子どもが多ければ多いほど労働力となる農業社会のままではだめだと思っていた。なんとか経済を復興させて工業化社会への転換をはからなければならない。工業化社会では子どもは親の負担となるのでおのずから家族計画がなされ、人口は安定し、国は繁栄する[35]。しかし占領下日本での経済復興はおくれて工業化はまったくすすんでおらず、人口は増えつづけている。

日本には日本の事情がある。この国の家屋は小さくて、ひとつ部屋に家族全員が寝ることも多い。そんな部屋で妻が避妊具をあつかうのはむずかしい。また日本には《生まれるまでは胎児は母体の一部》という思想もある。赤ん坊が生まれてから殺す、という江戸時代の「間びき」の罪深さにくらべれば、妊娠中絶はまだうけいれやすい[36]。

ついにサムス局長は「この法案の社会的側面についてなんら反対はしない」と返答した[37]。そして「妊娠中絶にかかわる法律を自由化することは、米国で育ちつつある思想とも合致しており、本局に異論はない」としめくくった[38]。

一九四八年六月二十四日、第二回国会の衆議院厚生委員会で福田議員が優生保護法案を説明した。すでにGHQから指摘をうけてこまかい修正がおわっており、説明は淡々とおこなわれ、討議はなかった。[39] そのころ昭和医学専門学校（現昭和大学医学部）の産婦人科助教授であった松本清一博士も、この法案が「議会をひじょうに簡単にとおったんですよね。反対も出ずにね」と記憶している。[40]

九月十一日に優生保護法は施行された。京都ではグリスマン軍医が「産児制限についてはいっさいかかわらないように」という第八軍司令部からの厳命のもと、沈黙をまもった。かわりに土屋衛生部長が「妊娠中絶もできる」と新聞で紹介した。[41]

とはいえこの法律は、まず産婦人科医師から診断書をもらって申請書をつくって保健所へ提出し、優生保護委員会で許可されるまでまって手術をうけて、術後も一週間通院する、というめんどうなしくみにしてあったうえに、診察代や診断書料に加えて手術費用が二〇〇〇円から三〇〇〇円かかった（そのためにいんちきなくすりが売られ、[42]《効かなかった》と狼狽してもどってきたお母さんから大金をとって中絶手術をおこなったり、[43] 無許可で中絶した胎児をこま切れにして野良犬や猫に食べさせた医師もいた）。[44]

それでも半年がたつうちに京都府下での妊娠中絶は四八九件、一〇カ月のちには七八七件と、倍数でふえていった。[45] 効果はめざましく、四年後の一九五二年の全国の出生新生児の数は二〇七万人、一九四八年にくらべると六三万人減ることになる。[46]

わたしの小学校の同級生が「ある日母につれられてちかくの産婦人科医院へ行き、待合室で長いあいだ待って、また母と手をつないでかえってきた。あれは母が中絶手術をうけたのではないかといまになって思う」と話してくれた。

中絶された胎児も「水子（みずこ）」と呼ぶようになったのは、わたしたちがおとなになった一九七〇年代以降ではないだろうか。初老の女性がお寺をおとずれてかたすみの「水子供養」の仏さまをおがむようになったが、そのひとがだれを供養しているのか、そのころにはわたしたちもわかるようになっていた。

26　ジフテリア予防接種事故──「ワクチンに寝首を」　［11月］

子どもがジフテリアにかかると、親はそばで見ていられない。かぼそい喉から横隔膜へとゆっくりマヒがすすんでいって、子どもは息をしようとあえぎ、もがくうちに意識がうすれて、やがていのちが消えるのだ[1]。

一九四五年の京都では、二五五一人の子どもがそんなふうに亡くなった[2]。米軍兵員も感染して、四〇人が大阪の第二八米陸軍病院に入院した[3]。このときＧＨＱは九カ月から十歳までの子どもにジフテリア予防接種をうけさせるよう命令したが[4]、一九四六年はじめの日本政府にそのゆとりはなかった。

二年後の一九四八年六月に、サムス局長が立案した予防接種法が国会をとおった。天然痘やジフテリアやコレラなど、一〇の伝染病の予防接種をすべての日本人がうけることになった。サムス局長はこの「世界でも最良の法律のひとつ[5]」をさっそく実行にうつすよう、軍医たちにつたえてきた。

グリスマン軍医は土屋衛生部長に、この冬の流行にそなえて秋からジフテリア予防接種をおこなうことを提案した。京都は日本でさいしょに電車を走らせ、疏水をつくって琵琶湖から水をひいたところだ、健康への施策でも「京都府が全国に手本をしめしませんか」と言うと土屋部長はにっこりして、「サンキュー、グリスマンさん。ベリー、グッド、アイデア」と答えた。

十月十八日から、全国初のジフテリア予防接種が京都ではじまった。六カ月から十三歳までの子どもが対象だった。一歳二カ月だったわたしも近くの春日（かすが）小学校へつれて行かれた。腕を消毒するアルコール綿が数人につかわれて、黒く汚れていたそうだ。十一月はじめまでに、九万七二〇一人が一回一〇円の接種をうけた。

十一月四日（木曜日）と五日（金曜日）の接種のあと、夜になって熱をだした子どもがいた。しかしつぎの日は土曜日で保健所も医院も午後が休診だったので、衛生部の関係者はこのことを知らなかった。

軍医もこの土曜日、いつものように両親に手紙を書いていた。

> きょうはトミのさいごの出勤の日、二年半のつとめのおわりです。ひょっとして結婚するのかもしれませんが、なにも言わないのです。こんや彼女のためにささやかなスキヤキの会をすることになっています。

トミさんは神戸のパルモア学院で英語をまなんで、美しさとすなおな性格とでみんなから好かれていた。トミさんとの結婚を、軍医もゆめみることがあった。だからだしぬけの退職には胸をつかれた（親友で、どんな計画でもうちあけて相談してきた木村医師もトミさんに恋をしてひそかに結婚を申しこんだ、ということをこのとき軍医は知らなかった）。

一九四八年の秋にひととおりの婚礼調度品を百貨店でそろえると、すくなくとも三万円かかった。[6] 京都の労働組合が結婚資金として一万五千円を会社に要求したりして、京都軍政部のマクファーランド広報課長が「結婚簡素化の座談会」をひらくほどに、結婚には費用がかかるものとされていた。[7] そういうときに元アメリカ移民の木村医師と、実家が空襲で全焼したトミさんとの「身ひとつの結婚」は肩身がせまくて、ふたりはひっそりと婚約することになったのかもしれなかった……。

十一月八日の月曜日に出勤して、グリスマン軍医は初めて異変を知った。すでに一四二人が発熱し、ワクチンがうたれた腕は赤紫色に腫れていた。一五人が重体で入院した。[8] 東京のGHQと米陸軍第四〇六総合医学研究所、厚生省、予防衛生研究所（現国立感染症研究所）などから係官がかけつけてきた。

京都府庁は応急治療や入院をあっせんし、送迎車と補給食などを手配した。入院した子どもの家族にとりあえず京都府から二千円、京都市からは五千円のみまい金がとどけられた。[9] 喉がしびれて息ができずあえぐ子どもたちのために米軍の人工呼吸器をまわしてくれるよう厚生省がたのんでいるあいだに、国立舞鶴病院が一五機をとどけてきた。[10] 四八時間がたつうちに発熱者は四五六人、入院患者は六八人にふえた。

五日めに、三人が亡くなった。[11] そのひとり山口重子ちゃん（二歳）の両親が「お役に立てば」と京都大学医学部での解剖をゆるしてくれたので、事故から二週間後の十一月十九日にようやく原因がわかった。[12] 軍医の手紙によれば、

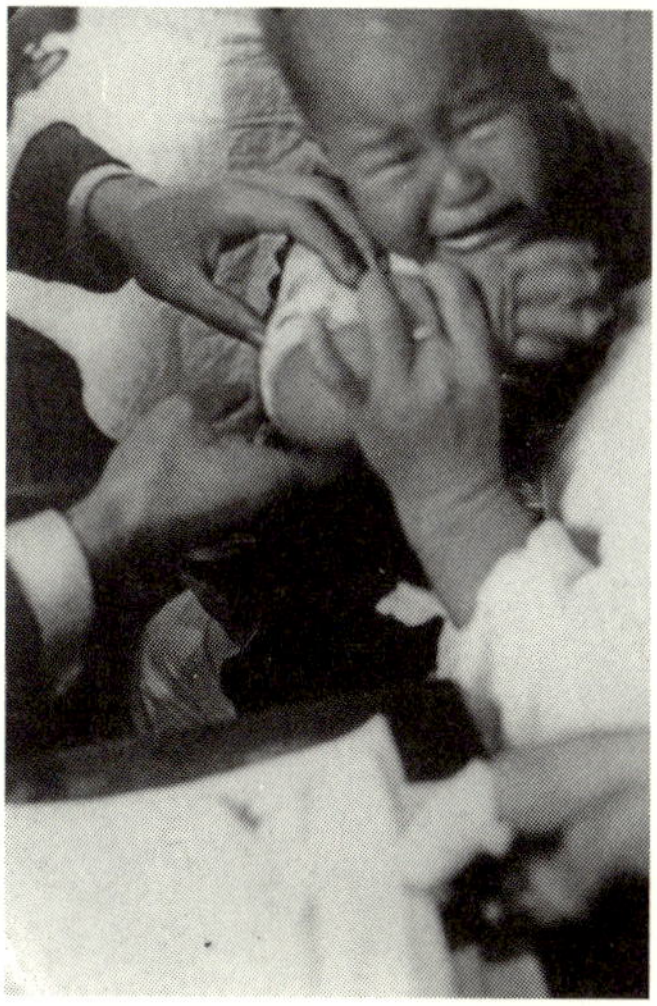
毒性がのこったジフテリアワクチンを打たれ、発熱して泣く幼児

ジフテリア予防接種で大惨事がおこりました。ある組のワクチンを接種された五〇〇人ほどが炎症をおこし、七人が亡くなったんです。ワクチンは大阪［の日本赤十字医薬学研究所］で製造され、厚生省の監督のもとに予防衛生研究所で検定されたのに、毒性がのこっていたのです。

お父さんもごぞんじのようにワクチンは製造された組ごとに検定されますが、大阪の研究所はべつべつに製造された組をいっしょくたにして、おなじ番号をつけたのです。だから安全なサンプルだけが検定されて合

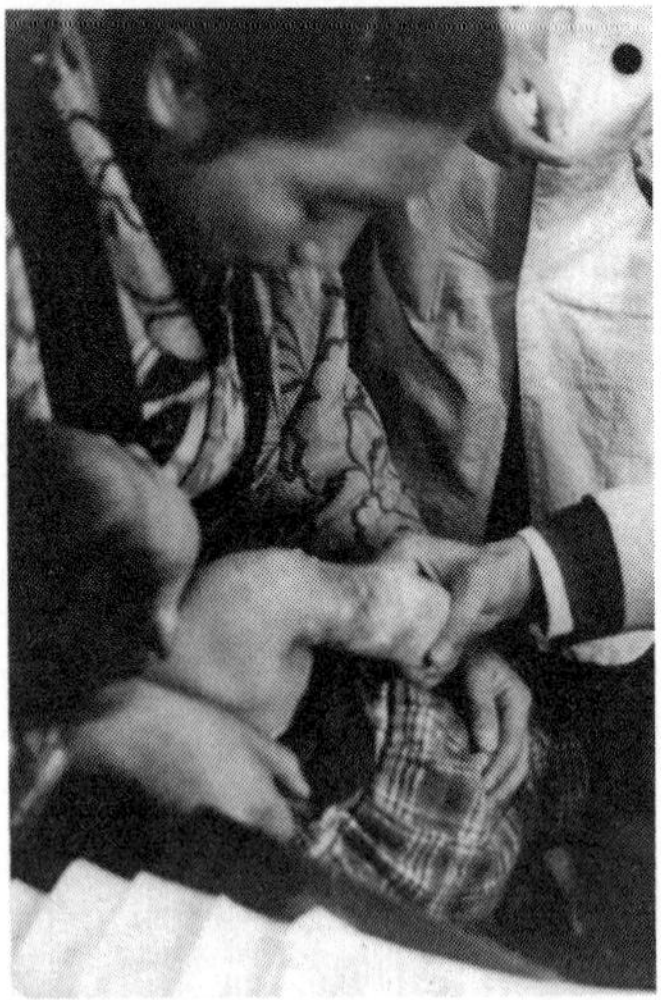
赤紫色に腫れた幼児の腕

格し、毒性のあるのは検定されないままでした。《病気をなおして患者を死なせる》とは聞くけれど、《病気を予防して患者を死なせる》という、最悪なことになってしまいました。

軍医はこれをタイプライターで打ったあと、ペンをとって書きつけた。

不適切に大阪の研究所で処理され、不適切に東京で検定されて、われわれは寝首を掻かれたんです［We took it in the neck］。

全国のすべてのワクチンが回収され、予防接種は無期限停止となった。[13]

この十一月下旬、サムス局長はアメリカに出張中で日本へもどることはできなかった。十二月なかばのアメリカ医師会の総会にどうしても出席しなければならなかったのだ。アメリカ医師会一行五人が夏に占領下日本に来たときに、サムス局長が導入した国民健康保険について報告書を書いてもらった。このなかにＧＨＱの意図のとおりに書きかえてもらわねばならない部分があって、これはサムス局長が極秘にエルンスト・Ｅ・アイロンス会長にたのまなければならなかった。

そのうえ総会ではサムス局長自身、「日本の公衆衛生行政」という題で晴れがましい発表をすることになっていた。[14]

京都でとりあえず副局長と局員たちが会議をした。軍医も出席した。毒性ワクチンを製造した大阪の日本赤十字医薬学研究所を刑事告発することが話し合われた。

しかし、すべてはGHQがさせたことだった。アメリカから専門家をよび、専門家が大阪の研究所をえらび、かれの監督のもとにワクチンが製造され、しかも京都での接種開始に間にあうよういそがせた。[15]そのあとの検定で毒性ワクチンを見のがしたのも、局が設立した東京の予防衛生研究所だった。会議の結果、《責任はわれわれGHQにもあるから刑事告発はしない》ときまった。[16]

だが十二月に入るころには、二三人が亡くなっていた。[17]このとき日本映画社がニュース映画をつくった。毒性ワクチンのびんの大写しではじまり、病院のベッドであえぐ子どもたち、壊死してくずれている腕、そしてさいごはいくつもの告別式のシーンでおわっていた。白黒フィルムが報道内容の暗鬱さをなお重く沈めていた。

このニュース映画を検閲中との知らせが局に入って、ルシウス・G・トーマス予防医学課長が試写を見にとんでいった。そしてすぐ全国配給をさしとめるよう、GHQ民間情報教育局に交渉した。予防接種とはなにか、日本人がまだよくわかっていないこのときに、危険性だけを報道したニュース映画が映画館で公開されれば恐怖心をあおるだけだ。それが嵩(こう)じて局が苦心のすえ国会をとおした予防接種法が廃止撤廃されるかもしれない。トーマス課長はそう説明して、どうかこれを上映禁止処分にしてもらいたいとたのんだ。

しかし答えは、「この報道が悪影響をおよぼすのはわかっているが、言論は自由であるからなんともできない」というものだった。《明日から上映予定》という知らせがトーマス課長のもとにとどいたときには、すでに午後の四時半をすぎていた。

サムス局長はこのときニュージャージー州のアトランティック・シティにいた。すぐに電信で連絡がとられた。もどってきた指示は、《厚生次官がみずから日本映画社へおもむいて、このニュース映画のさしさわりのある部分の削除を要請するように》というものだった。厚生次官は連絡をうけて深夜に日本映画社をたずね、会社は削除を承諾した。[18]

十二月の死者はあわせて六七人となった。[19] すべての責任は国にあるとして、京都市は負担予定金三〇〇〇万円を厚生省に要求した。[20] ところが予防接種を監督する厚生省予防局は、「ワクチンの取り扱いが薬(くすり)業者にまかされている現状では責任をとりにくい」と言い、薬業者を監督する厚生省薬務局は、「ワクチンの検定は予防局の仕事」なのでこちらの責任ではないと言って、どちらも非をみとめなかった。[21]

サムス局長は十二月の末に日本へもどってきた。そして『星条旗』新聞に、「法律［予防接種法］や計画にあやまりがあったためではない。おこるべきではなかった死亡事故にたいし、製造主任ならびに関係者を刑事告発する手続きをとった——日本人がこれまで粗悪な安物を製造してきたことは世界に知られている。このようなやり方は生物薬剤においては通用しない」という談話を発表した[22]。そして日本政府にも行政責任があるので、厚生省も起訴されるべきだとのべた[23]。ワクチン製造が局の監督のもとにおかれ、したがって局にも責任があったことにはふれなかった。

一九四九年が明けた。一月の正確な累計患者数は六〇六人、死者は六八人で、うち六三人がわたしとおなじ、一歳から二歳までの子どもだった[24]。京都府庁の衛生部はもろに非難をあびた。ある日軍医は土屋部長や藤田総務課長が十一月からずっと黒服に黒ネクタイをしめていることに気がついた。木村医師にたずねると、《いつでもお通夜とお葬式に出られるよう、この二カ月喪服で出勤してきているのです》とのことだった。

だれひとりグリスマン軍医の名をださなかった。京都市役所まえでラジオ録音集会があったことも、軍医は知らなかった。土屋部長が数千人のまえに立ち、「予防注射をうけなければ三千円の罰金だ、と国におどされた」「即時辞職して責任をとれ」などと責められて謝罪したことも[25]、軍医には伏せられた。

厚生省は二〇〇万円をかけてニュース映画をつくり、厚生次官が画面で謝罪した。サムス局長もみずから京都へやってきて遺族をたずね、おみまいにララ物資を特別配給した[26]。そのあと遺族の代表が局に手紙をよこした。それには、《日本共産党から見舞金と、政府を告訴するため支援をしたいむね申し出がありましたが、このことで国民が予防接種をこばみ、かわりに共産主義への信頼が深まるとすれば、子どもたちの死はむだとなります》と書いてあった。そして《日本がよりよい国となるよう、今後もＧＨＱに日本政府の監督をおねがいいたします》としめくくられていた。[27]

そのあとサムス局長と厚生省とのあいだでどんなやりとりがあったのだろうか。わかっているのは、起訴されるはずだった厚生省があべこべに原告となって製造責任者を告発したことである。[28]田井中克人氏の『京都ジフテリア予防接種禍事件——六九人目の犠牲者』によれば、厚生省は一九四九年六月の公判にさきだって法務庁に相談した。法務庁の助言は、「すでに京都の複数の左系組合が数百万円の莫大な慰謝料請求を論じてもおり、賠償請求がおこされれば国は敗訴する、したがって早急に一五万円相当の慰謝料を払い、遺族に今後の権利を放棄させるべき」というものだった。[29]

「一五万円相当」を五万円けずって、厚生省はひとり一〇万円の慰謝料を遺族に提示した。このときの内閣総理大臣の月給が四万円だったので、[30]この額は現在の五一八万円ほどにあたる。[31]これを遺族全員がうけいれた。[32]国とのかけひきや訴訟など思いもよらない、すべては御国のためにと育てられた時代のつつましい親たちだった。

この事故で京都府は入院患者の病院費用など、あわせて二〇〇〇万円を支出した。[33]だがいちばんの痛手は、驀進（ばくしん）してきた京都の公衆衛生施策がとつぜん足どめをくったことだった。これまで京都は景観のうるわしさでも文化でも、そしてひとを健康にすることにおいても日本一だった。それがこの事故でくずれ去ったのだ。

六八人が亡くなったとはいえ、わたしをふくめた九万人をこえる子どもがこの冬のジフテリア感染から護られた。しかしこの事実も、グリスマン軍医にとってなぐさめとはならなかった。毒性ワクチン接種から二日のうちなら、弱めたジフテリアにかからせて抗体をつくらせた馬の血清をつかっていいのちをすくうことができた[34]。その用意をしておれば、せめて二日以内に発熱がわかっておればと、軍医の心は暗かった。

八年後、カリフォルニア州バークレイ市のカッター研究所がおなじような事故をおこした。毒性がのこったポリオ生ワクチンの接種をうけて、一〇〇人をこえる子どもがポリオを発症し、数人が亡くなった[35]。

サムス局長はこのとき米陸軍第一軍の軍医長としてニューヨークにいた。西海岸での事故のニュースを聞いたとき、かれは八年まえの京都の事故を思い出しただろうか。そのときじぶんが日本人関係者を「この事故で日本が悪名たかい《安かろう悪かろう》製品をつくる国であることが再確認され」「世界の笑い者になっている」と叱責したことを[36]。

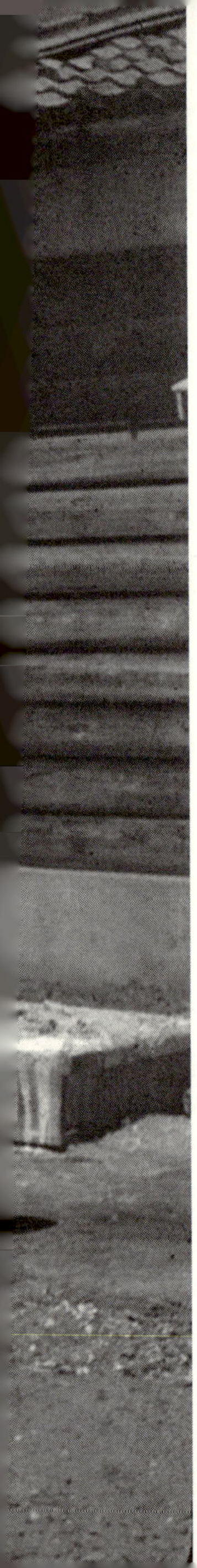

III 別れと自立――一九四九年

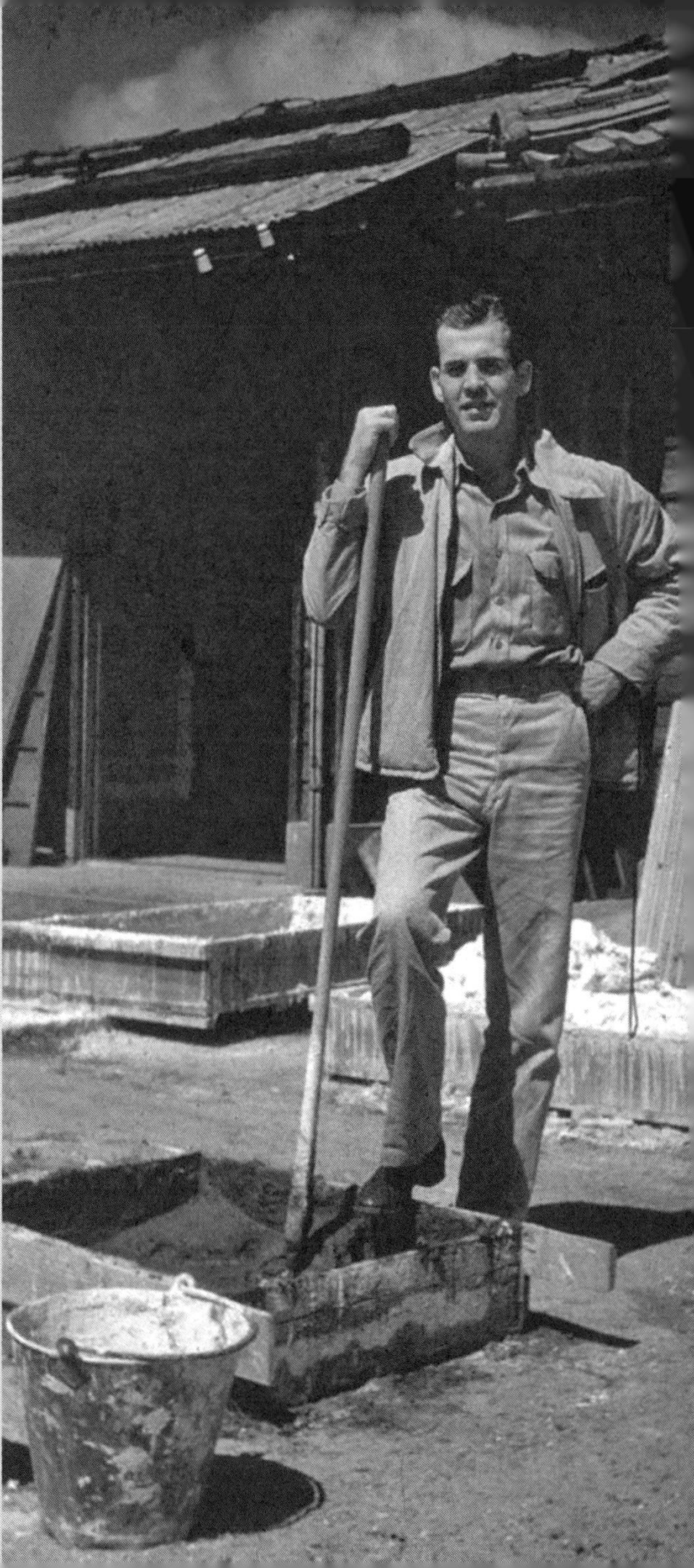

27 密輸された特効薬――「あたりまえだろ」〔1月〕

十二月がきたけれど、盛大なクリスマス会などかんがえられなかった。すでに六〇人のおさないジフテリア患者が亡くなり、一三五人がまだ入院中だった[1]（26話）。グリスマン軍医はクリスマス・イブに、長楽館のじぶんの部屋でサンドイッチとサラダだけの小さな会をした。部下と衛生部の課長たちがまねかれた。

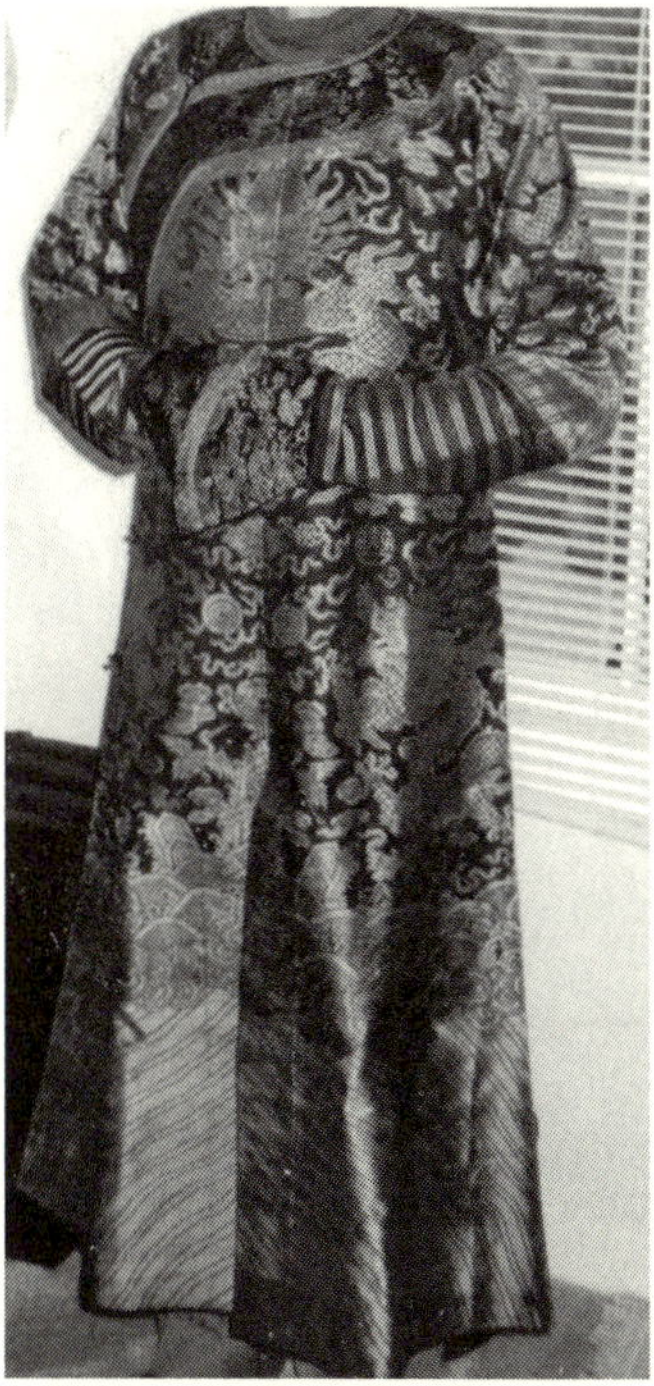

京都府から父グリスマン医師に贈られた中国清朝時代の宮廷服

　衛生部からは《トラホーム治療用サルファ剤をおくってもらったお礼》として（16話）、父グリスマン医師に中国清朝の宮廷服、グリスマン夫人には山吹色の対の七宝（しっぽう）焼の花びんが贈られた。

トミさんが退職後したあと秘書となった川北和香さんが、このときのことをこんなふうに母グリスマン夫人に書きおくった。

プレゼントを包むお手つだいをしていて、暖炉のうえにお母さま、あなたのお写真があるのを見ました。ドクター木村が、お母さまはソーシャル・ワーカーでいらっしゃるのだとおしえてくださいました。

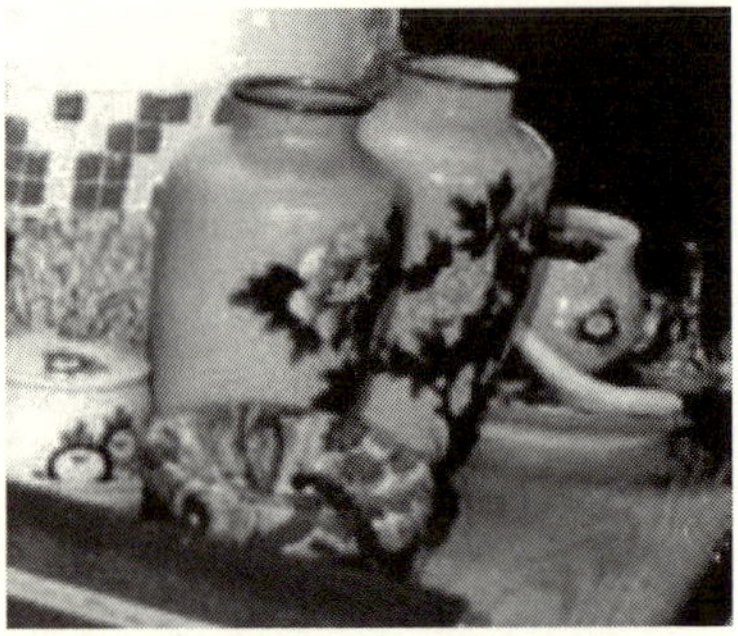

京都府から母グリスマン夫人に贈られた山吹色の対の七宝焼花瓶

うらやましくなりましたの。お母さまはよい環境におられるので、ほんとうに意味のあるお仕事がおできになりますのね。わたくしも勉強をして、将来は婦人雑誌の会社に入りたいと思っております。外国のよい記事を訳して紹介して、家事にしばられている日本婦人の啓蒙ができたらとかんがえております。

イブの会については、

パーティではみんながたのしく遊びました。わたくし、士官とその部下がいっしょ、というパーティに出たのは初めてで、とてもめずらしく思いました。

くじびきで贈り物をいただいて、わたくしは三つもらって母とふたりで分けました。[2]

課長たちはグリスマン夫人からとして、めいめいかたまりのハムをもらった（オクラホマから着いた大きな燻製ハムにはすこしカビがはえていたのでそこをけずりとって長楽館の職員たちにまわし、これは第一軍団のキッチンから買った冷凍ハムだった）。

グリスマン夫人はハムに人数分の聖書を添えておいた。そこで母子衛生課長はこんなお礼を書いた。

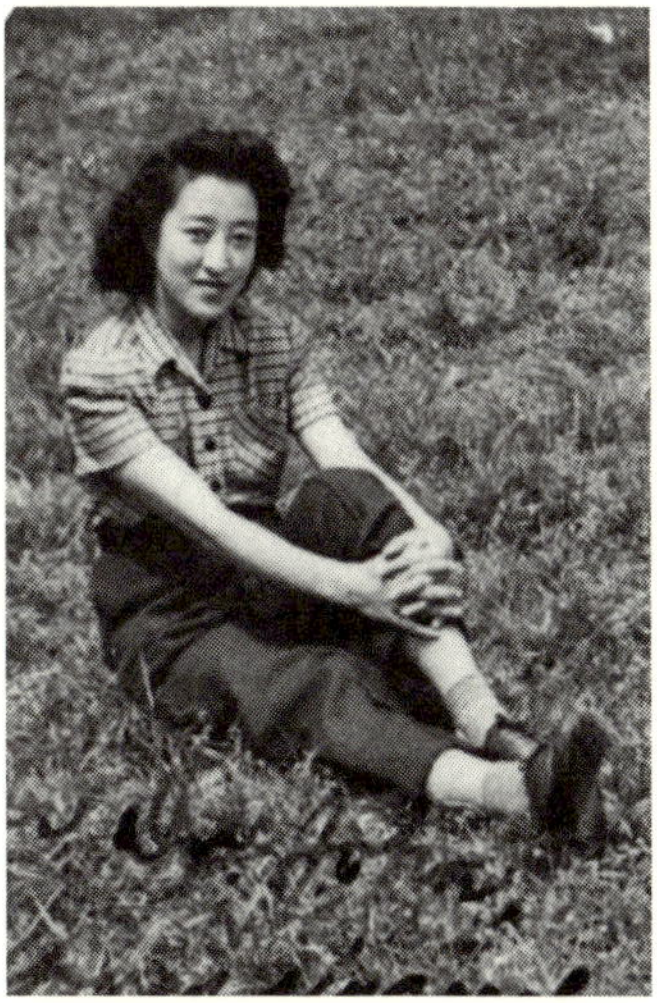
二人目の秘書となった川北和香さん

奥様からクリスマスにいただいた「世界でいちばん偉大なるもの」に、御礼を申し上げます。これからの生涯をみちびいてくれることでしょう。わたしのふたりの娘もすでに洗礼をうけ、いっしょに読んでおります。日本人が他者を愛することをまなべば、日本は平和の国となり、他国からも好かれるでしょう。[3]

お正月用に、日本政府はさつまいもと米をじゅうぶん配給した。関西配電［現関西電力］は「元旦から三が日は停電させない」と約束し、二日には空も晴れて、[4] 円山公園にはとりどりの晴れ着を着た子どもたちが親とやってきた（巻頭口絵参照）。

そのお正月早々に、スウィング少将がアメリカへかえることになった。戦争中は第一一空挺師団をひきいる英雄だったかもしれないが、平時の司令官としてはほしいままのことをする無作法な男だったので（19話）、軍医にとってはうれしいニュースだった。

のちに軍医が聞いたところでは、真偽のほどはわからないが、スウィング少将は接収していた京都の豪邸の家財道具を貨車二台に積みこんでもってかえったとか。[5]（それでも京都府［議］会は一九五一年に出された『回顧録』でこの司令官を顕彰し、「スウィング少将は厳格で風紀維持・都市交通等に功績」があったとしるした。[6]）

三が日がおわるころ、目のまわるような知らせがとびこんできた。

幸運のきらめきがぼくを射てくれて、かなりの量のヤミのストレプトマイシンが手に入りました！　それで京都府での結核治療計画をかんがえました。これも京都が初めてやることです。

一九四九年一月の「かなりの量のヤミのストレプトマイシン」は幸運のきらめきどころではなく、特等の大当たりだった。日本人の死因第一位はいぜん結核で、一九四七年に京都府では二六三六人がこの病で亡くなったが、その三倍の患者が絶対安静で寝ていた。[7] ストレプトマイシンという結核特効薬が戦争中にアメリカで発見されたことは知られていたが、占領下日本では米軍兵員がぬすんでヤミで売らなければ、または密輸されなければ、手に入らなかった。

たとえば三条のきもの問屋のあるじが河原町丸太町の高島医院へやってきて一五万円をさしだし、「借家を一軒売った金です、これで娘の結核を助けてください」とたのんだことがあった。院長の高島雅行医師は京都帝国大学医学部出身の人望ある開業医だったが、苦心のすえ一五万円でストレプトマイシンのアンプル一〇本を手に入れた。それを数本打ったら患者の熱がたちまち下がり、咳もとまったという。(8)

GHQもストレプトマイシンを輸入しようと努力していた。すでに十二月に、ガリオア資金(20話)で購入した二〇〇キロが数カ月ののちにおくられてくる、という発表があった。しかし日本に着いたあと、厚生省で配布のやりかたをきめたり、再利用されぬようびんのラベルをはずしたりするのに半年かかるそうだった。(9) それに二〇〇キロは五千人分にすぎず、注射二回分が四五〇円だという。小学校教員の月給が三九九一円というときに、これはまことに稀少で高価な特効薬だった。(10)

サムス局長はアメリカから専門家をまねいて国内でストレプトマイシンを生産させようとしていたが、じゅうぶんな量を生産できるのは数年さきになると思われた。(11) そこでこのころは中国人などが一五トン級の船をあやつってペニシリンやアスピリン、人工甘味料のサッカリン、回虫駆虫薬のサントニンなどを日本へ密輸することがよくあった。もっとも高く売れるのがストレプトマイシンで、(12) そういうときに第一軍団の犯罪捜査部が神戸港で密輸船から積み荷のストレプトマイシンを押収したのだ。[13] 部員のひとりが軍医の顔なじみだったので、夜おそく長楽館へ電話がかかってきた。

「おれたちたったいま、二〇万ドル相当のストレプトマイシンを押収したんだが、これは廃棄することになるが、おまえ、ほしいか」

軍医は答えた。

「あたりまえだろ！［Absolutely !］」

犯罪捜査部とのかかわりは、軍医が長楽館にやってきた日にさかのぼった。メイドのトシエさんがかれの手をとって円山公園を案内してくれたが（1話）、そこをMPに見とがめられた。そしてマッカーサー命令である「日本女性との親和交際禁止」に反したとして、逮捕されそうになった。いらい軍医は要注意人物となり、ひとりで京都市内のオフリミットの路地などをあるくと尾行がついた。一五カ月のあいだ尾行し、されるうちに、おたがい親しくなってしまったのだ。

密輸ストレプトマイシンのアンプル三〇〇〇本は、大トランクふたつに入れて長楽館へとどけられた。さっそく委員会がつくられた。京都大学医学部、京都府立医科大学、京都大学結核研究所、そして衛生部からは矢野輝男係長が委員となった。

「［ストレプトマイシンを］京都府に三〇〇〇本ほどくれて、《矢野、これをつかって実験してみろ》と。委員会をつくったらどうか、と。アメリカの示威かとも思いましたが、しかしあのグリスマンの人格をかんがえてみたら、やっぱり日本人を治してやりたい、と。戦争で負けた国でもあるし、人間を尊重して、治してやるべきだと思っておったのとちがいますか」

「七、八人ぐらいの結核専門の、小児科や内科の先生などで、ですね。一本がヤミで三万から五万円、インフレでみるみる給料があがっていったのでおぼえてないですが、つまり一本が給料三カ月分ぐらいです。それを三〇本から四〇本、うつ必要がありますからね。わたしらは介入しませんで、臨床の先生に患者をえらんでもらって、みんなが承諾して」

さいしょは一五人、くすりの効力が強くてのちに三〇人の重症患者が治療をうけた。[14]

「結核性脳膜炎とか、粟粒結核とかは、むかしはかならず死んだんですが、そういう患者にかったわけです。結核性脳膜炎というのは子どもに多かった。《おかしい、ごろごろしてます》と親が言うてきて、あたま、痛がります。それから瞳孔が、片方が大きかったり小さかったり。腰椎穿刺をやってそれをひとばん冷蔵庫へ入れておくと結核菌がみつかる。みつかったときから三週間で亡くなるんですが、ストレプトマイシンを注射すると生きておるんです。よう効いて、びっくりした」

ストレプトマイシンのニュースは「軍政部の好意により入手」「全国に先がけ京で実施」と大きく報道された。[15] そしてジフテリア予防接種事故のつらい記憶を、ややうすれさせてくれた。

一月末にまたGHQで研修があったので、かえりに軍医は静岡県の伊豆長岡（現伊豆の国市）へでかけた。温泉をためしてみたかった。晴天のもと、富士山や道を行くひとびとにカメラをむけながら、伊豆長岡の温泉旅館についた。部屋へ案内されるとすぐ宿の丹前に着がえた。寒い廊下を湯殿へむかい、脱衣場へ入って脱衣カゴを見てはっとした。女のきものがはいっていた。混浴なのだ。

このまま進んで面子（めんつ）をうしなうか、退却して面子をうしなうか、かんがえました。けっきょく、「あれはどうだったんだろう」と一生後悔すると思い、深呼吸をして、いかにも気楽そうに戸をあけて入りました。

こちらはまったく冷静でしたが、よこ目で見ると、すてきな肌をした若い女性二人はすごい衝撃をうけたみたいで、まず六インチ〔約一五センチ〕四方のタオルのうしろにかくれようとし、十秒ぐらいなにもないようによそおい、とつぜん、あられもなく無我夢中でぬれた床を小走りに走って出ていきました。子どもたちがふしぎそうにあとからつづいたというわけ。のこった男性たちは完全なる紳士で、一人は英語を話したので、ぼくらはゆかいにおしゃべりをしました。

そのあと軍医は（お酒はもちろんのこと）、ステーキ、カリフラワー、えんどう豆、にんじん、サラダ、ご飯、つけもの、お茶という美味な夕食をたいらげた。それから丹前のまま外へ出かけて、夜店（よみせ）があったので野球のたまをビンにあてるゲームをやった。めずらしいアメリカ人をひとめ見ようと人だかりがして、そのなかで軍医は制球のうまい日本の青年に負けてしまった。

28　ハンセン病の外来治療——「いまぼくらが始めれば」［2月］

雪が降って、平安神宮が銀世界になった（巻頭口絵参照）。この二月、グリスマン軍医は在宅ハンセン病患者の治療にとりくむことをきめていた。

終戦の秋、国立のハンセン病療養所にはあわせて一万四一一人の患者がいたという。しかし戦争中はあらたな入所者をうけいれられなかったので、(1)在宅の患者がいるにちがいなかった。またアジアで日本軍兵員六〇〇〇人が感染して復員し、そのまま全国にちらばったなどという情報もあった。(2)

一九四六年にサムス局長は「野ばなし」になっている患者を国立療養所に収容して治療をうけさせるよう、厚生省に指示した。(3)そのいっぽうで東京大学医学部の皮膚科学教室で特効薬プロミンをつくらせた。(4)だが一九四七年八月になっても、国立療養所の患者七九三一人のためにさえ、じゅうぶんなプロミンの生産はできなかった。(5)

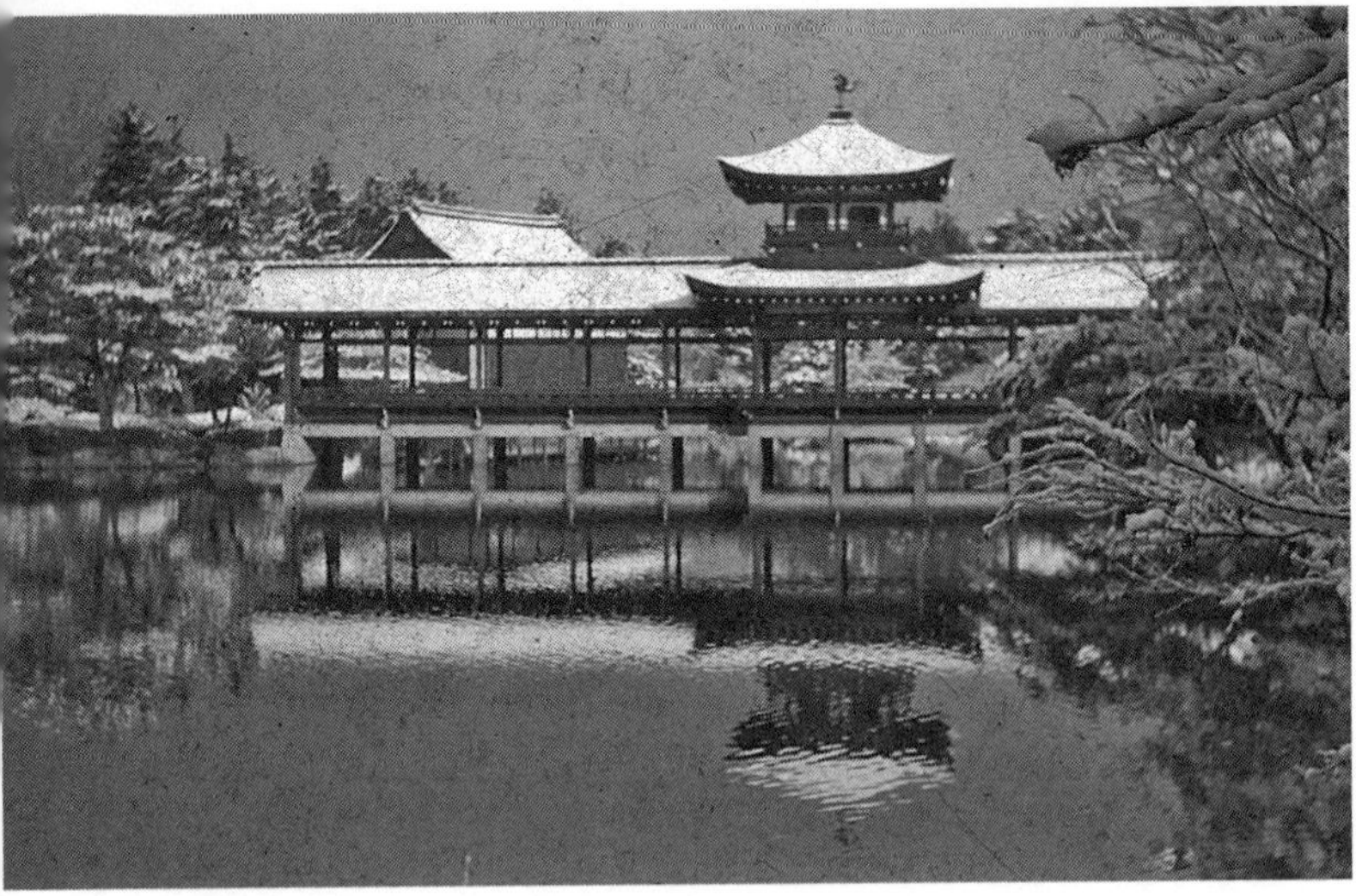

銀世界の平安神宮

新聞への投書によれば、ある国立療養所では園長は八十歳、医師はもと軍医で高圧的、戦争中はキリスト教徒（救世軍）の職員を追放し、いまはくすりや配給物資を横取りして、すでに一八人の患者が亡くなったという。[6]

ＧＨＱ民間検閲支隊からこの投書を載せてもいいかと問われたのは、局の病院管理課のミルトン・Ｃ・モートン副課長だった。かれは《社会不安を煽(あお)る》という理由で掲載をとめさせたが、すぐ調査にでかけた。[7] べつの国立療養所が患者の作業服を消毒せずに古着屋に売った、とうわさが流れたときも、モートン副課長がでかけていって所長と職員を解雇した。[8] しかしいずれも一時しのぎの解決にすぎなかった。

群馬県の国立療養所から患者が「脱走」したのは、一九四七年九月のことだった。英字新聞『ニッポン・タイムズ』によれば、ふたりの患者が汽車で上京し厚生省へやってきて、「われわれはわずかな食事で働かされ死者が出た、一二五九人全員が集団脱走をかんがえている」と訴えたという。[9] これがグリスマン軍医が京都に着いた日のことだった。

軍医はこのような事件に無関心ではいられなかった。医学生のころ、父といっしょにアメリカの国立ハンセン病療養所をたずねたことがあったのだ。[10] 父グリスマン医師は敬虔なキリスト教徒で、聖書の奇蹟を深く信じていた。とくに、「御心でしたら、きよめていただけるのですが」と病人がイエスのまえにひざまずくと、「イエスは深くあわれみ、手を伸ばして彼にさわり、そうしてあげよう、きよくなれ」と言って治された、[11] という奇蹟は、その信仰のみなもとでもあった。

キリストが癒(いや)したとされるこのやまいは、以来二〇〇〇年、不治でありつづけた。それが一九四二年に新薬プロミンによって治ることが大きく報道されて、[12] 父は息子をさそって見学にでかけたのだ。国立療養所はルイジアナ州カーヴィルという町にあって、そこに三〇〇人が強制収容され、治療をうけていた[13]……。

いっぽう京都府には五〇人ほどの在宅患者がいて、家族にかくまわれたり流浪したりしており、治療をうけにきて初めて医師から法定伝染病患者として届け出がなされるのだという。[14] 軍医はプロミン注射による回復への希望にあふれたカーヴィルの患者たちの表情を思い出し、なにかせねばならないと思った。

日本は進んでいて、法的保護のある国立療養所で医療をおこなっています。日本の法律では、知事は患者を治療のため国立療養所へおくることができて、これはだいたい一生つづきます。どの県も、五〇人から数百人の［在宅］患者をかかえています。もちろん世界のいろんな国とおなじく、このひとたちは社会から追放されています。

軍医は除隊してから困らないように新刊の医学雑誌に目をとおすことにしていて、まえの年の秋にハンセン病についての新論文を読んだことがあった。ハンセン病患者を強制隔離するという「見さかいのない対応」は、これが感染をふせいだというじゅうぶんな証拠もないことから、廃止すべきだ、と書いてあった。(15)「ハンセン病の化学的治療法」という論文も引用してあって、それによればハンセン病はプロミンとストレプトマイシンの投薬で外来治療ができる、というのだ。(16)まえの月に三〇〇〇本の密輸ストレプトマイシンが手にはいったとき［27話］、軍医はこの論文を思い出した。そして結核ばかりでなく、ハンセン病の外来治療もできるかもしれないと思った。そこで父に手紙を書いた。

プロミンとストレプトマイシンが［ハンセン病に］効くってほんとうですか。ここには例の押収ストレプトマイシンがたくさんあるので、プロミンがもうひとつの治療薬だというんなら、ふたつあわせて治療をはじめたいんです。

とりあえずのぼくのかんがえは、京都大学の皮膚科の医師に、新式の治療ができるだけのプロミンをわたすことです。

しらべてみると、小笠原登助教授が《ハンセン病は外来治療で治る》と信じて、一九三〇年代から京都大学病院で外来診療をおこなってきた。[17] かれの定年退官のあと、一九四八年からは西占貢助教授がこれを引き継いでいた。

しかし患者は市電で川端丸太町までやってくるので、まず市電の乗客が動揺した。川端丸太町から大学病院まであるくあいだに、動揺は住民のあいだにひろがった。大学病院のなかでさえ、皮膚科特別研究室でのこの診療をうとましく思う医師がすくなくなかった。[18]

そのうえプロミンの国内生産量がじゅうぶんではないため、すべての国産プロミンが国立療養所におくられていた。そのため西占助教授はプロミンをつかうことができなかった。軍医は父あてに小切手をおくり、アメリカ製のプロミンをおくってくれるようたのんだ。

ほかの伝染病とおなじように、ハンセン病患者にも入院の枠をもうけよう、という京都の病院の皮膚科に、くすりをわたしたいんです。[19] ふつうのひとにもこの治療計画をひろく知ってもらい、ハンセン病はきわめてうつりにくい伝染病で、結核のほうがずっとおそろしいのだと知らせたい。そしてできれば、この国の九九・九パーセントのひとがいだく迷妄や恐怖、根深い嫌悪感をとりのぞきたいのです。

九九・九パーセントのひとに安心してもらうには、患者が治療をうけてくれなければならない。だが治療のために国立療養所へ行くことを強制すれば、逃げる患者がでる。国立療養所のかわりに外来治療をえらぶ自由をのこせばどちらかで治療をうけてくれるから、その方がよりよい公衆衛生につながるはずだ。[20]

京都で治療をはじめて、この病気をかんがえなおしてもらう種をまきたい。これはぼくがこの国を去るまえにとりかからねばなりません。

そんなある日、軍医は「ひとつ、国立療養所を見学したいもんだなあ」とひとり言を言った。すると藤田総務課長がすぐさま電話をかけて、瀬戸内海の長島にある愛生園への訪問をきめてしまった。

二月の晴れた日、軍医と木村医師ともうひとりは午前六時に京都をでて十時に岡山駅についた。まず伊福町にある岡山軍政部（現岡山高等学校）に顔を出した。そのあと西大寺鉄道で後楽園へ行って、「自然を美しくとりこむ能力は日本人にかなわないな」と感服した。昼食はオフリミットの

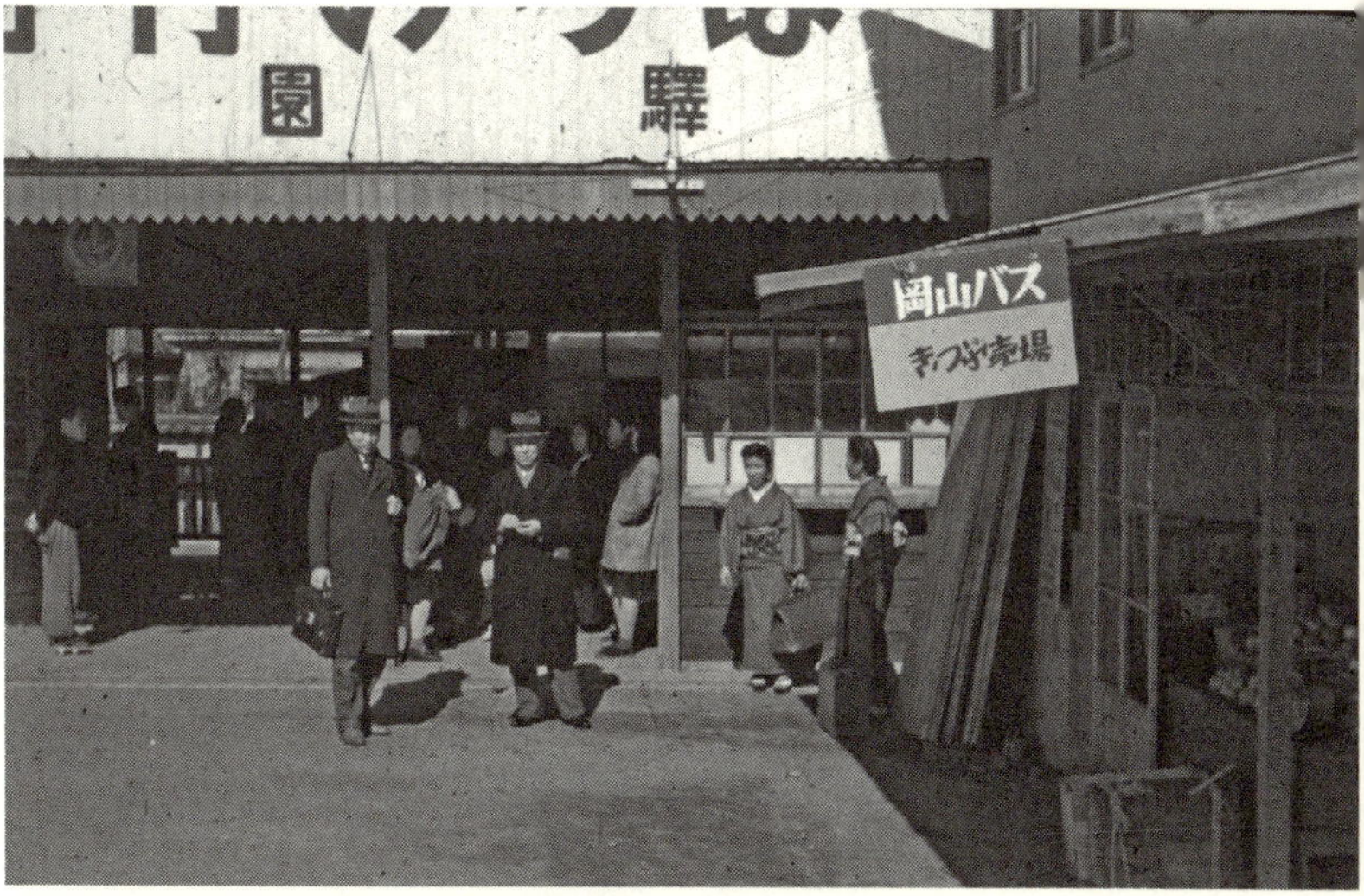

岡山市の西大寺鉄道「後楽園」駅で、左が木村医師

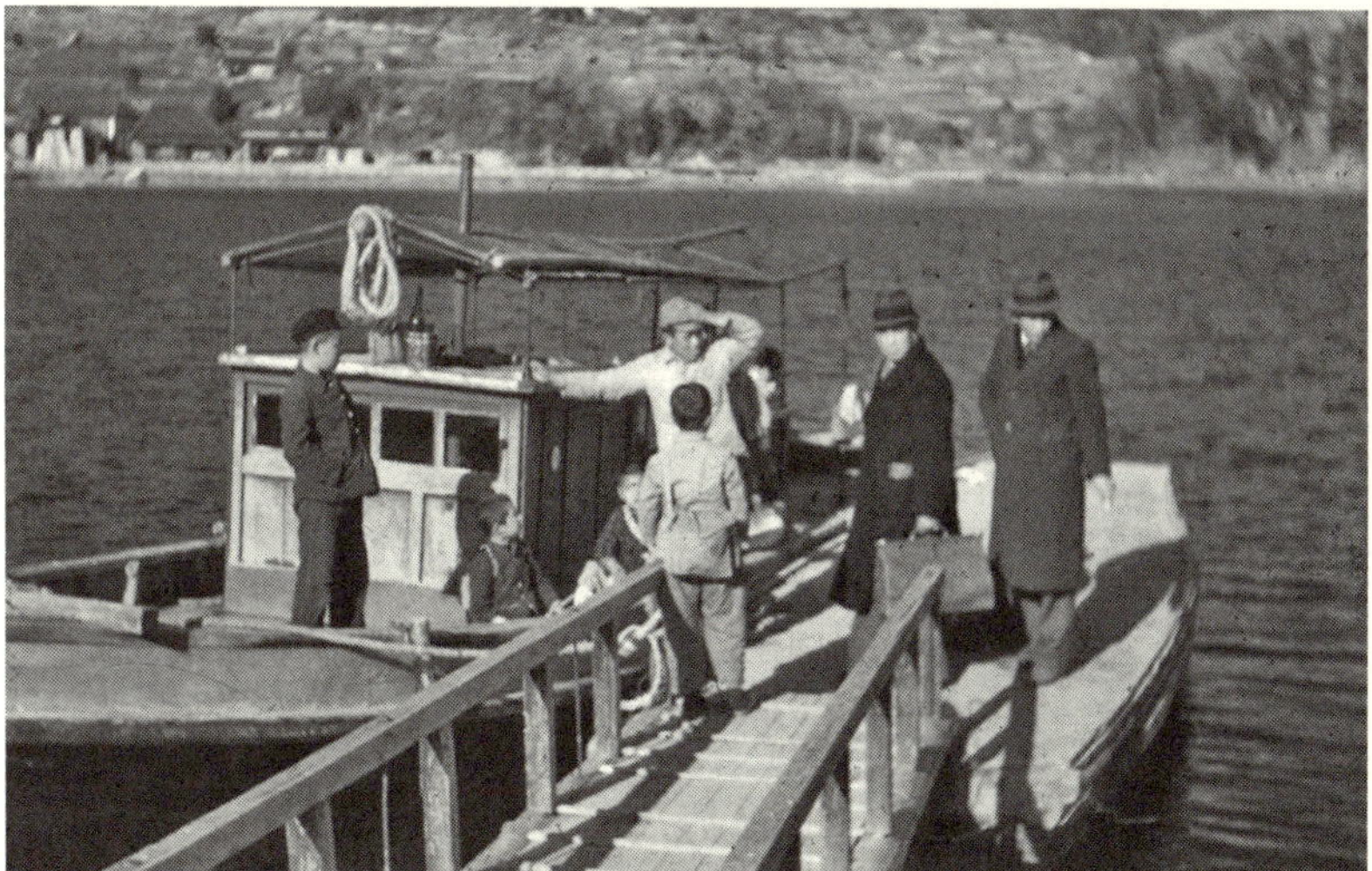

アメリカ人を見たくて迎えの船に乗ってきた、長島愛生園職員を親に持つ子どもたち

ホテルの食堂で、お茶と、豚肉ととり肉のこまぎれをのせたどんぶりと、卵と豚肉のフライを食べた。

そのあと瀬戸内海に面した虫明（むしあけ）港の桟橋で迎えの船をまった（巻頭口絵参照）。船がつくと子どもが一五人ぐらいおりてきて、わっと軍医をとりかこんだ。長島愛生園の職員の子どもたちだった。みんなこざっぱりしてかわいく、めずらしいアメリカ人をはやく見たくて船に乗ってきたのだという。

愛生園では光田健輔（みつだけんすけ）博士が軍医を迎えた。一九二三年にフランスのストラスブールで国際学会があったとき、光田博士はじぶんが考案したハンセン病感染を見わける方法を発表した。それが欧米で知られて、[21]軍医も医学生のとき「ミツダ反応」を習った。だからその高名な医学者に会えてうれしかった。七十三歳の光田博士は、やっぱり世界的な権威だった。離れ島のそまつな部屋でふつうの医療器具をつかって診療をしているところは、アフリカのアルベルト・シュヴァイツァー博士のようだった。[22]

> 患者たちはこの島でふつうの家族としてくらしています。みんなじぶんの家に住み、職業をもっています。風光明媚（めいび）な環境で、すべての患者が老いた［光田］医師をたいへん尊敬しており、強制収監というなりゆきに適応していることがたやすく見てとれました。
> ミツダはこれまで一年以上のあいだ日本製のプロミンをつかっていて、効果があったそう

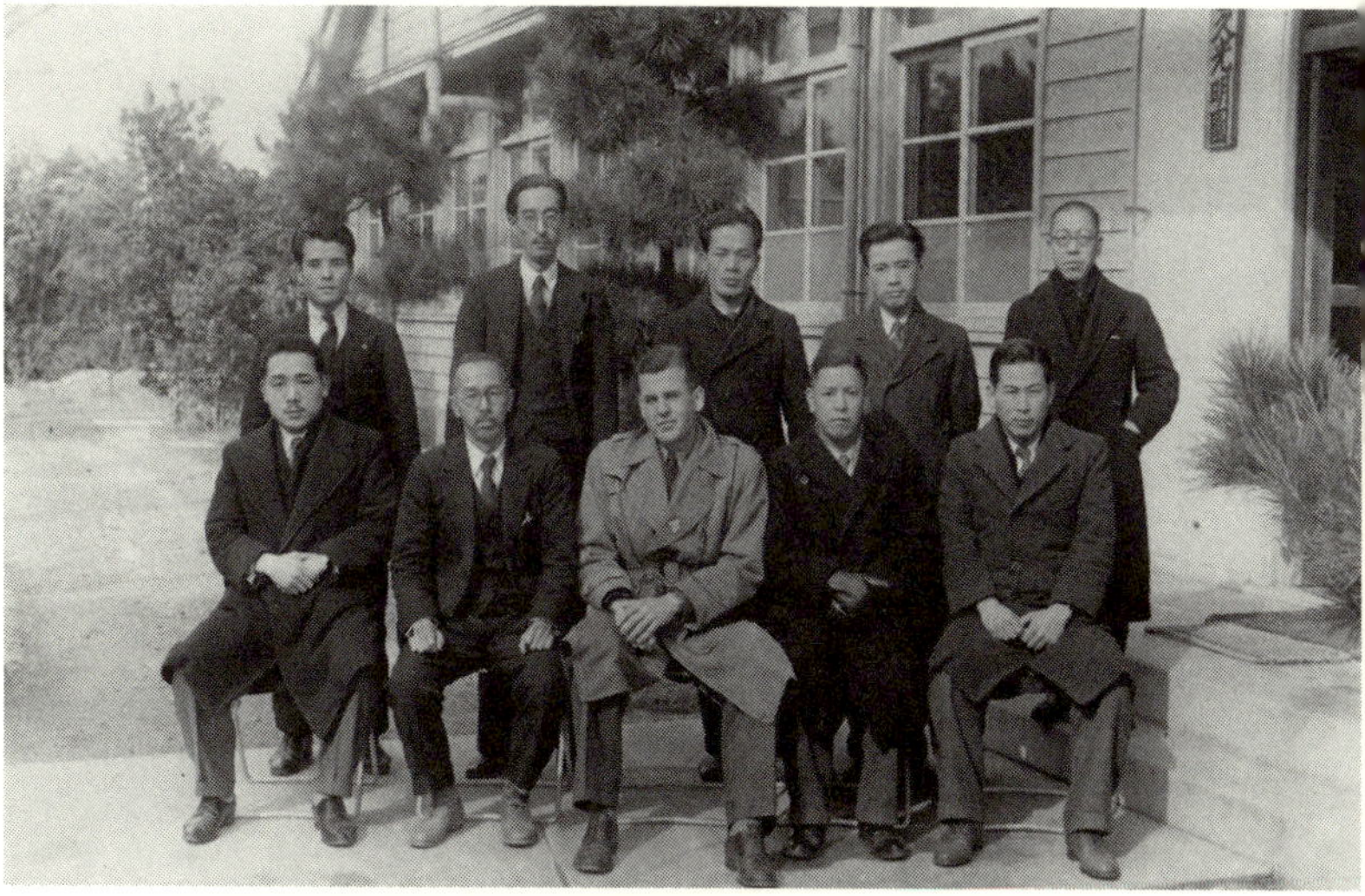

愛生園に隣接する国立療養所邑久光明園［おくこうみょうえん］で

です。かれにはふかい知識があり、たぶんカーヴィルの［アメリカ国立ハンセン病療養所の］だれも、かれを超えられないと思います。

ぼくとおなじぐらい、博士もこの訪問をよろこんでくれたみたいです。ぼくらはひとばんここに泊めてもらって、すばらしい歓待をうけました。そしてここの医師や患者から多くのことをまなびました。

GHQへは、「京都府が京都大学病院の皮膚科で、新薬プロミンとプロミゾールをつかってハンセン病患者の治療実験をはじめる」と報告しておいた。GHQの《治療のため患者はすべて国立療養所に収容する》という方針に反していたが、だれか（たぶんトーマス予防医学課長）が「実験」ということばにマルをつけて、計画はうけいれられた。[23]

すべりだしがこんなふうだったので、軍医はいずれ日本でもハンセン病の外来治療が定着し、強制隔離がすみやかに廃止されることを確信した。だから父への手紙を明るくしめくくった。

いまぼくらが「外来治療を」はじめれば、五年か、一〇年か、二〇年あとにだれかがやり終えてくれるでしょう。日本の過去五〇年のハンセン病「強制隔離」対策で、患者は三万人から一万人に減りました。いまこの対策を変えるときだし、でなければ変えることをかんがえるときだと思うんです。新聞も応援してくれています。[24]

しかし「らい予防法」が廃止されなかったために、このときからあと四七年、すなわち一九九六年まで日本のハンセン病患者が強制的に国立療養所へ隔離されつづけるとは、[25]若い軍医に予想できることではなかった。

29　別れの贈り物——「船がでるまで」［3月］

秘書の川北和香さんはクリスマスの贈り物のおかえしに［27話］、紅珊瑚（べにさんご）のかんざしを母グリスマン夫人に贈ることにした。「むかし母の黒髪に美しくうつった紅珊瑚ですけれど、その色はいまものこっていますので、遠い外国のあなたが気に入ってくださるよう祈って」という意味の歌をつくって添えた。それから、

まえに［京都軍政部の］伝言センターで働いておりましたときは、大尉のことを「背が高くてハンサムで折り目ただしい方」としか、存じあげておりませんでした。むしろとてもきちんとした感じなので、ちょっと偏見をもっておりました。でもこちらに配属されて、ひさしぶりに「紳士の英語」を聞きました。

そのまま、いまの気がかりも書いてしまった。

もうすぐ四月、大尉がご帰国なさる日が近くなって、わたくし不安でなりません。

グリスマン軍医は除隊したあとも占領下日本にのこることはできた。GHQでサムス局長の部下となれば、月給はいまの三倍の七七五ドルになるはずだった。横浜の軍政部からもぜひきてほしいと言われていた。かわりに休暇がほしければ、米海軍の船を乗りついで世界を一周することもできた。

だがもちろん帰国することにきめた。ついては船医として米海軍の船に乗れば、高い給与がでるはずだった。だがおなじ船であのスウィング少将の部下だった第一一空挺師団員二〇〇〇人が帰国すると聞いて、やめた。この男たちは下品で口ぎたなく、落下傘での《着地のカン》をみがくとか言って建物の二階から意味なく飛びおりるのだ。パナマ運河をとおってアメリカ東海岸まで六週間、そんな男たちの骨折の手当てはしたくなかった。

それに、まえの年の秋にサムス局長の推薦をもらってハーバード大学の公衆衛生大学院に入学願書を出しておいたが［19話］、合格通知を一月にもらっていた。だから四月に除隊してオクラホマ・シティへもどり、九月からはボストンで修士課程の大学院生になるはずだった。そんなめでたい門出なのに和香さんは、もちろん大学院へのご進学はお祝い申しますけれど、わたくしたちは二度と大尉のように親切な課長をもつことはないだろうと、とても残念でございます——会議のときなど、「日本人」出席者はたぶん無知で馬鹿げているように見えるでしょうに、大尉は紳士的で、だれにたいしても敬意を払われます。わたくし、うれしくてなりません。その反対のことをたくさん見てきたのですもの。

それから和香さんは秘密をうちあけた。

わたくしたちはとても繊細で傷つきやすいのです——不当なあつかいをうけますと、だまって忠実そうなお面をかぶって、相手への侮蔑をかくして、最低限のしごとしかいたしません。その反面、みとめられ評価されますと、自分の損得をわすれてけんめいに働きます。

和香さんはさいしょ、英語の速記ができなかった。すると軍医が勤務時間中に速記を習いに行かせてくれた。[1] そういう思いやりにこたえて和香さんは文字どおりけんめいに働き、軍医のしごとがつぎつぎとしめくくられていった。

在宅ハンセン病患者に京都大学病院または国立療養所での治療をすすめること［28話］、トラホーム治療キャンペーンの報告［16話］、京都の結核療養所のベッド数をふやして家で寝ている患者を減らすこと、井戸の水質検査、保健所に図書室をつくって健康についてもっと知ってもらうこと。京都府立医科大学に学生のための実験設備をつくって、講義だけで医学がおしえられていることも変えたかった。(2)

サムス局長が一九四七年につくったインターン制度がうまくいっていないことも報告した。この制度では、インターンは病院で患者を三人から四人うけもつことになっていた。しかし先輩が指導するという伝統がなく、けっきょくみんな無給で雑用につかわれながら医師国家試験の受験勉強をしていた。軍医は「アメリカでのように医師国家試験は医学部卒業直後に実施すべき」と提案した。(3) この不人気な制度があと二〇年もつづいて、一九六〇年代に日本の学生紛争の口火を切ることになるとは、(4) もちろん予見はできなかった。

早春の花が咲くなかで、軍医は両親にこんな手紙を書いた。

われわれ公衆衛生の係官が出会えば、「やれやれ、船がでるまで時間をつぶしてるんだろ」と言うんですが、ぼくはちがう。ものすごく働いているけれど、でも同時に人生をこのうえなくたのしんでます。

三月に都道府県庁の職員を減らす計画が発表された。京都府庁でも、九つある部のうち衛生部、建築部、農地部を解体し、七〇〇人を解雇することになった。衛生部は民生部（福祉担当）と統合され、[5]そこの部長となるのは民生部出身の官僚だという。

「たとえ公僕精神にもっとも燃えた者であっても、部長に昇進する見こみのないしごとにつく人材はいないでしょう」と軍医はGHQに報告した。藤田総務課長をのぞいて、課長たちはみな医師免許をもっていた。だから開業医や病院勤務医になれるのに、なぜ公務員のわずかな給料でがまんをしているのか。それは《いずれは部長に昇進できる》という希望があるためではないか。

七人の課長が辞職すると言いだし、すでに医院開業をきめた課長や、京都府立大学への転職をきめた課長もいた。「これからは二流の人材が京都の公衆衛生計画をひきうけることになります」と軍医はしめくくった。[6]

もうすぐ出発となると、通訳の木村医師との別れがいちばんつらかった。足かけ二年、すべてをいっしょにくぐりぬけてきた友だちだった。武士のような硬骨漢なのに、ちゃめっ気もあった。かれが流暢な英語で京都のしきたりを説明してくれなかったら、軍医はとんでもない計画を提案していただろう。木村医師がひそかに秘書のトミさんに求婚して結婚したあとも［26話］、軍医はわだかまりなく交際をつづけてふたりはいまも親友

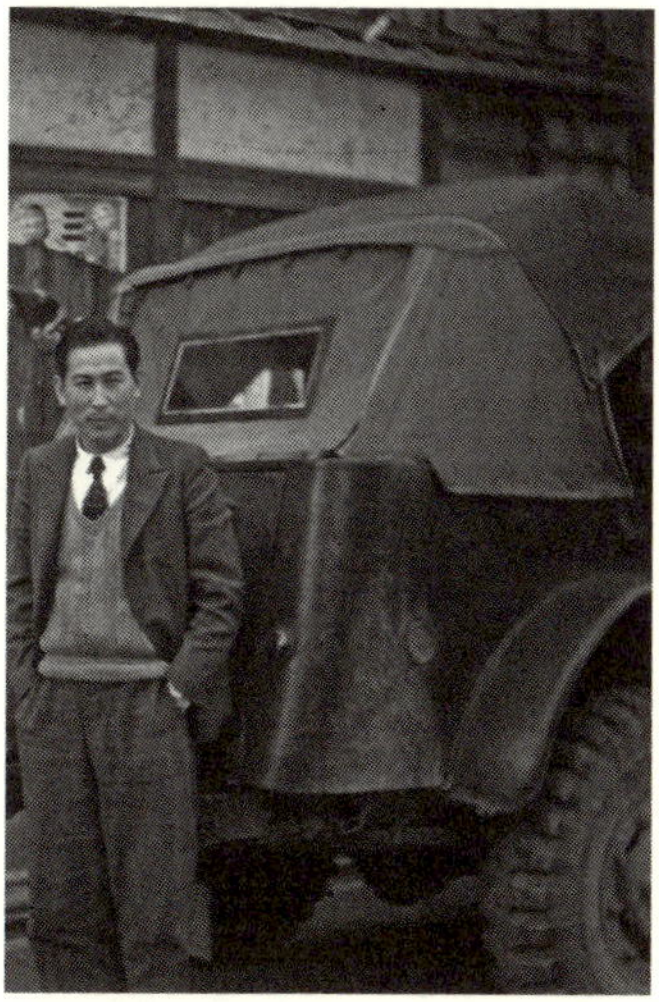

木村克巳医師

だった。

それほどなかよしだったのに、一度だけどなり合いのけんかをした。木村医師が、ドイツ医学のほうがアメリカ医学よりすぐれている、アメリカ医学もしょせんドイツから来たんだ、といい、「だから日本はアメリカではなく、ドイツから医学をとり入れたんだ」とゆずらないので、軍医も本気で腹をたててしまったのだ。

衛生部から「お別れの贈り物をしたいがなにがいいか」と聞かれた。軍医は「母に手紙を書いてくれるだけでいいよ」と答えた。京都の役人たちから息子に感謝した手紙が行けば、しばらくは母のゆううつが晴れるかもしれなかった。

薬務課長はこう書いた。

わたしには三人子どもがあります。大尉のことを聞くのが大好きで、たいへん感動しまして、いまはクリスチャンになりました。昨年三月に娘と結婚した婿も、クリスチャンになりました。[7]

母子衛生課長は、白川学園の孤児たちを軍医が気にかけていることを知っていた。白川学園では五七人もの子どもが貧血、ビタミン欠乏症、扁桃腺炎、ヘルニア、トラホーム、結核、先天性梅毒などをわずらっていて、だれひとり治療をうけていなかったのだ。[8] 軍医がすぐ治療の手配を

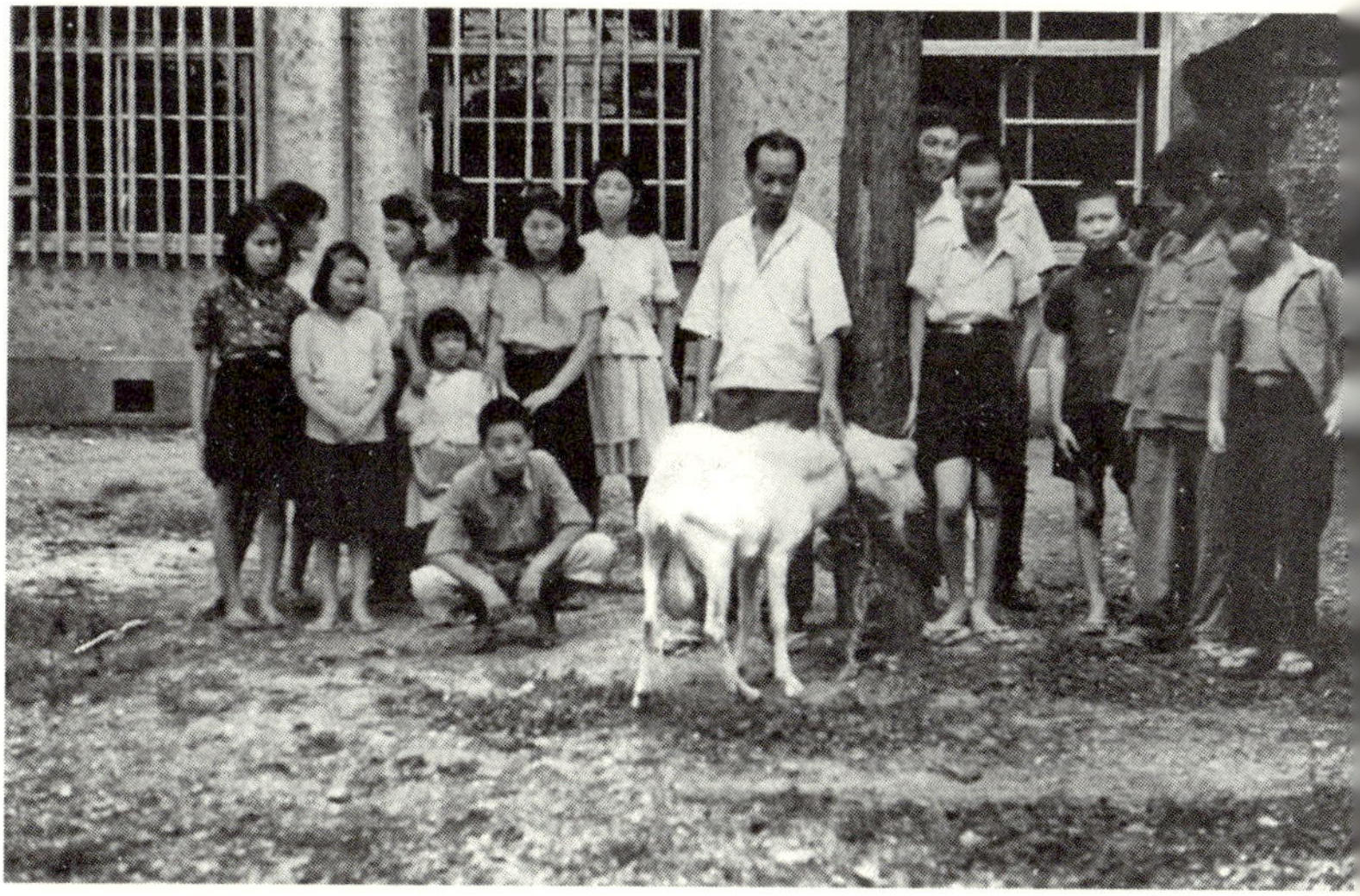

児童養護施設の子どもたちと、アメリカから寄贈された乳を出すヤギ

して、

大尉のおかげで、この子どもたちの血色がよくなりました。〔保健所では〕母親たちが衛生についてまなび、妊婦の血液検査もはじまりました。

母子衛生課長は軍医より二十歳年上だった。

わたしはずいぶん年寄りなのですが、大尉はわたしが若者であるかのようにつきあってくださって、とても感謝しています。大尉とアサヒ焼窯元へ行ったとき、大尉が〔つくりあげた陶芸〕作品に「愛するお母さんへ〔TO MY DEAR MOTHER〕」と書かれたので、よい息子なんだなあ、と心をうたれました。[9]

藤田総務課長は、あたらしい保健所を軍医へのはなむけにしようとやりくりをしていた。南区に予定されていた九条保健所の総工費を七七〇万円と見積もり、その基本財源一〇〇万円を軍医が用立てたことにして、すぐ工事にとりかかろうというのだった。ほんとうは父グリスマン医師がオクラホマ市医師会から寄付をつのってペニシリンとストレプトマイシンをおくってくれたのを、京都府庁が一〇〇万円の予算をとって法定価格で軍医から買い取った。その一〇〇万円を軍医が九条保健所のためにと寄付して、着工の日には軍医も工事を手伝った。[10] これにかかわった予防課長は手紙にこう書いた。

わたしはご帰国の日がきてほしくない気持です。これはほかの職員もおなじです。率直にいいますと、ご子息のようにそのご帰国を残念に思った方は過去にありませんでした。かれはりっぱな青年で、よいお母様がおられる上流の家庭に育たれました。ですからグリスマン大尉が善良で親切であるということは、ちっともふしぎではありません。[11]

軍医が善良で親切だったのは、ひとつには「みんなおんなじ人間だ」と思っていたからではないだろうか。十歳のとき、母がドロシイという黒人女性の料理人をやとった。ドロシイは奨学金をもらってイリノイ州の名門ノースウェスタン大学を卒業したのに、黒人なので事務職につくことができなかったのだ。彼女は教養があってやさしくて聡明で、「ジョニイ」は学校からかえるとまいにち台所で彼女とおしゃべりをした。そして黒人も白人もおんなじ人間で、ちがいはないのだとはっきりわかった。

その後太平洋戦争がはじまると反日映画がつくられた。戦前にアメリカへ輸出された日本映画には悪侍がうしろから斬りかかるシーンがたくさんあって、そこだけ切りとって「このように背後から卑怯なだましうちで裏切るのが、日本人の戦い方なのです」とか、アジア人捕虜があわや日本刀で斬首されようというところをみせて、「こんな野蛮なジャップを殺すのは、あなたの家のあたりに入ってきた狂犬を撃つのとおんなじことなのです」といった語りがついた。[12] だが日本人もおんなじ人間にちがいない、と思う気持ちはかわらなかった。

京都へやってきて、こんどは戦争中につくられた反米映画を見る機会があった。日本兵は正義を守り、廉潔で、子どもにやさしいのに、アメリカ兵は太ってひげもそらず、子どもを痛いめにあわせて母親を虐待する《けだもの》になっていた。みんなおんなじ人間だが、そうではないと思わなければ戦争で敵を殺すことなどできないのだ、と思った。そしてこだわりなく日本人との交際をつづけた。

たとえば左耳の裏に脂肪のかたまり（皮脂嚢胞）ができたとき、軍医は京都第二赤十字病院

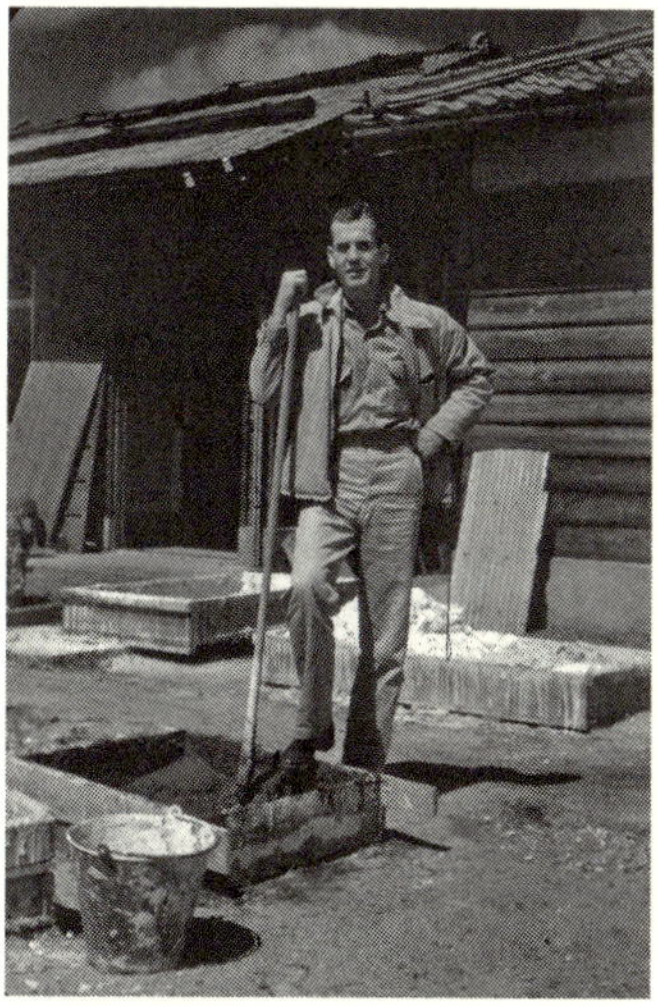
九条保健所着工の日、セメントをまぜるグリスマン軍医

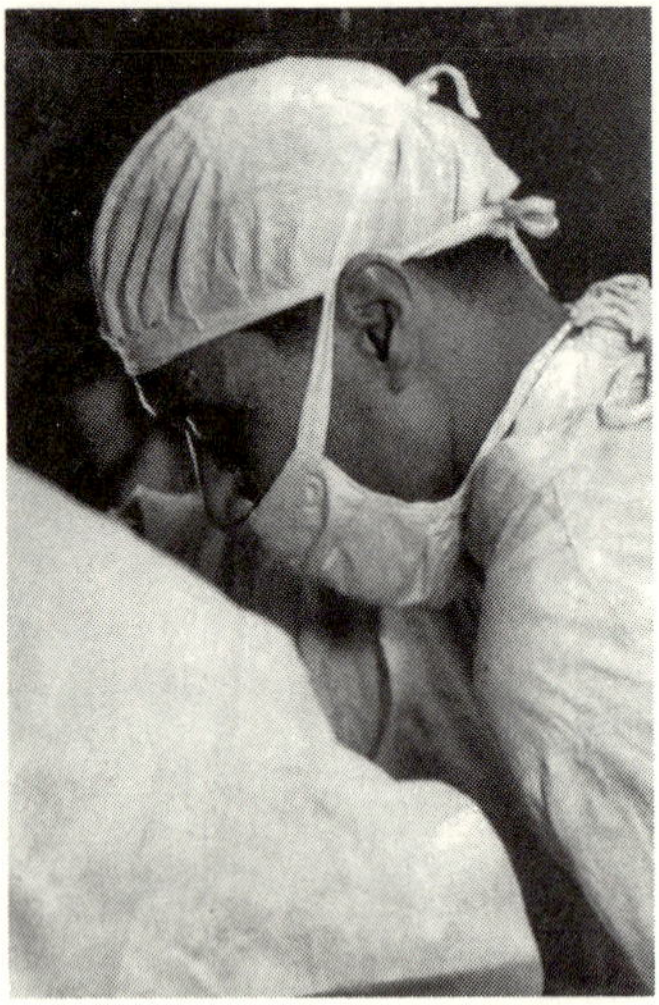

手術中の京都第二赤十字病院外科医長　松繁董［まつしげただし］医師（長男松繁洋氏提供）

の松繁董（まつしげただし）外科医長に切除をたのんだ。第三五米陸軍病院のアメリカ人外科医は戦傷者の手足の切断はできても、ビー玉よりちいさい良性のおできなど切ったことがないにちがいなかった。

松繁医長はまえに花背スキー場からけが人をつれてきたとき診てくれた外科医だったが［13話］、

じょうずにやってくれたと思うんですが、みんなはぼくが日本人に耳の手術をさせたと聞いて、おどろいてます。たしかにぼくも、心もとない感じではあったんです。古ぼけた手術台で、十年まえに廃棄されているべき古いシーツであたまをおおわれ、手術を見ることもできず、ふたりの医師と看護婦の会話もまったくわからない、そんななかでのびてたんですからね。

でも耳はきれいになっていて、二、三日のうちになおるでしょう。日本の外科患者の気持ってどんなだろうと思ってたんですが、わかりましたよ。

衛生部の課長たちにしても、みんなくたびれた背広を着て腹をすかせ、その医学知識はおくれていた。しかし「人の健康を守るしごと」においては、全員が二十六歳の軍医をしのぐ経験と知識をもっていた。ただ敗戦の混乱と失意のなかでどこから手をつけてよいのかわからず、予算はなく、空腹で気力もわかない、そういうときに若い軍医の熱意とアイデアがかれらを力づけただけなのだ。

もちろん京都軍政部の権威もひと役買っていた。衛生部がなにを言っても新聞は記事にしないが、「京都軍政部発表」となれば各社から記者がとんできた。衛生部は軍医を利用して、計画がうまくいけば軍医の手柄にしながらも、実利は京都府にくるよう図(はか)っていた。若くてすなおなアメリカ人軍医と日本の衛生官僚とのこんな「共生」が、サムス局長の「日本人を健康にする作戦」の押しつけがましさをやわらげていたのである。

30　京都出発――「風呂へ行きますか」　［4月］

花びん、うるし塗りのお菓子入れ、絹のベッドカバーなど、別れの贈り物で部屋はいっぱいだった。あと十日ほどで京都を去るのだと思うと、とめどなく思い出がわいてきた。アメリカのくらしが京都ほどすばらしいとは、もう思えなかった。近畿地方軍政部の経済専門家で、いまはニューヨークへもどったアル・ホルツでさえ、「ぼくは京都にいたときほど幸せだったことはない」と言ってきたのだ［5話］。

ここニューヨークでは、あそこの四分の三ぐらいしかない部屋に四三ドルも払って、そうじはじぶんでするんだ。だれも靴をみがいてくれずせんたくもしてくれないし、氷入りの水をもってくる使用人もいない。

洗濯屋へワイシャツをだせば二五セント、靴みがき二五セント、あそこでの朝食とおなじ

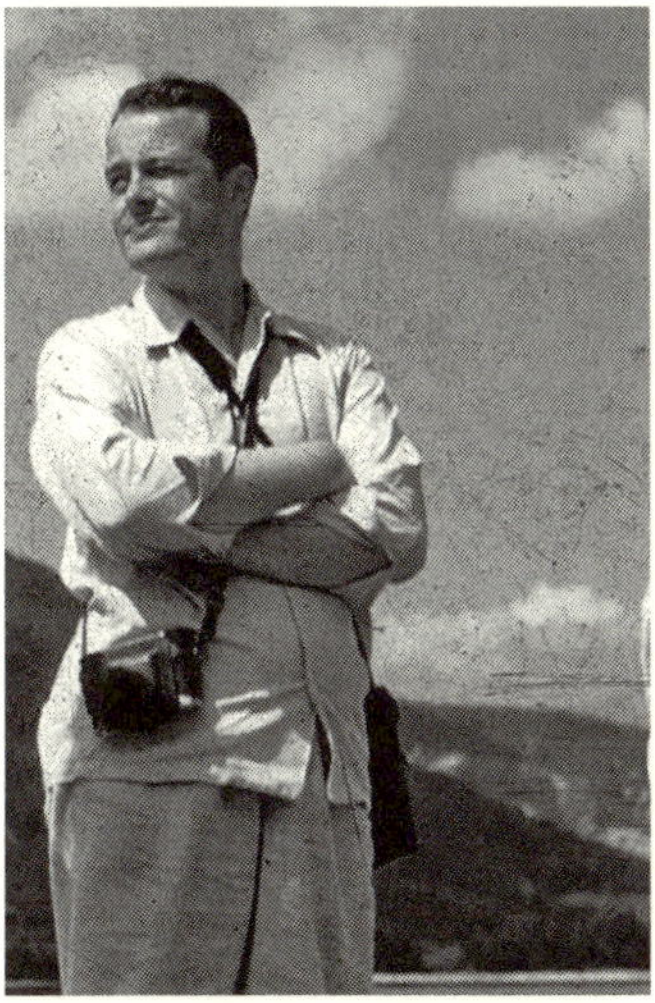

近畿地方軍政部の経済専門家だったアル・ホルツ氏

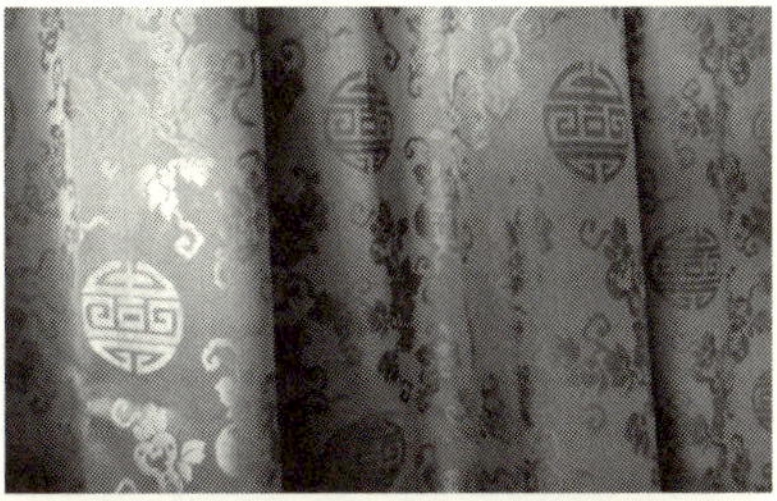

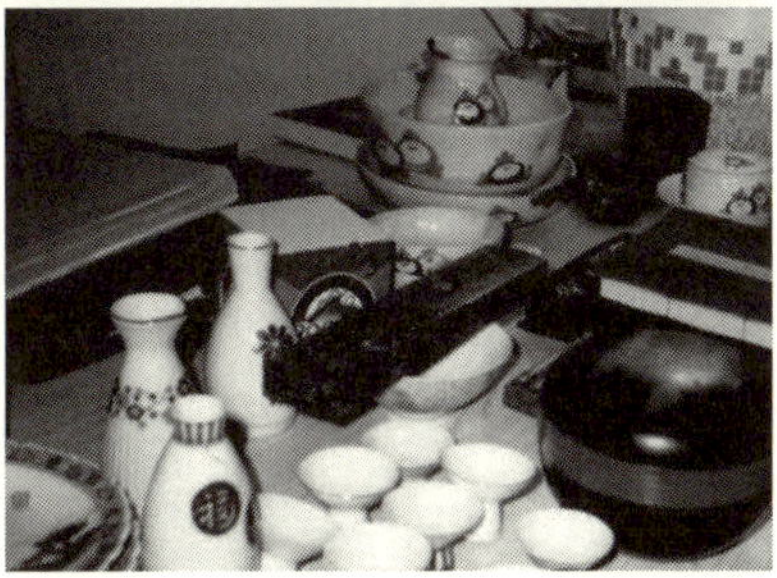

帰国にあたって京都府民からグリスマン軍医に贈られた餞別記念品の一部（著者撮影）

ものを食べようと思ったら九〇セントに一五セントのチップがいる。昼食も夕食も二ドル以下じゃむりだし、そのまえにあんなふうに酒を三杯ほど飲もうと思ったら八五セントかかる。で、ぼくはここでは食前食後に飲まないことにした。たばこは二三セントもするんでやめようと思うんだが、これはやめられない。たっぷり金をかせぎながら生活もたのしめるところは、といわれれば、ぼくは日本を挙げるね。

ホルツはコロンビア大学の博士課程に入ったが、京都でのようなあたたかい人間関係は望めないようだった。

物価が高いせいだろうか、みんな必死でおたがいを蹴落とそうとしていて、自己中心なんだ。日本でのいちばんのたのしみは談話だったが、こちらじゃ精神科医に一時間二五ドル払って、胸のたけを聞いてもらうんだぜ。

だからこちらの生活にくらべれば、［第一軍団の］売春摘発隊や、軍人と民間人との反目、それからときおりの地震にもかかわらず、日本はしんじつ天国だ。みんなに日本での生活がどんなにすばらしいか、言ってやってくれたまえ。(1)


ホルツに言われなくてもわかっていた。まず長楽館のメイドたち、黒髪のトシエさんのほかに、ヨシコさん、アイコさん、トシコさん、それからバーテンダーのカズコさん、みんな心から軍医につくしてくれた。バーテンダーのカズコさんは三十五歳で、かしこいのでとくに好かれていた（巻頭口絵参照）。たとえば獣医課の士官が日本人の娘さんに失恋したとかで、「おれは今夜は飲んで飲んで、酔いつぶれてやる！」と言うので、「でも、君は酒なんか飲めないじゃないか！」とみんながびっくりした。しかし獣医はサントリー・コークをたのみ、カズコさんがつくったそれを一気に飲みほした。そして「もう一杯！」とどなった。

獣医は一時間のうちにたてつづけに九杯飲んだ。一〇杯めで失神して、軍医がかついで部屋まで運びあげなければならなかった。そのあと軍医が「カズコさん、あいつが飲めないと知ってるのに、どうして一〇杯も飲ませたんだい」とたずねると、カズコさんはおずおずと「でもコーラにウィスキーを入れたのはさいしょの一杯だけだったんです」と答えた……。

住人たちも軍医の出発を残念に思っていた。とくにフォックス大尉と対決した事件で、軍医は

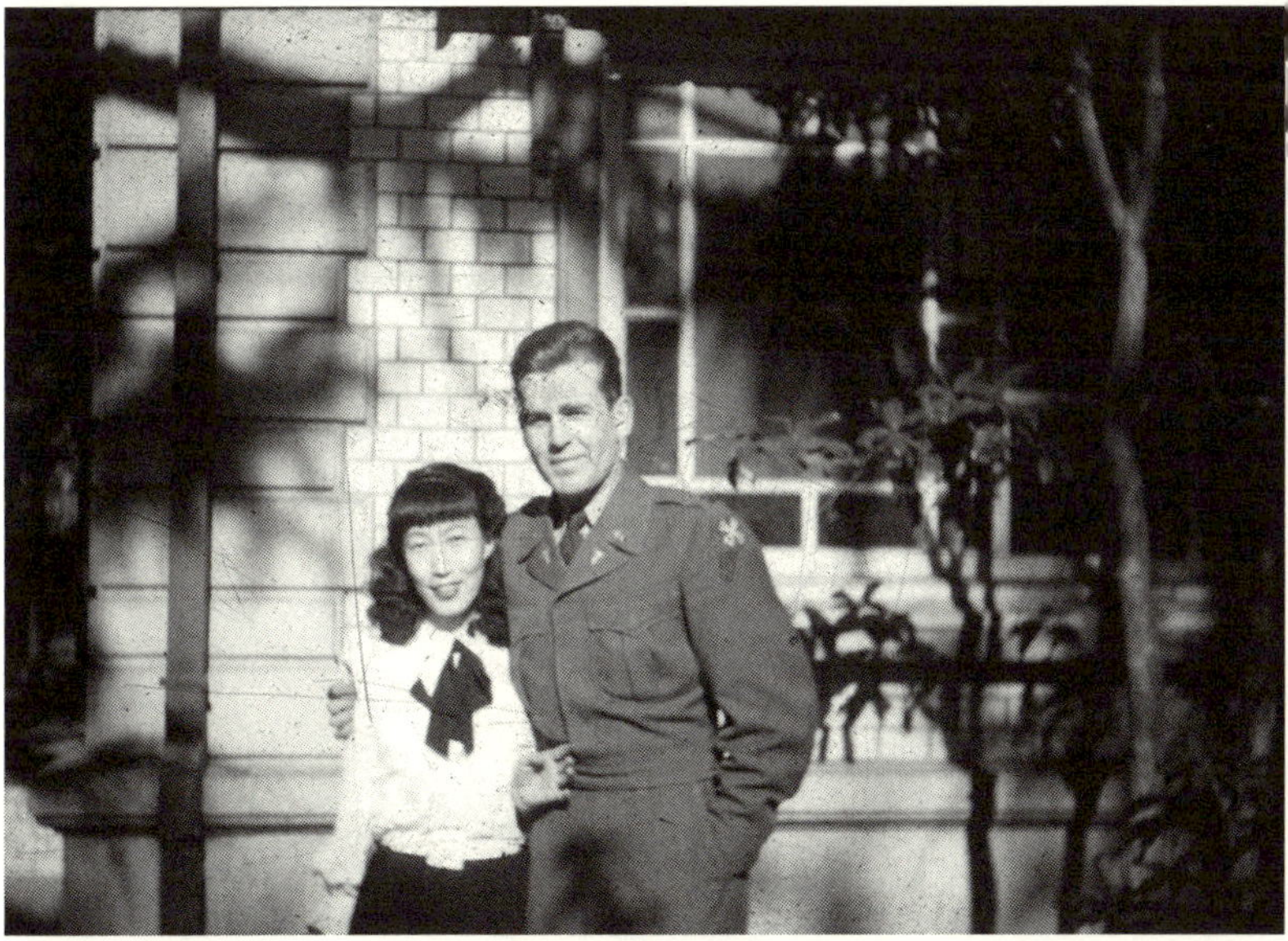

長楽館の機転のきくバーテンダー、カズコさんとともに

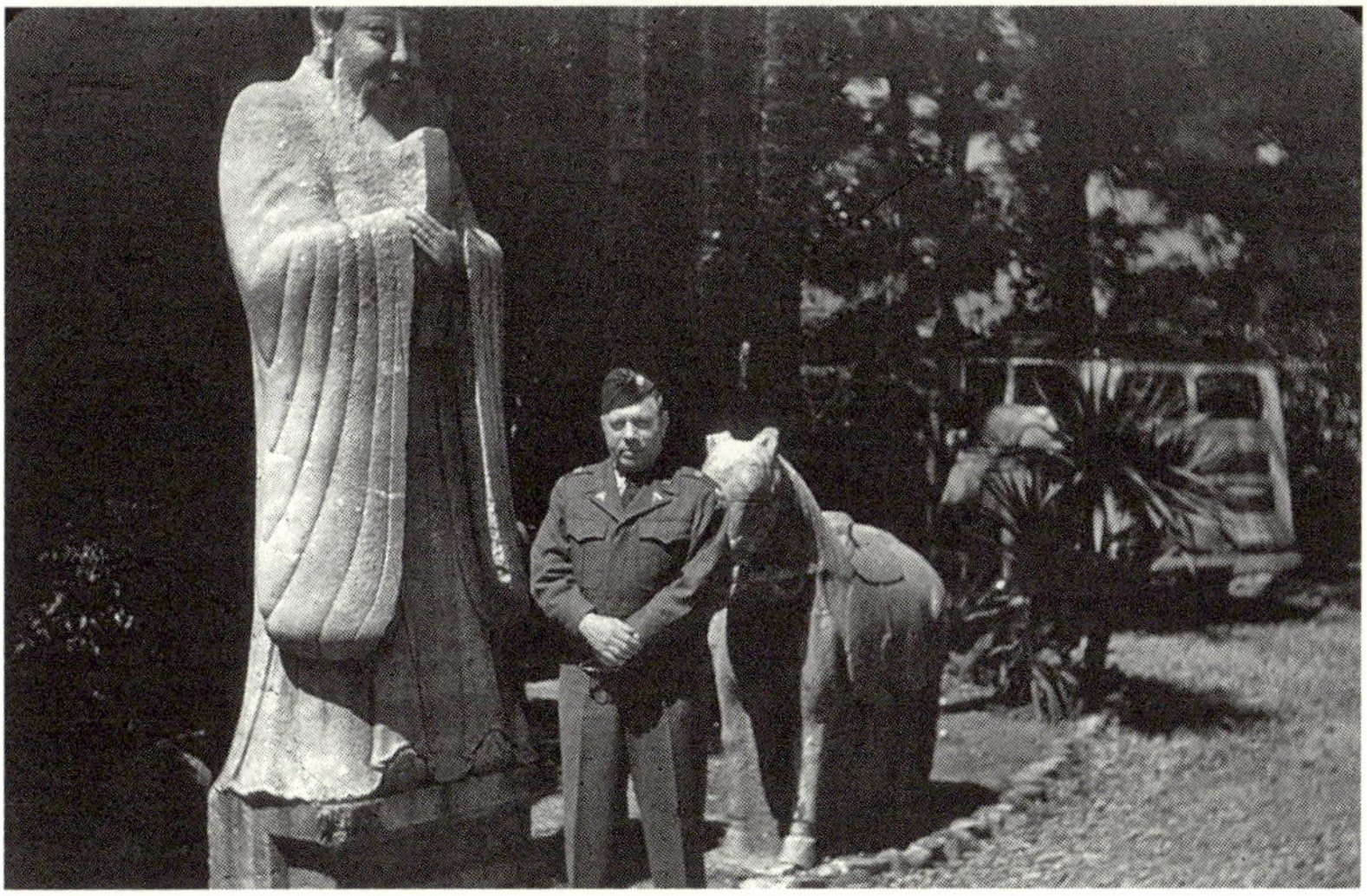

アメリカ・インディアン出身で酒癖の悪かったフォックス大尉

感謝されていた。フォックス大尉はアメリカ・インディアンで、アメリカでは《インディアンは戦闘的だ》という先入観があって、軍人になれば厚遇された。フォックス大尉はしごとはよくできたが、毎晩ウィスキーを一本、週末には三本あけた。そして泥酔して不機嫌になって、バーの客たちにいやがらせを言った。

ある夜、フォックス大尉はまたバーで酔って、大きな声で応接室にいる女性客の悪口を言っていた。このときはまだ中尉だったのに軍医はかれのそばへ行き、「大尉どの」とよびかけた。そして「失礼ですがあなたは悪酔いをするたちで、ひとを罵倒し、客には失礼です。この宿舎のだれもがあなたより多く飲んで、なお紳士の礼儀をわきまえることができるんですよ」と言った。

フォックス大尉はぎろりと軍医をにらむと、立ちあがった。そのまま二階へ上がっていって、しばらくして一〇〇ドル札を持っておりてきた。そして「おれがおまえより飲めること、それから、おれが明日からぴたりと禁酒できるということにおれは一〇〇ドル賭けるが、おまえ、どうだ」と言った。軍医はやむなく「できない」ほうに月給の半分を賭けた。

カズコさんがウィスキー一本とグラスをふたつもってきた。かわるがわるついで飲んで、やがてびんは空になった。姿勢をくずさず、口調も明晰なフォックス大尉が勝ったことはあきらかだった。軍医は一〇〇ドルを払い、あんまり気分がわるいので風に吹かれようと外へ出た。円山公園をぬけて八坂神社の階段をおりて四条通へでると、もうあるけなかった。それで人力車にひろわれてかえってきた。いっぽうフォックス大尉はつぎの日からぴたりと禁酒してしまった……。

出発は四月十二日ときまって、軍医はさいごの手紙を書いた[2]。

きょう、あたらしいトランクを買いました。また贈り物をもらったんです。ゆうべのは最高で、スキヤキセットなんです。なべ、小鉢、炭入れ、テーブル、ヒバチ、なにもかも。これの荷づくりはむずかしいと思うなあ。

「グリスマンさん、さいごの夜はなにをしたいですか」と藤田総務課長がきいてきた。軍医は、《みんなで以前行った滋賀県とのさかいにある山のなかの旅館でゆっくりスキヤキを食べて泊まって、朝にうまい和食を食べておわかれにしたい》と答えた。

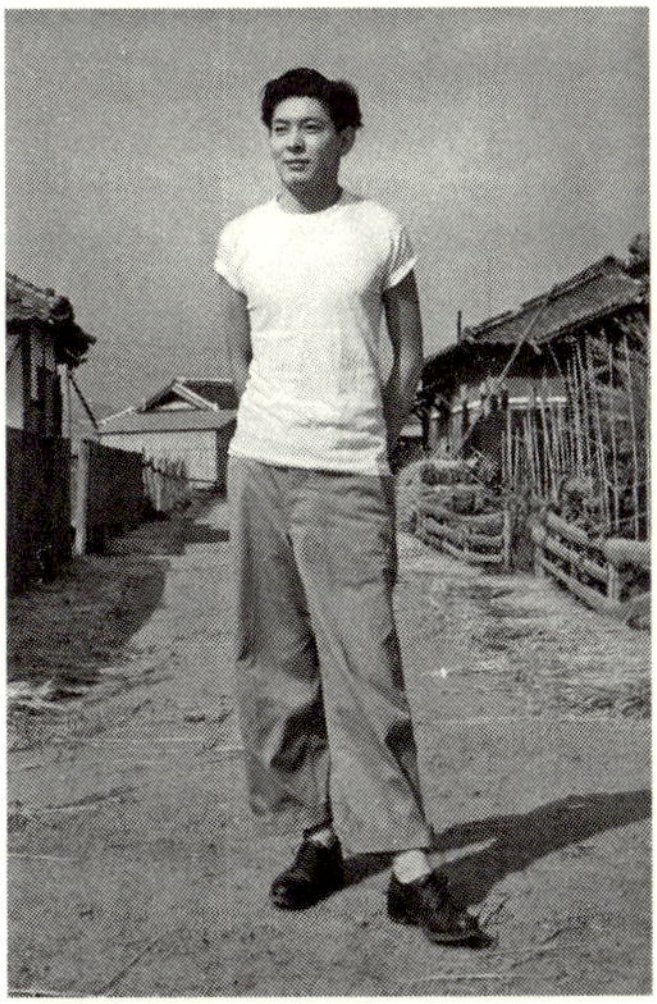

元特攻隊員で、軍医の運転手をつとめながら英語をまなんだダニー・フクチ青年

その日、まず足かけ二年運転手をつとめてくれたダニー・フクチ青年をねぎらった。かれはもと特攻隊員だったが、戦闘機が故障して九州沖に不時着したので生きてもどってきたという。京都できっと成功してみせるからと、かれは軍医が英語をおしえてくれたことに礼を言った。

午後から先斗町歌舞練場（かぶれんじょう）で鴨川をどり「花のアルバム」を見たあと、山の宿へむかった。着くと、さっき「花のアルバム」の舞台で舞っ

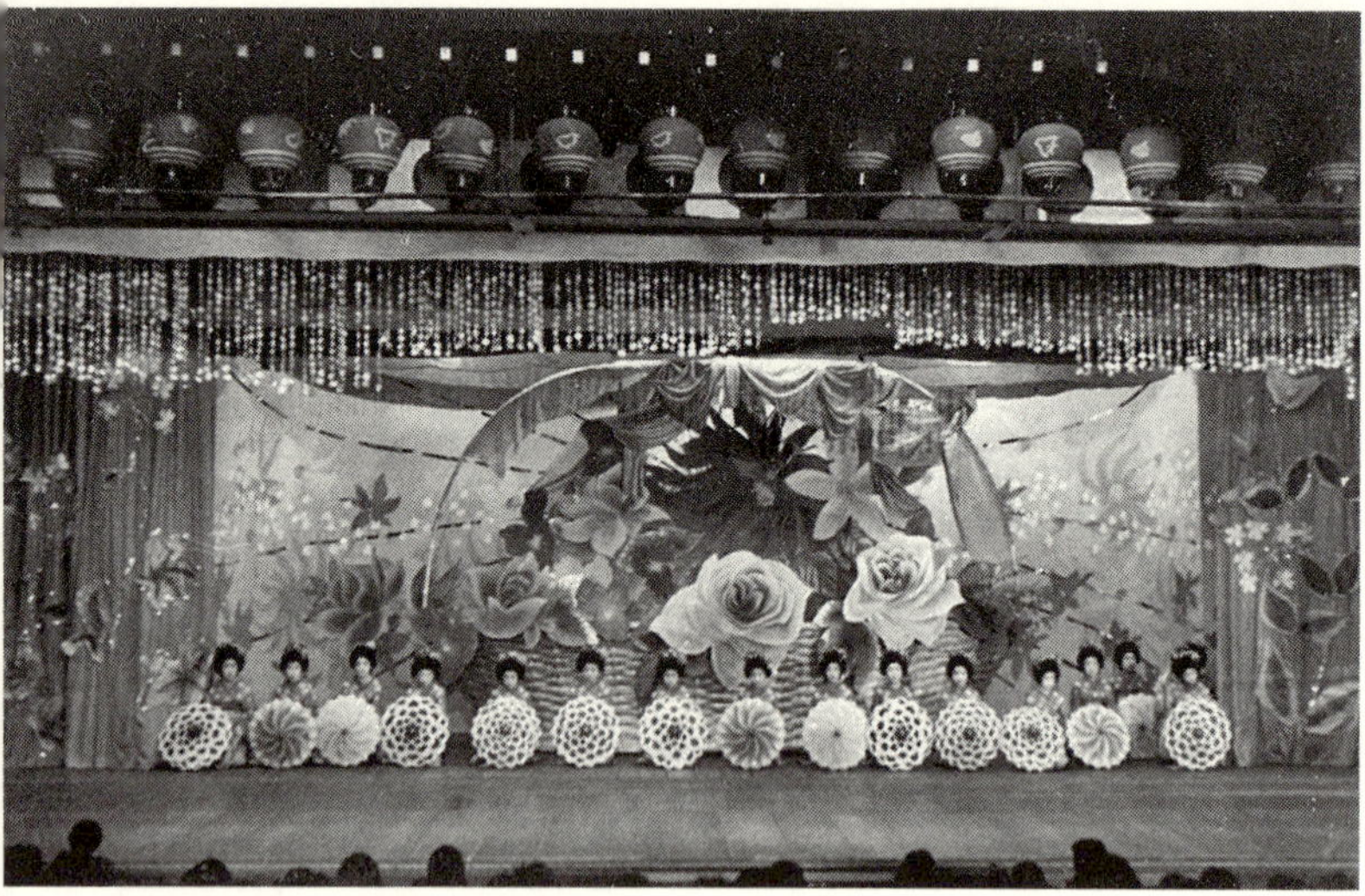

1949年4月の鴨川をどり「花のアルバム」の舞台

ていた先斗町の芸妓さんが六人、さきまわりして一行をまっていた。酒と三味線と京都風すきやきで、さいごの宴会がにぎやかにはじまった。

やがて藤田課長が「グリスマンさん、風呂へ行きますか」と立ちあがった。木村医師や土屋部長などは、あとで入るらしかった。

藤田課長がさきにたって、ふたりはひのきの香りのする大きな湯殿に入った。むせかえる湯気のなかで、さっきまで華やかにすそを引いて座敷にいた芸妓さん六人が肌もあらわに湯ぶねにつかっていた。あっとおどろいて藤田課長を見ると、かれは洗い場のすみにひっこんで知らん顔をしている。やがて一糸まとわぬ六人のビューティフル・ウーマンが軍医をとりかこんで、洗ってくれたとか、流してくれたとか……。

そのうちのひとりが軍医にかなわぬ恋をしていた。旦那の目をぬすんでは先斗町から朋輩芸妓といっしょにやってきて、長楽館で玉突きをして遊んでいくひとだった（巻頭口絵参照）。だからこの夜、彼女だけがあとにのこって部屋へしのんできたとき、軍医はおどろかなかった。

つぎの日の午後八時をすぎると、京都駅の上り発車ホームは一〇〇人ほどの人でうずまった。京都軍政部員や府庁の役人たちはもちろんのこと、医師会の面々、売春施設から毎週生花をもってきた女性たち［5話］、芸妓や舞妓さん、新聞記者、それから上官でゴルフばかりしていたシェフィールド少佐も夫人といっしょにきていた(3)（上賀茂神社の樹木を切り倒してつくらせた「京都ゴルフ倶楽部」のせいもあったのだろうか［16話］、かれはまえの年の十一月にフランク・コワルスキー大佐が京都軍政部の新司令官として着任すると、司令次官に降格された(4)）。

軍医は午後八時半発の夜行で東京へむかい、羽田飛行場から米海軍のプロペラ機を乗りついで、四月十八日にグアム島に着く予定だった。その日に二十七歳になるはずでもあった。もと秘書のトミさんも夫の木村医師と見送りにきていて、後日このときのようすを母グリスマン夫人に書きおくった。

京都駅からご出発のとき、それはそれは多くのひとが見送りにきて、大尉は腕いっぱいの花たばをかかえてご機嫌よくおたちになりました。あんまり大さわぎなのでアメリカ人までがびっくりして大尉を見ていましたわ。

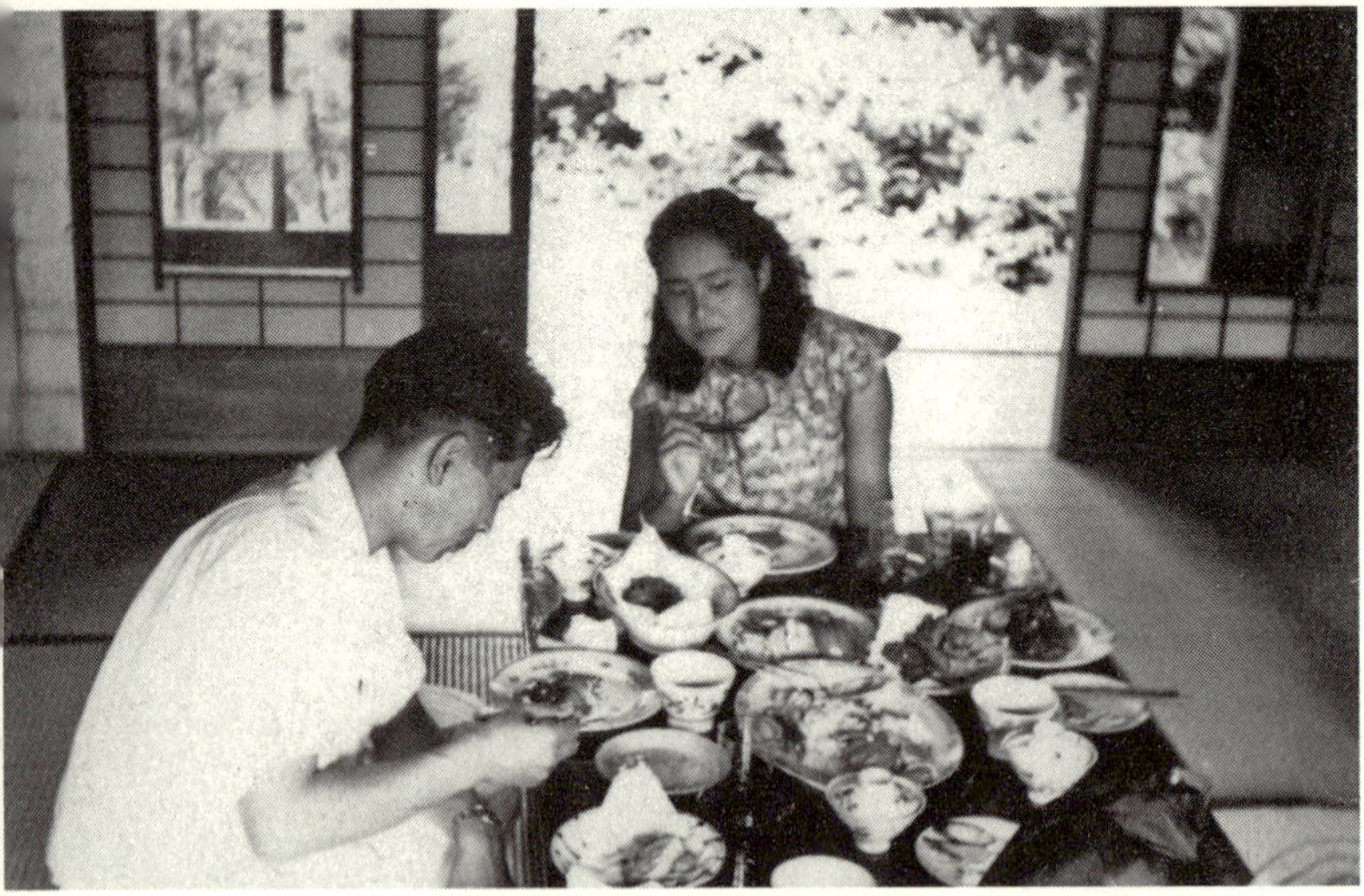

木村克巳医師と富子夫人が、軍医を中京区壬生の自宅に招いて開いた、お別れの宴

それからやっとトミさんはじぶんの結婚をつげた。

申し上げなくてはなりませんが、じつはわたくしドクターキムラと結婚いたしました。ですからいまは木村と申します。

わたくしたち、大尉が出発なさるまえに質素な我が家におまねきいたしました。それがさいごの機会でございました。大尉はたくさんの送別会においでになって山ほどの贈り物をもらわれて、わたくしどもの質素な家計では満足なものはさし上げられませんでしたが、心ばかりのめずらしいよいものをと、日本画にいたしました。

木村医師は軍医が出発した直後に衛生部を退職し、中京区壬生の町家で医院を開業した。トミさんは富子夫人となって、いそがしい日をおくっていた。

わたくし最近はなまけてしまって、英語の手紙など書かなくなりました。主人は英語を自由に話して書くことができますが、女はいつも食事の用意、おそうじ、せんたく、それから配給なんかについて心配をしなくてはなりません。先週など、わたくし病気になってしまいました。というのは五日つづいて午前一時から三時のあいだにひとがやってきて、主人に往診をたのむのですもの。奥様はお若いとき、医師の妻としてどんなふうに時間を過ごされましたのでしょうね。

トミさんは恩人グリスマン夫人へのさいごの手紙を、こんなふうにしめくくった。

わたくし、いつも奥さまのご親切をありがたく思っております。そしてお幸せとご健康にみちたご生涯をおいのりしております。[5] まごころをこめて、トミより。

31　京都占領終了――「日本で失職するために」［11月］

ジョン・B・ブライソン軍医の母校はアメリカで六八番めにできた医学校、サウスウエスタン・メディカル・カレッジ（現テキサス大学サウスウェスタン・メディカルセンター）だった。この単科医学校は太平洋戦争中、人口三〇万人の中都市ダラスにいそいで設立されて、授業は廃棄されたバラックのなかでおこなわれたという。(1)ここを卒業したかれはインターンをおえて義務兵役につき、ブライソン軍医として滋賀軍政部へやってきた。一九四八年十一月のことだった。(2)

かれが見た滋賀県の牛乳工場は「非常に不適正」で、保健所は「ひどい職員不足」、病院や国立結核療養所は「不潔で非能率的」だった。(3)みずうみを農地がとりまく極貧の湖国は、保守的なテキサスからやってきた青年にとって耐えがたく汚れ、おくれているように見えた。

一九四九年の春は雨がつづいた。花冷えでさくらはゆっくり咲いた。それが散ったころ、京都軍政部のグリスマン軍医がアメリカへかえった［30話］。そこで五月以降、ブライソン軍医が大津から週に二日だけ京都へやってくることになった。二日で京都府の視察や監督をこなして、月のおわりに滋賀県からと京都府からとの二通の報告書をＧＨＱへおくるのだった。

ブライソン軍医が見た京都府の保健所職員たちは、「いちように劣って（poor）」いた。「保健婦というのはよう理解されんで、実際の活動はしてませんでした――村医さんの検診の補助や保険料の請求書きなんかやってましたね[4]」ということで、保健婦は家庭訪問にわずかな時間しかさいていなかった。飲食店ではおびただしい「問題」が目についた。ワクチン製造所の事務所も工場もきたなくて、製品の品質は劣っていた[5]。京都府民の八六パーセントが腸のなかに回虫を持っていることについても、「もっと良い衛生教育がなされなければ日本は腸内寄生虫問題を解決できないだろう」とブライソン軍医は悲観した[6]。

売春もゆるせなかった。そのせいだろうか、第一軍団の売春摘発隊は七月に四四六人の京都の売春女性を検挙した。ブライソン軍医は「相当数の有罪判決を確保することで、この女性たちに売春を思いとどまらせたい」と、断罪をのぞむ報告書をＧＨＱへおくった（局ではだれかがこの部分に「?·?」をつけて、不賛同をしるした）[7]。

ブライソン軍医はハンセン病の外来治療［28話］にはかかわらず、六月末までに京都府の在宅患者三人を岡山県の長島愛生園へ入園させた。滋賀県にも在宅のハンセン病患者が六人いて[8]、「いずれすべての患者が入所するようのぞむ」と[9]、かれはあくまで国立療養所への隔離を強制する軍医だった（しかしそれなりの事情もあって、このころ全国の患者総数は九〇〇〇人と推定されていたが、国立療養所には八三〇〇床しかなかった。そこであくる年の一九五〇年には国立療養所のベッド数をふやしてあらたに一〇〇〇人を収容し、厚生省が国産のプロミンを武田製薬と三菱化学から買い上げて、集中的な治療をすることになっていた[10]。

ジフテリア予防接種事故いらい［26話］、サムス局長の命令ですべての視察はぬきうちにかわった[11]。だからさきまわりの大そうじや用意ができなくて、ブライソン軍医の評価が低くなったのかもしれない。厳正な視察をして前任のグリスマン軍医をしのぎたかったのかもしれず、かけもち勤務からくる疲れもかれを気むずかしくしたことだろう。

ところでグリスマン軍医は毎月ＧＨＱに京都府の進歩のようすを書きおくった。ブライソン軍医は反対に、京都府の現状の不備を批判しつづけた。

ではグリスマン軍医の報告はただの《きれいごと》だったのか。または、グリスマン軍医が衛生官僚に巧妙にごまかされていたのだろうか。

これについて、グリスマン軍医はこう説明したことだろう。視察のまえの大そうじはだれでもやることだ。そもそもじぶんは《見た目の清潔さ》など気にしなかった。壁にペンキがぬってあるとか、床が掃ききよめてあるなどはたいせつなことではない。「人の健康を守るしごと」は見た目ではなく、なにがおこなわれているかだ。妊娠したお母さんが血液検査をうけて、生まれてくる子どもに梅毒をうつさないよう治療をうけることができ、胃腸の感染症をひろげないために水道局員が下水を消毒する、そういう活動こそがたいせつなのだ、と[12]。

五月いらい京都からおくられてくる正反対の報告をGHQがどう思ったか、それはわからない。GHQはそれどころではなかったにちがいない。七月一日から全国の「軍政」部を「民事」部に変えることになっていて、その準備に追われていたからだ。[13]

六月末に全国の軍政部は民事部となった。とつぜんの発表ではあったが、軍政がおわったことは日本人に歓迎された。

しかしひと月のち、GHQはふたたびだしぬけに「民事部の廃止縮小」を発表した。県庁所在地の米軍民事部は四カ月あとに廃止され、一九四九年十二月一日からは都道府県庁が行政をはじめる、というのだ。[14]

日本全国が驚愕した。たとえば京都府庁では四年のあいだ、衛生部ならば京都軍政部公衆衛生課の命令どおりにしておればよかった。だがこれからは衛生部が自力で反対勢力と予算をあらそいながら健康施策をうちだし、月末に大阪の近畿地方民事部に報告書を出して施策が民主的で適切であったかどうか、監督をうけねばならなくなった。

『都新聞』が『ニューヨーク・タイムズ』の社説をのせた。《日本人はこの試練に耐えるにちがいない》という楽観的な予想がつづられていた。[15] しかし役人たちがうけた衝撃はそんな記事でやわらぎはしなかった。京都府庁でのすべての業務がゆきづまった。[16] ブライソン軍医は、衛生部が「大きな衝撃をうけ」、課長たちも「民事部の指導なしでこのままつづけられるとは思っていない」、京都府［議］会では保守派が六五パーセントをしめているので[17]衛生部の予算はたちどころにけずられるだろう[18]、と報告した（衛生部の予算は一九四七年の全予算の一・六パーセントから一九四九年には三・三パーセントに増えていたが、一九五一年には二・〇三パーセントに減る）[19]。

京都府庁の労働部を監督していたE・ヴィッカーマン大尉はGHQに、予想外に早い米軍撤退の知らせが役人たちの「熱意に水をあびせた」と書きおくった。この四年のあいだ労働部の役人たちは京都軍政部を利用してきた、争議がおこるたび京都軍政部の援助をうけて安定をはかってきたのだから[20]。

広報課のマクファーランド女史は京都の女性運動家たちからも信頼されていた。だが彼女の八月の報告によればこの女性たちがたいそう動揺して、「このままではもとの古い（男性の）権力者がとってかわることになる、女性運動の計画を立ててやりとげる自信も知識もない、援助と指導をつづけてほしい」と嘆願してきている、とのことだった[21]。

なおそのうえに、一九四九年夏の国際情勢はきわめて不穏だった。ソ連はすでに原爆を製造し、はじめての核実験を成功させていた。中国共産党は中国全土をとりこみつつあった。朝鮮半島ではいつ戦闘がはじまるか、もう時間の問題となっていた。そこから第三次世界大戦が勃発すれば、ソ連と中国と朝鮮半島を隣国とする日本は軍備を剝ぎとられたまま、どう国を護ればよいのか。

国内でも不可解な事件がつづいていた。職員の大量解雇を発表した国鉄［現JR］の総裁が線路で変死体となって発見された。無人の電車が時速七〇キロで暴走した。べつの電車が脱線して転覆し、三人が亡くなった。

こんなときに米軍占領がおわれば、京都はどうなるのか。だが米軍の撤退は京都の庶民の悲願でもあった。民主化のために誠意をつくして働いたアメリカ人がいたいっぽうで、住民を見くだして圧政をしいたアメリカ人もいた。都大路にアメリカのなまえをつけたり、日本家屋の自然木にペンキを塗ったり、といったささいなこともやっぱり反感をかってきた。

このころ母グリスマン夫人が藤田総務課長に手紙を書いてきた。その返信で藤田総務課長は、まずみんなが手紙を読んで「とびきりよろこんだです（mighty glad）」と知らせた。グリスマン軍医出立のはなむけとして着工した南区の九条保健所（29話）が完成したことも書いて、写真をそえた。それから共産主義について、

いまこの国では、残念ではありますが、危険で悪意のある思想が力を得つつあります。われわれは冷静な判断をもってこの状況にあたらなければなりません。また経済的困難を克服するためには、耐えねばなりません。

母グリスマン夫人は「神に平和を求める者は幸いです」と書いてきたらしく、藤田総務課長は、

「神に平和を求める者は幸いです」というさいごの引用文には感銘をうけました。平和と幸福がこのさきに待っています——神を信じれば、です。しかし信仰のない者が神の存在を

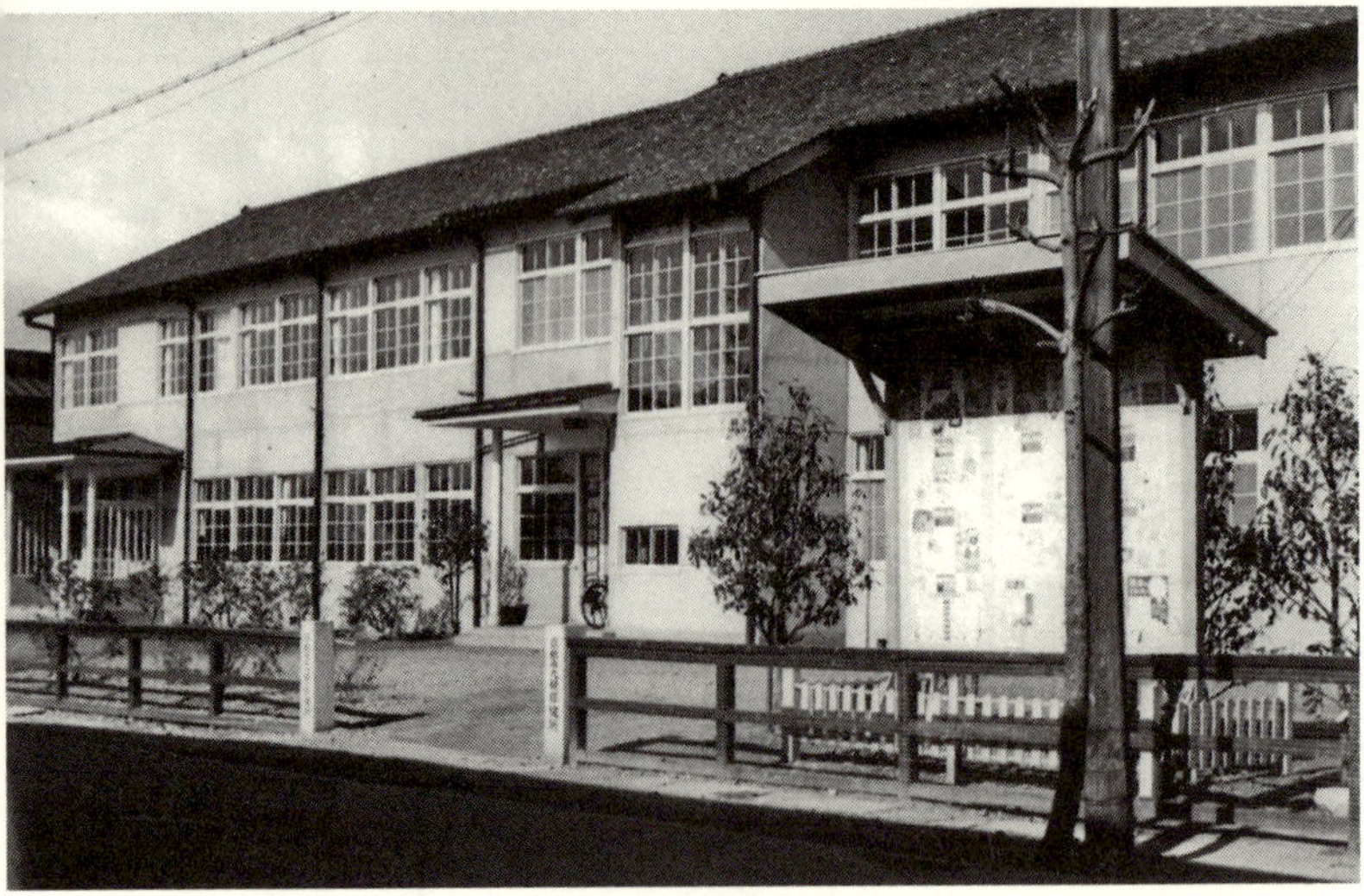

完成した九条保健所　（京都府庁衛生部撮影）

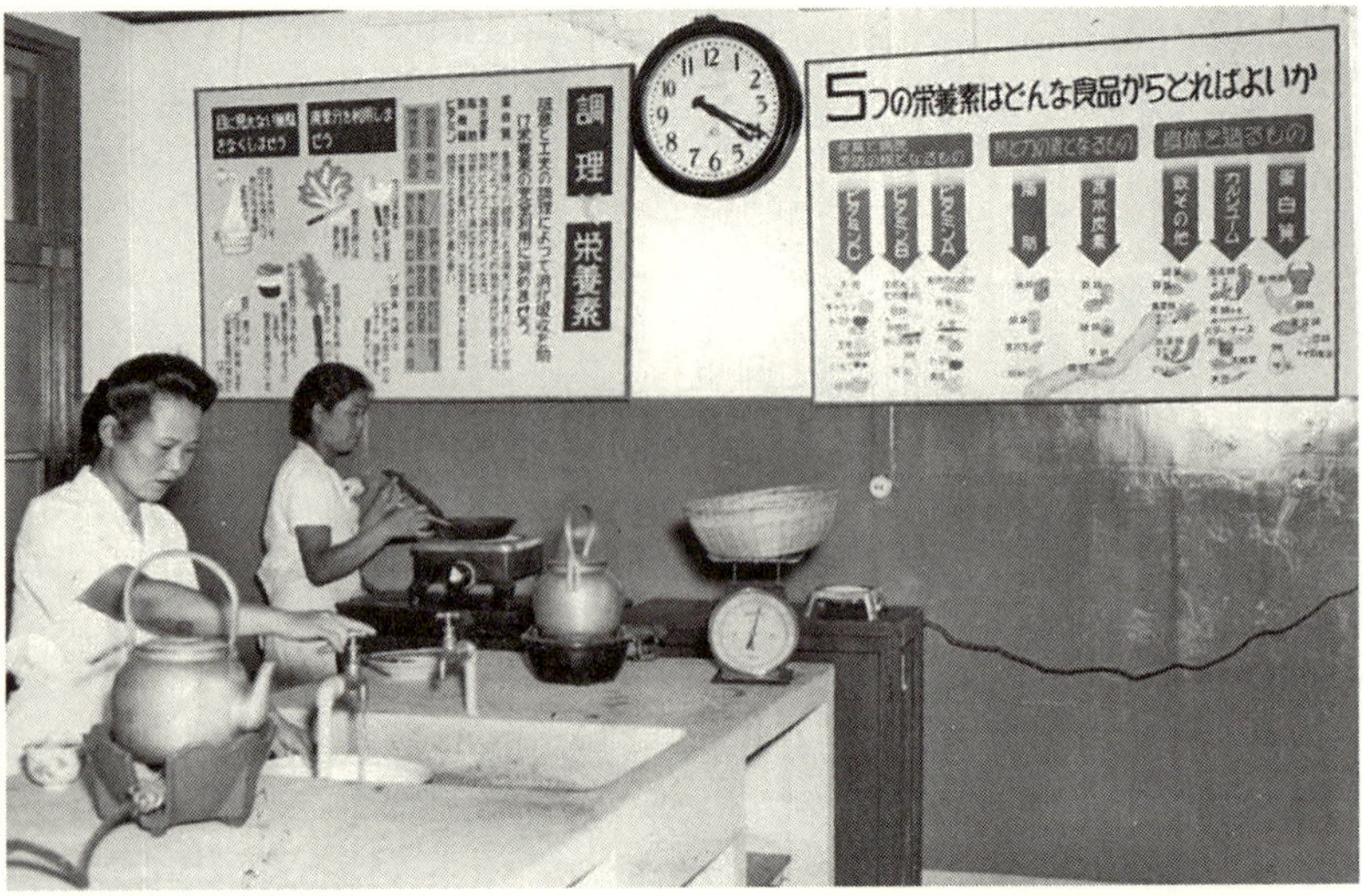

九条保健所で栄養料理の調理実習をしてみせる保健婦たち　（京都府庁衛生部撮影）

信じることはむずかしいのです。これは危険な悪意ある思想をもって、神を否定する者のことです。[22]

母グリスマン夫人からのつぎの手紙は夏のおわりの『京都新聞』に掲載された。「海を越えてきた結婚招待状」という見出しで、グリスマン軍医が夏のはじめにノーマ・ミラー嬢と結婚したことが報じられていた（高校での恋人だった花嫁は、せっかくミス・デンバーにえらばれたのに背丈がたりなくてミス・コロラドをのがした、という美人だった）。記事では軍医がハーバード大学での勉強のあいまに日本について講演をしていることが紹介され、講演の一部もぎこちなく和訳されていた。

「日本で友人をつくれなかったという人は、結局本人の誠実が足りなかったためで、平和使節に役割を果し得たかどうかも、要はその人が日本でどの位友人をつくり得たかにかかっている」[23]

母グリスマン夫人は「息子はいつも日本のことを思い出して、日本のほうがよかった、と敬意と愛情をこめて話してくれます」と手紙をしめくくっている、とのことだった。[24]

和香さんがこの記事を読んでびっくりした。母グリスマン夫人からの手紙と、おくればせの結婚式への招待状と、その結婚式を報じた記事の切り抜きをうけとったのは和香さんだったのだ。

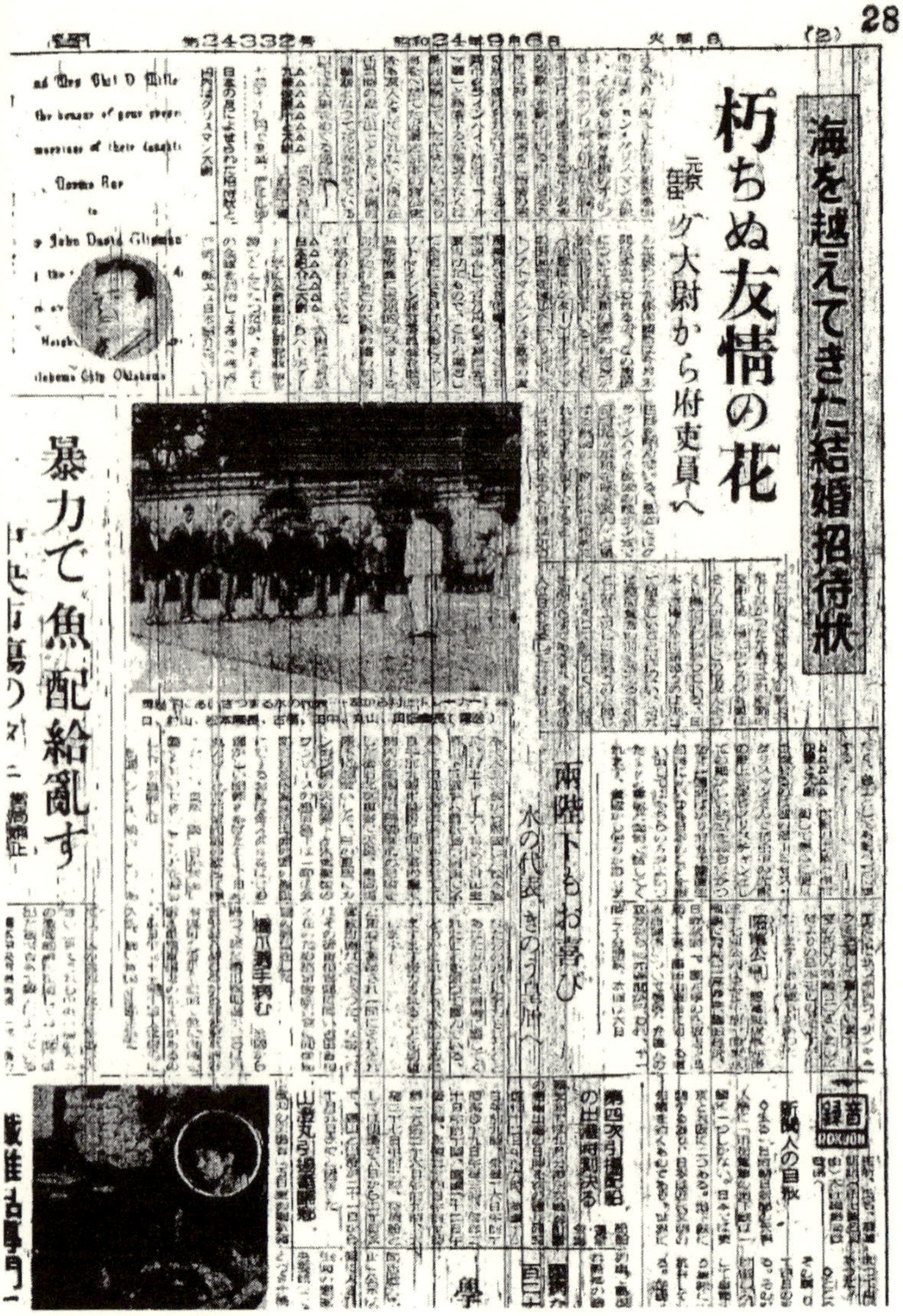
第34332号　昭和24年9月6日　火曜日　(2)

海を越えてきた結婚招待状

朽ちぬ友情の花

元京都軍政部 グ大尉から府吏員へ

暴力で魚配給乱す

両陛下もお喜び

水の代表きのう御所へ

グリスマン医師の結婚を報じる 1949 年 9 月 6 日の『京都新聞』2 面

それを衛生部のみんなが読んで、さいごに藤田総務課長の手に落ちた。

ミスタ・藤田が結婚式の新聞記事をもっていってしまって、返してもらったかしら、とふしぎに思っていましたの。そうしたら新聞に載ってたんです！　こらしめてやらなければ、ね？　ほかにも記事とよいお写真がありましたら、うまく手配してのせてもらいますから、おくってくださいませんか（わたしの夢はジャーナリストになることだって、まだおわすれではないでしょうね[25]）。

やがて紅葉が京都の山なみをむらさきに染め、占領下五回めの晩秋がめぐってきた。京都民事部は十一月のおわりに廃止されるので、すべての日本人雇用者は職をうしなうだろう。京都府庁でも、親米派だった役人はそうでなかった大多数からうとまれて、しばらく不遇をかこつことになるだろう。十一月はあわただしく落ちつかぬひと月となるはずだった。

その三日め、スウェーデンの科学アカデミーが湯川秀樹博士のノーベル物理学賞受賞を発表した。この信じがたい知らせに、日本中がよろこびにわいた。とるにたりない敗戦国日本の学者を、世界がみとめたのだ。朗報はすべての日本人を元気づけた。

十一月三十日に京都民事部は廃止された。司令官のトーマス・W・リゴン大佐は「京都府民とともに働いた経験」をなつかしみ、「日本の民主主義諸原則の発達に寄与した人達」に感謝するむね、あいさつをして去った。[26] 四年まえ、米軍は「京都に聯合軍進駐」という一面トップの大見出しとともにやってきた。[27] だが去るにあたっては、マッチ箱ほどの記事でおくられた。[28]

サムス局長が「われわれは占領下日本でなるべく早く失職するためにけんめいに働いた」と言ったが、[29] そのとおりだった。霜月の冷たい木枯らしが紅葉を吹き散らし、焼きいも屋の屋台が街を行くなかを、けんめいに働いた京都民事部の課長たちは失職して古都を去っていった。

32　米軍が去ったあとの京都——「蚊とハエのいない生活」

［一九五〇年4月〜六六年9月］

一九五〇年の春がきて、二歳半のわたしは「にながわとらぞう」というなまえをおぼえた。「蜷川虎三！　蜷川虎三！　蜷川虎三を京都府知事に！」と、トラックがまいにち連呼して走ったのだ。「税を公正化し、中小企業の金づまりを打開し、生活と経済をたてなおす」が公約で、それを左翼組織がささえて京都府に革新派知事が誕生した。しかし府［議］会は保守派が多数で、たてなおしのさきゆきはあやぶまれた。(1)あんのじょう、京都府庁衛生部が解体されて民生部といっしょになる計画［29話］は消えてしまった。

六月に朝鮮戦争がはじまった。京都の上空を米軍の戦闘機が飛んでいった。ＧＨＱは占領下日本が鉄鉱石や石炭を無制限に輸入することをゆるし、軍用物資の製造がはじまって、日本経済は息をふきかえした。「また戦争やなあ」とおとなたちはため息をついたが、目に見えない「戦争」

がなになのか、子どもにはわからなかった。そのころは晩ごはんにイワシの丸干しがつき、ときおりの卵かけごはんがごちそうになっていた。

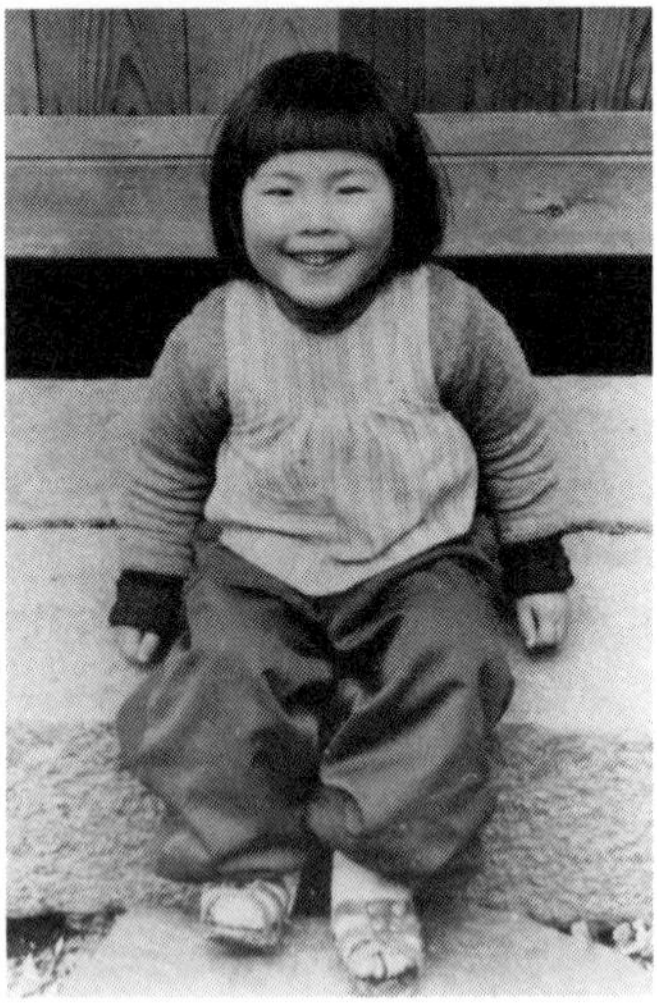

髪は母に切ってもらい、穴のあいた靴下に木のつっかけを履いた著者（著者提供）

朝鮮戦争勃発から二カ月あとに警察予備隊〔のちの自衛隊〕がつくられ、日本列島は共産主義の大波からアメリカを護る防波堤とかわった(2)。朝鮮半島での戦局は一九五一年が明けても好転せず、四月にマッカーサー元帥が解任された。元帥に忠誠を誓うＧＨＱの局長たちは即日抗議辞職した。そして元帥の離日の直後に東京を去った。

サムス局長だけは残務整理のため、辞職をひと月のばした。このときまで六年、サムス局長は「日本人を健康にする作戦」のもと、精魂こめてアメリカのための《保健戦》をたたかってきた。そのための兵卒として呼びよせられた若い軍医たちのなかには、思いがけない実りを得た者もいた。

たとえばグリスマン軍医はこのときハーバード大学公衆衛生大学院の二年生だった〔19話〕。春学期に産業衛生学や疫学、環境生理学などをまなんで、六月には修士号をもつ専門家として卒業することになっていた(3)。そのグリスマン軍医の京都での後任となったブライソン軍医は京都民事部が廃止されたあと〔31話〕、東北地方民事部にうつった。そしてサムス局長にていねいなクリスマスカードをおくってきた。

北海道地方民事部のポール・R・フット軍医は、サムス局長が日本では地方分権がすすまず中央政府の力が強いことについて、「こういうしくみの欠点を言おう。国政一辺倒は、まともな人間が政府にいるかぎり安泰だ。だがこの制度のもとでろくでもない人種がはいりこめばたちどころに国ぜんたいを支配することができる。これがこのしくみの弱点で、その根底に巣食う危険でもあるのだ[4]」と言ったことをおぼえていた。サムス局長は「人々の健康を掌握する者はその国を支配できる」とまで言い切っていた。だからフット軍医は米軍の保健活動を妨害する北海道の共産党員を、気温七度の春の札幌で苦心して取り締まっていた[5]。

ルイス・B・フィアマン軍医はこのときエール大学医学部付属病院の精神科医局でレジデント研修中だったが、ときどき福岡軍政部での日々を思い出した。九州でもアメリカの軍医たちと日本の衛生官僚はよく協力して、GHQの保健施策がつぎつぎと実施されていった。しかしこれは九州だけの例外というのではなかった。占領下日本のどの県庁所在都市においても、若い軍医たちがとりあえず保健の専門家となって日本人の健康ケアを向上させ、近代化しようとひたむきに努力した。敗戦後の日本のひとびとにいくぶんか健康がもどってきたのは、そういう若者たちの無私の働きの成果だ、と思うのだった[6]……。

一九五一年五月にサムス准将が帰国し、九月に日米講和条約がサンフランシスコで調印された。国旗掲揚は一九四七年からゆるされていたが、この日ばかりは胸のすく日の丸が京都の雨もようの空に上がった[7]。

一九五二年四月に日本は独立し、京都はふたたび京都のひとびとのものとなって、雨のなか英語の方向板が街角からはずされた[8]。一九五三年七月には朝鮮半島でようやく休戦協定がむすばれ、京都市は観光都市としてよみがえった。この年には六九〇万人が観光にやってきた[9]。アメリカ人が一ドルを三六〇円に換金し、大型バスで乗りつけて高価な七宝焼や絹や真珠を買っていった。

地元の企業も動きはじめた。たとえば「京華産業」は三井物産がGHQから財閥解体命令をうけたとき京都支店の有志が設立した小さな商社だったが、このころから《あきない》が軌道にのるようになった[10]。和江商事株式会社も、社長の誠意がつうじて労働争議をのりこえ、華麗で長持ちする女性下着メーカー、ワコールに成長しつつあった[11]。終戦の年に発足した堀場無線研究所も、こつこつと国産初の精密検査機器をつくりつづけて堀場製作所となり、江戸時代からつづく千鳥酢など老舗の経営も伸びはじめた[12]。

わたしたち一九四七年生まれの子どもはこのとき全国に二六〇万人ほどいて、幼稚園にあがろうとしていた。だが収容設備がたりなくて入園試験がおこなわれ、汲み取り便所がこわくてひとりでお手洗いに行けなかったともだちの洋子ちゃんは落ちた。幼稚園ではご飯にひとつまみの味噌をそえただけ、というおべんとうをもってくる子がたくさんいた。はしか、水ぼうそう、百日咳などがはやって、わたしもこの年の半分をふとんのなかですごした。

おとなにとって、結核による死は遠のきはじめていた。結核は一九五一年の日本人の死因第一位で、京都府の死者は二二九八人だったのが、一九五二年にとつぜん一六六六人に減って、積年の死病だった結核は死因第三位に落ちた（一位には脳血管症、二位に悪性腫瘍がくりあがった）[13]。

その理由は、国産ストレプトマイシンが手に入るようになったためもあるが、一九五一年三月にあたらしい結核予防法が制定されたことが大きかった。保健所で結核のいっせい検診がおこなわれて、症状に気づいていない初期の感染者を治療できるようになったのだ。費用を負担して患者を入院させ、隔離して治療したことも効果をあげた[14]。とはいえ減ったのは結核による死亡者で、野火のようにひろがる感染はとめられず、結核患者はむしろふえていた。一九五三年の京都府では一万七千人の患者が床についていた[15]。

そのころの寒い午後、オーバーを着た男性が寺町通から河原町通へ抜ける細い道をあるいてきて、うちの向かいの家のまえでとつぜん咳きこんで血を吐いた。玄関まえのたたきが朱（あけ）に染まり、主婦たちがかけよった。だが男性はなんとか立ちあがってハンカチで口をふくと、ていねいに詫びて去った。救急車をよぶなど、だれも思いつかなかった。近所に寝たきりの結核患者が何人かいて、みんな喀血に慣れていたのだろうか、鮮血をバケツの水で土の道にながしきよめて、おしまいになった。

このとき、父がおなじ病気をわずらっているとは思いもよらなかった。父は留学を断念してからは［20話］、京都大学医学部の下級教員として解剖学の授業をうけもっていた。しごとのあとは深夜まで研究室にのこって、「ゆびがもう一本あるねずみ」（奇形「多指症」のこと）をつくる実験をつづけていた。初期の結核症状が出ていたはずなのに、人間の奇形のなりたちをしらべようとき

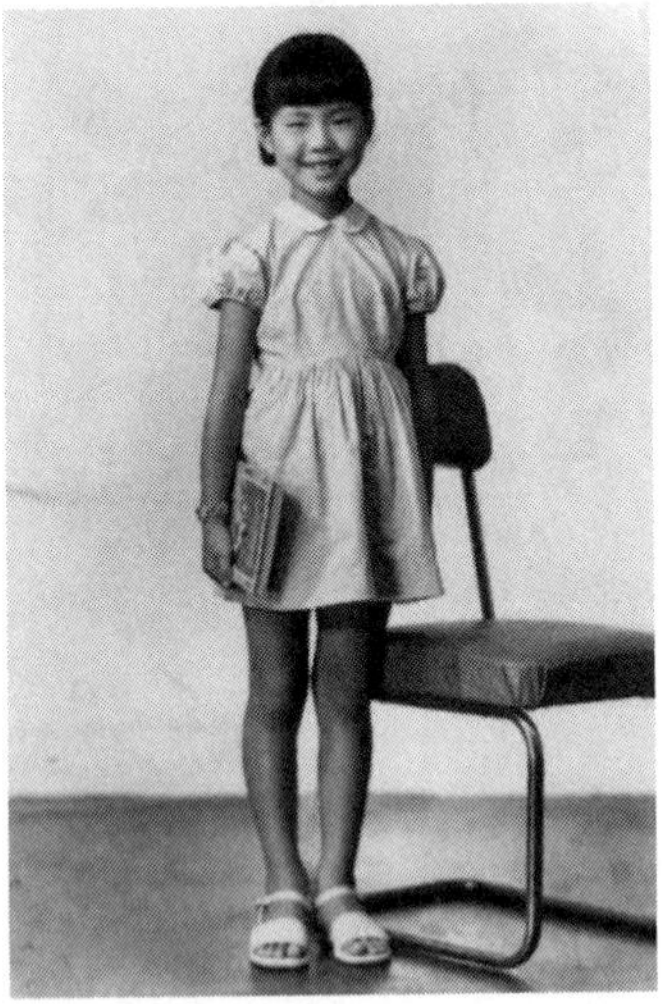

喀血して自宅療養中の父をとおして結核に感染した8歳当時の著者（著者提供）

めた父は、たばこを吸いながら夜ふかしをかさねていたのだ。

一九五四年のある夜、父の異様な咳で母が目ざめた。そして洗面器に二杯、血を受けた。診断は両側滲出性肺結核、安静度一度（絶対安静）で、肺をつかわぬよう用便に立つことも禁じられた。下級教員にとって死病の結核は将来にさしさわるとまわりにいさめられ、父は「肋膜炎再発」と事務室にとどけて休職した。そして家で寝ついてしまった。

すぐにわたしが感染した。咳がでて痰を吐き、疲れて根気がなくなった。だが小学二年生として、学校へは行かなければならなかった。給食に、でがらしのコーヒー粉入り脱脂粉乳、わずかなイカのつくだ煮、豚肉の薄いあぶら身がひとひら入ったスープ、アメリカの古い余剰小麦で焼いたパン三枚、かたいマーガリンなどがでた。パン一枚とマーガリンしかのこしてはいけなかったので、がまんして食べた。そのせいか、体調はわるいのに身長は伸びつづけた。そのあいだに父は往診の医師からパス（パラアミノサリチル酸カルシウム）やヒドラジドといった結核治療薬の注射をうけ、うなぎやどじょう、カステラ、バナナなどの高価な栄養食をとった。一年のちに父が回復すると、わたしもやがて元気になった。

一九五五年に入ると、京都府の人口は一九〇万人ほどでおちついた。これはサムス局長がねがった避妊による家族計画ゆえではなかった。京都府での妊娠中絶は年間三万例をこえていて、出生数もおなじほどだったので、ひとりの出生につきひとりが中絶されて亡くなっていたのだ。[16]

このころになるとイワシやアジはパン粉にくるまれてフライになった。捕鯨船隊がまいとし南氷洋のくじら肉をはこんできて、すじの多いその肉もカレー粉をまぶして揚げるとごちそうだった。おとなは一日平均二二三二キロカロリー、たんぱく質七〇グラムをこえる食事をとれるようになって、そのためか成人病〔現生活習慣病〕と、これまでほうっておかれた精神障害がめだつようになった。[17]

わたしたち団塊世代はそれぞれに貧しかったが、くらしむきにはなお差があった。同級には丸太町橋の下に家族と住んで学校を休んでは四条で靴をみがく子、鴨川母子寮(ぼしりょう)で引揚未亡人の母とくらす子、放課後は深夜までちかくの八百屋で店番をする子などがいた。孤児となって児童養護施設に入れられたともだちは、「食卓では自由におしょう油やソースをかけさせてもらえない」と話してくれた……。

一九五八年ごろから自動車がふえはじめて、やがて比叡山にドライブウェイができた。トランジスターラジオと洗濯機と冷蔵庫もうちへやってきた。京都府では人口にたいする医師の割合が全国最高となって医療がそれなりにゆきわたり、[18]伝染病予防や食品衛生、営業規制などの業務が京都府庁から市の役所へうつされた。[19]高血圧と糖尿病のための対策がとられはじめ、[20]子どもの予

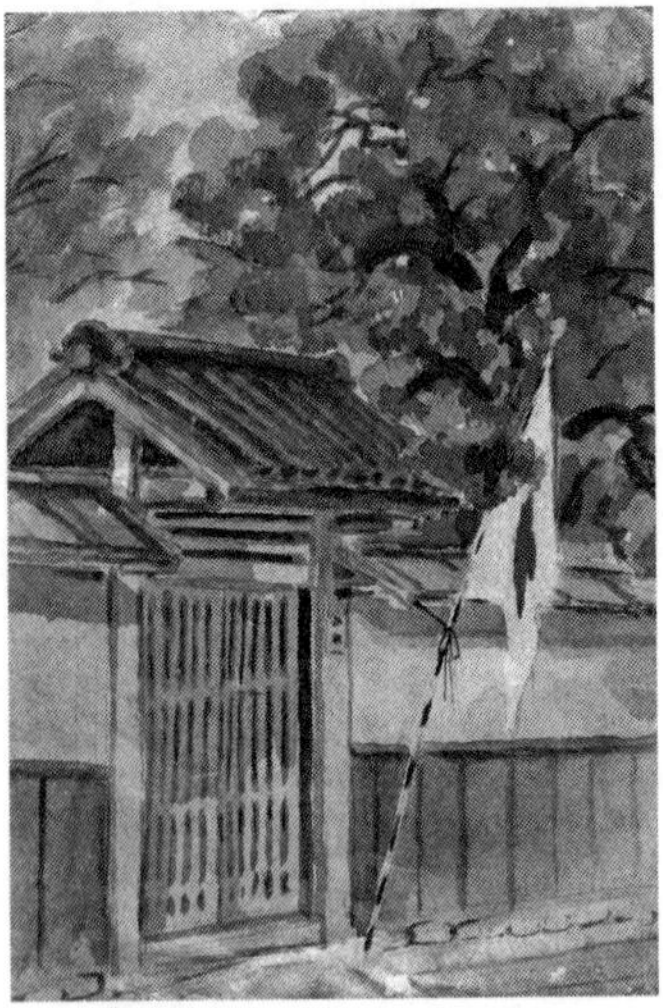

著者が育った上京区仙洞御所ちかくの古い京町家（著者提供）

防接種にポリオワクチンがくわわり、それまでバキューム車が家庭のし尿を鳥羽下水処理場へはこんでいたのが、[21]「蚊とハエのいない生活」キャンペーンで水洗便所がふえはじめた。[22]

こういうとき、生まれ育った家から引っ越すことになった。築一五〇年の、間口のせまい「うなぎの寝床」とよばれる京町家にはさっぱりとした静謐なたたずまいがあるにしても、まいとしの台風でどこかがこわれて、修繕に高い費用がかかった。風とおしを重視したすきまがあるため外界を遮断できないことも困りものだった。天井ではねずみが走り、ふろ場になめくじが棲み、汲み取り便所ではハエが孵っていた。

父はこの一三〇坪の古家を一〇〇〇万円で売り、公務員の共済組合からぎりぎりまで借金をして二六〇〇万円で郊外に小さい家を買った。家は三二坪の土地に建っていて、湿気をさけるため台所とおふろと水洗便所が二階につくってあった。すべての窓に、木わくの網戸がはまっていた。

わたしはここで中学生になって、家庭科の調理実習でアジのムニエルと粉吹きいもをつくった。フライパンにバターを溶かしながら、小学校で豆腐の味噌汁とほうれん草のおしたしをつくったことが思い出された。

一九六二年に、京都府民の年間平均個人消費額がまえの年の一九万六千円からいっきょに二三

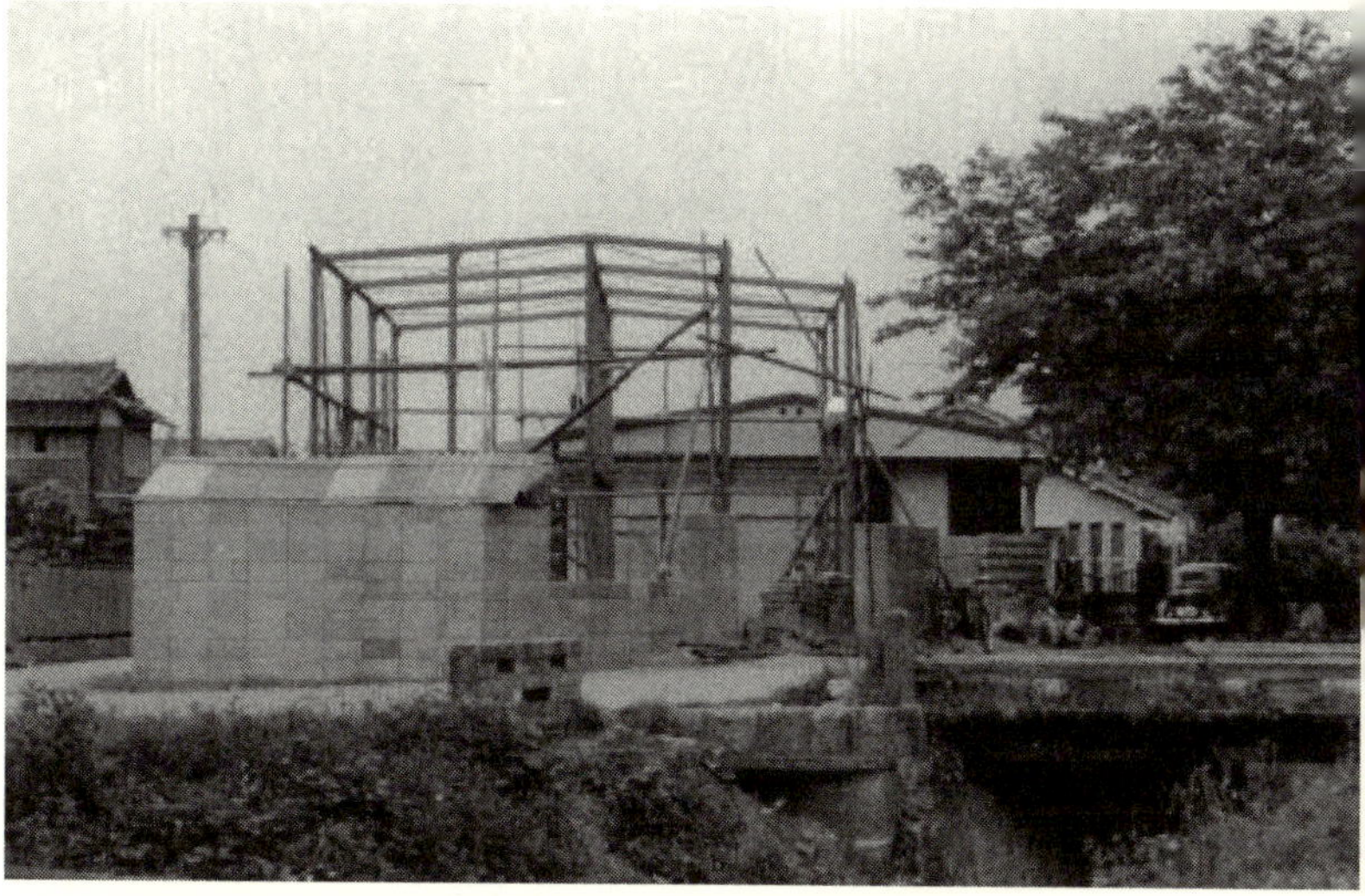

左京区郊外に建築中の軽量鉄骨モルタル造りの新家屋

万二〇〇〇円に上がった。[23] そしてこの年はじめて、京都府の共同募金が目標の四〇〇〇万円を上まわった。[24]

二〇〇〇万円の目標にたいして一七〇七万円しかあつまらなかったのが一九四七年の暮れだったが［10話］[25]、それから八年半がたった一九五六年に経済企画庁が《もはや戦後ではない》と宣言して話題になった。経済企画庁は『経済白書』に、日本経済は再建をおわった、したがってもう戦後とは言えない、としるしたのだ。[26] だが京都の庶民にとって戦後の経済再建がおわったのは、共同募金が初めて目標額四〇〇〇万円を三四七万円こえた、この一九六二年だったのではないだろうか。

一九六三年は、わたしたちが十五歳になって義務教育をおえる年だった。国語の教科書には、若々しい情熱と、激しい気迫と、疲れることを知らない健(すこ)やかな肉体を持ったわたしたちがいまの不完全な社会に加わることは心強い、と書いてあった。[27]

たしかにわたしたちの四人にひとりが中学校をおえて社会に出ようとしていた。高校の数が足りなかったこともあって、全国にちらばった二四九万人のうち高校進学者は七四・二パーセント、三年後に卒業したのは六二・五パーセントだった。その三分の一（五一万三千人、総数の二〇・六パーセント）が大学進学をのぞんでいたのに、大学の数も足りなくて競争率二・六倍を突破した一九万五〇〇〇人（総数の七・八パーセント）だけが大学生になった。[28] つまり一〇〇人のうち九二人が、このとき大学に進学しなかった。働きながら夜間に学業をつづけるという道もありはしたが、学歴重視、年功序列、終身雇用の当時、まだ二十歳にならないわたしたちが体験したこの機会不均等は、二〇一五年の現在とくらべれば惜しいことだったと思う。

わたしは十七歳になったのに詰めこみ式の大学受験勉強についていけず、このままではのぞみどおりの進学は無理だとわかっていた。そのころ父の友人にオーブリー・ハリソン・スタークさんというアメリカ人がおられて、ニューヨークの国連から発行された『スタディ・アブロード「留学」』という資料をおくってくださった。この資料には外国人留学生に奨学金を出すアメリカの大学がぜんぶ紹介されていて、わたしは飢えた魚のようにこれに喰いついた。

アメリカのいなか町にあるリベラルアーツ（基礎教養学科）の女子大学を五つほどえらんで、入学したいむね、たどたどしい英語で手紙を書いた。オハイオ州のウェスタン女子大学（一八五三年創立、学生数四〇〇人）がまっさきに返事をくれた。おくられてきた入学願書には、奨学金を希望するなら保護者の年間所得証明書をそえるように、とあった。

公務員の父の所得はいぜん低く、そこから家の貸付金を引かれて、アメリカで年間に新車一台分とされるリベラルアーツ大学の学費と、その他の経費（あわせて当時は三二〇〇ドル、一一五万円）の負担はむりだと大学側は判断したのだろう、学費奨学金一六〇〇ドルがおりることとなった。しかし自助精神の国アメリカらしく、うち二〇〇ドルは学内食堂でウェイトレスとして働けば時給一ドル二五セントの計算で支払われる、とのことだった。のこる寮費や教科書代は父が工面してくれることになった。父はそのころまでにロックフェラー財団の留学生試験をうけ、フェローとしてアメリカとヨーロッパの医学研究施設を訪ねて、おうようで気くばりのあるアメリカ人の友人を多く得た。だからあやぶみながらも、わたしをアメリカへ行かせる決心をしたのだった。

そういうわけでわたしは一九七〇年までの四年間、日本の学生紛争にまきこまれることなく、アメリカ中西部のいなか町で勉強だけをしてすごすこととなった。奨学金が「親米の外国人を育てる」といったアメリカの国益のためであったにしても、ウェスタン女子大学は航空便のやりとりだけでわたしを入学させてくれた。そして熱意ある教員のもとで西洋の古典自由主義教育を体験させてくれた。のちにぜいたくな経営が破綻してべつの大学に吸収されてしまったが、感謝の気持はいまも消えない。

一九六六年八月、十八歳のわたしは胸部レントゲン写真を手荷物にいれて羽田の東京国際空港から飛びたった。サンフランシスコに着いたらアメリカ移民局にこの写真を提出し、結核患者でないことを証明しなければ入国はできないのだった。

おさないころのサムス局長の「日本人を健康にする作戦」のお蔭もあったのだろうか、レントゲン写真には健康きわまる肺がうつっていた。そして背丈一六〇センチ、体重五八キロのわたしの身体には、ウェイトレスや皿洗い、実験動物ケージ清掃員などのアルバイトをしながら北アメリカで大学教育をまっとうするだけの体力がつちかわれてあったのである。

〈エピローグ〉四〇年後にかかってきた電話

――「ドクターキムラは？　フジタさんは？」――

［二〇〇〇年2月］

二〇〇〇年に、グリスマン医師はコロラド精神保健病院での勤務をおえた。しばらくまえに看護師のダイアンと再婚していたので、ふたりでラスベガスの高級シニアコミュニティ「サン・シティ」の新居へうつることにきめた。

二月のはじめにデンバーからの家財道具が新居についた。そのときにわたしはグリスマン医師を初めて訪ねた。日本の同世代の仲間とおなじく、わたしも元気な五十三歳になっていた。

グリスマン医師の端整な顔にはやわらかな笑いじわが彫りこまれて、五〇年まえの美青年はロマンス・グレイの紳士となっていた。七十八歳のはずが六十歳代に見えた。毎日のゴルフと注意ぶかい食生活で体重は七〇キロ台のまま、背筋の伸びた体型が若々しかった。

二月だというのにラスベガスは初夏のようにあたたかくて、グリスマン医師は「これでデンバー

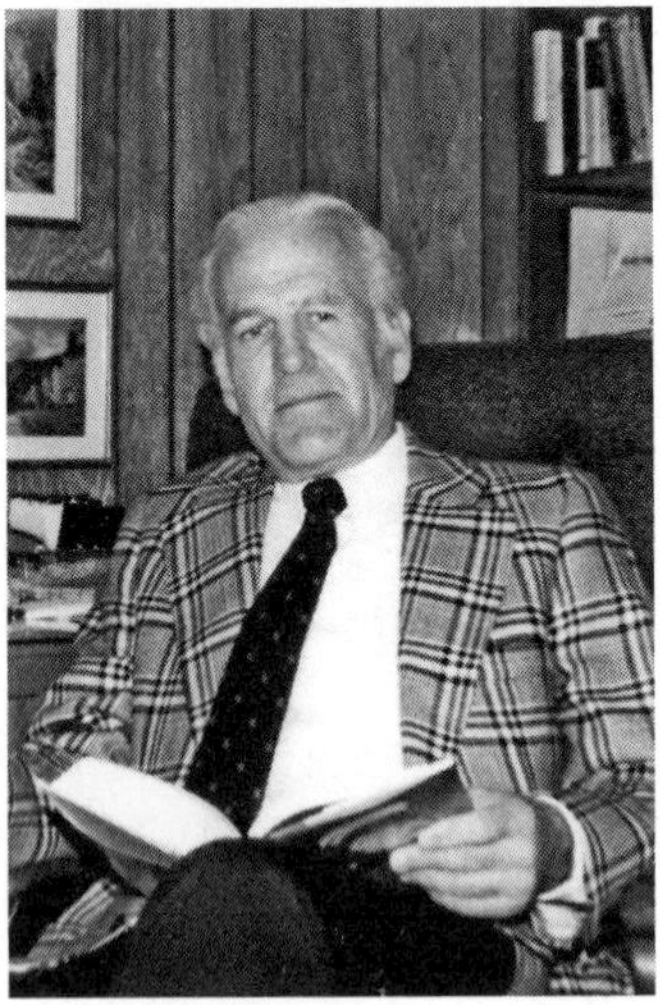

コロラド精神保健病院勤務医時代のグリスマン医師

の雪かきとはおわかれだ」と笑った。笑顔のうしろに、エキゾチックな外国へ修学旅行にきたように、日々占領下京都でわくわくしていた二十五歳の軍医が、やっぱりいた。

さいしょにうけた質問は、「ドクターキムラはお元気ですか？」というものだった。通訳で親友だった木村克巳医師は一九八三年に亡くなっていた。秘書だったトミさん、のちの木村富子夫人をさがしあてることはできませんでした、とわたしは答えた。

「ではフジタさんは？」京都府庁衛生部の藤田静夫総務課長のことは、うわさに聞いていた。米軍占領がおわると京都府庁では労働争議がつづき、当時の吉田茂首相（第二期在職一九四八―五四年）と京都駅で直談判までして解決にとりくんだのち、辞職されたということだった。[1] これをつたえると、グリスマン医師は「どうかよろしく言ってください、わたしがぜひまた会いたい、と言っていると」と言った。

三カ月のちに藤田ふさ子夫人の御配慮で、京都ゴルフ倶楽部の八十九歳のキャプテンだった藤田氏に会うことができた。そして京都府庁を退職された藤田氏がそのあと日本サッカーの国際化にむけて邁進されたことを知った。一九八七年に第六代日本サッカー協会会長、一九九二年には

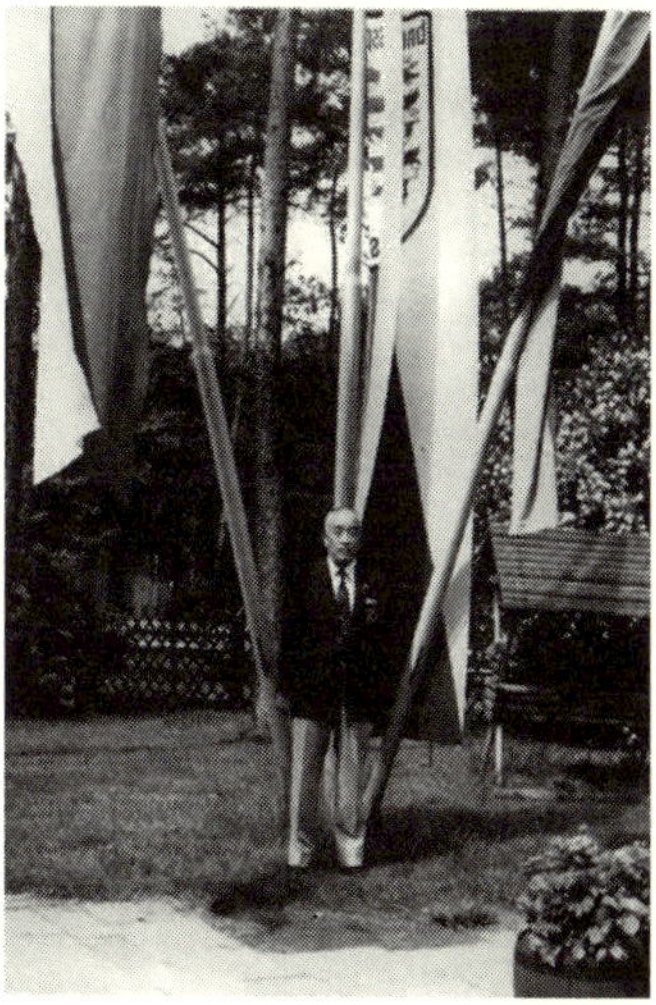

1974年西ドイツワールドカップに出席した藤田静夫氏（Japan Soccer Archiveのホームページより）

日本人初の国際サッカー連盟（ＦＩＦＡ）功労賞をうけ、ワールド・カップを日本に招聘するため努力をかたむけられた、とのことだった。[2]

藤田氏に、グリスマン医師からの「どうかよろしく言ってください、ぜひまた会いたい、と言っていると」という伝言をつたえると、闘病中ではあったが藤田氏はにっこり笑って、「グリスマンさんに、もう一度ぜひ京都へきてください、と。費用はわたしがぜんぶもちます」と言われた。胸に手をあてて「費用はわたしがぜんぶもちます」とくりかえして言われたので、むかしとおなじ物惜しみをしないフジタさんなのだ、と感じた。[3]

二ばんめの秘書だった川北和香さんのその後はわからなかった。将来は勉強をして婦人雑誌の会社に入り、外国の記事を紹介して家事にしばられた日本婦人の啓蒙ができたら、とねがっていた和香さんに、グリスマン軍医は大学へ進学するようすすめて去った。その後京都民事部が廃止されて間もない一九四九年十二月に、和香さんはガリオア奨学金［20話］にふれて母グリスマン夫人にあてて手紙を書いてきた。

　ミス・Nのアメリカ留学がきまりました。米国のお金［ガリオア奨学金］で、六〇〇〇人が応募して三〇〇人合格しました。社会福祉を勉強するそうです。わたしは大学卒ではないので受験できませんでした。

それから、こんな計画をうちあけた。

わたくし同志社大学へ入学して社会学を勉強することにいたしました。そうしたらもと同僚だったバーバラがはげましてくれて「これを売って生活費に」と、ドレスをたくさんくれましたの。それから軍政部のお給料でタイプライターを買っておいたので（いま打っているこれですけれど）、［京都］ステーション・ホテルから収入のよいアルバイトをもらっております。

だから和香さんは昼間は受験勉強をして、夜は京都市の成人学校へかよっていた。このころの成人学校というのは、女や子どもや使用人を蔑視する明治生まれ世代の封建主義に対抗して、若い世代に民主主義をおしえて社会を変えようとつくられた夜間学校だった。(4)

ここではみんなが働いていて、いそがしいなかから夜学に来ます。すごく親切であたまがよくて、初めてこんなすばらしい人たちに出会ってわたしはこのあたたかい友人の輪をたいせつにしています。(5)

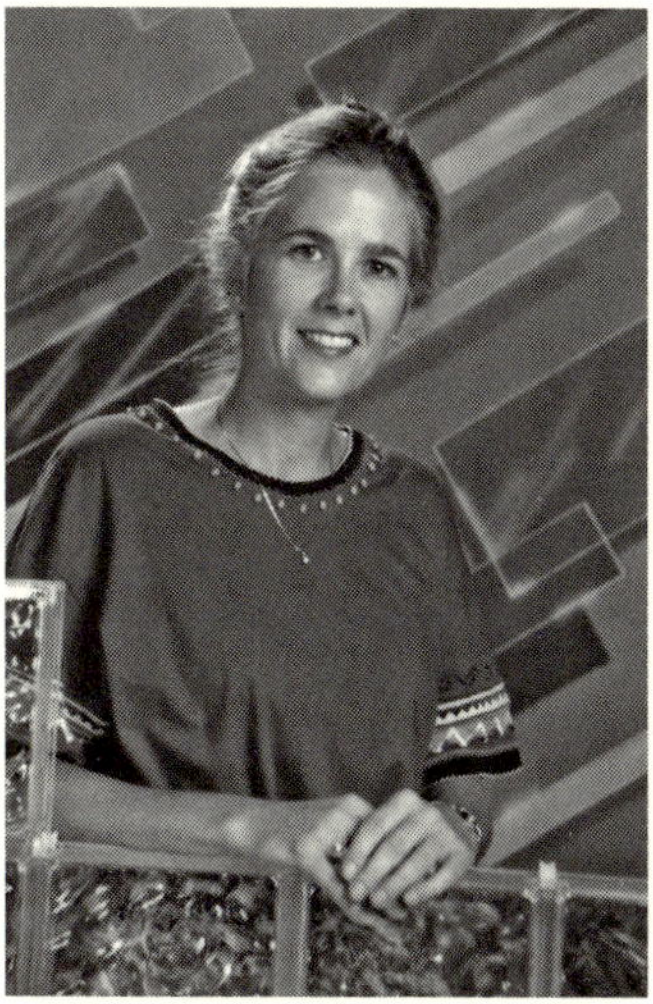

グリスマン医師の三女ローラ・グリスマンさん（ローラ・グリスマン氏提供）

しかし、同志社大学への入学はかなわなかった。そのつぎの手紙によれば、和香さんはかわりに結婚した。赤ちゃんが生まれたが、なぜかその後離婚したとのことだった。そんな消息を交換しながら、ラスベガスでの取材は夜更けまでつづいた。

二日めの朝、わたしは「晩餐に京都風すき焼きをつくります」と宣言した。日本米とお酒、しいたけと麩をもってきていたので、ダイアン夫人とスーパーマーケットへでかけた。ステーキ用のあばら肉を薄切りにしてもらい、豆腐と新鮮なたまごと野菜を買った。五〇年まえにグリスマン医師が持ちかえった「スキヤキセット」［30話］は末娘のローラさんがもらっていたので、すき焼きは郊外の彼女のすまいでつくることになった。

鉄製のすきやき鍋はふつふつと煮えたち、日本米もふっくら炊けた。グリスマン医師にとって五〇年ぶりとのことで、かれはたまごを小鉢にわりこむと、たくみに箸で溶いた。そこにあまからく味をつけた熱い牛肉をひたしてごはんにのせ、ひとくちで食べてしまった。味のしみた豆腐と野菜もおなじように口へはこんで、やがてご飯のおかわりをしながら、京都の役人たちが「仏教ではご飯を一杯しかたべないのは死人だけです」とおしえてくれたと話してわたしたちを笑わせた。そしてさいごには小鉢の底にのこった汁にご飯をまぜて、口へかきこんだ。戦後の食べもののない時代にはお行儀などかまわず、みんなこんなふうにすき焼きを食べおえたのだ、とわたしは納得した。

三日め、夕方ラスベガスを発つまえに、わたしはあるたのみごとをしなければならなかった。さいしょの日に取材をはじめたとき、グリスマン医師が「引っ越したところなのでかえって荷物が出やすくて」といいながらガレージからボール紙の箱を出してきた。箱には一〇〇枚以上のカラースライド写真が整然とつめられてあった。当時アメリカでもたいへん高価だったコダック社のカラーフィルムがつかわれていて、色彩がほとんど劣化していなかった。占領下の日本では現像さえできなかったので、両親がオクラホマ・シティで現像と焼き付けをして保存しておいてくれたのだという「3話、11話」。ここに、一九四七年から一九四九年までのあいだにかれが出会った日本の赤ん坊や母親、戦争から帰還した夫たち、花街の女性、傷痍軍人、農民、子どもから老人にいたるまでが、カラーで生き生きと撮影されていた。グリスマン医師はこれを一枚ずつ明かりにすかして、思い出すままいろいろ話してくれた。

日本でフジカラーフィルムが一般用に発売されたのは一九五八年だったこともあって[6]、戦後数年のあいだ日本の写真はすべて白黒フィルムで撮影された。そのためわたしは米軍占領下の日本は暗く汚れた、みすぼらしい国であったように思いこんでいた。ところがグリスマン医師が撮影したカラー写真では、日本は明るく躍動的で美しかった。これがわたしたちが乳児であったころの日本なのだと思うと胸がせまった。

あとしばらくで空港へむかうころになって、わたしはおずおずと切りだした。「もしご迷惑でなければ、このスライド写真を複写させていただきたいのですが」。複写では色が不自然に強調されるのだが、それでも史料として日本へ持ってかえりたいと思った。

「きみに全権を売りわたそう」とグリスマン医師はあっさり答えた。わたしはだまっていた。一〇〇枚をこえるカラー写真なので費用をどう工面したものか、かんがえていたのだ。そのあいだにグリスマン医師はありあわせの紙をひきよせて、ボールペンで「一円でわたしました」と書いて、署名をした。

「……どうして一円なんでしょうか」

笑いながら、グリスマン医師が答えた。

「一円でも受けわたせば契約で、将来わたしが気がかわったから返せ、とは言えないからだよ」(7)

本書にたくさんの画像がおりこまれることになったのは、こういう事情からである。すべてをカラーで入れられなかったため、いずれ京都府立総合資料館のデータベースをとおして元のあざやかな色彩を見ていただけたらと思う。

グリスマン医師はといえば、かれはまだ気をかえることなく、ラスベガスで家族にかこまれてゆたかな九十歳代をたのしんでいる。

注

〈プロローグ〉旅立ち――「なつかしいお父さんとお母さんへ」

（１）*Reports of General MacArthur*. MacArthur in Japan: The Occupation; Military Phase. Prepared by his General Staff. Vol. 1. Department of the Army. Library of Congress Catalogue No. 66-60006. http://www.history.army.mil/books/wwii/macarthur reports/macarther v1 sup/index.htm April 3, 2010. p. 56には、一九四五年十月時点で日本に上陸した第八軍は二三万二三七九人、第六軍もほぼ同数とあり、約四六万人とした。

（２）「京都に聯合軍進駐」「第一陣、洛南に到着　けふ引続き京都市へ」『京都新聞』一九四五年九月二十六日、一頁。京都へは第六軍司令部と第三三師団。Dower, John W. Preface. In: Eiji Takemae. *The Allied Occupation of Japan*. The Continuum International Publishing Group. New York and London. 2002. p. xxii-xxix. p. 65. 立命館大学産業社会学部鈴木良ゼミナール「京都における米軍政の展開」『占領下の京都』文理閣、一九九一年、二一五頁。Dower, J. *Embracing Defeat: Japan in the wake of World War II*. W. W. Norton & Co. New York and London. 1999. pp. 88-89. 104-105. 赤澤史朗「占領軍と京都（一）」『立命館法学』一九九六年六号（二五〇号）、一六〇一（二六一）頁。西川祐子他「占領期京都を考える」『アリーナ２０１３』一五号・別冊、中部大学、二〇一三年五月。

（３）*Summation of non-military activities in Japan*. Monthly Summary No. 1. Section 1. Public Health and Welfare. Supreme Commander for the Allied Powers. Confidential. September–October, 1945. pp. 1-2.

（４）矢野輝男氏談話、一九八六年十二月二十六日。以下、注で談話者のお名前のみ挙げますがご証言から資料を探索した場合も多く、挿話のはじまりは談話者の皆様といえます。とくに最初の談話者矢野氏との出会いは、二十九歳で終戦を迎え、復員軍医として向日町保健所に勤務された鶴谷雅彦氏のご紹介で実ったものです。お話を伺った皆様、ご紹介を賜わった皆様、そして資料について御教示を戴いた皆様に、心より厚く御礼を申し上げます。

（5）Colorado Mental Health Institute. Denver, Colorado.

（6）Glismann, John D. から Dr. Marvin B. Glismann と Mrs. Ada J. Glismann にあてて一九四七年九月八日から一九四九年四月十日までのあいだに送られた総数六一通の手紙。以下、注記のない引用は手紙および Glismann, John D. Personal communication. February 19, 2000 の談話から採った。

I　京都へ来たくなかった米軍医——一九四七年

1　京都到着——「日本でいちばんすばらしい仕事」【9月】

（1）*Reports of General MacArthur. MacArthur in Japan: The Occupation; Military Phase.*（Prepared by his General Staff.）Vol. 1. Department of the Army. Library of Congress Catalogue No. 66-60006. http://www.history.army.mil/books/wwii/macarthur reports/macarther v1 sup/index.htm　Download: April 3, 2010. p. 56.

（2）Sams, Crawford F. *Medic.* Unpublished manuscript. 1958. pp. 112-121.

（3）Supreme Commander for the Allied Powers General Headquarters Public Health and Welfare Section 連合軍総司令部公衆衛生福祉局資料（以下ＧＨＱ／ＰＨＷ資料）。*Position Description.* Duties and responsibilities. Prefectural Public Health Officer. No date.

（4）沖縄進駐米軍兵員の日本脳炎感染については Sabin, Albert B., Schlesinger, R. W., and Matsumoto, M. "Japanese encephalitis in American soldiers in Korea." *American Journal of Hygiene.* Vol. 46. 1947. pp. 356-375. 天然痘感染については "Smallpox in Japan." *Bulletin of U.S. Army Medical Department.* September 1947. Vol.

7, No. 9. pp. 762-763. いずれも日本では報道されていない。

（5）ＧＨＱ／ＰＨＷ資料。Draper, Stuart I. Memorandum. Pharyngral［ママ］diphtheria. January 19, 1946. "Diphtheria among Japanese civilians is a serious hazard to the health of occupation forces." Checknote from Public Health and Welfare Section to Government Section. January 31, 1946.

（6）ＧＨＱ／ＰＨＷ資料。Sams, Crawford F. Memorandum for record. Field trip to Southern Honshu. December 6, 1945.

（7）ＧＨＱ／ＰＨＷ資料。Sams, Crawford F. Memorandum for record. Inspection trip to Southern Honshu and Kyushu. April 22, 1946.

（8）ＧＨＱ／ＰＨＷ資料。Bradlee, Warren R. Memorandum for Record. Financing of Sanitation and Insect and Rodent Control Program. June 7, 1946.

（9）「街の医学」『綜合医学』一九四九年十一月一日、三九頁。

（10）京都ホテルは二週間後に京都府警の捜査を受けた。「捜せばあるゾ隠匿物資」『京都新聞』一九四七年九月二十七日、二頁。関連記事九月二十八日、二頁。

（11）"Typhoon Kathleen due at noon Monday." *Nippon Times*. September 15, 1947. p. 1.

（12）「英国進駐軍音楽会」『京都日日新聞』一九四七年九月十五日、二頁。

（13）Sams, Crawford F. *Medic*. Unpublished manuscript. 1958. pp. 166-167.

（14）クロフォード・F・サムス『ＤＤＴ革命』竹前栄治監訳、岩波書店、一九八六年、六六頁。

（15）ＧＨＱ／ＰＨＷ資料。Checksheet. PHW to G1. Requirements for Military Government Medical Officers. Secret. December 27, 1948. p. 1. 一九四六年度の軍医補充数は一〇九人。

2　七日がたって――「いやまったく今夜は」　【9月】

（1）立命館大学産業社会学部鈴木良ゼミナール「京都における米軍政の展開」『占領下の京都』文理閣、

一九九一年、四五頁。借用料は終戦処理費から払われた。

（2）GHQ／PHW資料。Cannon, A. R. Memorandum for Record. Trip to Kyoto and Osaka reference disposition medical supplies. January 8, 1946. p. 1.

（3）GHQ／PHW資料。Cannon, A. R. Report of field trip. Distribution of medical supplies. April 10, 1946. p. 3.

（4）Glismann, John D. Personal communication. February 19, 2000.

（5）GHQ／CAS資料。Glismann, John D. Kyoto Military Government Team. *Monthly military government activities report. Annex B-1. Public Health.*（以下 *KMG Report.*）Period ending 30 September 1947 は以下 September 30, 1947. p. 2.

（6）『京都新聞』一九四九年三月十三日。

（7）クロフォード・F・サムス『DDT革命』竹前栄治監訳、岩波書店、一九八六年、一八四頁。

（8）クロフォード・F・サムス『DDT革命』竹前栄治監訳、岩波書店、一九八六年、一九〇頁。

（9）GHQ／PHW資料。"Principles of VD Control." *Public Health and Welfare Technical Bulletin.* June 1947. pp. 28-32.

（10）GHQ／PHW資料。Elkins, Oscar M. Memorandum for record. Staff Visit. September 19, 1947. pp. 1-2.

（11）京都府衛生部『衛生統計年報』一号、一九四九年、三六頁。『京都年鑑１９５１年版』都新聞社、一九五〇年、四六三頁によれば京都市のみで一万二〇七七人。厚生省二十年史編集委員会『厚生省二十年史』厚生省、一九六〇年、三四五頁。クロフォード・F・サムス『DDT革命』竹前栄治監訳、岩波書店、一九八六年、一九一頁。

（12）京都府ホームページ／府政情報／統計データ／その他刊行物等／京都府の人口参考二「京都府の市区町村別人口及び世帯数の推移（大正九年十月一日―昭和三十年十月一日）」一九四七年十月一

日の臨時国勢調査によれば、京都市民一〇三万一三〇七人。http://www.pref.kyoto.jp/tokei/yearly/jinkou/jinkoutop.html ダウンロードは二〇〇八年九月十五日。

(13)『京都新聞』一九四七年九月八日、二頁。九月十五日、二頁。

(14) GHQ/PHW資料。Neff, Nelson B. Memorandum for Record. November 6, 1946. pp. 1-2.

(15) *KMG Report.* September 30, 1947. p. 3.

(16)「京にねむり病発生」『京都新聞』一九四七年九月十九日、二頁。

(17) Kyoto Military Government Team. Kinki Military Government Region. *Kyoto-Kobe-Osaka and Vicinity Telephone Directory Effective July 1949.* p. 5. 国会図書館憲政資料室。公衆衛生課のほかに教育、通商、経済、財政、労働、法律、産業、自然資源、税務、厚生、広報などの課がやがて置かれた。

(18)「マイロこうして食べます」『京都新聞』一九四七年九月十八日、二頁。「これがアノ材料　軍政部主催輸入食糧講習会。マクファーランド女史やブリッグス軍曹」『京都新聞』一九四七年九月十九日、二頁。

(19) 植村尚氏談話。二〇〇八年六月二十八日。

(20) GHQ/CAS資料。Byers, Clovis E. Operational Directive Number 71. Military Government Operational Reports. December 10, 1947. pp. 1-7. このときは五課だったが一九四八年十月には九課となる。GHQ/CAS資料。Halsey, M. B. Operational Directive Number 53. Military Government Operational Reports. October 8, 1948. pp. 1-9.

(21)「勧進橋修築竣工式」『京都新聞』一九四七年十月十一日、二頁。「僅か五年で日本一　京の誇り以久田村」『京都新聞』一九四七年十月二十一日、二頁。「進駐軍家族も豆まき」『京都新聞』一九四八年一月三十一日、二頁。

(22) GHQ/PHW資料。Bachtel, Charles L. *Operational Memorandum. Standard operating procedure. Public Health.* "The primary mission of the Public Health Section of Military Government is to insure that the

health of the Occupation Forces is in no way endangered by the health of the indigenous population of Japan. It follows from this that a condition of maximal health of the Japanese population must be developed."（OD 40, 8th Army, December 22, 1945.）Reprinted in July 1, 1948. p. 1. Courtesy of Ms. Ellen T. Harrower.

（23）*KMG Report.* March 25, May 25, June 25, July 31, 1947.（一九四七年七月からは近畿地方軍政部所属の衛生エンジニア Warren Kaufman による。）

3　京のもてなしと結核――「なにもかもしてくれるんです」【9月】

（1）山本俊一『日本食品衛生史　大正・昭和前期編』中央法規出版、一九八一年、二頁。

（2）*KMG Report.* October 31, 1947. p. 2.

（3）京都府衛生部『衛生統計年報』一九四九年、一八頁。『京都年鑑1951年版』都新聞社、一九五〇年、九九頁。

（4）上田三四二「短歌会のことなど」『国立療養所南京都病院創立四〇周年記念誌』国立療養所南京都病院、一九八七年、七九頁。

（5）直木由太郎「思い出」『国立療養所南京都病院創立四〇周年記念誌』国立療養所南京都病院、一九八七年、七七頁。

（6）*KMG Report.* September 30, 1947. p. 2.

（7）小見正義「給食業務四〇年の推移」五八頁。長多参松「思い出」一〇一頁。いずれも『国立療養所南京都病院創立四〇周年記念誌』国立療養所南京都病院、一九八七年より。

（8）GHQ／CAS資料。No signature [Kaufman, Warren?]. *KMG Report.* August 31, 1947. p. 2.

（9）*KMG Report.* September 30, 1947. p. 1.

（10）*KMG Report.* June 25, 1947. p. 1.

（11）「焼却」については Glismann, John D. Personal communication. February 19, 2000.
（12）*KMG Report*. December 31, 1947. p. 1. "Undesirable for Occupation forces yet fit for consumption." *KMG Report*. January 31, 1948. p. 4.
（13）新潟医学専門学校（現新潟大学医学部）卒業。「人事課部課長表」『内政部事務引継書』京都府庁文書、一九四六―一九五九年、一五頁。
（14）「裸にする」『京都新聞』一九四八年三月十九日、一頁。
（15）*KMG Report*. Restricted. November 30, 1948. p. 1. December 31, 1947. p. 1.
（16）『京都新聞』一九四七年九月十一日、二頁。十月二十八日、一頁。映画館入場料二五円は『京都新聞』一九四七年九月十五日、二頁。

4　引揚港、舞鶴――「おかえりなさい！」　【10月】

（1）*KMG Report*. September 30, 1947. p. 4.
（2）Reports of General MacArthur. *MacArthur in Japan: The Occupation; Military Phase. Prepared by his General Staff.* Vol. 1. Department of the Army. Library of Congress Catalogue No. 66-60006. http://www.history.army.mil/books/wwii/macarthur reports/macarther v1 sup/index.htm April 3, 2010. p. 123.
（3）きまったのは一九四六年一月。GHQ／TS〔Top Secret〕資料。Joint Chief of Staff. "President approved in principle on 11 Dec. 1945 to give assistance; use of 100 Liberty Ships and 100 LST's manned by Japanese crews to attain a movement rate of 500,000 Japanese per month from Chinese ports." Appendix B. Facts bearing on the problem and discussion. Memorandum for the State-War-Navy Coordinating Committee. Joint Chief of Staff Decision amending J.C.S. 1617/1. Repatriation of Civilian Japanese from China. Note by the secretaries.
（4）"Rear Admiral C. B. Momsen Defends US ship loans to Japs." *The Stars and Stripes*. January 29, 1946. p. 6.

"Better to lend slow liberty Ships (than permitting the Japanese to rehabilitate their shipyards — They won't be able to compete with other nations in world trade. Huge shipyards would just increase their war-making potentiality.)"

(5) 珊瑚会編『あゝ復員船』騒人社、一九九一年、一六―一七頁。

(6) GHQ/TS資料。Joint Chief of Staff. Appendix B. Facts bearing on the problem and discussion. Memorandum for the State-War-Navy Coordinating Committee. Joint Chief of Staff Decision amending J.C.S. 1617/1. Repatriation of Civilian Japanese from China. Note by the secretaries.

(7) 田端ハナ氏談話。二〇〇〇年五月二十七日。『ああ母なる国——舞鶴と戦後女性達』自費出版、一九九四年、六頁。

(8) 山井運次「引揚患者収容転送業務について」国立舞鶴病院編『まいづる』一九七七年、五六頁ならびに巻頭グラビア写真。国立舞鶴病院庶務課長斎藤好示氏提供。

(9) 山井運次「引揚患者収容転送業務について」国立舞鶴病院編『まいづる』一九七七年、五六頁によれば患者総数は三五六〇人。設楽亨・引揚援護庁長官官房総務課記録係編「昭和二十年度局別引揚者数」『引揚援護の記録』一九五三年、別表、一九四五年秋から一九四六年三月まで。

(10) GHQ/PHW資料。Repatriation: List of papers. December 24, 1945 to September, 1946.

(11) 同様の記録は、一色正夫『舞鶴地方引揚援護局史』厚生省引揚援護局、一九六一年、二四〇頁。

(12) 多田卓夫氏談話。二〇〇〇年五月二十七日。

(13) Glismann, John D. Letter to Dr. and Mrs. Marvin B. Glismann. October 19, 1947. *KMG Report.* October 31, 1947. pp. 3-4.

(14) 岡部登美子氏談話。ライダー島崎玲子、亀山美知子両氏筆記、一九八七年十一月七日、五頁。

(15) *KMG Report.* October 31, 1947. p. 2.

(16) *KMG Report.* September 30, 1947. pp. 5-6.

5　京都の売れ筋事業――「あれほど幸せだったことは」【10月】

（1）GHQ命令で一九四六年一月に公娼制度は廃止されたが、「廃止の趣旨に副ひ新たなる営業を継続せしめて来た」とある。京都府政行政文書より、「行政警察課」『木村前知事・山本知事事務引継演説書』一九四七年三月、五七三頁。磯村栄一『性の社会病理』講談社、一九五八年、一九五頁。クロフォード・F・サムス『DDT革命』竹前栄治監訳、岩波書店、一九八六年、一九〇頁。

（2）匿名泌尿器科医師談話。二〇〇五年十月十日および十一月八日。

（3）『京都新聞』一九四六年六月二十二日、二頁。

（4）Holz, Al. Letter to Glismann, John D. February 6, 1949.

6　貧富の中身――「たのしみがほんとに」【10月～11月】

（1）矢野久氏談話。一九九九年八月十六日。安野玲子氏（矢野輝男氏長女）談話。二〇〇七年十一月二十五日。

（2）矢野輝男氏談話。一九八六年十二月二十六日。

（3）「編集後記」『綜合医学』一九四六年二月十五日、三二頁。日本独自の科学については杉靖三郎『科学と伝統』培風館、一九四三年。

（4）塚原国雄「モデル保健所の回想」東京都保健所長会『東京都保健所十五周年記念誌』一九六五年、六二―六三頁。

（5）「米社会保障調査団一行入洛」一九四七年十月二日、二頁。「米下院議員一行入洛」一九四七年十月三日、二頁。「YWCA会長入洛」一九四七年十月六日、二頁。以上『京都新聞』。

（6）「YWCA国際会議から我国に招請状」『京都新聞』一九四八年七月七日、二頁。

（7）*KMG Report*. November 30, 1947. p. 7.

（8）「巨鯨追い一路南下」『京都新聞』一九四七年十一月七日、二頁。
（9）「男の行倒れ」『京都新聞』一九四七年十月四日、二頁。
（10）京都府政行政文書『木村前知事・山本知事事務引継演説書』一九四七年三月。「衛生部」二四一頁。
（11）二至村菁『日本人の生命（いのち）を守った男――GHQサムス准将の闘い』講談社、二〇〇二年、六六―九三頁。
（12）春日公子「昔ばなし」『学給組二六周年史』京都市立学校給食従業員組合。一九七五年三月八日集会記録、六―七頁。「毎日水たき」『京都新聞』一九四七年十月十三日、二頁。
（13）「日本は米の防壁　アイケルバーガー第八軍司令官シンシナテイで講演」『京都新聞』一九四七年十一月十三日、一頁。「共産主義国にとって日本がどんなにすばらしい獲物であるか――もしそうなれば――将来の大戦での敗北の可能性を意味する」。"National Affairs." *Time*. November 1, 1948. p. 26.
（14）加藤明勝作詞、永井建子作曲「歩兵の本領」。
（15）『京都新聞』一九四七年十一月三日、二頁。
（16）原文は "gigantic and omnipresent."
（17）『京都新聞』一九四七年九月六日、二頁。九月七日、二頁。九月八日、二頁。九月十日、二頁。九月十一日、一頁。
（18）『京都新聞』一九四七年十一月十一日、二頁。

7　満州からの道のり――「泣かんとおらんならん」【12月】

（1）厚生省引揚援護局未帰還調査部『満州・北鮮・樺太・千島における日本人の日ソ開戦以後の概況』冊子、厚生省、一九五九年、一三―一七、三〇―三四頁。
（2）石炭を蒸し焼きにした火力の強い燃料。
（3）市田きみゑ氏談話。二〇〇〇年十二月二十三日。

(4)一九四五年十二月末までの統計。厚生省引揚援護局未帰還調査部『満州・北鮮・樺太・千島における日本人の日ソ開戦以後の概況』冊子、厚生省、一九五九年、三四頁。
(5)市田きみゑ氏談話。二〇〇〇年十二月二十三日。
(6)宿院美智子氏(市田きみゑ氏長女)談話。二〇〇六年一月三十日。
(7)市田弘(ひろむ)氏談話。二〇〇六年十二月十六日。

8 前任軍医――「すらっとしてすかっとして」【12月】

(1)市田肇氏談話。二〇〇〇年十二月九日。市田氏は7話の市田きみゑさんの親戚。
(2)"Fogelman, Morris J." *The Official ABMS Directory of Board Certificated Medical Specialists.* American Medical Association. 2003. S-9282.
(3)市田肇「保健所の思い出」京都府保健所五十年史編さん委員会『京都府保健所五十年史』京都府、一九八九年、二六八頁。
(4)臨時国勢調査。一九四七年十月一日。京都府ホームページ/府政情報/統計データ/その他刊行物等/京都府の人口参考二「京都府の市区町村別人口及び世帯数の推移(大正九年十月一日―昭和三十年十月一日)」http://www.pref.kyoto.jp/tokei/yearly/jinkou/jinkoutop.html ダウンロードは二〇〇八年九月十五日。

9 引揚港の婦人相談――「心身の傷手(いたで)をいやさしめ」【12月】

(1)S.N.氏談話。二〇〇〇年六月十八日。H.S.氏談話。二〇〇〇年六月二日。
(2)多田卓夫氏談話。二〇〇〇年五月二十七日。
(3)昇平会編『引揚記録・昇平大阪開拓団』昇平会事務所、宝塚、一九七七年、八八頁。
(4)飯山達雄「終戦秘録 死地満州に潜入して」『文藝春秋』一九七〇年三月号、一三三頁。

（5）一色正雄編。旧舞鶴地方引揚援護局『舞鶴地方引揚援護局史』厚生省、一九六一年、二四二頁。Y．H．氏談話。二〇〇一年十一月十三日。

（6）E．S．氏談話。二〇〇〇年六月十二日。二至村菁「舞鶴の相談」上と下。『日本医事新報』四〇六三号、二〇〇二年三月九日、五三―五六頁および二〇〇二年三月十六日。四〇六四号、六一―六五頁。「大正十五年卒業」『会員名簿』京都大学医学部芝蘭会、一九八一年、九二頁。

（7）旧刑法「第二九章　堕胎ノ罪。第二一二条〔堕胎〕懐胎ノ婦女薬物ヲ用ヒ又ハ其他ノ方法ヲ以テ堕胎シタルトキハ一年以下ノ懲役ニ処ス。第二一三条〔同意堕胎〕婦女ノ嘱託ヲ受ケ又ハ其承諾ヲ得テ堕胎セシメタル者ハ二年以下ノ懲役ニ処ス因テ婦女ヲ死傷ニ致シタル者ハ三月以上五年以下ノ懲役ニ処ス。第二一四条〔業務上堕胎〕医師、産婆、薬剤師又ハ薬種商婦女ノ嘱託ヲ受ケ又ハ其承諾ヲ得テ堕胎セシメタルトキハ三月以上五年以下ノ懲役ニ処ス因テ婦女ヲ死傷ニ致シタルトキハ六月以上七年以下ノ懲役ニ処ス。」http://www.res.otemon.ac.jp/~yamamoto/be/BE_law_03.htm ダウンロードは二〇一一年十一月十七日。

（8）永井潜「巻頭語」『民族衛生』一巻一号、一九三一年三月、一頁。

（9）学会代表は永井潜東京大学医学部教授。莇（あざみ）昭三「一五年戦争と日本民族衛生学会（その二）」『一五年戦争と日本の医学医療研究会会誌』第四巻二号、三七頁。

（10）永井潜「巻頭言」『民族衛生』一三巻二・三号、一九四六年十二月、一頁。

（11）Steiner, Jesse F. Book Review for: Adams, Romazo. *Interracial marriage in Hawaii: A study of the mutually conditioned processes of Acculturation and Amalgamation.* Macmillan Co. New York. 1937. *American Anthropologist.* V39, No.4, pp697-698. 1937. http://onlinelibrary.wiley.com/doi/10.1525/aa.1937.39.4.02a00280/pdf Download: July 16, 2015. 谷口虎年も、Stevens, Felinger, Hoffmann などによる調査をひいている。谷口虎年『遺伝・体質・混血』吐鳳堂、一九四二年、七二―七三、一〇〇

頁。

(12) 一九四六年から『民族の運命』『良き子を生む秘訣』などの民族衛生叢書が一五冊出版され、編集に公衆衛生院長の古屋芳雄があたり、永井潜は地方の医師会に「日本民族永遠の繁栄を確立」しようという挨拶状を一九四九年四月に『民族衛生』一六巻三号にはさんで配布した。

(13) Engs, Ruth Clifford. *The Eugenics movement: an encyclopedia.* Greenwood Press. Westpoint, Conn. and London. 2005. pp. 54-55.

(14) 井村哲郎「岩崎健事氏ヒアリング記憶」五・完。「総務庁参事官・敗戦前後・引揚援護活動」『環日本海研究年報』九、二〇〇二年三月、九七―一一六頁。飯山達雄「終戦秘録　死地満州に潜入して」『文藝春秋』一九七〇年三月号、二二八―二三〇頁。厚生省引揚援護局未帰還調査部『満州・北鮮・樺太・千島における日本人の日ソ開戦以後の概況』冊子、厚生省、一五、三〇―三二頁。ＧＨＱ／ＣＡＳ（Ａ）資料。Jagers, J. C. Civil Censorship Detachment. "Help urged for Japanese in North Korea." Chûgoku Shimbun. Confidential. Post-censored and disapproved. December 7, 1945. p. 2. Gordon W. Prange Collection. Mackeldin Library, University of Maryland. 記事は連合軍同盟国ソ連への配慮から「掲載不許可」とされたが英訳され、情報として使われた。

(15) "Colonel Sams termed as a 'bald face lie' the rumors that he or anybody from this Headquarters directed the Japanese to abort pregnant repatriates." ＧＨＱ／ＰＨＷ資料。Ridgely, Dale B. Memorandum for Record. Warning to Japanese regarding spreading of false rumors attributed to GHQ. April 22, 1946.

(16) クロフォード・Ｆ・サムス『ＤＤＴ革命』竹前栄治監訳、岩波書店、一九八六年、八四―八六頁。

(17) "Lack of political insight." *Forum.* November 5, 1945. pp. 264-266. Miller, Paul Vincent. "Censorship in Japan." *The Commonweal.* April 25, 1947. p. 36.

(18) "How we fumble in Japan." *New Republic.* December 3, 1945. pp. 733-734.

(19) 一色正雄編・旧舞鶴地方引揚援護局「発医第一五一号（昭和二十一、二十四、二十六）満鮮引揚

女子の医療救護に関する件」『舞鶴地方引揚援護局史』厚生省、一九六一年、二五二―二五四頁。

(20) GHQ/PHW資料。A review covering a resume of the problems, accomplishments and future programs of the Public Health and Welfare Section among the Japanese population in furthering the objectives of the Supreme Commander. August 45 - August 47. p. 58.

(21) Alt, Grace E. "For your office files." April 17, 1950. ライダー島崎玲子・大石杉乃編著『戦後日本の看護改革』日本看護協会出版会、二〇〇三年、二四頁。履歴書は一一九頁。昇進については二八頁。

(22) ライダー島崎玲子・大石杉乃編著『戦後日本の看護改革』日本看護協会出版会、二〇〇三年、二五、二八頁。

(23) Alt, Grace E. Military Government, Japan, Korea, Okinawa, September 1945 to June 1951. Unpublished manuscript. June 1951. ANCA, USA, CMH, WDC. Quoted as endnote No. 48 in: Sarnecky, Mary T. A history of the U.S. Army Nurse Corps. University of Pennsylvania Press. 1999. p. 285.

(24) GHQ/CAS(B)資料。Franklin T. Prager. Monthly Report on Repatriation. Maizuru Detachment. 103 Military Government Company. p. 1. May 23, 1946. June 6, 1946. p. 1. 四月十六日に米軍輸送船で六六六二人が上海から帰国。厚生省引揚援護局庶務課記録係『続々・引揚援護の記録』厚生省、一九六三年、一四八頁。

(25) 国立舞鶴病院庶務課長斎藤好示氏談話。二〇〇〇年五月二十七日。

(26) GHQ/PHW資料。Saito, S. to Chief, Welfare Division, PHW Section, GHQ, SCAP. Report on the Relief and Rehabilitation Activities in 1948. Informal. Annexed Papers. Monthly Statistics in 1947 & 1948 on Repatriated Patients from Areas other than those of USSR. List of Comparison of the Conditions of the Repatriates from USSR Areas in Last Year and This Year, classified by Months. November 27, 1948. その他の港では一〇二人だったとある。総数記録は設楽亨・引揚援護庁長官官房総務課記録係編『引揚援護の記録』一九五〇年、八六―八七、一四一頁。博多港での救護については関係者による後年の証

言のみで厚生省の記録はみつかっていない。

(27) 厚生省医務局『国立病院十年の歩み』一九五五年、一六三頁。非公刊。

10 仏面獣心の京女――「わるいことせな損どす」　【12月】

(1)「京都の女性に告ぐ」『京都新聞』一九四七年十二月十九日、二頁。

(2) Emilie Putnum. 京都府立総合資料館編『京都府百年の年表　四　社会編』京都府、一九七一年、二五四頁。

(3) 植村尚氏談話。二〇〇八年六月二十八日。

(4) 川田市之丞『昭和二十五年版京都年鑑』都新聞社、一九四九年、二一一頁。

(5) GHQ／PHW資料。Sams, C. F. Letter to Oshima, Kazuyuki at National Hamamura Sanatorium, Tottori Prefecture. Apri 23, 1951.

(6) GHQ／PHW資料。Henderson, E. L., Sensenick, R. L., Irons, Ernst E., Fitzgibbon, John H. and McCormick, Edward J. Report of the Mission of the American Medical Association. December 1948.

(7) 昭和二十二年十月一日臨時国勢調査。「京都府の市区町村別人口及び世帯数の推移（大正九年十月一日―昭和三十年十月一日）」二一頁。京都府ホームページ／府政情報／統計データ／その他刊行物等／京都府の人口参考二。ダウンロードは二〇〇八年九月十五日。

(8) 川田市之丞『昭和二十五年版京都年鑑』都新聞社、一九四九年、二一一頁。

(9) 同様の報告は高山みよ子「学者の家庭の生活の工夫」『主婦之友』一九四八年五月号、五〇―五一頁。

(10)「高めよ隣人愛　軍政部厚生部長　E・パートナム女史が山城地方へ出張して視察」『京都新聞』山城版、一九四七年十月十五日、二頁。

(11) GHQ／CAS資料。Putnum, Emilie. *Monthly military government team activities report. Annex B-2.*

Public and Private Welfare. March 8, 1948. p. 8. ほかに、「集まらぬ共同募金一七〇七万円。京が一番ビリ」『京都新聞』一九四八年三月十三日、最終額は一八四八万円。つぎの年も『京都新聞』によれば京都市内は一割四分だったが郡部では三割近い寄付者があった。一九四八年十一月十五日、二頁。

（12）ＧＨＱ／ＰＨＷ資料。Henderson, E.L., Sensenick, R.L., Irons, Ernst E., Fitzgibbon, John H. and McCormick, Edward J. Report of the Mission of the American Medical Association. December 1948.

（13）ＧＨＱ／ＣＡＳ資料。Putnum, Emilie. *Monthly military government team activities report. Annex B-2. Public and Private Welfare.* September, 1947. p. 3.

（14）「京都の帝国大学教授のことば」として報告されている。ＧＨＱ／ＣＡＳ資料。Putnum, Emilie. *Monthly military government team activities report. Annex B-2. Public and Private Welfare.* July, 1947. p. 8.

（15）『京都新聞』一九四八年十二月二十四日、二頁。

（16）堤善顕氏談話。二〇〇六年六月二十九日。

（17）「正直な者は損をする、わるいことせな損どす」『京都新聞』一九四八年八月二十三日、二頁。

11　クリスマスと学生たち——「どこの学校ですの」【12月】

（1）『京都新聞』一九四七年十二月六日、二十二日、二十三日、二十四日、二十七日。いずれも二頁。

（2）植村尚氏談話。二〇〇八年六月二十八日。

（3）北海道の本間辰雄氏よりの礼状。一九四七年七月二十五日付。植村尚『戦後秘話　在外父兄救出学生同盟』e-Bookland. 二〇〇七年、九〇頁。

（4）文部科学省「大学・短期大学等の入学者数及び進学率の推移」http://www.mext.go.jp/b_menu/shingi/chukyo/chukyo4/gijiroku/03090201/003/002.pdf ダウンロードは二〇一一年十二月二十三日。

（5）文部科学省『学制百年史』第二編第一章「戦後の教育改革（昭和二十年～昭和二十七年）」第四節「高等教育」六「学生の厚生指導と奨学援護」http://www.mext.go.jp/b_menu/hakusho/html/hpbz198101/

hpbz198101_2_166.html　ダウンロードは二〇〇八年七月二十九日。
（6）植村尚。善隣協会講演原稿。二〇〇八年七月十一日。
（7）植村尚『戦後秘話　在外父兄救出学生同盟』e-Bookland. 二〇〇七年、九三、一一七頁。
（8）Glismann, John D. Personal communication. February 19, 2000.
（9）植村満利子氏談話。二〇〇八年六月二十八日。
（10）藤原てい『流れる星は生きている』中央公論社、一九七六年、二八八―二八九頁。

12　上官サムス大佐――「筆記は無用」　［12月］

（1）ＧＨＱ／ＰＨＷ資料。Opening speech to the public health officers' conference by General Sams. October 3, 1949. p. 1.
（2）Sams, Crawford F. *Medic*. Edited by Zakarian, Zabelle. M. E. Sharpe. Armonk and London. 1998. Chronology. pp xvii-xxi. Graduation was 1929.
（3）Craford F. Sams, *Medic*. Unpublished manuscript. 1958. p. 13.
（4）Sams, Crawford F. *Medic*. Unpublished manuscript. 1958. p. 20.
（5）Sams, Crawford F. *Medic*. Unpublished manuscript. 1958. "The two years of work and research on malaria and in attempting to develop and apply the methods which I learned were most stimulating, and I think it was, perhaps, the experience which finally turned me from my long felt desire to be a neurosurgeon to a quiet satisfaction with a career in trying to keep people well." p. 77.
（6）Sams, Crawford F. *Medic*. Unpublished manuscript. 1958. pp. 122-123.
（7）Craford F. Sams, *Medic*. Unpublished manuscript. 1958. p. 166.
（8）Sams, Crawford F. *Medic*. Unpublished manuscript. 1958. p. 329.
（9）Sams. C. F. *Oral reminiscence of Crawford F. Sams*. Washington University School of Medicine Oral History

Project. http://beckerexhibits.wustl.edu/ora/transcripts/sams.html May, 1979. p. 12. Sams, Crawford F. *Medic.* Unpublished manuscript. 1958. p. 330.

(10) GHQ／PHW資料。Opening speech to the public health officers' conference by General Sams. October 3, 1949. p. 3.

(11) GHQ／CIE資料。Report of conference. Juy 8, 1948. Restricted. pp. 6-7. p. 15. 誇大な宣伝文句のことを「まったくのプロパガンダだ」と書けば厚生省が「絶対的真実なり」と訳したとある。

(12) GHQ／PHW資料。Opening speech to the public health officers' conference by General Sams. October 3, 1949. p. 7-8.

II　米軍支配を耐える京都のひとびと——一九四八年

13　善意の限界——「敗戦の傷もの」【1月】

(1) 賀川サッカーライブラリー「京都と日本のサッカーに捧げた九〇年　第六代藤田静夫（下）」『月刊グラン』二〇〇五年七月号、No. 136. http://fcjapan.co.jp/scripts2/ksl/story.php?story_id=977. ダウンロードは二〇〇八年六月十一日。

(2) 藤田静夫「日本の再建とスポーツ」『京都新聞』一九四七年六月二十一日、一頁。

(3)『毎日新聞』一九四八年一月十三日、二頁。

(4) 松繁洋氏談話。二〇〇六年五月十六日。

(5)『新日本』一九四八年一月十三日、二頁。

(6) GHQ／CAS資料。Devine, James D. Commendable Actions of Lieutenant Glisman（ママ）on 10 January 1948.

(7) 宇山理雄（うやままさお）「救急分院の沿革と将来」京都第二赤十字病院五〇周年編集委員会『創立五〇周年』萬

年社、一九七五年、二〇頁。
（8）*KMG Report*. April 30, 1948. p. 2. 七月には上京消防署と下京消防署に各一台、あわせて二台が配置された。『京都新聞』一九四八年七月二十四日、二頁。なお二〇一五年の京都市消防局救急車台数は四七。京都市消防局広報課。二〇一五年六月十五日。
（9）『京都新聞』一九四八年三月一日、二頁。
（10）www.pref.fukushima.jp/reiki/reiki_honbun/word/002400021.doc より。ダウンロードは二〇〇七年一月九日。
（11）壺井榮「二十四の瞳」『日本文学全集　三九　網野菊、壺井榮、幸田文集』筑摩書房、一九七〇年、二四三、二四八―二五二頁。
（12）ＧＨＱ原文の和訳は「復員軍人ノ輔導ノ如キハ厚生省ノ現機構ヲ以テ充分ナルベシ。」終戦連絡中央事務局政治部「執務報告」第一号、荒敬編集、一九四五年十一月、四二頁。終戦連絡中央事務局『日本占領・外交関係資料集』第三巻、柏書房、一九九四年、二八三頁。
（13）ＧＨＱ／ＰＨＷ資料。A review covering a resume of the problems, accomplishments and future programs of the Public Health and Welfare Section among the Japanese population in furthering the objectives of the Supreme Commander. August 45 - August 47. pp. 49-51. 指令は一九四五年十二月八日、厚生省の返答は十二月三十日。
（14）小山進次郎『生活保護法の解釈と運用』中央社会福祉協議会、一九五〇年、一九頁。
（15）http://www.gibill.va.gov/GI_Bill_Info/history.htm ダウンロードは二〇〇七年一月九日。ＧＩ法では、教育、職業訓練、住宅や農場取得資金、企業資金も保障され、失業保険もおりた。加えて傷痍軍人は種々の医療他の保障をうけた。Rostker, Bernard. *Providing for the Casualties of War.* RAND Corporation. 2013. pp.232-238. www.rand.org/content/dam/rand/pubs/.../RAND_MG1164.pdf　Download: June 14, 2015.

(16) Sams, Crawford F. *Medic*. Edited by Zakarian, Zabelle. M.E. Sharpe. Armonk and London. 1998. p. 159.

(17) GHQ／PHW資料。Sams, Crawford F. Opening speech to the public health officers' conference by General Sams. October 3, 1949. pp. 1-8. によれば七万人。推計一四万人は厚生省医務局『国立病院十年の歩み』厚生省医務局、一九五五年、一六四頁。

(18) 石黒直男『カマボコの人々　戦争不具者の手記』臼井書房（京都）、一九四九年、一一三、五七、一一七頁。

(19) 石黒直男『カマボコの人々　戦争不具者の手記』臼井書房（京都）、一九四九年、一一三、五七、一一七頁。

(20) 福島県では高等小学校（小学校六年に二年を加える）卒業者が大半で、世帯は平均三人、間借り生活者が多かった。www.pref.fukushima.jp/reiki/reiki_honbun/word/00240021.doc ダウンロードは二〇〇七年一月九日。古野四郎『滋賀県傷痍軍人会史』滋賀県傷痍軍人会、一九九四年、一〇一—一〇二頁。

(21) 堀江眞理夫『明星』（戦後復刊）三号、一九四七年、二頁。

(22) 大石武一「第一国会以来、これらの人々の援護に関する請願、陳情は山積している現状」第一二回国会衆議院本会議議事録。一九五二年四月三日。http://kokkai.ndl.go.jp/cgi-bin/KENSAKU ダウンロードは二〇〇八年六月二十一日。

(23) 第一〇回国会衆議院本会議議事録での櫻内義雄による答弁。第十回国会衆議院本会議議事録。一九五一年三月二十八日。http://kokkai.ndl.go.jp/cgi-bin/KENSAKU ダウンロードは二〇〇八年六月二十一日。日本傷痍軍人会代表豊嶋房太郎『日本傷痍軍人会拾五年史』社会福祉法人戦傷病者会館、一九六七年、六頁。古野四郎『滋賀県傷痍軍人会史』滋賀県傷痍軍人会、一九九四年、八六—八七頁。

(24) GHQ／CIS資料。Mercola, V. E. Daily log of stories referred to or checked with SCAP Sections. Confidential.『ニッポン・タイムズ』"Ex-servicemen's welfare." 記事ゲラ刷に対するサムス大佐の返答

は、"Anything like this played up is against SCAP policy." February 19, 1948.『朝日新聞』ゲラ刷記事"War-widows suffering." については、"Not accurate or true." March 8, 1948. Gordon W. Prange Collection. Mackeldin Library, University of Maryland.

(25) 大石武一「今次大戦の敗戦による、やむを得ざる事情に基きまして、この国家当然の責務を今日まで果し得なかったことは、日本国民として、まことに遺憾のきわみであります」。第一二回国会衆議院本会議議事録、一九五二年四月三日。http://kokkai.ndl.go.jp/cgi-bin/KENSAKU ダウンロードは二〇〇八年六月二十一日。

(26) 宮田庄太郎「わが人生」古野四郎『滋賀県傷痍軍人会史』滋賀県傷痍軍人会、一九九四年、六二九頁。

14 PXの若者——「生きていくのがせいいっぱい」【2月】

(1) *KMG Report.* January 31, 1948. p. 1. p. 4.

(2)『京都新聞』一九四七年九月十一日、二頁。

(3) 京都府政行政文書『木村前知事・山本知事事務引継演説書』一九四七年三月。「衛生部」二四三頁。宇野久弥太「進駐軍関係日本人労務者の検診成績」『綜合医学』一九四七年十二月一日、一三—一六頁。

(4) 京都府政行政文書『木村前知事・山本知事事務引継演説書』一九四七年三月。「監督課」二二三頁。

(5) M・I・氏談話。二〇〇四年六月十九日。ビールはシュリッツ、レッド・フォックスなど。

(6)『京都新聞』一九四八年六月九日および六月十八日、二頁。

(7) M・I・氏談話。二〇〇四年六月十九日。

15　日本人を健康にする作戦——「あったかく清潔にしていたいんです」　【3月】

（1）Okamoto, Tomi. Letter to Mrs. Ada J. Glismann. February 10, 1948.
（2）本挿話用資料は、一九四七年当時の宮津保健所獣医師粉川肇氏の二〇〇〇年五月二十七日の談話と、氏が五〇年保存された京都府庁衛生部からの占領初期ガリ版刷指示書類から採った。ここで引用するのは「Insecticide Powder Delousing」粉川肇編纂『昭和二十二年一月起参考綴（庶務）』宮津保健所、一九四七年。
（3）*KMG Report.* January 31, 1948. pp. 4-5.
（4）Okamoto, Tomi. Letter to Mrs. Ada J. Glismann. February 10, 1948.
（5）*KMG Report.* February 29, 1948. Glismann, John D. Letter to Dr. and Mrs. Marvin B. Glismann. February 1, 1948.
（6）Sams, Crawford F. *Medic.* Unpublished manuscript. 1958. pp. 29-30.
（7）「問。秘密戦とはどう云ふことか。答。武力以外の手段（宣伝、諜報、謀略）で相手国の国防要素（人口、思想、生産、資源）を圧倒破摧し、我意に従はしむる戦を云ひます。」「簡閲点呼学科試問」『福知山支部報』一九四〇年七月号、一九四一年九月、一七二号、一一頁。
（8）二至村菁『日本人の生命を守った男——GHQサムス准将の闘い』講談社、二〇〇二年、一一一—一四五頁。
（9）*KMG Report.* July 31, 1948. p. 1.
（10）Okamoto, Tomi. Letter to Mrs. Ada J. Glismann. April 20, 1948.

16　トラホーム——「洗面器一杯の井戸水」　【4月】

（1）Okamoto, Tomi. Letter to Mrs. Ada J. Glismann. April 20, 1948.
（2）三宅仁「第三十七回日本病理学会印象記」『日本医事新報』一九四八年五月十五日、五頁。森茂樹「開会の辞」『日本病理学会会誌』三三巻一号、一九四八年、最初二頁。

（3）内村祐之『私の履歴書』日本経済新聞社、一九八四年、一四〇頁。

（4）Glismann, John D. 特別講演一「Medical Education in America アメリカに於ける医学教育」『日本病理学会会誌』三三巻一号、一九四八年、一頁。

（5）Glismann, John D. *Manuscript for the Japan Pathological Conference.* April 1948. p. 1.

（6）Glismann, John D. 特別講演一「Medical Education in America アメリカに於ける医学教育」『日本病理学会会誌』三三巻一号、一九四八年、一―五頁。

（7）"Cranky father." M・I・氏談話。二〇〇四年十二月十日。

（8）「売家広告」『京都新聞』五月五日、二頁。一六〇坪の家が二五万円とある。

（9）大西比呂志「書評――小林丈広『都市下層の社会史』解放出版社、二〇〇三年六月」『部落解放研究』一六三号（二〇〇五年四月号）。http://blhrri.org/info/book_review/book_r_0225.htm ダウンロードは二〇一二年四月十三日。論じられているのは小島伸豊による「被差別部落の衛生調査とトラホーム対策――大阪」という論文で、『大阪人権博物館紀要』四号（二〇〇〇年）に掲載されたもの。

（10）Glismann, John D. Letter to Dr. and Mrs. Marvin B. Glismann. March 7, 1948.

（11）Glismann, John D. Letter to the Citizens of Oklahoma City. February 11, 1949.

（12）UPI、マイルス・W・ヴォーン。「マ元帥大統領出馬決意か――指名受諾の意思を明示」『京都新聞』一九四八年三月五日、一頁。「マ元帥大統領選へ出馬を声明――要望あらば回避せず」『京都新聞』一九四八年三月十日、一頁。

（13）GHQ／CAS資料。Sheffield, Harold C. to Commanding Officer, Kinki Military Government Region. May 8, 1948. 中止命令をだした係官はGHQの Mr. Nichols, Head of the Shinto and Buddhism Unit of the Religious and Cultural Resources Division, Civil Information and Education Section.

（14）日経BP総合エクゼクティブゴルフ「歴史探訪戦後を歩んだ古都のサンクチュアリ――京都ゴル

フ倶楽部前編および後編」http://www.nikkeibp.co.jp/style/golfers/special/kyoto/060726.html ダウンロードは二〇〇八年六月九日。

（15）ＧＨＱ／ＣＡＳ資料。Sheffield, Harold C. to Commanding-General, 8th Army. June 30, 1948. Trees cut down for golf course. June 30, 1948. 京都市公共事業課が一九四八年四月二十四日に提出した数字として、伐採木材はあわせて七九四・三五六石〔一四三・三立方メートル〕とある。

（16）Glismann, John D. Letter to the Citizens of Oklahoma City. February 11, 1949. April 13, 1948. *KMG Report*. April 30, 1948. p. 2.

（17）*KMG Report*. May 31, 1948. p. 2.

（18）Glismann, John D. Letter to the Citizens of Oklahoma City. February 11, 1949. Letter to Dr. and Mrs. Marvin B. Glismann. April 13, 1948. *KMG Report*. April 30, 1948. p. 2.

（19）川田市之丞編『京都年鑑１９５２年版』都新聞社、一九五一年、五〇四頁。

17　病院スト是か非か――「日本には革命が必要」　【5月】

（1）竹前栄治『戦後労働改革』東京大学出版会、一九八二年、三六八―三六九頁。

（2）アール・ジョンソン「日本の共産主義――執ように浸透狙う」『毎日新聞』一九四七年七月二十四日、一頁。

（3）三宅明正『レッド・パージとは何か』大月書店、一九九四年、五〇頁。

（4）Ｍ・Ｉ・氏談話。二〇〇四年六月十九日。

（5）MacArthur, Douglas. "Illegalize the Japanese Communist Party." *Vital Speeches of the Day*. Pamphlet. Obtained at MacArthur Memorial. June, 1950. pp. 458-460.

（6）ＧＨＱ／ＰＨＷ資料。Rumor concerning encephalitis inoculations originated by Communists. Check sheet. G-2 to PH&W. Secret. August 26, 1948.

（7）GHQ／CIS資料。RRZ. Log of stories referred to or checked with SCAP Sections. Press, Pictorial, and Broadcast Division. Confidential. July 9, 1948. Gordon W. Prange Collection. Mackeldin Library, University of Maryland. クロフォード・F・サムス『DDT革命』竹前栄治監訳、岩波書店、一九八六年、三七頁。

（8）『京都新聞』一九四八年五月二十一日。

（9）クロフォード・F・サムス『DDT革命』竹前栄治監訳、岩波書店、一九八六年、三六七―三七〇頁、三七六頁。

（10）鴨脚光増氏談話。一九九七年四月七日。

（11）アンナ・ジー・ヘインス、太田武夫訳『ソヴェトロシヤに於ける醫療制度の実際』政経書院、一九三一年発行、一九三二年再版。鈴木梅四郎『医業国営論』實生活社出版部、一九二八年発行、一九三〇年五版。

（12）『赤旗』一九三二年七月二十九日、四頁。

（13）二至村菁『エキリ物語』中公新書、一九九六年、五七―六三、一〇二―一〇四、一七七―一七八、一九九頁。

（14）中野進「京都における流れ――戦後の民主的医療グループ」『社会と医療』一巻一号、一九六四年、四頁。

（15）京都府立医科大学戦後学園運動記念文集刊行委員会『比叡は明けたり――京都府立医科大学戦後学園運動記念文集第二集』二〇〇二年、一八七頁。一九四六年二月に全学協議会が結成された。京都府立医科大学創立八十周年記念事業委員会『京都府立医科大学八十年史』一九五五年、三九五頁。

（16）京都府立医科大学百年史編集委員会『京都府立医科大学百年史』一九七四年、二二一頁。

（17）鴨脚光増氏談話。一九九七年四月七日。

（18）T．F．氏談話。二〇〇六年四月十九日。大前博子氏談話。二〇〇一年一月五日。

(19) 九号病棟については、*KMG report.* Restricted. June 30, 1948. p. 2.

(20) 京都府立医科大学創立八十周年記念事業委員会『京都府立医科大学八十年史』一九五五年、三九五頁。

(21) 鴨脚光増氏談話。一九九七年四月七日、一九九五年一月七日。山口富男氏（当時社会科学研究所事務局長）談話。一九九四年十一月十八日。

(22) 京都府立医科大学百年史編集委員会『京都府立医科大学百年史』一九七四年、二二二頁。

(23)「京都府立医大の輿論調査」『綜合医学』一九四七年二月十五日、三三頁。

(24)「白衣の闘争」『京都新聞』一九四七年六月八日、二頁。

(25) *KMG Report.* June 30, 1948. p. 2.

(26) *KMG Report.* June 30, 1948. "Suggestion was made to have the professional organizations break away from the labor unions." p. 2.

(27) GHQ／PHW資料。Neff, Nelson B. Memorandum for Record. November 8, 1946.

(28)『京都新聞』一九四八年五月二十日、二頁。

(29) 竹前栄治『戦後労働改革』東京大学出版会、一九八二年、三六八—三六九頁。

(30) 竹前栄治『戦後労働改革』東京大学出版会、一九八二年、三八七頁。

(31) 二至村菁『エキリ物語』中公新書、一九九六年。

(32) Sams, Crawford F. *Medic.* Edited by Zakarian, Zabelle. M. E. Sharpe. Armonk and London. 1998. p. 179.

(33) 鴨脚光増氏より二至村菁宛手紙。一九九七年三月二十九日。

(34) 鴨脚光増氏談話。一九九七年四月七日。

18 老いと母の日——「ひとのいのちがかかっているときに」【5月】

(1) 田村恒次郎『辛酸——戦中戦後・京の一庶民の日記』岡光夫編集・解題、ミネルヴァ書房、一九八〇年、九六、一〇八頁。このころ京都の女性平均寿命は五十四歳。厚生省予防局「昭和二十二年の人口動態統計の総括概要」『衛生統計』一九四八年三月、一九頁。

(2) 田村恒次郎『辛酸——戦中戦後・京の一庶民の日記』岡光夫編集・解題、ミネルヴァ書房、一九八〇年、一四四頁。

(3) 田村恒次郎『辛酸——戦中戦後・京の一庶民の日記』岡光夫編集・解題、ミネルヴァ書房、一九八〇年、一六五頁。一九四六年九月のこと。

(4) 田村恒次郎『辛酸——戦中戦後・京の一庶民の日記』岡光夫編集・解題。ミネルヴァ書房、一九八〇年、二五一、二六〇頁。当時市電が三円五〇銭。

(5) 「南氷洋の味覚きょう大阪へ　京都の割合は六〇トン」『京都新聞』一九四八年三月八日、二頁。「鯨肉あすから配給します」一九四八年三月十二日、二頁。「京日記」によれば三〇匁(一一二・五グラム)。一九四八年三月十五日、二頁。

(6) 田村恒次郎『辛酸——戦中戦後・京の一庶民の日記』岡光夫編、ミネルヴァ書房、一九八〇年、一〇四、一一三、一九九、一一八、一七九、二四七頁。

(7) 同和園七十年史編纂委員会『同和園七十年史』同和園、一九九七年、三一三、三二〇—三二二、三三四頁。

(8) 同和園七十年史編纂委員会『同和園七十年史』同和園、一九九七年、三〇六頁。

(9) 同和園七十年史編纂委員会『同和園七十年史』同和園、一九九七年、三三五頁。のちの寄贈物資はラード、干した果物、砂糖、ビタミン剤、布団、シーツ、タバコ、せっけん、靴など。

(10) 同和園七十年史編纂委員会『同和園七十年史』同和園、一九九七年、三三五—三三六頁。橋本保二郎『同和園五〇年史』同和園、一九七一年、八六頁。石黒直男『養老院実記』臼井書房(京都)一九五〇年、二七二頁。

(11) 石黒直男『養老院実記』臼井書房(京都)一九五〇年、二五〇、二七一、二八九、二九二頁。

（12）養老施設社会福祉法人同和園『創立三十五周年同和園記念集』一九五六年。沿革。
（13）石黒直男『養老院実記』臼井書房（京都）一九五〇年、二〇〇―二一九、二五八、二六四―二六八、二七二―二八七頁。
（14）橋本保二郎『同和園五〇年史』同和園、一九七一年、九三、九八、一二〇、一五三、一六二、一六八頁。
（15）Glismann, John D. Letter to Mrs. Ada J. Glismann. May 9, 1948.
（16）Glismann, John D. Personal communication. February 19, 2000.
（17）Okamoto, Tomi. Letter to Mrs. Ada J. Glismann. July 30, 1948.
（18）Executive order 9981. July 26, 1948. In: Powell, Colin. "Desegregation of the Armed forces, and a kid from the South Bronx." In: *The Civil Rights Legacy of Harry S. Truman.* Truman State University Press. 2007. p. 117.
（19）GHQ／PHW資料。Selected data on the Occupation of Japan and the Far East Command. Prepared for the Honorable Kenneth C. Royall, Secretary of the Army and Party by GHQ, SCAP and Far East Command. Utilization of Negro Personnel. Secret. February 1, 1949. pp. 16-17. なおGHQ／PHW資料。Recapitulation, Eighth Army Troop List for 1 July 1946, dated 15 January 1946. Secret. によれば一九四六年の黒人総数は全体兵員数一一万二七〇人に対して八八四一人。五二五五人が需品関係部署で、一七一三人は運輸関係部署で勤務していた。
（20）GHQ／PHW資料。SACPIN 1949. Memorandum for Japanese Government. Responsibilities of Japanese Government relative to physical examination, immunization, medical care, hospitalization and other benefits for Japanese Nationals employed for the occupation forces. December 13, 1948. Also SCAPIN 48, December 22, 1945.
（21）GHQ／CAS資料。Harbin, Thomas R. to Provost Marshal, I Corps. Report on traffic accident.

March 24, 1948. 事故は一九四八年三月十七日。

（22）Snyder, Russel C. to Commanding General, I Corps. Compensation to Japanese for injuries caused by Occupation Forces. January 14, 1949. pp. 1-2.「占領軍が日本人の命を一〇〇〇円だと思っている」ととられかねないと案じる地方軍政部司令官からの手紙。

（23）一九四八年五月九日。http://www.hucc.hokudai.ac.jp/~x10553/jp3000/AN1948_%205_%209.html ダウンロードは二〇一二年五月二十二日。

19　いつでも性病感染中――「じぶんを何様だと」　［6月］

（1）東京での同様の逮捕事件についてサムス局長は記事掲載を許可している。GHQ／CIS資料。Log of stories referred to SCAP Sections. Mercola, Vincent E. "VD Forcible detention of innocent girls." *Nippon Times*. Galley Proof. July 2, 1948. Confidential. Gordon W. Prange Collection. Mackeldin Library, University of Maryland.

（2）「さようならスイング少将」『京都日日新聞』一九四九年一月二十三日、一頁。

（3）クロフォード・F・サムス『DDT革命』竹前栄治監訳、岩波書店、一九八六年、一八九頁。

（4）矢野輝男氏談話。一九八六年十二月二十六日。

（5）GHQ／PHW資料。Glismann, John D. to Colonel Devine, James D, Kinki Military Government Region. *Operation of Kyoto City Vice-Squads*. February 17, 1948. 事件は二月十二日。

（6）GHQ／PHW資料。Glismann, John D. Memo for the Kyoto Post Command Venereal Disease Council. June 18, 1948.

（7）GHQ／PHW資料。"Principles of VD Control." Public Health and Welfare Technical Bulletin. June 1947. pp. 28-32.

（8）GHQ／PHW資料。Nieda, Isamu. Memorandum for Record. VD Inspection Trip to Kyoto, Shiga, and Nara Prefectures. June 24, 1948. p. 5.

（9）ＧＨＱ／ＣＩＳ資料。Mercola, Vincent E. Log of stories referred to or checked with SCAP Sections. June 30, 1948. Confidential. Gordon W. Prange Collection. Mackeldin Library, University of Maryland.

（10）ＳＣＡＰ／ＰＨＷ資料。Schedule for regional health officers conference. October 3-8. 1949.

（11）Glismann, John D. Letter to Dr. and Mrs. Marvin B. Glismann. November 21, 1948. December 26, 1948. Personal Communication. February 19, 2000.

20　米国留学解禁——「はちきれるような新鮮さ」　【6月】

（1）ＧＨＱ／ＰＨＷ資料。McIntosh, R. Letter to Shigenobu Ki［ママ］riyama. February 22, 1947. The Fifth International Congress of Pediatrics. 招かれたのは日本小児科学会理事長栗山重信東大名誉教授と東北大学の佐藤彰教授。小林登「ＧＨＱサムス准将のチャイルドケアリング・デザイン」『日本医事新報』二〇〇九年十二月十二日号、九五—九八頁。

（2）その後『医界ニュース』が「戦後最初の渡米」というゲラ刷記事を検閲に提出し、サムス局長は、"That is not true. The State Department presented the program to FEC, but FEC turned it down. The doctors are not going."と答えた。ＧＨＱ／ＣＩＳ資料。Daily Check Report. Ikai News. No. 16 and 17. July 5, 1947. Confidential. Gordon W. Prange Collection. Mackeldin Library, University of Maryland.

（3）「マ元帥陸軍長官へメッセージ」『朝日新聞』一九四八年四月一日。一面トップ。『京都新聞』一九四八年四月三日、一頁。

（4）木原均「木原博士より」『遺伝』二巻・九号、一九四八年九月、三〇—三一頁。

（5）ＧＨＱ／ＣＩＳ資料。Mercola, Vincent E. Log of stories referred to or checked with SCAP sections. June 10, 1948. Confidential. Gordon W. Prange Collection. Mackeldin Library, University of Maryland.

（6）ＧＨＱ／ＰＨＷ資料。Sams, Crawford F. Letter to Professor H. J. Muller. June 3, 1948. Letter to

Laurence H. Snyder. June 3, 1948.

（7）篠遠喜人「木原教授を送る」『遺伝』二巻・七号、一九四七年七月一日、二二六頁。

（8）篠遠喜人「木原教授を送る」『遺伝』二巻・七号、一九四七年七月一日、二二六頁。

（9）『京都新聞』一九四八年六月二十九日、二頁。出発は六月二十八日。

（10）Checknote. March 4, 1948. Inter-change of personnel between Japan and other countries. Confidential. 過去に、国際小児科学会、国際癌学会、ＦＡＯ学会への日本人学者派遣は不許可となったが、今回は医学教育関係者一一人、保健婦四人、公衆衛生関係者三人を「日本の医学を国際水準までひきあげるため」送りたいとある。

（11）佐々学「アメリカ便り」『東京醫事新誌』六五巻・五号、一九四八年十二月、三一頁。

（12）木下禮治「米国留学の準備」『日本医事新報』一九四九年五月二十一日、三三頁。

（13）「木挽町だより」『日本医事新報』一九五〇年三月四日、四〇頁。

（14）斎藤元一『フルブライト留学一期生』文藝春秋、一九八四年、五頁。ガリオア奨学金は一九四九、一九五〇、一九五一年とつづき、一九五二年が最後で合格者は八〇〇人、倍率は二〇から三〇倍だった。その後はフルブライト奨学金となった。英語能力だけだったガリオア選抜にくらべ、フルブライト選抜は専門を重視した。

（15）ガリオア資金は Government Appropriation for Relief in Occupied Areas Fund の略称で、米国陸軍省が一九五一年まで支出した一六億ドルをさす。占領初期は無償のはずだったがのち返済を要求され日本政府は三分の一を返済した。

（16）堀井五十雄氏（京都大学医学部長一九六一―六五年）談話。一九八六年十二月二十四日。

（17）岡本道雄（京都大学医学部長一九六九―七三年、総長一九七三―七九年）「弔辞」一九七四年十二月十五日、三―四頁（舟岡俊子氏提供）。大著執筆は一九三〇年代後半からという。堀井五十雄氏談話。一九八六年十二月二十四日。

(18) 舟岡俊子氏談話。一九八八年六月二十九日。舟岡省五『東亜星座ニ於ケル日本――近世日本外交ノ歴史的背景』二巻、東邦書房、一九四〇―四一年。二巻あわせて一一六二頁。

(19) 岡本道雄「弔辞」一九七四年十二月十五日、五頁。

(20) 堀井五十雄氏談話。一九八六年十二月二十四日。岡本道雄「弔辞」一九七四年十二月十五日、三―四、六頁。

(21) 岡本道雄「弔辞」一九七四年十二月十五日、七頁。

(22) 平澤興氏(京都大学医学部長一九五六―一九五七年、総長一九五七―六三年)談話。一九八八年七月二十七日。

(23) 内倉慶二「アメリカ医学の制度を聞いて」『最新医学』一九四六年九月号、一―二頁。

(24)「近畿外科学会」『日本医事新報』一九四六年十一月十一日、一〇頁。

(25) このころ野口英世(一八七六―一九二八)の業績への疑義はまだ知られず、一九一一年に京都帝国大学から医学博士号を授与された、黄熱病の病原体発見者およびそのワクチン開発者とされていた。

(26) 浅倉稔生「フィラデルフィアから　七」『週刊医学界新聞』一九八九年六月十二日、三頁。

(27) 木原均『科学者の見た戦後の欧米――第八回国際遺伝学会に出席して』毎日新聞社、一九四九年。

(28) 高橋盛雄『英米会話入門』風間書房、一九四九年。

(29)「昭和二十六年度米国留学生受験要項決る」『日本医事新報』一九五〇年九月二十三日、三五頁。

(30) 栗秋要「ガリオア米国留学生の手記(其の一)」『日本医事新報』一九五一年七月二十八日、四二頁。

21　福井大地震――「いっぽうの端が燃えて」　【6月】

(1)「福井市の大半はバラック」『京都新聞』一九四八年六月二十九日、一頁。

（2）「国勢調査二〇一〇。速報。福井市の人口・世帯数」人口の推移。http://www.city.fukui.lg.jp/d360/josys/toukei/kokusei22/sokuhou_d/fil/sokuhou_fukui.pdf, p. 5。ダウンロードは二〇一二年六月二十二日。
（3）「福井市大混乱」『京都新聞』一九四八年六月二十九日、一頁。福井軍政部は佐佳枝中町の人絹会館におかれていた。
（4）『京都新聞』山城版。一九四八年七月一日、二頁。
（5）滋賀県医師会代表大西輝彦『滋賀県医師会七十年史』滋賀県医師会、一九五八年、八三二頁。
（6）Glismann, John D. Personal communication. February 19, 2000.
（7）『京都新聞』一九四八年七月一日、二頁。
（8）Glismann, John D. Personal communication. February 19, 2000.
（9）「父の腕切って救う」『京都新聞』一九四八年七月一日、二頁。
（10）内閣府　中央防災会議「災害教訓の継承に関する専門調査会報告書一九四八　福井地震　概要」。http://www.bousai.go.jp/jishin/chubou/kyoukun/rep/1948-fukuiJISHIN/index.html ダウンロードは二〇一二年六月二十一日。
（11）*KMG Report*. June 30, 1948. p. 1.
（12）Glismann, John D. Personal communication. February 19, 2000.
（13）Glismann, John D. Letter to Dr. and Mrs. Marvin B. Glismann. July 1, 1948.

22　降伏の記憶——「前途は明るいか」【8月】

（1）*KMG Report*. June 30, 1948. p. 1.『京都新聞』一九四八年七月一日、二頁。
（2）GHQ／PHW資料。The spot plan of Kyoto Chuo Health Center. Undated.
（3）二至村菁『日本人の生命（いのち）を守った男——GHQサムス准将の闘い』講談社、二〇〇二年、一三五

—一四〇頁。

(4) GHQ/PHW資料。The spot plan of Kyoto Chuo Health Center. Undated.

(5) *KMG Report.* July 31, 1948. pp. 2-3.

(6)『京都新聞』一九四八年七月二十九日、二頁。

(7) *KMG Report.* October 31, 1947. p. 10.

(8) 二至村菁『日本人の生命(いのち)を守った男――GHQサムス准将の闘い』講談社、二〇〇二年、二一一—二二九頁。

(9)『都新聞』一九四八年八月六日、二頁。

(10)「社説」『京都日日新聞』一九四八年八月七日、一頁。

(11) 記録は十八分三十七秒。『京都新聞』一九四八年八月六日、二頁。

(12) 都築正男「赤十字精神で原爆を禁止せよ」『日本週報』一九五四年一月号、三三頁。

(13) Sams, C. F. The impact of Hiroshima and Nagasaki on military medical operations. Published by US Navy. Presented before Navy Medical Officers Class. CBP School. 1957. pp. 1-10. Sams, Crawford F. Interview by Kenneth Kann on behalf of the Oral History Project on the Korean War directed by Stephen Endicott of York University and by John W. Powell of San Francisco, the former editor of the *China Weekly Review.* May 5, 1978. Tape2-3.

(14) GHQ/TS資料。Sams, C. F. Memorandum for record. Secret. January 20, 1948.

(15) 二至村菁『日本人の生命(いのち)を守った男――GHQサムス准将の闘い』講談社、二〇〇二年、二一〇—二二〇頁。Sams, Crawford F. Interview. 1979. Washington University School of Medicine Oral History Project. Bernard Becker Medical Library. http://beckerexhibits.wustl.edu/oral/transcripts/sams.html Download: May 7, 2009.

(16) Glismann, John D. Personal communication. February 19, 2000.

（17）「都内の眠り病増加」『京都新聞』一九四八年八月十日、二頁。「東京七百人突破、危い十歳前後」『京都新聞』一九四八年八月十三日、二頁。
（18）「舞鶴に脳せきずい膜炎」『京都新聞』一九四八年八月十一日、二頁。「京に集団せきり」『京都新聞』一九四八年八月二十一日、二頁。
（19）*KMG Report.* May 31, 1948. p. 2. *KMG Report.* September 30, 1948. p. 3.
（20）「白い水道の水　衛生面からは安心」『京都新聞』一九四八年八月六日、二頁。
（21）『京都新聞』一九四八年八月十五日、二頁。
（22）「社説　敗戦三周年」『京都日日新聞』一九四八年八月十五日、一頁。終戦時は「ぼう然なすところを知らなかった」とある。
（23）『京都日日新聞』一九四八年八月十七日、二頁。
（24）『都新聞』一九四八年八月二十四日、二頁。
（25）『都新聞』一九四八年八月二十四日、二頁。
（26）『京都新聞』一九四八年八月十二日、二頁。

23　七三一部隊からの帰還——「不思議な天の恩」【8月】

（1）林仁子「岡本先生と群青の色」杉山武敏・鈴木庸之編『岡本耕造先生回想録』四校同門会、一九九九年、九二頁。
（2）無署名メモ。「石井四郎君」近藤昭二編『731部隊・細菌戦資料集成（Japanese Biological Warfare; Unit 731: Official Declassified Records.）』CD—ROM版。柏書房、二〇〇三年、一七〇一三。皮下種痘の権威で先輩らしい京都大学医学部教授が終戦後に書いたものと思われる。
（3）「細胞及組織ノ酸化還元機能ニ関スル研究」『日本微生物学病理学雑誌』二六巻一〇号、一九三二年、一一七三頁。原文カタカナ。杉山武敏「岡本耕造先生を回想する」杉山武敏・鈴木庸之編『岡

本耕造先生回想録』四校同門会、一九九九年、一四四頁。

（4）岡本英一氏談話。二〇一〇年十二月二十二日。

（5）陸軍刑法第七五条「故ナク職役ヲ離レ又ハ職役ニ就カサル者ハ」「敵前ナルトキハ死刑、無期若クハ五年以上ノ懲役又ハ禁錮ニ処ス。」http://www.cc.matsuyama-u.ac.jp/~tamura/rikugunnkeihou.htmtoubou ダウンロードは二〇一一年三月十六日。

（6）"Earliest recorded use of biologic warfare." *Bulletin of U.S. Army Medical Department.* February, 1947. Vol. VII. No. 2. pp. 178-179. これは Stearn, Allen E. and Stearn, Esther W. による *The effect of smallpox on the destiny of the AmerIndian.* Published by Bruce Humphreys, Boston, 1945. に関連して報じられた。Tea, Sok, Smyth, Alex and Leon, Nathalie de. Chemical and biological weapons of World War II. http://www-cs-faculty.stanford.edu/~eroberts/courses/ww2/projects/chemical-biological-warfare/index.htm Download: March 16, 2011.

（7）岡本英一氏談話。二〇一〇年十二月二十二日。他にも旧満州から日本陸軍の飛行兵が同僚などを載せて終戦直前に帰国した例がある。http://www.shimousa.net/techou/techou_manshu.html ダウンロードは二〇一一年三月十五日。

（8）"Introduction to NMT Case 1: U.S.A. v. Karl Brandt et al." Harvard Law School Library Nuremberg Trials Project: A digital document collection. February 2003. http://nuremberg.law.harvard.edu/php/docs_swi.php?DI=1&text=medical Download: February 24, 2015.

（9）"Interview with Dr. Kozo Okamoto." Confidential. November 22, 1947. 近藤昭二編『７３１部隊・細菌戦資料集成（Japanese Biological Warfare; Unit 731: Official Declassified Records.）』ＣＤ－ＲＯＭ版、柏書房、二〇〇三年。

（10）Sams, Crawford F. Interview by Kenneth Kann on behalf of the Oral History Project on the Korean War directed by Stephen Endicott of York University and by John W. Powell of San Francisco, the former editor of the *China Weekly Review*. May 5, 1978. Tape 7-18. Tape 8-12.

（11）Endicott, Stephen. Personal communication. March 9 & 27, 2007.

（12）"- when I was in Japan we were looking for data where they had used it in Manchuria."（They had done testing, but they hadn't used it?）"No. Never used it. We got all the laboratory data. But they did not use germ warfare."（Had they developed real sophisticated techniques?）"Yes, yes. We sent it all back here. To – Sure. - This is something that's...more...how shall I say it?... more theoretical than actual. It's like I can take a test tube of botulinum, and say, 'I've got enough in here to kill everybody in the whole world' – the question is, 'how do you give it to them?'"（What kind of delivery systems were the Japanese developing?）"Well, this is a case where you contaminated the water supplies. Or, you use anthrax, and you can disperse it with aerosols. Or, you can take... after all, there is a limit to the number of organisms that you can use. But your main problem, again, is to keep them viable. In whatever system used. Now if you take an artillery shell and have that filled, and have - explosive to blow it up, you can disperse them, but not in a very wide area. You see? And a lot of organisms dry very quickly."（What were the Japanese expecting to get out of it?）"This is again...like so and so has got it...is developing a potential for bacteriological warfare, you have to defend yourself against it. And then you have to counter it. This is the way war is." Interview by Kenneth Kann on behalf of the Oral History Project on the Korean War directed by Stephen Endicott of York University and by John W. Powell of San Francisco, the former editor of the *China Weekly Review*. May 5, 1978. Tape 3-1 to 3-3. Chemical Warfare School については Tape 2-1 から 2-3.

（13）島村喬『三千人の生体実験』が原書房から一九六七年に刊行され、七三一部隊員が一九四九年にソ連のハバロフスクで裁判をうけたことが報じられた。ほかに講談社の吉村昭『細菌』一九七〇年、光文社の森村誠一『悪魔の飽食』第一部、一九八一年など。

（14）杉山武敏「京大病理学教室史における７３１部隊の背景」『一五年戦争と日本の医学医療研究会

会誌 Journal of 15-years War and Japanese Medical Science and Service』一〇巻一号、二〇〇九年一月、一—二頁。

(15) 家森幸男「私の恩師岡本耕造先生」杉山武敏・鈴木庸之編『岡本耕造先生回想録』四校同門会、一九九九年、一六五頁。岡本英一氏談話。二〇一〇年十二月二十二日。

(16) Johns, Charles. Personal communication. February 2, 2011.

(17) "Grandfather was excited as he had always wanted to meet Shirô Ishii." Johns, Charles. Personal communication. February 8, 2011.

(18) Sams, Crawford F. *Medic.* Unpublished manuscript. 1958. pp. 144-145.

(19) Johns, Charles. Personal communication. February 8, 2011.

(20) Okamoto, Kôzô. Production of experimental diabetes mellitus and zinc reaction of islets of Langerhans. *Hyogo Journal of the Medical Sciences.* Vol. 1. 1951. pp. 77-88. Okamoto, Kôzô & Aoki, Kyûzô. Development of a strain of spontaneously hypertensive rats. *Japanese Circulation Journal.* Vol. 27, 1963. pp. 282-293. Okamoto, Kôzô, Yamori, Yukio & Nagaoka, Akinobu. Establishment of the stroke-prone spontaneously hypertensive rat (SHRSP). *Circulation Research.* Vol. 34-35 (Supplement 1). 1974. pp. 143-153.

(21) 匿名関係者談話。二〇一一年六月九日。

(22) 島村喬『三千人の生体実験』原書房、一九六七年、七一頁。

(23) 島村喬『三千人の生体実験』原書房、一九六七年、七八—八一、九〇頁。

(24) 武内忠男「サイエンスに生きて」杉山武敏・鈴木庸之編『岡本耕造先生回想録』四校同門会、一九九九年、七七頁。著者は当時奉天の満州医科大学在籍。本文では一九四五年とあるが関係者のご指摘で一九四三年に修正した。

(25) 砂原克己「《門前録》抄」杉山武敏・鈴木庸之編『岡本耕造先生回想録』四校同門会、一九九九年、九〇頁。

(26) 匿名関係者談話。二〇一〇年十二月十七日。
(27) 福留金一郎「恩師岡本耕造先生と私」杉山武敏・鈴木庸之編『岡本耕造先生回想録』四校同門会、一九九九年、一〇三頁。
(28) 安威徹「想い出」杉山武敏・鈴木庸之編『岡本耕造先生回想録』四校同門会、一九九九年、一三一頁。
(29) 奥田正「岡本先生の思い出」杉山武敏・鈴木庸之編『岡本耕造先生回想録』四校同門会、一九九九年、一四二頁。
(30) 上杉雄二「卓球の腕前は国体級」杉山武敏・鈴木庸之編『岡本耕造先生回想録』四校同門会、一九九九年、一五六頁。
(31) 岡本英一氏談話。二〇一〇年十二月二十二日。
(32) 岡本英一氏談話。二〇一〇年十二月二十二日。
(33) 挟間(はざま)章忠「先生のお説教――現在に勤(いそ)しめ」杉山武敏・鈴木庸之編『岡本耕造先生回想録』四校同門会、一九九九年、一五一頁。
(34) 岡本耕造「京都ホテルにおける謝辞」一九七二年四月三十一日。杉山武敏・鈴木庸之編『岡本耕造先生回想録』四校同門会、一九九九年、二五頁。

24　アメリカ式看護――「病むひとの苦しみを」【8月】

(1) ライダー島崎玲子、大石杉乃『戦後日本の看護改革』日本看護協会出版会、二〇〇三年、三八―三九頁。
(2) GHQ/PHW資料。Alt, Grace. まえがき。母子愛育会母性保健部編『助産必携』宮島書店、日付不明。
(3) 岡部登美子「京都における終戦直後の看護行政と私」『京都私立病院報』二二六号、一九八五年

二月一日、一一頁。ライダー島崎玲子、大石杉乃『戦後日本の看護改革』日本看護協会出版会、二〇〇三年、九六頁。

（4）*KMG Report*. June 25, 1947. pp. 2-3.

（5）*KMG Report*. July 31, 1947. pp. 1-3.

（6）岡部登美子「京都における終戦直後の看護行政と私」『京都私立病院報』二二六号、一九八五年二月一日、六頁。

（7）*KMG Report*. September 30, 1947. pp. 2-4.

（8）*KMG Report*. October 31, 1947. pp. 3-4.

（9）*KMG Report*. December 31, 1947. pp. 3-4. 合格率は二三パーセント。

（10）岡部登美子氏へのライダー島崎玲子、亀山美知子によるインタビュー記録。一九八七年十一月七日。ライダー島崎玲子、大石杉乃『戦後日本の看護改革』日本看護協会出版会、二〇〇三年、九七—九八頁。

（11）岡部登美子氏談話。ライダー島崎玲子、亀山美知子筆記。一九八七年十一月七日。インタビュー記録、五頁。

（12）岡部登美子氏談話。ライダー島崎玲子、亀山美知子筆記。一九八七年十一月七日。インタビュー記録。ライダー島崎玲子、大石杉乃『戦後日本の看護改革』日本看護協会出版会、二〇〇三年、九七—九八頁。

（13）岡部登美子「京都における終戦直後の看護行政と私」『京都私立病院報』二二六号、一九八五年二月一日、一三頁。

（14）ＧＨＱ／ＰＨＷ資料。Manitoff, Anna. Attached sheet. Opinions of Directors and Vice-directors present at the round table discussion in Kyoto regarding A and B class nursing schools. Staff visit to Osaka-Kyoto. December 15, 1950. 京都大学医学部教授、国立舞鶴病院長の談話が引用されている。

(15) 岡部登美子「京都における終戦直後の看護行政と私」『京都私立病院報』二二六号、一九八五年二月一日、一一―一二頁。島田ハナ氏談話。二〇〇〇年六月十二日。

(16) 岡部登美子氏談話。ライダー島崎玲子、亀山美知子筆記。一九八七年十一月七日。インタビュー記録、一七頁。

(17) *KMG Report.* April 30, 1948. p. 3. 日本助産婦看護婦保健婦協会の第二回総会。

(18) *KMG Report.* April 30, 1948. p. 3.

(19) T．F．氏（当時京都府立医科大学厚生女学部生）談話。二〇〇六年四月十九日。竹屋旅館接収と改造については西田和子旅館経営者談話。「京都における米軍政の展開」立命館大学産業社会学部鈴木良ゼミナール『占領下の京都』文理閣、一九九一年、四七頁。

(20) Okamoto, Tomi. Letter to Mrs. Ada J. Glismann. February 10, 1948.

(21) *KMG Report.* July 31, 1948. p. 2. Restricted.

(22) *KMG Report.* June 30, 1948. pp. 2-3. Restricted.

(23) *KMG Report.* August 31, 1948. pp. 2-3. Restricted. 保健所八カ所、一二病院。

(24) *KMG Report.* September 30, 1948. p. 2. Glismann, John D. Personal communication. February 19, 2000.

(25) 京都軍政部発表。「美しい人類愛の表現――看護婦は立派な職業　三」『京都新聞』一九四八年三月六日、二頁。

(26) 岡部登美子「京都における終戦直後の看護行政と私」『京都私立病院報』二二六号、一九八五年二月一日、一四頁。

25　日本がえらんだ人口対策――「生きた新兵器」【10月】

(1) 夏目漱石『夏目漱石全集　一四巻　書簡集』岩波書店、一九六六年、六九九頁。

(2) 夏目漱石『夏目漱石全集　一二巻　初期の文章及詩歌俳句』岩波書店、一九六六年、六五四頁。『夏

目漱石全集　一四巻　書簡集』岩波書店、一九六六年、一六七、三二一、三四四頁。

（3）夏目漱石『夏目漱石全集　一四巻　書簡集』岩波書店、一九六六年、六九九頁。

（4）夏目漱石『夏目漱石全集　一四巻　書簡集』岩波書店、一九六六年、七二三、七三七、八一〇頁。

（5）Morris, Frank D. "Seventy million problem children." *Collier's*. December 1, 1945. p. 22.

（6）ＧＨＱ／ＣＩＳ資料。Log of stories referred to SCAP Sections. Malloy, Patrick J. "Kyodo Tsushin article on optimum population of Japan." August 31, 1947. Confidential. Gordon W. Prange Collection. Mackeldin Library, University of Maryland.

（7）『大阪毎日新聞』統計。In: Gunther, John. *The Riddle of MacArthur*. Harper and Brothers. New York. 1950. p. 135.

（8）"Japan - Long view." *Time*. February 16, 1948. p. 36. 岡崎勝男が外務次官、外務大臣は芦田均。

（9）Warner, David. "Japan's New Live Weapon." *United Nations World*. Vol. 3. June 1949. pp. 13-16.

（10）Incoming message from CSCAD to SCAP. "Impossible compensate subject doctors retroactively." August 25, 1948. 実費を払ったのは米国政府。

（11）クロフォード・Ｆ・サムス『ＤＤＴ革命』竹前栄治監訳、岩波書店、一九八六年、三五〇―三五六頁。

（12）Glismann, John D. Letter to Dr. and Mrs. Marvin B. Glismann. August 26, 1948. "It seems to me that the Occupation is largely a matter of preoccupation with copulation without population !"

（13）Sams, Crawford F. Letter to Tatara, Taro. May 24, 1973. p. 5. Crawford F Sams Collection, The Hoover Institution, Stanford University.

（14）Drennan, Edmund. Letter to Sams, Crawford F. April 20, 1950. p. 1. Schniedeler, Edgar. "U.S. Birth Preventers turn to Japan." *Our Sunday Visitor*. June 12, 1949. p. 1 and p. 11.

（15）ＧＨＱ／ＰＨＷ資料。Thomas, Lucius. C. Memorandum for record. Manual of Methods of

Contraception. August 11, 1949. Hirschy, Ira D. Memorandum for record. Manual of Methods of Contraception. August 23, 1949.

（16）HP（Hans Pringsheim）. Memorandum for record. “Censorship Treatment of Birth Control.” Book Department, Press and Publications Sub-section, Press, Pictorial and Broadcast, District I. March 24, 1947. Gordon W. Prange Collection. Mackeldin Library, University of Maryland.

（17）安藤畫一「受胎調節法（いはゆる産児制限法）の正しい知識（一）」『主婦之友』一九四七年一月号、四五―四九頁。『主婦之友』は戦前から人気のある婦人雑誌で当時の新社長石川数雄はもと九州大学医学部助教授。安藤畫一は慶應義塾大学医学部産婦人科学教授。

（18）*American Men and Women of Science*. Vol. 6. 12th Edition. Jaques Cattell Press. New York and London. 1973. p. 6847.

（19）宮川米次「第十二回日本医学会の後味」『綜合医学』一九四七年五月七日号、一五頁。

（20）ＧＨＱ／ＰＨＷ資料。Wheeler, Charles M. Memorandum for Record. Motion picture script - “Beautiful Instinct.” November 27, 1948. Motion Picture showing of workprint Japanese film, “The Beautiful Instinct.” May 10, 1949. Preview of completed film “Beautiful Instinct.” June 1, 1949.

（21）ＧＨＱ／ＰＨＷ資料。Wheeler, Charles M. Memorandum for Record. Motion picture script - control of pregnancy. June 3, 1949.

（22）ＧＨＱ／ＰＨＷ資料。Hirschy, Ira D. Memorandum for Record. Review of film and film script - “Love nest.” February 23, 1951.

（23）志多半三郎「産児の調節その方法と実際」『京都新聞』一九四七年九月二十九日、二頁。

（24）山の内製薬株式会社『山の内製薬五〇年史』一九七五年、一一四頁。

（25）ＧＨＱ／ＰＨＷ資料。堀井清子氏より Brugger, Florence, Chief, Social Work Training Branch, PHW にあてた手紙。April 11, 1949.

(26) 厚生省予防局「昭和二十二年の人口動態統計の総括概要」『衛生統計』一九四八年三月、一九頁。一九四七年は一〇〇〇人につき三五人誕生。
(27) 上坪隆『水子の譜――ドキュメント引揚孤児と女たち』社会思想社、第二部「水子のうた」一九九三年。
(28) 石濱敦美氏談話。二〇〇二年十一月二日。石濱敦美『私の萬華鏡Ⅱ』非売品、一九九二年、一〇―一一頁。
(29)「優生保護法案今国会に上程」『京都日日新聞』一九四七年九月四日、一頁。
(30) Sams, Crawford F. *Medic*. Edited by Zakarian, Zabelle. M. E. Sharpe. Armonk and London. 1998. p. 186.
(31) 第一回国会議事録。一九四七年十月十六日。衆議院厚生委員会。http://www.kokkai.ndl.go.jp ダウンロードは二〇〇四年六月十五日。
(32) GHQ／PHW資料。GS to PHW. Check Sheet. Draft Legislation. May 5, 1948. "Draft Bill for Eugenic Protection Law. Immediate introduction of the attached draft bill (TabDAD) is proposed by a group of members of the House of Councillors and the House of Representatives."
(33) GHQ／PHW資料。Johnson, H. Memorandum for Record. Bill for Eugenics Protection Law. May 21, 1948.
(34) Oppler, A. C. Memorandum for the Chief, Government Section. May 11, 1948. pp. 1-3.
(35) クロフォード・F・サムス『DDT革命』竹前栄治監訳、岩波書店、一九八六年、三八二―三九一頁。
(36) Sams, Crawford F. *Medic*. Edited by Zakarian, Zabelle. M. E. Sharpe. Armonk and London. 1998. p. 186.
(37) GHQ／PHW資料。PHW to GS. Check Sheet. C. F. S. Draft Legislation. May 21, 1948。
(38) GHQ／PHW資料。PHW to GS. Check Sheet. C. F. S. Bill for Eugenics Protection Law. June 25, 1948. p. 2.

(39) 第二回国会議事録。一九四八年六月二十四日。衆議院厚生委員会。http//:kokkai.ndl.go.jp ダウンロードは二〇〇四年六月十五日。

(40) 松本清一氏談話。二〇〇二年十月三十一日。

(41) 「週間トピック」『京都新聞』一九四八年九月二十六日、二頁。

(42) 「月やく滞り御心配の方に専門諸薬あり、切手入れ手紙下さい」『京都新聞』一九四八年十月十一日、二頁。「月経不順　流月丸」一九四八年十月十四日、二頁。

(43) 「暗い世相に延びるヤミ堕胎　大半は主婦」『京都新聞』一九四九年二月八日、二頁。

(44) 「人工妊娠中絶をするには」『京都新聞』一九四九年四月一日、二頁。墓地や野良犬については『京都新聞』一九四九年三月十三、十八、二十四日、二頁。

(45) GHQ／PHW資料。厚生省「法第一三条による人工妊娠中絶」「優生保護法実施状況調査資料」手書き。一九四九年二月までの中絶数。

(46) 帝国書院公民統計「日本の出生数の変化」によれば一九四九年出生数二六九万四〇〇〇人、一九五〇年二四一万七〇〇〇人、一九五一年二一三万九〇〇〇人、一九五二年二〇七万一〇〇〇人。http://www.teikokushoin.co.jp/statistics/history_civics/index15.html ダウンロードは二〇〇八年十二月五日。

26 ジフテリア予防接種事故――「ワクチンに寝首を」　【11月】

(1) ハリエット・アーノウ「人形作り」『リーダーズダイジェスト名著選集』日本リーダーズダイジェスト社、一九六五年、一六一―一六六頁。原著は Arnow, Harriette Simpson. The Dollmaker. William Heinemann, London. Condensed version. 1954.

(2) 川田市之丞編『京都年鑑1950年版』都新聞社、一九四九年、二一九頁。

(3) GHQ／PHW資料。Draper, Stuart I. Memorandum. Pharyngral［ママ］diphtheria. January 19,

1946. Checknote from Public Health and Welfare Section to Government Section. January 31, 1946. 兵員の入院は一九四六年二月。

（4）ＧＨＱ／ＰＨＷ資料。SCAPIN 698. General Liaison Office. Memorandum for Imperial Japanese Government. Diphtheria control. February 4, 1946.

（5）"Immunization program halted after 64 die from bad toxoid." *The Stars and Stripes*. January 1, 1949. p. 2.

（6）広告「御婚礼調度品三万円揃　五萬(ママ)円揃　十萬円揃　藤井大丸」『京都新聞』一九四八年十月二日、一頁。

（7）「マ女史を囲んで結婚簡素化の座談会」『京都新聞』山城版一九四八年七月十六日、二頁。「結婚資金はもっての外　京都工業協会、労組の要求をケル」『京都新聞』一九四八年三月八日、二頁。

（8）京都府保健所五十年史編さん委員会『京都府保健所五十年史』京都府、一九八五年、六七三―六七六頁。田井中克人『京都ジフテリア予防接種禍事件――六九人目の犠牲者』新風舎、二〇〇五年、二二一頁。

（9）*KMG Report*. January 31, 1948. p. 1.『京都新聞』一九四八年十一月二十四日、四頁。『京都新聞』一九四八年十一月二十六日、二頁。

（10）ＧＨＱ／ＰＨＷ資料。Ascher, S. F. Memorandum for record. Resuscitators for use in Kyoto prefecture - Diphtheria toxoid incident. December 24, 1948.

（11）『京都新聞』一九四八年十一月十六日、二頁。十七日、二頁。*KMG Report*. Restricted. November 30, 1948. p. 3.

（12）「愛児を解剖台へ」『京都新聞』一九四八年十一月二十日、二頁。

（13）"Immunization program halted after 64 die from bad toxoid." *The Stars and Stripes*. January 1, 1949. p. 2.

（14）ＧＨＱ／ＰＨＷ資料。Memorandum for record. Sams, C. F. AMA visit on health insurance. December 13, 1948.

(15) GHQ／PHW資料。Memorandum for record. Conference record re difficulties arising due to administration of diphtheria toxoid in Kyoto. November 19, 1948. 予防衛生研究所設立については二至村菁『エキリ物語』中公新書、一九九六年、五六―六二頁。

(16) Glismann, John D. "We would always try to be the best, try to be the first. Kyoto had reputation for culture, education and beauty." February 19, 2000. サムス准将は自伝で日本の製薬会社がワクチンの作り方を「教えられた」こと、接種を受けた子どもが重体におちいったことをみとめ「数人（a few）の死者もでた」と述べている。Sams, C. F. *Medic.* Edited by Zakarian, Zabelle. M. E. Sharpe, Armonk and London. 1998. p. 102. 和訳は著者。

(17) *KMG Report.* Restricted. November 30, 1948. p. 3. このとき累計患者八四四人。

(18) GHQ／PHW資料。Thomas, L. G. Memorandum for record. News reel of diphtheria toxoid tragedy in Kyoto. November 30, 1948.

(19) *KMG Report.* Restricted. December 31, 1948. p. 2. 入院患者は一三五人。最後の犠牲者（二歳）は一月十五日死亡。『近代日本総合年表』第四版、岩波書店、二〇〇一年、三六八頁。

(20) 「費用は国で払え――ジフテリア禍に京都市強硬」『朝日新聞』一九四八年十二月十三日、二頁。

(21) 「ワクチン禍で対立――厚生省の予防局と薬務局」『朝日新聞』一九四八年十二月十二日、三頁。

(22) "Immunization program halted after 64 die from bad toxoid." *The Stars and Stripes.* January 1, 1949. p. 2. 『京都新聞』による和訳は「日本人はむかしから粗製濫造の評判をとっているが、注射薬などに関するかぎり、かかる慣習は絶対に許されない」一九四八年十二月三十一日、二頁。

(23) 「サムス衛生局長　製造所と厚生省を起訴すべき」『朝日新聞』一九四九年一月五日、二頁。

(24) 京都府保健所五十年史編さん委員会『京都府保健所五十年史』京都府、一九八五年、六七三―六七六頁。

(25) 土屋忠良「録音放送の思い出」田井中克人『京都ジフテリア予防接種禍事件――六九人目の犠牲

者』新風舎、二〇〇五年、二二六―二二七頁。

(26)「サムス代将京都を視察」『京都新聞』一九四九年一月十九日、二頁。

(27) ＧＨＱ／ＰＨＷ資料。Hosoda, K., Chairman of the Union of Sufferers from Anti-Diphtheria Injection. Enclosure thanking for Sams visit and a special distribution of LARA goods among us when the trouble happened. February 10, 1949.

(28) 京都府衛生部薬務係資料。「自昭和二十四年至昭和二十七年ヂフテリア注射禍事件公判記録判決謄本」一九五七年。

(29) 田井中克人『京都ジフテリア予防接種禍事件――六九人目の犠牲者』新風舎、二〇〇五年、二五六―二五七頁。

(30) 週刊朝日編『戦後値段史年表』朝日文庫、一九九五年、一二三頁。

(31) http://law.e-gov.go.jp/htmldata. 別表第一。ダウンロードは二〇〇六年九月十六日。月額二〇七万一〇〇〇円なのでその二・五倍は五一七万七五〇〇円。

(32) 京都府保健所五十年史編さん委員会『京都府保健所五十年史』京都府、一九八五年、六七六頁。田井中克人『京都ジフテリア予防接種禍事件――六九人目の犠牲者』新風舎、二〇〇五年、二二〇頁。

(33) *KMG Report.* January 31, 1949. p. 1.

(34)「サムス代将京都を視察」『京都新聞』一九四九年一月十九日、二頁。

(35) Offit, Paul A. *The Cutter Incident.* Yale University Press. New Haven and London. 2005. http://yalepress.yale.edu/yupbooks/excerpts/offit_cutter.pdf "The Cutter Crisis." *Harper's Magazine.* August 1955. http://ccat.sas.upenn.edu/goldenage/wonder/Archive/Popular/harpers0855.htm Download: August 13, 2009.

(36) ＧＨＱ／ＰＨＷ資料。Band, Charles V. Memorandum for record. Conference of inspectors of biological preparations. December 6, 1948.

III　別れと自立——一九四九年

27　密輸された特効薬——「あたりまえだろ」　【1月】

（1）*KMG Report*. December 31, 1948. p. 2. Restricted.
（2）Kawakita, Waka. Letter to Mrs. Ada J. Glismann. January 18, 1949.
（3）Miyake, Muneo. Letter to Mrs. Ada J. Glismann. April 2, 1949. pp. 1-2.
（4）「ご安心、お芋はこんなに」『京都新聞』一九四八年十二月三十日、二頁。「明るいお正月三日まで停電なし」『京都新聞』一九四八年十二月三十日、二頁。
（5）Glismann, John D. Personal communication. February 19, 2000.
（6）京都府〔議〕会『回顧録一九四六―一九五一』一九五一年、七五―七六頁。
（7）川田市之丞編『京都年鑑１９５０年版』都新聞社、一九四九年、六八頁。
（8）高島雅行『垂穂』一九九五年五月、四四頁、非売品。
（9）『朝日新聞』一九四八年十二月二十八日、二頁。Landrum, Eugene M. Headquarters, Eighth Army. Operational directive No. 27. Distribution and use of imported Streptomycin. June 1, 1949.
（10）週刊朝日編『戦後値段史年表』朝日文庫、一九九五年、一〇二頁。三九九一円は一九四九年度の月給。
（11）Sams, Crawford F. *Medic*. Edited by Zakarian, Zabelle. M. E. Sharpe. Armonk and London. 1998. p. 113.「結核の敵日本へ」『京都新聞』一九五〇年十二月二十九日、二頁。
（12）ＧＨＱ／ＰＨＷ資料。Checknote. PHW to Chief of Staff. Transmittal of report of investigation. May 30, 1950. このときは名古屋での摘発で、主犯は一五トンの船二隻をあやつっていた周知福、王嗣鳳、他に一五人の日本人が逮捕された。箱づめのストレプトマイシン一九三九本、ペニシリン二一三〇本、サッカリン五八五ポンド、サントニン一一八本、アスピリン一四〇キロが倉庫に積まれた写真がそえられている。

(13) Glismann, John D. Personal communication. February 19, 2000. *KMG Report.* February 28, 1949. p. 1. 『京都新聞』一九四九年二月十五日、二頁。

(14) *KMG Report.* April 30, 1949. p. 2.

(15)『京都新聞』一九四九年二月十五日、二頁。

28 ハンセン病の外来治療――「いまぼくらが始めれば」 [2月]

(1) GHQ資料。Summation of Non-Military Activities in Japan and Korea. April, 1946. Section 1. Public Health and Welfare. p. 237.

(2) GHQ/CIS資料。Mercola, V. E. Log of stories referred to or checked with SCAP Sections. Confidential. November 6, 1947. Kyôdô Tsûshin. "Leprosy due to wartime lack of vitamins, confusion and dislocation." サムス局長はこの記事を掲載不可とした。Gordon W. Prange Collection. Mackeldin Library, University of Maryland.

(3) GHQ資料。Summation of Non-Military Activities in Japan and Korea. April, 1946. Section 1. Public Health and Welfare. p. 237.

(4) 厚生労働省「一九五三年のらい予防法――強制隔離の強化拡大の理由と責任――GHQの対日ハンセン病対策」http://www.mhlw.go.jptopicsbukyokukenkouhansenkanrendl4a13b.pdf p. 2. 日本名は「プロトミン」。ダウンロードは二〇〇七年十一月十日。

(5) GHQ/CIS資料。Mercola, Vincent E. Log of stories referred to or checked with SCAP Sections. Confidential. July 6, 1948. 共同通信が厚生省によるプロミン生産開始を報じ、サムス局長は許可した。Gordon W. Prange Collection. Mackeldin Library, University of Maryland.

（6）山内清［静岡］「らい療養所」『毎日新聞』一九四七年二月十二日、三頁。記事の掲載は禁止された。 Gordon W. Prange Collection. Mackeldin Library, University of Maryland.

（7）ＧＨＱ／ＣＩＳ資料。Malloy, P. J. Log of stories referred to or checked with SCAP Sections. September 4, 1947. Gordon W. Prange Collection. Mackeldin Library, University of Maryland.

（8）ＧＨＱ／ＣＩＳ資料。Zahn, R. R. Log of stories referred to or checked with SCAP Sections. February 21, 1948. 雑誌『真相』の記事。掲載は、作業服が実際に売られたことはないとして禁止された。Gordon W. Prange Collection. Mackeldin Library, University of Maryland.

（9）"Lepers escape by train." *Nippon Times*. September 16, 1947. p. 1.

（10）Glismann, John D. Personal communication. July 30, 2005. 見学は一九四四年。

（11）The Gideons International 国際ギデオン協会。『新約聖書』マルコによる福音書第一章四〇節、一九七九年、一〇二頁。

（12）Faget, Guy H et al. Sulfanilamide in the Treatment of Leprosy. *Public Health Reports*. December 11, 1942. Reprinted in *Public Health Report*. Vol. 121 Supplement 1. pp. 221-223. 2006. Hajime Sato and Janet E Frantz. BMC Int Health Hum Rights. 2005; 5: 3. Published online 2005 March 16. doi: 10.1186/1472-698X-5-3. Copyright © 2005 Sato and Frantz; licensee BioMed Central Ltd. Termination of the leprosy isolation policy in the US and Japan: Science, policy changes, and the garbage can model. pp. 5-8. Download: September 4, 2006.

（13）News Items. *International Journal of Leprosy*. v. 18. No. 3. 1950. p. 424.

（14）Glismann, John D. Letter to Dr. and Mrs. Marvin B. Glismann. January 25, 1949.

（15）McCoy, George W. "Leprosy: Factors in Public Health Management." *Public Health Reports*. V. 63. No. 47. November 19, 1948. pp. 1522-1526. Sato, H. and Frantz, Janet E. Termination of the leprosy isolation policy in the US & Japan: Science, policy changes, and the garbage can model. BMC Internat. Health Hum.

Rights. v. 5. 2005. Online pubmedcentral.nih.gov/articlerender.fcgi.　Download: September 28, 2006.

（16）Faget, G. H. and Erickson, P. T. "Chemotherapy of leprosy." *JAMA* 136: 451-457. February 14, 1948. Originally presented at the 96th Annual Session of AMA, Atlantic City, N. J. on June 12, 1947.

（17）小笠原眞「小笠原登――特にハンセン病に関する博士の先見性について」『愛知学院大学文学部紀要』三七号、四七―五〇頁。kiyou.lib.agu.ac.jp/pdf/kiyou_01F/01_37F/01_37_43.pdf ダウンロードは二〇一三年十一月二日。

（18）加藤篤二氏談話。二〇〇五年五月五日。

（19）筆者が提供した資料をもとに取材執筆された野上哲、八田浩輔「京大特研ハンセン病外来秘史」『毎日新聞』京都版。二〇〇五年十一月十七、十八、二十二、二十五日。

（20）Glismann, John D. Personal communication. July 30, 2005.

（21）Mitsuda, K. Les lépreux maculo-nerveux, d'une part, lestubereux d'autre part, se comportent différement a luire d'une inoculation d'émulsion de tubercle lepreux. *III Conférence Internationale de la Lèpre*. Strasbourg. 1923. p. 219.

（22）Glismann, John D. Personal communication. July 30, 2005.

（23）*KMG Report*. January 31, 1949. p. 2.

（24）『京都新聞』（一九四九年五月十五日まで）、『京都日日新聞』（四月三十日まで）、『都新聞』（四月三十日まで）にこの件の記事はない。

（25）らい予防法の廃止に関する法律。平成八年法律第二八号。一九九六年三月三十一日施行。厚生労働省。http://www.mhlw.go.jp/topics/bukyoku/kenkou/hansen/hourei/8.html ダウンロードは二〇一三年九月五日。

29　別れの贈り物──「船がでるまで」　【3月】

（1）Kawakita, Waka. Letter to Ada J. Glismann. January 18, 1949.「その昔　母なるひとの黒髪に　映えし珊瑚の紅なれど、その香り　今も伝えて外つ国の　君めでませと祈るこころは」。

（2）*KMG Report.* March 31, 1949. p. 2.

（3）*KMG Report.* February 28, 1949. pp. 1-3. March 31, 1949. pp. 1-4.

（4）一九六四年一月二十五日に全日本医学生連合がインターン制度の改革を要求して中央集会を開催。『日本近代教育史事典』年表、平凡社、一九七一年、七〇頁。

（5）「府の行政整理案成る──最大七〇〇名の出血」『都新聞』一九四九年四月六日、二頁。

（6）*KMG Report.* March 31, 1949. p. 1.

（7）Tabuchi, Sei'ichi. Letter to Mrs. Ada J. Glismann. April 2, 1949.

（8）*KMG Report.* December 31, 1948. p. 1. 貧血やビタミン欠乏症三七人、トラホーム一五人、結核や梅毒に感染した子が五人。

（9）Miyake, Muneo. Letter to Mrs. Ada J. Glismann. April 2, 1949。

（10）『京都新聞』一九四九年九月六日、二頁。

（11）Shirahase, Saburo. Letter to Mrs. Ada J. Glismann. April 2, 1949.

（12）Capra, Frank, and others. "Know your enemy: Japan." US Army Pictorial Service. National Audiovisual Center. Washington D.C. 1945. 63 minutes.

30　京都出発──「風呂へ行きますか」　【4月】

（1）Holz, Al. Letter to Glismann, John D. February 6, 1949.

（2）*KMG Report.* March 31, 1949. p. 3.

（3）「グリスマン大尉帰国」『都新聞』一九四九年四月十四日、一頁。

（4）京都府［議］会『回顧録一九四六―一九五一』一九五一年、七五―七六頁。
（5）Kimura, Tomi. Letter to Mrs. Ada J. Glismann. Undated; probably late April 1949.

31　京都占領終了――「日本で失職するために」　［11月］

（1）Mohr, P. E. American Medical Dictionary. 1956. 19th Edition. Chicago: American Medical Association. 1956. p. 1931. UT Southwestern Medical Center. *Our History*. http://www.utsouthwestern.edu/education/medical-school/about-the-school/history.html　Download: July 1, 2015.
（2）*KMG Report*. April 30, 1949. pp. 1-3.
（3）Bryson, John. B. Public Health Activities. Shiga Military Government Team. December 13. *Monthly Activities Report* 1-30 November, 1948. p. 2. Restricted. Bryson, John. B. Public Health Activities. Shiga Military Government Team. January 13. *Monthly Activities Report* 1-31 December, 1948. Restricted. p. 2.
（4）*KMG Report*. May 31, 1949. pp. 1-3. 猪阪八重（当時丹波町保健婦）聞き書き。京の女性史研究会『京の女性史』京都府、一九九五年、一〇一頁。
（5）*KMG Report*. June 30, 1949. p. 2.
（6）*KMG Report*. May 31, 1949. p. 2.
（7）*KMG Report*. June 30, 1949. p. 2. *KMG Report*. July 31, 1949. p. 2.
（8）Bryson, John. B. Public Health Activities. Shiga Military Government Team. July 13. *Monthly Activities Report* 1-30 June, 1949. Restricted. p. 2. Bryson, John. B. Public Health Activities. Shiga Military Government Team. August 13. *Monthly Activities Report* 1-31 July, 1949. Restricted. p. 2.
（9）*KMG Report*. June 30, 1949. p. 2.
（10）ＧＨＱ／ＰＨＷ資料。Report. Budget of the Ministry of Health and Welfare. Leprosy. October 1949. pp. 1-2.

(11) *KMG Report*. June 30, 1949. p. 3. Restricted.

(12) Glismann, John D. Personal communication. February 19, 2000.

(13)『京都新聞』一九四九年七月一日、二頁。

(14) 発表は一九四九年七月二十八日。民事部廃止の報道は『京都新聞』夕刊、一九四九年十一月三十日、一頁。「府民の進歩向上を祈る——リゴン京都民事部長メッセージ」『府政だより』八号、京都府、一九四九年十一月十五日、一頁。Finch, Henry C. *KMG Report*. Annex B-1 to Monthly Civil Affairs Activities Report. Public Health Activities. Period Ending November 30, 1949. Restricted. p. 1.

(15)「日本は試練に耐える」『都新聞』一九四九年八月一日、一頁。

(16) 川田市之丞編『京都年鑑１９５０年版』都新聞社、一九四九年、三八頁。

(17) 一九四九年当時の京都府［議］会構成は保守派（日本民主、民主自由）三二人、革新派（社会、共産、その他）一九人。『京都年鑑１９５０年版』都新聞社、一九四九年、三八頁。

(18) Bryson, John B. Public Health Activities. Kyoto Civil Affairs Team. Public Health Section. Annex B-1. August, 1949. September 10, 1949. Restricted. p. 1.

(19) *KMG Report*. February 29, 1948. p. 2. 一九四九年度予算パーセントは『京都年鑑１９５２年版』都新聞社、一九五一年、一一七頁。

(20) Vickerman, E. Capt. AGD. Labor Surveillance Report. Kyoto Civil Affairs Team. Annex C. August Monthly Report, 1949. September 10, 1949. Annex C. Restricted. p. 5.

(21) MacFarland, Bernice S. Civil Information Activities. Kyoto Civil Affairs Team. Annex E-2. Civil Information Section. August Monthly Report, 1949. September 10, 1949. Restricted. p. 4.

(22) Fujita, Shizuo. Letter to Mrs. Ada J. Glismann. June 26, 1949.

(23)「海を越えてきた結婚招待状」『京都新聞』一九四九年八月二十五日、二頁。

(24)「海を越えてきた結婚招待状」『京都新聞』一九四九年八月二十五日、二頁。

(25) Kawakita, Waka. Letter to Dr. John D. Glismann. September 9, 1949.
(26)「府民の進歩向上を祈る――リゴン京都民事部長メッセージ」『府政だより』八号、京都府、一九四九年十一月十五日、一頁。
(27)「第一陣、洛南に到着　けふ引続き京都市へ」『京都新聞』一九四五年九月二十六日、一頁。
(28)『京都新聞』夕刊、一九四九年十一月三十日、一頁。
(29) Sams, Crawford F. Personal communication. May 28, 1988.

32 米軍が去ったあとの京都――「蚊とハエのいない生活」［一九五〇年4月～六六年9月］

(1) 川田市之丞編『京都年鑑１９５０年版』都新聞社、一九四九年、二九、三八頁。
(2) Hamilton, Thomas J. "Bilateral Treaties Would Avoid Restrictions on Rearming of Tokyo - Action in 6 months is aim. Need Felt for Increased Speed, With Development of Critical Situation in Far East." *The New York Times.* January 1, 1951. p. 1.
(3) Official register of Harvard University. The Harvard School of Public Health courses of instruction for the year 1954-55. Diagram of courses. Vol. LI. June 30, 1954. No. 15.
(4) ＧＨＱ／ＰＨＷ資料。Opening speech to the public health officers' conference by General Sams. October 3, 1949. p. 6.
(5) Foote, Paul R. Hokkaido Civil Affiars Region. Letter to General Crawford F. Sams. January 15, 1951. p. 1.
(6) Fierman, Louis B. *Shrink.* Blue Dolphin Publishing Co. 2006. pp. 49-65. Personal communication. July 24, 2006. Nishimura, Sey. Promoting Health during the American Occupation of Japan. *American Journal of Public Health.* Vol 98. No. 3. March 2008, p. 434.
(7)『京都年鑑１９５３年版』都新聞社、一九五二年、一九五一年九月八日撮影のグラビア。
(8)『京都年鑑１９５３年版』都新聞社、一九五二年、一九五二年四月二十三日撮影のグラビア。

(9)『京都年鑑1955年版』都新聞社、一九五四年、二五〇頁。
(10) 京華産業株式会社五〇年史編集チーム『挑戦する心――京華産業株式会社五〇年史』京華産業株式会社、一九九八年、三七頁。
(11) 株式会社ワコール社長室社史編纂事務局『ワコール五〇年史資料集』一九九九年、九一頁。
(12)「堀場製作所　沿革・歴史」http://www.horiba.com/jp/about-horiba/history/　「千鳥酢会社概要」http://chidorisu.co.jp/company/index.html ダウンロードは二〇一五年三月二十五日。
(13) 京都府衛生部『衛生統計年報』四号、一九五三年、八頁。『京都年鑑1953年版』都新聞社、一九五二年、六七頁。四位はこれまでどおり老衰、五位は心臓病。
(14) 京都府衛生部医務課『暮らしの衛生統計』一九六一年、六―七頁。
(15) 京都府衛生部『衛生統計年報』五号、一九五四年、六六頁。三年のあいだに二六九九人ふえて、総計一万七七五〇五人。
(16) 京都府衛生部『衛生統計年報』六号、一九五五年、一一五頁。
(17) 京都府衛生部『衛生統計年報』六号、一九五五年、一二三頁。
(18) 京都府衛生部医務課『暮らしの衛生統計』一九六一年、二頁。
(19)『京都年鑑1960年版』夕刊京都新聞社、一九五九年、九六頁。
(20) 一九五六年の結核死亡者は一〇一九人で死因第五位、六位は交通事故死者五六八人、自殺者が五三八人で七位。京都府衛生部『衛生統計年報』七号、一九五六年、三六頁。『京都年鑑1961年版』夕刊京都新聞社、一九六〇年、四九頁。
(21) 京都市上下水道局ホームページ。年表。http://www.city.kyoto.jp/suido/g_history.html ダウンロードは二〇〇七年五月一日。『京都年鑑1961年版』夕刊京都新聞社、一九六〇年、七五頁。
(22)『京都年鑑1962年版』夕刊京都新聞社、一九六一年、五六、八一頁。強力殺虫剤もつかわれはじめた。

（23）『京都年鑑１９６５年版』夕刊京都新聞社、一九六四年、六五〇頁。
（24）『京都年鑑１９６４年版』夕刊京都新聞社、一九六三年、五二、五六、一二三頁。
（25）Putnum, E. Monthly Military Government Team Activities Report. Annex B-2. Public and Private Welfare. March 8, 1948. p. 8.「集まらぬ共同募金一七〇七万円。京が一番ビリ」『京都新聞』一九四八年三月十三日。
（26）高碕達之助「序言」『昭和三十一年度版経済白書』経済企画庁、一九五六年七月十七日、二頁。http://wp.cao.go.jp/cgi/SearchCore.cgi ダウンロードは二〇〇八年六月十一日。
（27）「新しい出発にあたって」岡崎義恵編『国語　三』日本書院、一九六四年、三五九―三六〇頁。
（28）文部科学省「我が国の教育水準――教育の量的普及」http://www.mext.go.jp/b_menu/hakusho/html/hpad196401/hpad196401_2_008.html 文部科学省中央教育審議会資料三―二。「大学の入学定員――入学者数などの推移」二〇一二年七月二十四日。http://www.mext.go.jp/b_menu/shingi/chukyo/.../06/.../1322874_2.pdf ダウンロードは二〇一四年三月三日。

〈エピローグ〉四〇年後にかかってきた電話――「ドクターキムラは？　フジタさんは？」【二〇〇〇年2月】

（1）市田肇氏談話。二〇〇〇年十二月九日。
（2）Japan Soccer Archives. Japanese Soccer Personalities. "Shizuo Fujita." Photographed in front of the West German Boys' Sports Club Association during the 1974 World Cup. http://archive.footballjapan.co.uk/user/scripts/user/person_en.php?person_id=13　Download: December 28, 2012.
（3）藤田静夫氏談話。二〇〇〇年六月三日。
（4）『京都新聞』一九四八年三月二十日、二頁。
（5）Kawakita, Waka. Letter to Dr. John D. Glismann. December 29, 1949. pp. 1-3.

（6）「フジフィルムの歩み——歴史」http://www.fujifilm.co.jp/history/tokusyu01.html ダウンロードは二〇一三年十月二十一日。

（7）Glismann, John D. Personal communication. February 20, 2000.

あとがき

高校時代、寄宿舎の談話室に『リーダース・ダイジェスト名著選集』がたくさんおいてあった。一九六〇年代はじめまでの欧米のベストセラーをたくみに和訳したもので、未熟な十代の女子高生にはおもしろかった。とくに歴史ノンフィクション作品は、丹念な調査で判明した事実が伏線となり照応となって意趣深いプロットに組み立てられ、流れるように読みやすい物語となっていた。

一〇年ほどあとに、玉上琢彌先生から『源氏物語評釈』（萩原廣道（ひろみち））と『国文学全史　平安朝篇』（藤岡作太郎）をとおして、物語の構成についておそわった。そしていつか、自分なりの歴史ノンフィクション物語をまとめてみたいと思うようになった。

『エキリ物語』、『日本人の生命（いのち）を守った男――GHQサムス准将の闘い』につづく三作めを準備しているうちに二一世紀の最初の一〇年が過ぎた。終戦からも六五年がたって、米軍占領下の日本に関心をもつ世代は激減した。しかし二〇年来の指南役柏木信行さん（A書店元専務）に励まされ、二〇一四年の暮にようやく三作めの全挿話が組み上がった。だがこの原稿は二〇一五年の元日を、いぜん引き受け手のないまま迎えた。

ひとつには、第23話「七三一部隊からの帰還」取材の際にひとかたならずお世話になった関係者からとつぜん、《七三一部隊問題は今も進行中であり、部隊員であられた主人公の御家族のご心痛や現在の世情を考えて、23話はのぞいて出版の準備をすすめられるのが良いのでは》というご忠告があったためだった。しかしそのいっぽうで、取材をお許し下さった御令息からはつぎのようなお言葉をいただいていた。

「間違いも何も、言っていけないことはノーと言ってますから、どうなさろうと、ぼくは全然気にしません。どういうふうにお書きになろうが、それは先生のお書きになる意図ですから、わたしが直すわけがないじゃないですか。父はもうおりません。父には隠すことはできませんが、なにも咎められることは言っていないつもりです。」

「七三一部隊からの帰還」を削除すべきか、それとも仮名にして資料をはずそうか、などと思い悩むうち二〇一五年が明けて、ふと、ときどき和英下訳者としてしごとをいただく聖路加国際病院名誉院長の日野原重明先生におたずねすることを思いついた。カナダからのとつぜんの相談に答えていただけたのは、御自宅秘書の佐藤玖子さんのご協力、そして岡由利子さんと清水康子さんのご配慮のおかげだった。

日野原先生はことし満一〇四歳になられるのに以前にましてお元気で、「七三一部隊からの帰還」を読まれてつぎのように言われた。

「事実だから実名で、それはそうですよ。事実は実名で出すことがやっぱりもう、一番望ましいと思いますよ、わたしは。それはほんとうのひとが出たほうがいいね。」

そのうえ原稿を推薦状とともに大手出版社に紹介することまでご快諾くださった。

まず藤原書店にあらすじをおくったが、それは以前取材でお目にかかった小林登東京大学医学部名誉教授の、「藤原書店は良い出版社だからいずれ連絡をされては」というご助言をおぼえていたからだ。もう着いたかな、と思っていたやさき、藤原良雄社長から電話がかかってきた。そして「こういう原稿は報われるべきで、世に問うべきです」という藤原さんのひとことで、出版がきまった。

いっぽうで他の出版社からは、

「部数が十分に見込めないとの結論で書籍化につき見合わせていただきたく存じます。」

「ウェブページで告知していますように、持ち込み原稿はお断りしております。」

「弊社では——よほどのアングルがあり、新発見のものがないと難しいのです。さらに弊社の場合、単行本で八〇〇〇部以上の見込みがないものは出版していないのです。」

「売る自信がありません。」

といった返信がもどってきていた。読者人口が減っている現在、こちらのほうがあたりまえのお答えのように思われた。

しばらくして、K社あてにも日野原事務所から原稿CDをおくっておいて下さったことを知った。K社も他の大手出版社とおなじと想像して、《作品は大変地味なもので、御考慮いただいてもお受け戴けないのではと思案をかさね、このたびは藤原書店との御縁をお受けすることにいたしました》とお知らせの手紙を書いた。

それに対して、第一事業局企画部の木村圭一さんから、

「原稿を拝見し、これは世に問うべき作品であると直感いたしました」

と、藤原さんとおなじことばで始まる返信がおくられてきた。

「グリスマン軍医のお手紙を軸に、占領下における京都の様子が生き生きと描かれており、映画やテレビドラマの題材にもなりそうな予感を覚えながら読ませていただきました……映画であれば、メインタイトルが『軍医の手紙』でしょうか。小社では私も含め三名の部員で原稿を拝見しましたが、いずれもタイトルをいかにするかが難しいといった感想をのべております」

というように大きな組織での企画立案が長期にわたる事情がつづられ、

「この素晴らしい作品を多くの読者の方がご覧になることを願っております」

と藤原書店への激励がしるしてあって、わたしはしみじみ明治からつづく日本最大の出版社の奥行きを感じた。

木村さんのお手紙にあった「軍医の手紙」と、わたしが書き手として意図した主題とをあわせると、

「占領下京都からの手紙——日本人を健康にする作戦」

という題がふさわしいように思われた。しかし有能な出版人である藤原さんの「インパクトが弱い」というご意見で、本書は、

『米軍医が見た 占領下京都の六〇〇日』

として世に出ることになった。三回（部分によっては六回）の校正中、くりかえし細心のご助力をいただいた優秀な編集者山﨑優子さんとスタッフの皆様に、心より御礼を申し上げたい。

想定の外の取材を許され、資料に遇い、多くの方々の御尽力でここに至って、すべては《人間を超えた眼に見えない力》にみちびかれた僥倖であったとしか思われない。そして本書がそのような僥倖の一冊であるにもかかわらず、ノンフィクションとしても物語としても歴史記録としてもまことに非力であることを恥ずかしく、申し訳なく思う。はるかに優れた歴史ノンフィクション物語があと一〇〇冊、同様の僥倖を待って日本のあちこちに存在するにちがいないと信じて筆を擱く。

二〇一五年夏　京都洛北の寓居で

二至村　菁

本書関連公衆衛生史年表（一九〇二〜二〇〇〇）

無記号は、本書の内容、および欧米の公衆衛生史に関わる事項
㊐ 日本関係一般事項
[米] 米国関係一般事項
★ 国際関係一般事項

一九〇二年（明治三十五） 南北アメリカ大陸の検疫のためパン・アメリカン環境衛生庁設置　㊐日英同盟調印
[米]セオドア・ルーズベルト大統領がフィリピン統治開始

一九〇四年（明治三十七）　㊐日露戦争開戦
[米]米国太平洋岸で日本人・朝鮮人排斥

一九〇五年（明治三十八）　㊐日露戦争終結
★ロシア第一革命

一九〇六年（明治三十九） ドイツでワッセルマン梅毒血清反応検査開発

一九〇七年（明治四十） 伝染病検疫と制圧のためローマで国際公衆衛生事務局設置にむけて調印

一九〇八年（明治四十一） ニューヨーク市衛生局に小児衛生課設置
[米]日米紳士協定（カリフォルニア日本人移民協定）

一九〇九年（明治四十二） 鉤虫撲滅のため米国ロックフェラー環境衛生委任団創設

一九一〇年（明治四十三） ニューヨーク市衛生局が牛乳の低温殺菌条例採用
㊐韓国併合、大逆事件
[米]カリフォルニア排日土地法

一九一二年（明治四十五・大正元） 米国公衆衛生局が管掌範囲を一般公衆衛生に広げる

一九一三年（大正二） 米国公衆衛生局がトラホーム治療のために公衆衛生看護婦（保健婦）採用。ハーバード・MIT保健係官学校創立

一九一四年（大正三） ニューヨーク市衛生局が公的保健機関に衛生教育係設置
★第一次世界大戦

一九一七年（大正六）　[米]ドイツに宣戦布告
★ロシア二月、十月革命

一九一八年（大正七） サムス、一兵卒として米陸軍に志願し大戦終結により高校に復帰。米国政府初めて公営

住宅を供給

一九一九年（大正八）　★第一次世界大戦終結　㊐米騒動　㊍禁酒法成立

一九二〇年（大正九）　ニューヨーク市で小学生を対象にジフテリア予防接種始まる

一九二二年（大正十一）　グリスマン、開業医の長男としてニューヨーク州シラキューズ市で生まれる。この年サムス、カリフォルニア大学バークレイ校に入学（～二五年）。ビタミン複数確立　㊍日本人の帰化禁止宣言　★ソビエト連邦成立

一九二三年（大正十二）　検疫と疫学的情報伝播のため国際連盟保健機構創設　㊐関東大震災

一九二四年（大正十三）　㊍排日割当移民法

一九二七年（昭和二）　㊐昭和金融恐慌

一九二八年（昭和三）　アメリカ精神衛生財団結成　㊐日本共産党員大量検挙

一九二九年（昭和四）　サムス、ワシントン大学医学部を卒業。サンフランシスコのレターマン米陸軍病院でインターン研修開始。米国五二市と三五の州衛生局が保健に関する定期刊行物を発行。ペニシリン発見　㊍ウォール街株価大暴落

一九三〇年（昭和五）　米国の公費（寄付篤志基金補助）による大小保健所があわせて一五一一カ所。ベルギーでスモッグ病発生

一九三一年（昭和六）　㊐満州事変　★英連邦成立

一九三二年（昭和七）　サムス、首都ワシントンのウォルター・リード陸軍病院でレジデント研修開始　★満州国建国

一九三三年（昭和八）　㊐国際連盟脱退　㊍ニューディール（テネシー峡谷開発公社法など）開始。禁酒法撤回

一九三五年（昭和十）　★ヒトラーが首相に就任しドイツ、国際連盟脱退　グリスマン、オクラホマ州オクマルギー市立オクマルギー高校入学。サルファ剤開発。米国公衆衛生局が一年にわたる国民健康調査実施。米国社会保障法成立

一九三六年（昭和十一）　★日独防共協定

一九三七年（昭和十二）　サムス、米陸軍パナマ駐屯軍軍医部の副軍医長。米国が工場法によって職場の保健施策制定　㊐盧溝橋事件、日中戦争　★イタリアが国際連盟脱退、日独伊三国防共協定

一九三八年（昭和十三）　アメリカ四五州が学校給食計画に参加　㊐国家総動員法

一九三九年（昭和十四）　グリスマン、オクラホマ大学に入学し生物学を専攻　㊍ヨーロッパでの戦争で中立宣言　★第二次世界大戦始まる

一九四〇年（昭和十五）　★中華民国国民政府。日独伊三国軍事同盟

一九四一年（昭和十六）

一月　ペニシリンの臨床試験開始

十一月　サムス、マニラでマッカーサー元帥に会いシンガポールから飛行艇で満州の七三一部隊調査後、空路アジア経由でカイロ赴任

十二月　㊐ハワイ真珠湾奇襲、太平洋戦争始まる

一九四二年（昭和十七）

二月　サムス、北アフリカにおける軍功で軍医中佐に昇進

八月　サムス、軍医大佐に昇進

十一月　㊍米軍北アフリカ上陸開始。原子核分裂実験成功

一九四三年（昭和十八）　サムス、ペンシルバニア州カーライル野戦軍医学校教官就任。グリスマン、オクラホマ大学を卒業しオクラホマ大学医学部（戦時中のため三年課程）入学。ペニシリンを初めて梅毒治療に使用。ストレプトマイシン発見。米国で白パンに各種栄養素添加開始　㊐日本軍ガダルカナル島で敗退

一九四四年（昭和十九）　サムス、アメリカ政府陸軍省の装備局企画部長としてヨーロッパ戦線と米国を往復　★ドイツ軍敗退始まる　㊍B29で日本本土空襲開始　★連合軍ノルマンディー上陸、パリ解放

一九四五年（昭和二十）

三月　㊐東京大空襲

四月　米軍が沖縄に上陸（〜六月）。㊍トルーマンが副大統領から大統領に昇格

五月　サムス、太平洋軍政部厚生教育部長としてマニラに着任し日本での保健福祉活動計画立案　★ドイツ降伏

七月　㊍原子核爆発実験成功

八月　六日、広島に原爆投下。九日、長崎に原爆投下。九日、ソ連が満州へ侵攻、日本軍兵員と一般人の連行開始　㊐十四日、ポツダム宣言受諾。十五日、無条件降伏

三十日、サムス、横須賀に上陸

九月　二日、ミズーリ号艦上で降伏調印式。連合軍上陸開始。三日、サムス、第一次米国原爆調査団とともに空路岩国経由で広島を視察

十七日　㊐東京の第一生命ビルにGHQ設置

二十六日、京都府に米兵七千人進駐
十月　四七都道府県が米軍兵員四六万人によって占領される。旧日本軍人の復員開始。舞鶴港に最初の引揚船「雲仙丸」入港　★国際連合発足
十二月　米軍が京都府庁二階の五部屋を接収し京都軍政部設置。サムス、GHQ公衆衛生福祉局の局長として国内を視察し生活保護法案作成を指示。東京で小学校給食開始。在外父兄救出学生同盟京都支部（のち京都学生同盟）設置　★極東委員会設置

一九四六年（昭和二十一）
一月　七三一部隊長石井四郎元軍医中将がGHQへ出頭。日本政府公認の公娼制度廃止　★国連総会で安全保障理事会成立
四月　一般日本人の引揚開始。サムス、ソ連占領地域から引き揚げてきた日本人女性の人工妊娠中絶を許可。サムス、在宅ハンセン病患者に治療を受けさせるため国立療養所への収容を指示
五月　京都府立医科大学附属病院で従業員組合結成
六月　グリスマン、オクラホマ大学医学部卒業。インディアナ大学医学部付属病院でインターン研修開始
★社会主義インターナショナル（コミスコ）ソ連主導で結成
七月　米国で国民精神衛生法成立
八月　米国で需要のあるところに病院と保健所を増設する病院調査建築法施行
十月　ナチスドイツ医師二三人が各種人体実験と殺人容疑で占領下ドイツのニュールンベルグ医師裁判で起訴
九月　生活保護法公布
十一月　京都府での終戦以降の「行き倒れ」死者六二〇人。最初のララ物資横浜に入港　㊐日本国憲法公布
十二月　『主婦之友』一月号に戦後初の避妊啓蒙記事掲載

一九四七年（昭和二十二）　京都軍政部が京都府庁二階一三室を使用
一月　㊐全官公庁の労働組合が二月一日無期限スト（ゼネ・スト）敢行宣言
二月　㊐マッカーサー命令でゼネ・スト中止
三月　サムス、GHQ民間検閲支隊に《避妊記事への科学的、技術的な助言は惜しまない》と伝えて産児制限を秘密裏に推進　㊎トルーマン・ドクトリン（共産主義制圧政策）
四月　㊐六三三制教育制度発足

五月　　　　　　　㊐日本国憲法施行。社会党片山哲内閣
六月　京都軍政部のフォーゲルマン軍医が福知山保健所を視察。公衆衛生ナースのミス・ジャクソン京都軍政部着任。日本助産婦看護婦保健婦協会設立
七月　グリスマン、インターン研修を終えて米陸軍軍医部に入隊　　　　　　　　　　　　　㊐外食券食堂以外の飲食営業禁止
八月　占領下ドイツのニュールンベルグ医師裁判で七人が死刑、九人が終身刑などの禁固刑。七三一部隊員の戦犯訴追免責決定

九月　八日、グリスマン、米陸軍第八軍所属の軍医中尉として東京着、一七日、京都軍政部勤務開始。GHQ性病コンサルタントのエルキンス博士が京都市の性病治療施設を視察。GHQ主導で「コミュニティ・チェスト」共同募金開始。グリスマン、京都大学医学部視察。国立京都［結核］療養所を視察後「使用不適」の米軍用食糧を結核療養施設に配布開始。コダックの最新カメラ発送を両親に頼む　★コミンフォルム結成、ソ連圏成立
十月　第一回国会で福田昌子議員ほか二人が優生保護法案提出。グリスマン、舞鶴港と国立舞鶴病院視察ののち峰山町の丹後中央病院視察。米軍兵員の年間性病罹患率四〇〇パーセント、京都府の性病患者一万五千人、全国の患者数四〇万人をこえる。米国社会保障調査団入洛。米下院議員団入洛。アメリカYWCA会長一行京都見物。京都府民への一日配給食糧は米三五五グラム、魚加工食品二五グラム、みそ八グラム、やさい少々
十一月　捕鯨船隊が南氷洋へ出発。一食二円の学校給食は京都で週二回　　　　　　　　　　　　★ソ連、原爆製造
　　　　　　　　　　　　　　　㊟アイケルバーガー第八軍司令官、「日本は米国の防壁」と米国で講演
十二月　十二日、七三一部隊の実験記録と証言をまとめた『ヒル博士の細菌兵器に関する調査総合報告』米国陸軍省へ提出。グリスマン、舞鶴共済病院視察。網野保健所で北部保健所の責任者会議。「京都の女性に告ぐ――貴女（あなた）は仏面獣心だ」記事掲載。京都府でのコミュニティ・チェスト共同募金が目標額二千万円に二九三万円足りず募金延長決定。グリスマン、最新コダックカメラでカラー写真撮影開始
　　　　　　　　　　　㊐昭和二十二年生まれ新生児、二六七万人

一九四八年（昭和二十三）
一月　ジョセフ・M・スウィング少将が西日本を統括する第一軍団司令官として京都に着任し京都市繁華街の女

性の連行と性病検査を命令。十一日、グリスマン、花背スキー場から負傷者を連れ帰り治療。米国五〇州の地方衛生局で栄養士採用。三三州において災害補償法に職業病を含む

㊐衆議院選挙で日本共産党が三五議席に躍進

二月　グリスマン、宮津保健所視察。第一軍団売春摘発隊の無法な活動を近畿地方軍政部に告発

★朝鮮民主主義人民共和国樹立宣言

三月　[米]マッカーサー元帥が大統領選出馬考慮

四月　東京都で杉並モデル保健所開所。グリスマン、日本病理学会総会で「アメリカにおける医学教育」講演。米国カトリック教会の支援により京都府でトラホーム治療キャンペーン開始。サムス、大佐から軍医准将に昇格。世界保健機関（ＷＨＯ）設立

[米]ヨーロッパ一六か国の戦災復興援助案（マーシャル・プラン）決定

五月　一日、メーデーに備え京都軍政部厳戒体制。九日、金環食を礼文島で観測。京都府立医科大学附属病院で労働争議。ララ物資と米軍食糧を京都で配布

★イスラエル建国

六月　日本の予防接種法成立。グリスマン、売春女性の定期性病検査廃止をＧＨＱに提言。サムス、廃止決定。京都府が全国に先がけて実施

★ソ連、米英仏を排除するため西ベルリンに通じる陸路を封鎖　㊐二十八日、福井大地震

七月　ＧＨＱ民間検閲支隊、報道検閲を事前から事後に変更。英国で国民健康サービス開始

[米]トルーマン大統領命令で米軍内での人種差別廃止

八月　アメリカ医師会調査団来日。グリスマン、軍医大尉に昇進。京都市で戦後初の五山の送り火

★大韓民国樹立宣言

九月　十一日、優生保護法が施行され社会的理由による人工妊娠中絶が合法となる。アメリカ医師会調査団入洛

★朝鮮民主主義人民共和国成立

十月　京都軍政部ナースのミス・ジャクソンが帰国後自殺。十八日、京都で全国初のジフテリア予防接種開始、二週間で九万七二〇一人が接種終了。米国ペンシルバニア州ドノラでスモッグ病が発生し二〇人が死亡

十一月　八日、ジフテリア予防接種を受けた一四二人が毒性ワクチンのため発熱、六八人が重体で入院しその後三人が死亡　㊐東京裁判が結審し絞首刑七人、禁固刑一八人

[米]大統領選挙でトルーマン大統領再選

十二月　㊐昭和二十三年生まれ新生児、二六八万人

一九四九年（昭和二十四）

一月　第一軍団犯罪捜査部が押収した密輸ストレプトマイシンを京都軍政部が入手し重症結核患者の治療開始。ジフテリア予防接種事故による患者合計六〇六人、死者六八人。グリスマン、ハーバード大学公衆衛生大学院合格　★中国共産党が北京を制圧

二月　グリスマン、長島愛生園を訪問し光田健輔博士に会う

四月　十二日、グリスマン除隊し京都出発。十八日、グアムで二十七歳の誕生日　★中国共産党が中華民国の首都南京を占拠。北大西洋条約機構発足

五月　滋賀軍政部公衆衛生課長ブライソン軍医中尉、京都軍政部への出張を開始しGHQに京都府の公衆衛生は不備と報告

六月　ブライソン軍医が京都府の在宅ハンセン病患者三人を長島愛生園へ収容。

㊐行政機関職員定員法が施行され共産党活動家の解雇開始

七月　全国の軍政部を民事部に名称変更。第一軍団売春摘発隊が京都で四四六人の売春女性を検挙

八月　ＧＨＱが四カ月後の民事部の廃止縮小を発表し京都府庁混乱　㊐政府が国鉄の人員整理発表。下山事件。三鷹事件　㊐松川事件　★ソ連、初の核実験

九月　★西ドイツ成立

㊎対ユーゴ二千万ドル借款供与

十月　★中華人民共和国成立。東ドイツ成立

十一月　三十日、京都民事部が廃止され米軍は京都府より撤退　㊐湯川秀樹博士ノーベル物理学賞受賞

㊎対共産圏輸出統制委員会（ココム）設置

十二月　都道府県庁による地方行政開始

㊐昭和二十四年生まれ新生児、二七〇万人

一九五〇年（昭和二十五）

一月　㊎トルーマン大統領が水爆製造を命令

四月　蜷川虎三京都大学経済学部長が京都府知事当選

六月　★朝鮮戦争勃発

㊐日本共産党員と支援者の職場からの追放始まる

八月　㊐警察予備隊創設

㊐昭和二十五年生まれ新生児、二三四万人

一九五一年（昭和二十六）
三月　改正結核予防法成立
四月　サムス、抗議辞職発表
　　　米トルーマン大統領がマッカーサー元帥を解任
五月　サムス、残務整理を終えノースウェスト機で帰国
六月　★朝鮮戦争休戦交渉開始
八月　日本側の原爆災害報告が『原子爆弾災害調査報告書（総括編）』として日本学術会議より刊行される
九月　米国五一州の衛生部が労働衛生活動に従事
　　　日サンフランシスコで日米講和条約および日米安全保障条約調印
　　　日昭和二十六年生まれ新生児、二一四万人

一九五二年（昭和二十七）
四月　結核が死因第一位から第三位（新第一位＝脳血管症、新第二位＝悪性腫瘍）
　　　日日米講和条約発効、独立
八月　日警察予備隊が保安隊となる
　　　日昭和二十七年生まれ新生児、二〇一万人

一九五三年（昭和二十八）
一月　米国民五九パーセントが何らかの入院費前払い保険に加入
三月　米マッカーシー議員、共産主義者追及
四月　戦傷病者戦没者遺族等援護法施行により傷痍軍人への年金支給開始
七月　★朝鮮戦争休戦協定
　　　日昭和二十八年生まれ新生児、一八七万人

一九五四年（昭和二十九）
三月　米ビキニ沖で水爆実験、日第五福竜丸被爆
四月　昭和二十二年生まれの児童が小学校入学
七月　日保安隊が自衛隊となり防衛庁発足
九月　★毛沢東、中華人民共和国国家主席

一九五五年（昭和三十）　京都府の人口一九〇万人台（人工妊娠中絶年間三万例）。おとな平均一日二二三二カロリー、たんぱく質七〇グラム摂取　★ワルシャワ条約調印
　　　日広島で第一回原爆禁止世界大会。自由民主党結成

一九五六年（昭和三十一）　日日ソ共同宣言でソ連との国交を回復し国際連合加盟

一九五七年（昭和三十二）　売春防止法施行
　　　日日ソ通商条約調印
　　　★ソ連が人工衛星スプートニク一号打ち上げ

一九五八年(昭和三十三)　㊊人工衛星エクスプローラー一号打ち上げ　㊐日ソ貿易協定

一九五九年(昭和三十四)　七三一部隊長石井四郎元軍医中将が喉頭がんのため死去　㊐朝鮮帰国第一船出港

一九六〇年(昭和三十五)　㊐日米新安全保障条約締結、阻止運動高まる　昭和二十二年生まれ児童が小学校を卒業し中学校入学

一九六一年(昭和三十六)㊐第一回東京国際見本市　㊊キューバと断交

一九六二年(昭和三十七)　★ソ連衛星船で宇宙飛行士ガガーリン帰還　京都府民の年間個人消費額が一九万六千円から二三万二千円となり、京都府の共同募金総計が目標の四千万円を三四七万円越える　★ソ連製核ミサイルキューバに配置　㊊キューバ近辺公海の海上封鎖で国際危機

一九六三年(昭和三十八)　昭和二十二年生まれ世代の二五・八パーセントが中卒で就職　㊐石炭鉱業合理化法が成立し中小炭鉱の閉山と縮小開始　㊊ケネディ大統領暗殺

一九六四年(昭和三十九)　㊐全日本医学生連合がインターン制度の改革を要求して学生紛争始まる　㊊月面撮影成功

一九六五年(昭和四十)　㊐東海道新幹線開通。東京オリンピック開催　★パレスチナ解放機構（ＰＬＯ）活動開始　㊊北ベトナム空爆開始　㊐日韓基本条約調印

一九六六年(昭和四十一)　昭和二十二年生まれ世代の六二・五パーセントが高校卒業。一九万五千人が大学進学

一九八六年(昭和六十一)　元京都府庁衛生部長矢野輝男医師、グリスマン軍医について示唆　㊐衆参同日選挙、自由民主党圧勝　★ウクライナ共和国チェルノブイリ原子力発電所爆発事故

一九九一年(平成三)　デンバー市のコロラド精神保健病院勤務医グリスマン医師への初めての電話連絡

一九九六年(平成八)　日本のハンセン病患者の強制隔離を定めた「らい予防法」廃止

二〇〇〇年(平成十二)　グリスマン医師、病院勤務を終えラスベガスに転居し取材を受けた後、一九四七—四九年に撮影したカラースライド写真を一円で譲渡

ワ 行

ヤ　行

ラ　行

マ　行

ハ　行

ナ　行

タ 行

サ　行

カ　行

事項索引

＊目次、写真キャプション、注以降を除く全編から採録した

サ　行

タ　行

ナ　行

人名索引

＊目次、写真キャプション、注以降を除く全編から採録した
＊ジョン・D・グリスマン軍医は本書全編にわたり登場するので、索引には採録していない

ア 行

カ 行

著者紹介

二至村 菁（にしむら・せい）

1947 年、京都生まれ。米国 Earlham 大学卒業（生物学、化学）、カナダ McGill 大学理学部修士課程修了（遺伝学）後、同志社大学文学部（国文学）卒業。京都大学文学部国語国文学科研修員を経て 1982 年、トロント大学大学院博士課程修了（日本史、Ph.D.）。トロント大学東アジア学部助教授、上智大学国際関係研究所客員研究員、トロント大学科学技術史研究所客員研究員（日本史専攻）を歴任。著書に『日本人の生命を守った男　GHQ サムス准将の闘い』（講談社、2002）『エキリ物語』（中公新書、1996）。

米軍医が見た　占領下京都の600日

2015年 9月30日　初版第 1 刷発行©

著　者　二至村　菁

発行者　藤原良雄

発行所　株式会社　藤原書店

〒 162-0041　東京都新宿区早稲田鶴巻町 523

電　話　03（5272）0301

FAX　03（5272）0450

振　替　00160 - 4 - 17013

info@fujiwara-shoten.co.jp

印刷・製本　中央精版印刷

落丁本・乱丁本はお取替えいたします
定価はカバーに表示してあります

Printed in Japan
ISBN978-4-86578-033-8

「戦後の世界史を修正」する名著

ルーズベルトの責任 上下

〈日米戦争はなぜ始まったか〉

Ch・A・ビーアド

開米潤監訳

阿部直哉・丸茂恭子＝訳

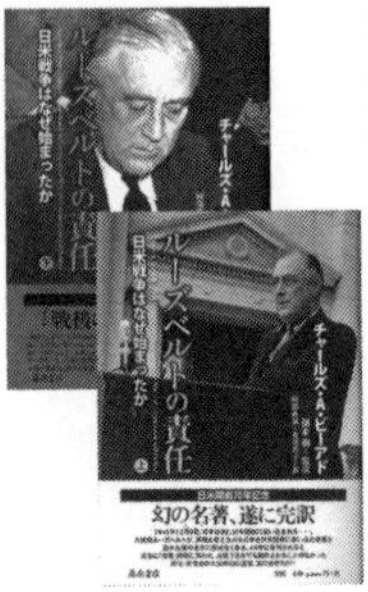

ルーズベルトが、非戦を唱えながらも日本を対米開戦に追い込む過程を暴く。

上序＝D・F・ヴァクツ　下跋＝粕谷一希

A5上製　各四二〇〇円

上四三二頁（二〇一一年一二月刊）　上◇978-4-89434-835-6

下四四八頁（二〇一二年一月刊）　下◇978-4-89434-837-0

PRESIDENT ROOSEVELT AND THE COMING OF THE WAR, 1941: APPEARANCES AND REALITIES

Charles A. Beard

日米関係・戦後世界を考えるための必読書を読む

ビーアド『ルーズベルトの責任』を読む

開米潤編

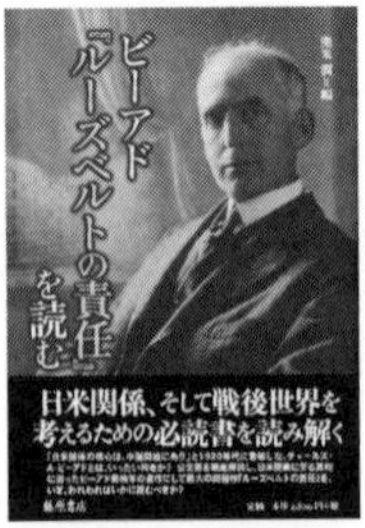

公文書を徹底解読し、日米開戦に至る真相に迫ったビーアド最晩年の遺作にして最大の問題作『ルーズベルトの責任』を、いま、われわれはいかに読むべきか？〈執筆者〉粕谷一希／青山佾／渡辺京二／岡田英弘／小倉和夫／川満信一／松島泰勝／小倉紀蔵／新保祐司／西部邁ほか

A5判　三〇四頁　二八〇〇円

（二〇一二年一一月刊）◇978-4-89434-883-7

屈辱か解放か

ドキュメント 占領の秋 1945

毎日新聞編集局　玉木研二

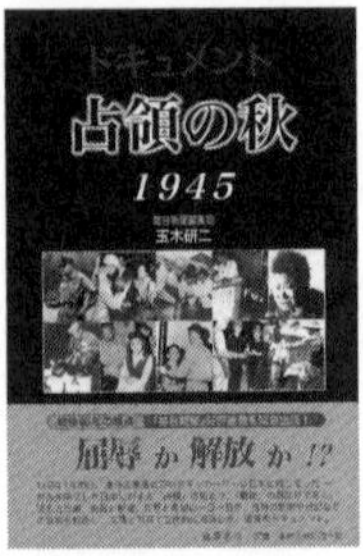

一九四五年八月三十日、連合国軍最高司令官マッカーサーは日本に降り立った──無条件降伏した日本に対する「占領」の始まり、「戦後」の幕開けである。新聞や日記などの多彩な記録から、混乱と改革、失敗と創造、屈辱と希望の一日一日の「時代の空気」たちのぼる迫真の再現ドキュメント。

写真多数

四六並製　二四八頁　二〇〇〇円

（二〇〇五年一二月刊）◇978-4-89434-491-4

「人種差別撤廃」案はなぜ却下されたか？

「排日移民法」と闘った外交官

〈一九二〇年代日本外交と駐米全権大使・埴原正直〉

チャオ埴原三鈴・中馬清福

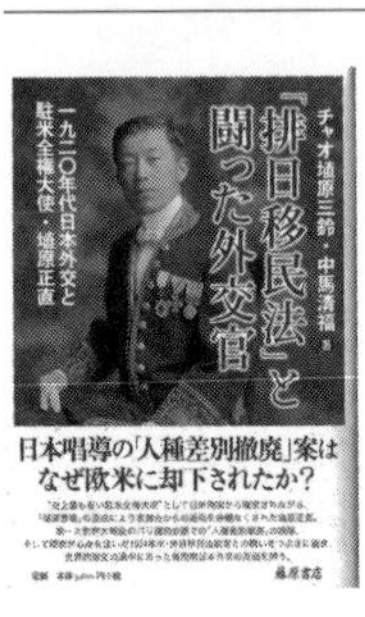

第一次世界大戦後のパリ講和会議での「人種差別撤廃」の論陣、そして埴原が心血を注いだ一九二四年米・排日移民法制定との闘いをつぶさに描き、世界的激変の渦中にあった戦間期日本外交の真価を問う。

〈附〉埴原書簡

四六上製　四二四頁　三六〇〇円

（二〇一一年一二月刊）◇978-4-89434-834-9

日本人の食生活崩壊の原点

「アメリカ小麦戦略」と日本人の食生活

鈴木猛夫

なぜ日本人は小麦を輸入してパンを食べるのか。戦後日本の劇的な洋食化の原点にあるタブー“アメリカ小麦戦略”の真相に迫り、本来の日本の気候風土にあった食生活の見直しを訴える問題作。　【推薦】幕内秀夫

四六並製　二六四頁　二二〇〇円
（二〇〇三年二月刊）
◇978-4-89434-323-8

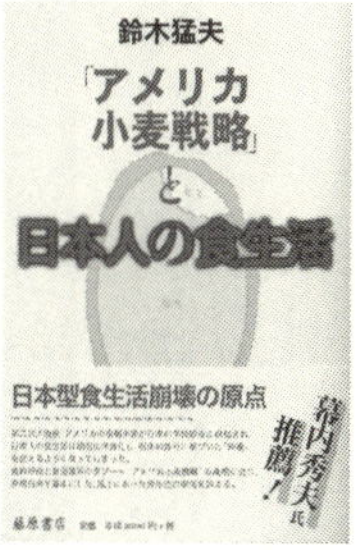

戦後「日米関係」を問い直す

「日米関係」からの自立

（9・11からイラク・北朝鮮危機まで）

C・グラック／和田春樹／姜尚中
姜尚中編

対テロ戦争から対イラク戦争へと国際社会で独善的に振る舞い続けるアメリカ。外交・内政のすべてを「日米関係」に依存してきた戦後日本。アジア認識、世界認識を阻む目隠しでしかない「日米関係」をいま問い直す。

四六並製　二二四頁　二二〇〇円
（二〇〇三年二月刊）
◇978-4-89434-319-1

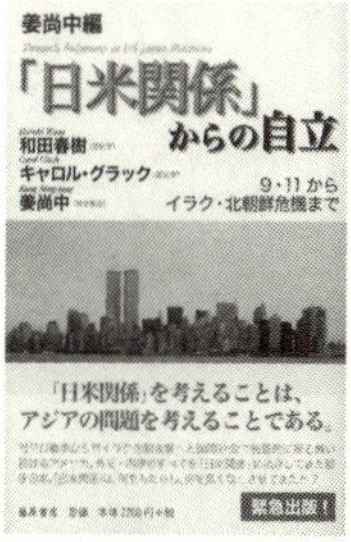

忍び寄るドル暴落という破局

「アメリカ覇権」という信仰

（ドル暴落と日本の選択）

トッド／加藤出／倉都康行／佐伯啓思／榊原英資／須藤功／辻井喬／バディウ／浜矩子／ボワイエ＋井上泰夫／松原隆一郎／的場昭弘／水野和夫

“ドル暴落”の恐れという危機の核心と中長期的展望を示す、気鋭の論者による「世界経済危機」論。さしあたりドル暴落を食い止めている、世界の中心を求める我々の「信仰」そのものを問う！

四六上製　二四八頁　二二〇〇円
（二〇〇九年七月刊）
◇978-4-89434-694-9

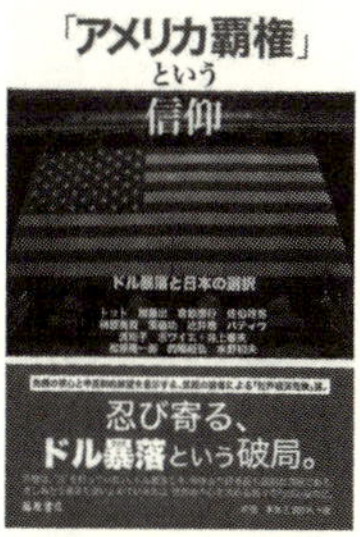

総勢四〇名が従来とは異なる地平から問い直す

「日米安保」とは何か

塩川正十郎／中馬清福／松尾文夫／渡辺靖＋松島泰勝＋伊勢崎賢治＋押村高／新保祐司／豊田祐基子／黒崎輝／岩下明裕／原貴美恵／丸川哲史／丹治三夢／屋良朝博／中西寛／櫻田淳／大中一彌／平川克美／李鍾元／モロジャコフ／陳破空／武者小路公秀／鄭敬謨／姜在彦／篠田正浩／吉川勇一／川満信一／岩見隆夫／藤原作弥／水木楊／小倉和夫／西部邁／三木健／榊原英資／中谷巌ほか

四六上製　四五六頁　三六〇〇円
（二〇一〇年八月刊）
◇978-4-89434-754-0

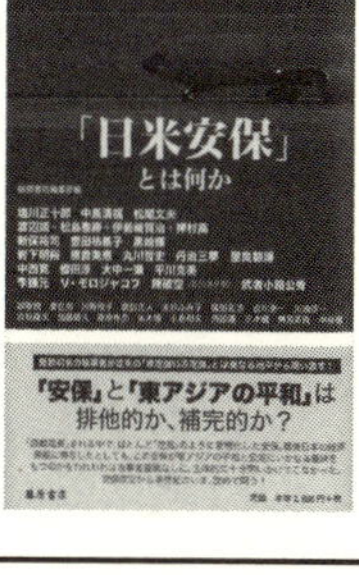

放送界の秘話の数々

NHKと共に七〇年

〈わが回想の九〇年〉

長澤泰治

戦前の騒乱のさなかに入局して以来、一貫して現場に生きた著者が振り返る草創期NHKの日々。公共放送の現状を憂い、NHK改革の行く末を問う。

口絵八頁

四六上製　二九六頁　二〇〇〇円
（二〇〇八年四月刊）
◇978-4-89434-624-6

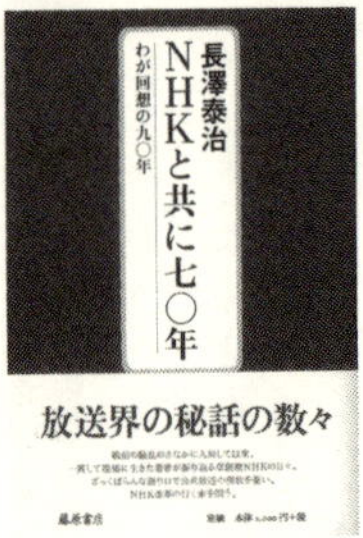

戦後政治の生き証人〝塩爺〟が語る

ある凡人の告白

〈軌跡と証言〉

塩川正十郎

小泉内閣の財務大臣を最後に、惜しまれながら政界を離れた〝塩爺〟が、一人の「凡人」として歩んできた半生を振り返り、政治の今を鋭く斬る。『読売』好評連載に増補、待望の単行本化。

カラー口絵一頁／モノクロ八頁

四六変上製　二七二頁　一五〇〇円
（二〇〇九年六月刊）
◇978-4-89434-691-8

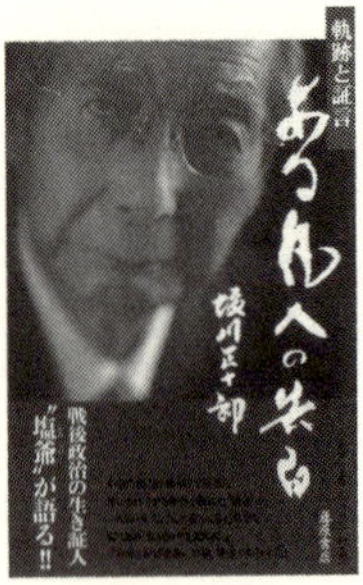

類稀な日本文学研究者が語る日米戦

戦場のエロイカ・シンフォニー

〈私が体験した日米戦〉

D・キーン
聞き手＝小池政行

戦時中から一貫して平和主義を自覚してきたキーン氏と、自身の外交官時代から親しく交わってきた日本赤十字の小池氏の徹底対談。「私は骨の髄からの平和主義者でした」（キーン氏）。

四六上製　二一六頁　一五〇〇円
（二〇一一年八月刊）
◇978-4-89434-815-8

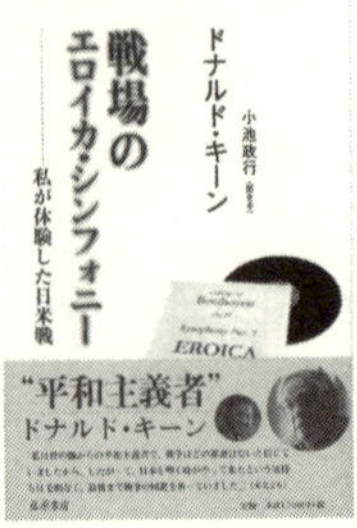

百歳の現役医師の、揺るがぬ〝非戦〟

医師のミッション

〈非戦に生きる〉

日野原重明
聞き手＝小池政行

医療、看護において常に〝治癒〟にとどまらぬ〝愛〟をもって関わり続け、百歳の今もなお、新しい、より良い医療への改革を日々実践する日野原。「私は、今度の震災をもって、世界平和のきっかけにする運動を、世界じゅうに起こそうではないかと思うのです」（日野原氏）。

四六上製　一八四頁　一五〇〇円
（二〇一二年一月刊）
◇978-4-89434-838-7

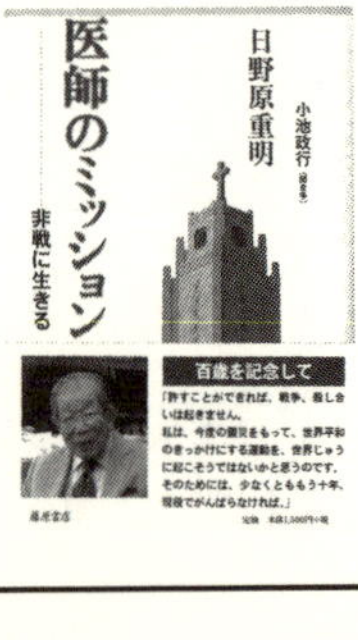

1989年11月創立　1990年4月創刊

月刊

機

2015
7
No. 280

発行所　株式会社 藤原書店©
〒一六二―〇〇四一　東京都新宿区早稲田鶴巻町五二三
電話　〇三・五二七二・〇三〇一（代）
FAX　〇三・五二七二・〇四五〇
◎本冊子表示の価格は消費税抜きの価格です。

編集兼発行人
藤原良雄
頒価 100円

六一通の手紙と百枚のカラー・白黒写真で、占領下の京都が鮮やかに甦る。

米軍医が見た占領下京都の六〇〇日

二至村 菁

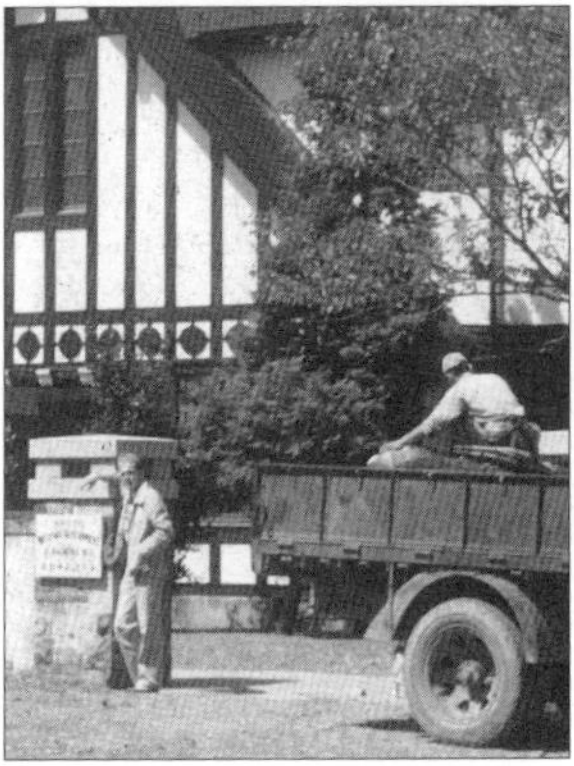

占領下の京都に赴任した若き米軍医が両親に宛てた手紙とカラー写真を軸に、未発表のGHQ資料や関係者への取材等をおりこみ、占領下京都における日米の人間群像を初めて描くノンフィクションが、来月刊行される。**「戦争はどんな人間をもクレージーにしてしまうほど異常な事態です。太平洋戦争中の七三一部隊の行動はその後どのような影響をもたらしたのか、それが本書によって明白にされています。」**と、**日野原重明氏**も推薦文を寄せられている。

編集部

● 七月号目次 ●

占領下、京都にやってきた米軍医

いまからちょうど七〇年まえの一九四五年八月十五日に、日本は連合国に降伏した。まもなく四六万人の米軍兵員が日本に上陸し、九月はじめに東京に総司令部（GHQ）がおかれて、十月には四七の都道府県すべてが占領された。

京都市へも七千人の米兵がやってきた。九月二十六日のことで、千年の都へ異国の兵隊が武装して行進してきたというのに、京都のひとびとはただ疲れ果て、飢えていた。米軍に抵抗する気迫も消えて、不安と放心の秋がはじまった。

四カ月のうちに京都府庁の五つの部屋があけわたされ、ここが京都軍政部となった。その後も職員が増えつづけて、一九四七年には府庁の二階一三室を京都軍政部がつかうようになっていた。

ここに、「アメリカからきたグリスマンちうのがおりました。軍医です。年齢？　二十代だったでしょう」と聞いたのは、それから四〇年後の一九八六年のことだった。話してくれたのは、京都府庁衛生部の部長だった矢野輝男医師である。

矢野医師は一九四七年秋に京都府庁衛生部で働きはじめた。そこへ二十五歳のアメリカ人軍医がやってきて、衛生部を監督しはじめたという。

「そのグリスマンが、京都府の衛生について、府庁衛生部との交渉をしておった。まあ、対等のようなかっこうですけれども、絶大な権限をもってましたよ。《あいつは悪い》と思うと、すぐクビにするんですね。知事に言うんです。理由？　ペニシリンをぬすんだと（笑）。ただの好き嫌いとか、権力を悪用するようなことはなかったです」

アメリカ人軍医をめぐる矢野医師の話は、かれがアメリカを好きでもあり、嫌いでもあるようなことへとうつっていった。

「アメリカは国家としては原爆を落としたりね、大量殺戮の武器というものは人間としてはいけないんじゃないかと思いましたけど、個人はひじょうに好きです。グリスマンは陽気で、すなおで、おおらかで、アメリカの民主主義というものを身にもってましたね」

矢野医師の思い出話を聞くうちに、この軍医の姿がうかんできた。それから、ちょうどそのころ生まれたばかりの赤ん坊だったわたしも、思い描かれた。

京都ではそのまえの年に旧日本兵であった夫たちが戦地から復員してきたこともあって、一九四七年に入るとたいていの家庭では赤ん坊が生まれていた。この軍医の二年間は、わたしたち一九四七年生まれの「団塊世代」がゼロ歳から二歳になるまでの二年間でもあった。

このころアメリカの法律によって、占領時代に米軍が残した記録はだれでも読むことができるようになっていた。東京の国立国会図書館にも複写フィルムがあったので、やがてわたしはこの軍医が書いた月間報告書二〇通をみつけた。かれは軍医としてGHQのなかの公衆衛生福祉局の監督下にあったらしく、毎月京都からこの局へも報告書をおくっていた。

とりあえず名まえが「ジョン・D・グ

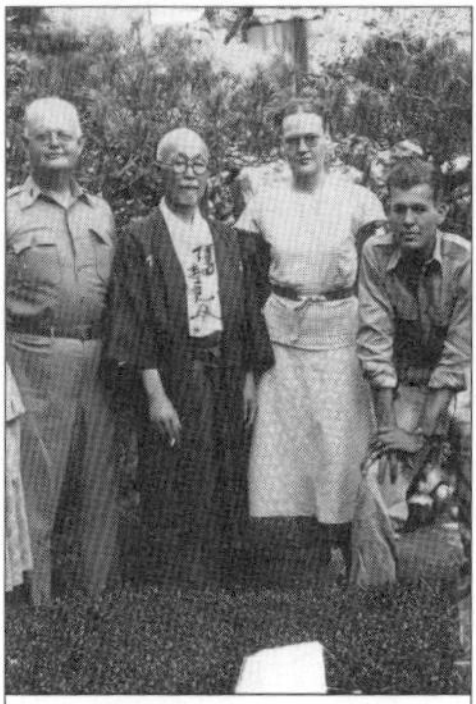
▲右端がグリスマン軍医

リスマン」だとわかったので、アメリカ医師会に現住所をおしえてほしいと航空便をだしてみた。アメリカ医師会は勤め先の電話番号をおしえてくれた。

一九九一年の秋、わたしははじめてその番号をダイヤルした。局番号によれば、そこはコロラド州のロッキー山脈のふもとの高原都市、デンバーだった。聞こえてきたのはひびきのふかいバリトンで、それが六十九歳のグリスマン医師だった。

さいしょのことばは、「京都ですごしたあのときの思い出ですか。そうだねえ、あのときはじつに愉快でおもしろくて、ぼくはエキゾチックな外国へ修学旅行でやってきた少年のように、まいにちまいにち、わくわくしていましたよ」というのだった。

このひとは二十五歳で京都へ来て、二年ののちに義務兵役をおえて除隊し、京都を去った。ふるさとのオクラホマ・シティへ帰って結婚した。ハーバード大学の公衆衛生大学院の修士課程に入学、二年後に卒業し、スイスのジュネーブにあるWHO(世界保健機関)に職を得、公衆衛生の専門家として働いたが、一九六〇年に妻との離婚がきまって、かれは転職をきめた。研修を受けなおして精神科の専門医となり、やがてデンバーにあるコロラド精神保健病院の勤務医となった。

このころに、両親があいついで亡くなった。その遺品のなかから六一通の航空便がでてきたが、それはかれが占領下京都から二年にわたって書きおくったものだった。京都府庁の役人たちから母にあてられたものも、たいせつにのこされていた。末娘のローラは家系にも関心があって、この手紙のたばをうけつぐことになった。彼女は父の過去を誇りに思っていて、わたしがたのむと便箋二四八枚をすべてコピーしておくってくれた。

第一通は東京で書かれていた。

「一九四七年　九月八日　午後九時。

なつかしいお父さんとお母さんへ。

けさ午前一時にトウキョウにつきました。われわれは四人で、みな軍医です。

除隊するころには、ぼくはかなりたくましくなっていると思います。眠ったのは飛行機の床だし、二、三日風呂に入らず（…）。

いまは三〇床のベッドがならぶ大部屋のそまつな木机に向かっていて、まわりに快適なものはまったくなし。

きょうはヨコハマを見物に行ってきます。なかなか愉快です。

愛をこめて　ジョンより」

のびやかなボールペンの筆跡から、陽気で、すなおで、おおらかだったという人柄がつたわってきた。このひとを修学旅行中の少年のようにわくわくさせたそのころの京都とは、どんなところだったのだろう。わたしはじぶんが生まれた京都を知るためにも、ますます当時のことを知りたくなった。そこでかれが京都駅に降り立ったという一九四七年九月十四日の『京都新聞』から読みはじめた。

百枚のカラー・白黒写真

二〇〇〇年に、ジョン・D・グリスマン医師はコロラド精神保健病院での勤務をおえた。しばらくまえに看護師のダイアンと再婚していたので、ふたりで第二の人生をあたたかいラスベガスですごすことにきめた。

二月のはじめにデンバーの家財道具がラスベガスについた。そのときにわたしはグリスマン医師を初めて訪ねた。

夕方ラスベガスを発つまえに、わたしはあるたのみごとをしなければならなかった。さいしょの日に取材をはじめたとき、グリスマン医師が「引っ越したところなのでかえって荷物が出やすくて」といいながらガレージからボール紙の箱をだしてきた。箱には一〇〇枚以上のカラースライド写真が整然とつめられてあった。当時アメリカでもたいへん高価だったコダックのカラーフィルムがつかわれていて、ほとんど劣化していなかった。占領下の日本では現像ができなかったので、両親がオクラホマ・シティで現像焼き付けをして保存しておいてくれたのだという。一九四七年から一九四九年までの京都の風景がもとのまま生き生きと撮影されていた。

フジカラーフィルムが一般用に発売されたのは一九五〇年代にはいってから

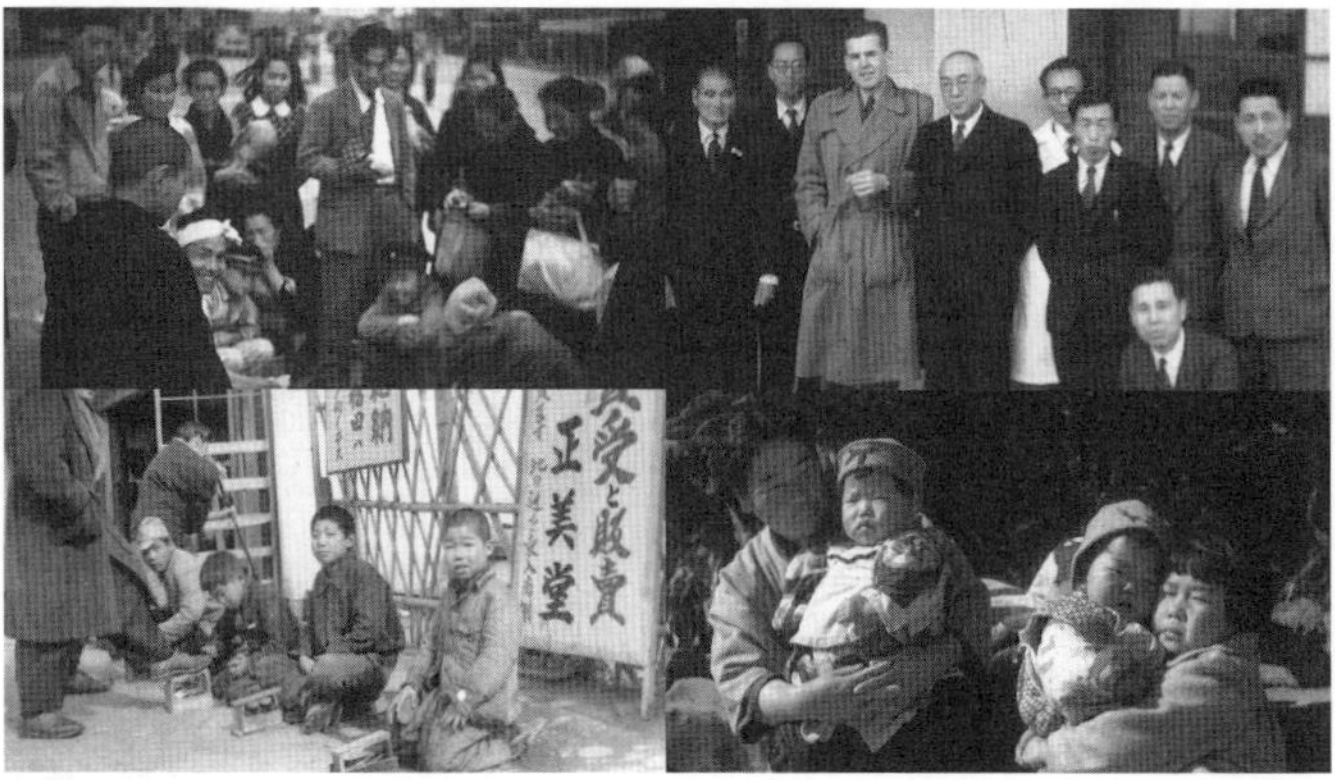

だったので、戦後数年のあいだ、日本の写真はすべて黒白フィルムで撮影された。そのためわたしは米軍占領時代というのは暗くまずしくみすぼらしいのだと思っていた。ところがグリスマン医師が撮影したカラー写真では、京都は明かるく躍動的で美しかった。これがわたしたち団塊世代の〇歳から三歳までの京都なのだと感動した。グリスマン医師はカラー写真を一枚ずつ明かりにすかしていろいろ話してくれた。

　わたしはおずおずと切りだした。「もしご迷惑でなければ、この写真のコピーをとらせていただきたいのですが」コピーでは色が不自然に強調されるのだが、それでも史料として京都へ持って帰りたいと思った。

　「きみに全権を売りわたそう」と、グリスマン医師はあっさりこたえた。わたしはだまっていた。一〇〇枚をこえるカラー写真なので費用をどう工面したものか、かんがえていたのだ。そのあいだにグリスマン医師はありあわせの紙をひきよせて、ボールペンで「一円でわたしました」と書いて、署名をした。

「……どうして一円なんでしょうか」

笑いながら、グリスマン医師がこたえた。

「一円でも受けわたせば契約で、将来わたしが気がかわったから返せ、とは言えないからだよ」

　本書にたくさんの画像がおりこまれることになったのは、こういう事情からである。

（にしむら・せい／トロント大学客員研究員）

米軍医が見た 占領下京都の六〇〇日

二至村 菁

カラー口絵一六頁

四六上製　四三二頁　三六〇〇円

その自由な精神に、時代の制約を決して受けない〝非戦〟が宿った。

〝芸術の子〟竹内浩三

小林 察

竹内浩三の「ことば」

人は、彼のことを神童とよんだ。

小学校の先生のとけない算術の問題を、一年生の彼が即座にといてのけた。先生は自分が白痴になりたくなかったので、彼を神童と言うことにした。

散文詩による自叙伝「愚の旗」の冒頭を、竹内浩三はこう書き起こしている。

しかし、彼は、けっして秀才タイプではなかった。むしろ、算術のノートまでたちまちマンガで埋まっていくというふうであった。そのマンガは中学に入るころから手造りの雑誌となって友だちの間で回覧された。そして、しばしば教師によって没収され、謹慎を言いわたされた。軍国主義の世相を風刺する所が目立ったからだ。けれども、竹内は、それがなぜ教師や親の気に障るのか飲み込めず、マンガと詩と音楽への愛着はますますつのるばかりで、その強靭な直観力は、映画製作の道へと彼を導いていった。しかし、

彼の国が、戦争をはじめたので、彼も兵隊になった。

彼の愛国心は、決して人後におちるものではなかった。

彼は、非愛国者を人一倍にくんだ。

自分が兵隊になってから、なおさらにくんだ。

彼は、実は、国よりも、愛国と言うことばを愛した。

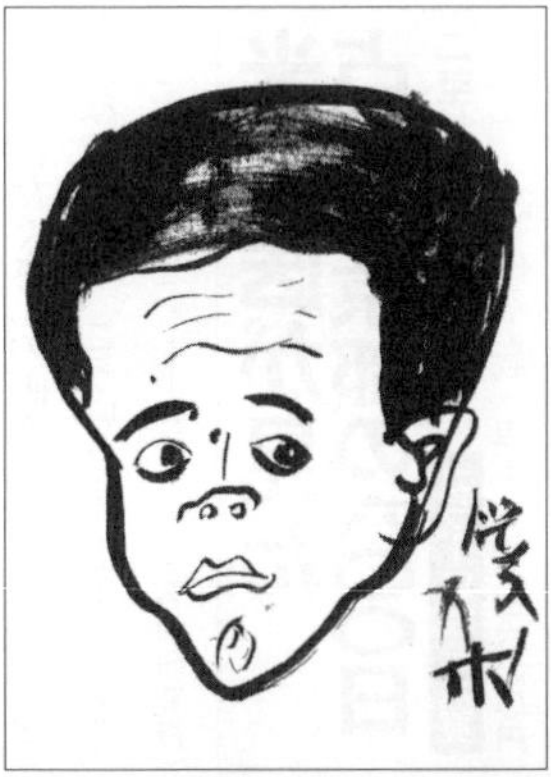

昭和十七年六月、竹内浩三は宇治山田中学時代の在京同級生を誘って『伊勢文学』という同人誌を発行した。その秋に予定された入隊を前に、自らの生（いのち）の証（あか）

しを書き遺そうとしたのだ。毎月、詩と小説をガリ版に切った。

街はいくさがたりであふれ
どこへいっても征くはなし　か(勝)ったはなし
三ヶ月もたてばぼくも征くのだけれど
だけど　こうしてぼんやりしている
ぼくがいくさに征ったなら
一体ぼくはなにするだろう（…）
なんにもできず
蝶をとったり　子供とあそんだり
うっかりしていて戦死するかしら

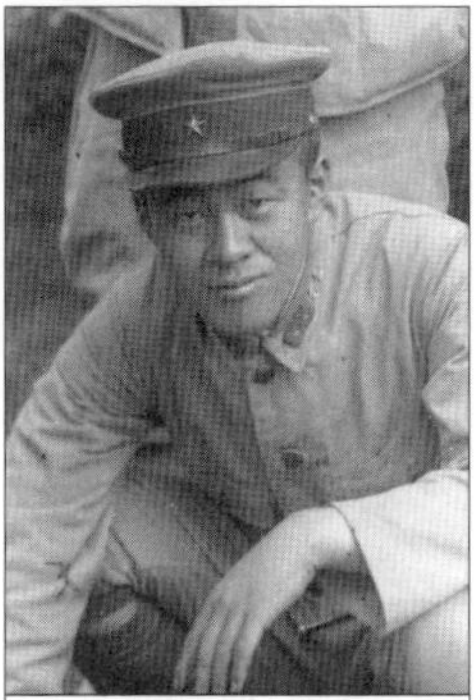
▲竹内浩三（1921–45）

中学時代の教練不合格の成績は、軍隊に入ってからもつきまとい、日大芸術科を卒業しながら一兵卒として終始した。しかも、滑空機による挺進部隊という特殊部隊に編入され、筑波山麓の飛行場で奇襲作戦の訓練をつづけた。

昭和十九年一月一日から七月二十七日まで、竹内一等兵は、濃緑色の二冊の手帖に、一日も欠かすことなく、日記を書きとめた。絶えまない空腹と狂気のような軍律の中で、彼の想像力と観察眼は、その肉体と精神の限界ぎりぎりまで己れの生存の跡を記録しようとした。あるときは月明かりの下で、あるときは便所の中で書いた。

戦争ガアル。ソノ文学ガアル。ソレハロマンデ、戦争デハナイ。感動シ、アコガレサエスル。アリノママ写スト云ウニュース映画デモ、美シイ。トコロガ戦争ハウツクシクナイ。地獄デアル。地獄モ絵ニカクトウツクシイ。カイテイル本人モ、ウツクシイト思ッテイル。

（四月十四日）

同時に、竹内は唯一人の肉親である姉にせっせと手紙を書く。その手紙の中には、詩がちりばめられ、醜悪な現実を断ち切るように空想譚が語られる。そして、わずか二十三年の短い生涯ではあったが、いかなる外的圧迫にも屈しなかった彼の健康な精神は、フィリピンの戦場に切込隊員として投入される前に、最後の悲痛な叫びを書きとめる。

ぼくのねがいは
戦争へ行くこと
ぼくのねがいは
戦争をかくこと
戦争をえがくこと

ぼくが見て、ぼくの手で
戦争をかきたい
そのためなら、銃身の重みが、ケイ骨をくだくまで歩みもしようし、死ぬることすらさえ、いといはせぬ。
一片の紙とエンピツをあたえ（よ。）
ぼくは、ぼくの手で、
戦争を、ぼくの戦争がかきたい
（六月八日）

そして、「筑波日記（一）」の裏の見返しに小さく「赤子（セキシ）　全部ヲオ返シスル　玉砕　白紙　真水　春ノ水」と記入した。竹内浩三――それは一個の純朴で、天真爛漫な魂であったはずだ。その魂は、いかなるトラウマ（精神的外傷）を受けても変節しなかった。彼は、一兵卒として戦死した。しかし、最後まで、銃ではなく「ことば」によって己れを守った。

青春とことばの出会い

竹内浩三の二十三歳の生涯に、天性の表現意欲が激しく燃えあがった時期が三度ある。最初は、中学三、四年にかけてのマンガ回覧雑誌七冊の制作である。これは、名古屋放送局の募集した漫画に一等入選したという小さな火種があったかもしれないが、いわば自然発火であった。友達を巻きこみ、父や教師と対立し、一年間の発行停止にもへこたれず、柔道の先生の家に身柄あずかりとなってようやく筆を折った。

シナリオライター志望で、今日の日大芸術学部映画科に入ったものの、太平洋戦争の勃発と拡大で繰り上げ卒業を余儀なくされ、兵役に服することが決定的となったとき、彼は再び筆をとりガリ版を切って、半年間に四冊の『伊勢文学』の制作に没頭した。身をけずる思いで自己の生存の証しを残そうとしたのである。入隊後も、友人たちによって引き継がれた雑誌に生命の火が途絶えぬようせっせと原稿を送りつづけている。

そして、最後に、空挺部隊の猛訓練の中で小さな手帳に「筑波日記」を刻みこむように書きつづけては、その二冊をひそかに郷里に送り届け、地獄の断末魔をあげるフィリピンの戦場へと身を投じて行った。

竹内浩三のあまりにも短い生涯は、終始、死と直面していた。しかも、青春期のそれは、国家の行なう戦争によって、好むと好まざるとにかかわらず強制された死であった。しかし、おそらく戦場の竹内は、己れの生命の絶えるその瞬間まで、その死を容認しなかったであろう。むしろ、彼が「悪の豪華版」と呼んだ戦争そのものこそが、彼の敵であった。その戦いは、己れの置かれた全状況に対する孤独な戦いであり、その戦いのためにかけがえのない一つだけの生命を一時もひるむことなく燃えつづけさせた。「一片の紙とエンピツをあたえよ」と書きとめて異国の戦場へ発った竹内は、まだその戦いの継続を宣言しているのだし、「ぼくの手で、ぼくの戦争がかきたい」という一句は、むしろ彼の武者振いであるとも言えよう。

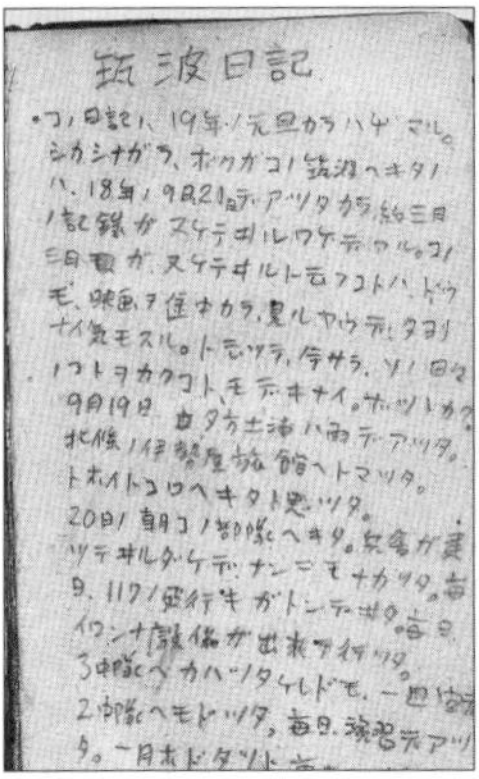

筑波日記
・コノ日記ハ、19年ノ元旦カラハジマル。
シカシナガラ、ボクガコノ筑波ヘキタノ
ハ、18年ノ9月21日デアッタカラ約三月
ノ記録ガヌケテヰルワケデアル。コノ
三月間ガ、ヌケテヰルト云フコトハ、ドウ
モ、映画ヲ途中カラ見ルヤウデ、タヨリ
ナイ気モスル。ト云ッテ、今サラ、ソノ日々
ノコトヲカクコトモデキナイ。ボツボツカク。
9月19日　夕方土浦ハ雨デアッタ。
北條ノ伊勢屋旅館ヘトマッタ。
トホイトコロヘキタト思ッタ。
20日ノ朝コノ部隊ヘキタ。兵舎ガ建
ッテヰルダケデ、ナンニモナカッタ。当
日、117ノ飛行キガトンデヰタ。毎日
イロンナ設備ガ出来テイッタ。
3中隊ヘカハッタケレドモ、一日ダケ
2中隊ヘモドッタ。毎日、演習デアッ
タ。一月ホドタツト

竹内浩三は、日本軍隊の一兵卒であった。彼は、たしかに戦った。しかし、けっして「大君のため、国のため」に戦ったのではない。**彼は、書くために、「ことば」によって戦争という地獄の実相をとらえるために戦ったのである。そのために、生命の火を燃やしつづけたのである。**

それにしても、戦後七十年を経た今日、青春は、どこへ行ってしまったのだろう。平均寿命八十歳時代とやらを迎えた日本では、二十代はまだ少年期なのだろうか。たしかに大都会の盛り場や野球場に、海や山に若者たちのエネルギーはあふれんばかりだ。それはそれでよいのだが、彼らの青春は、その場かぎりの発散におわり、商業主義の好餌となっているだけではないのか。ふたたびそのエネルギーが、戦争に向けられる怖れはないのだろうか。

生命の、青春の燃焼の場としての「ことば」は、どこへ行ってしまったのだろう。芭蕉や夏目漱石は五十歳前後で人生を全うしたが、やはり、それも人生五十年時代の昔話なのだろうか。すでに、人間の生命は、孤独に死と直面することすらなくなり、死と戦う武器としての「ことば」まで忘れ果ててしまったのだろうか。人間の死は、五二四人の一瞬の死という日航機事故や、一〇七人を殺害したJR西日本の尼崎列車事故のように、大型メカによってパックされた「死」、マスコミによって巷の話題となる「死」でしかありえなくなってしまったのだろうか。

（こばやし・さとる／大阪学院大学元教授）

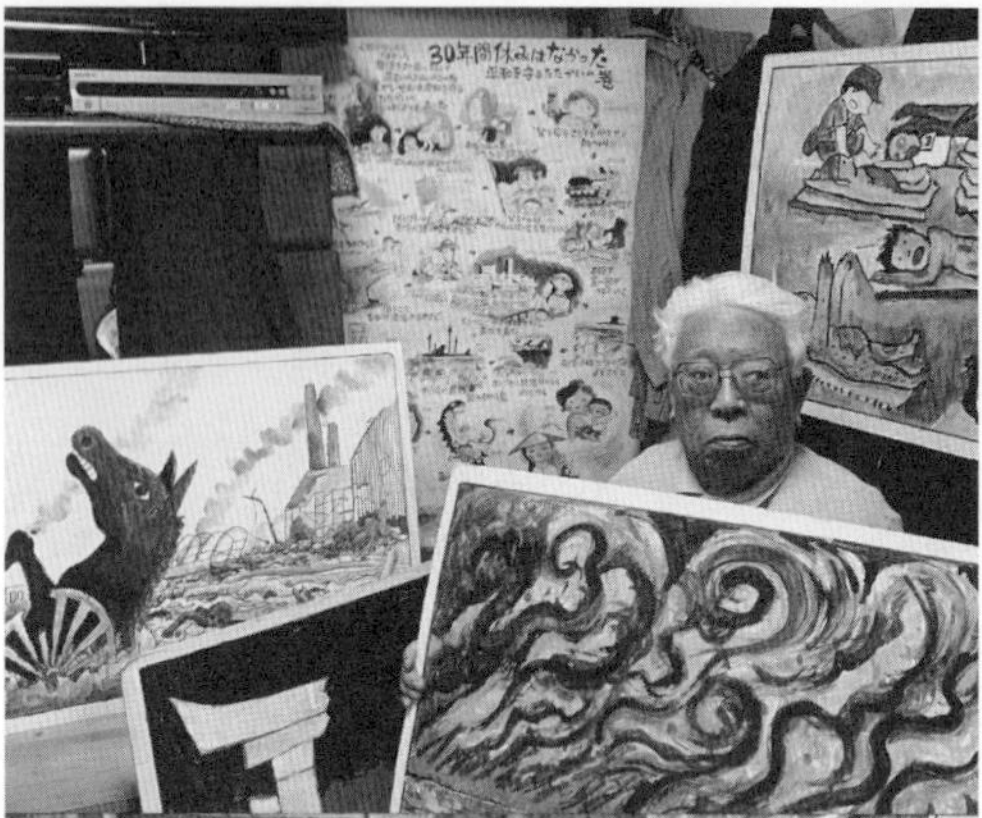

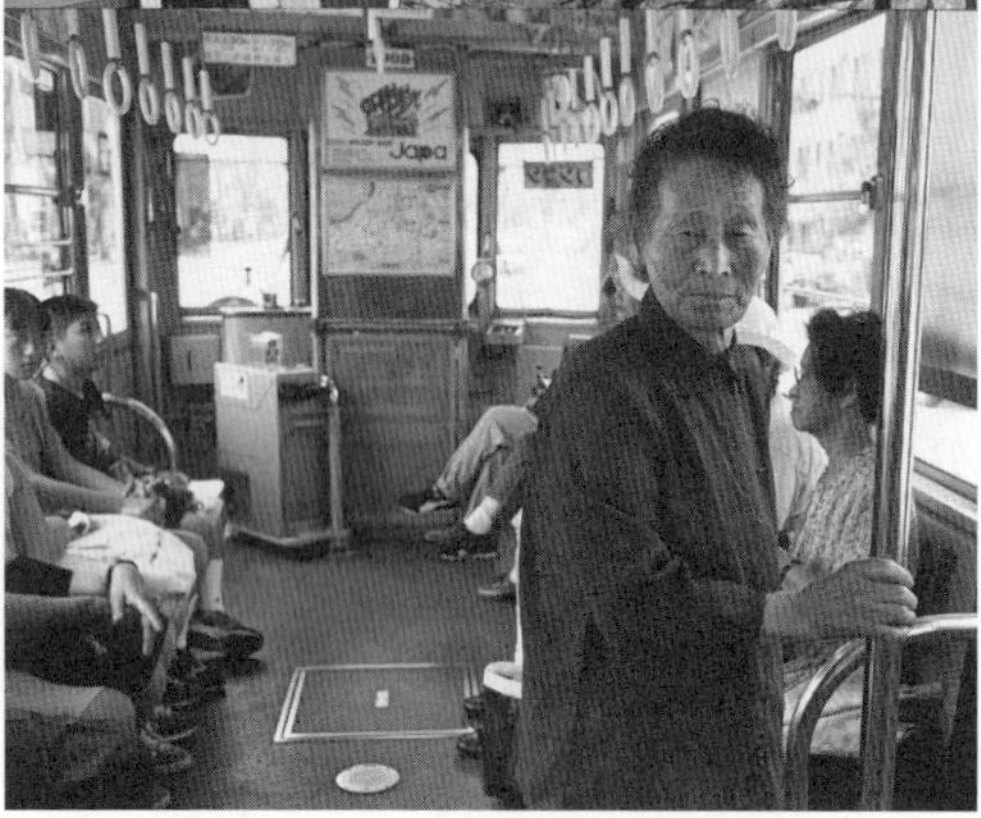

"日本の戦争"の傷痕を超えて、不屈に生きる人びと——戦後七〇年

戦争は終わっても　終わらない

写真・文　大石芳野

　戦争は終わっても終わらない。そのような人たちが大勢いる。それでも日々何の変哲もない当たり前の暮らしを重ねる。にこやかで穏やかな一人ひとりだけれど、話を聞くうちに表情はにわかに曇り出す。いけないことを訊いたのかと謝ると、「いえ、伝えてください。私たちのように戦争に巻き込まれる社会に二度とならないために」と逆になだめられ励まされる。何と強い心根を持っているのだろうか。

　どの人たちも身体ばかりか心に刻まれた傷は生々しく、底なし沼のように深い。それでも笑みを浮かべながら、社会に適応しようと逞しく生きてきた。生死を彷徨い、言葉を失うほどの経験をしたのに、それを誰かに押し付けるわけでもなく淡々と日々を送り、闇のような暗さに負けまいと踏ん張る。彼らが途轍もなく分厚い歳月に片時も忘れることのなかった

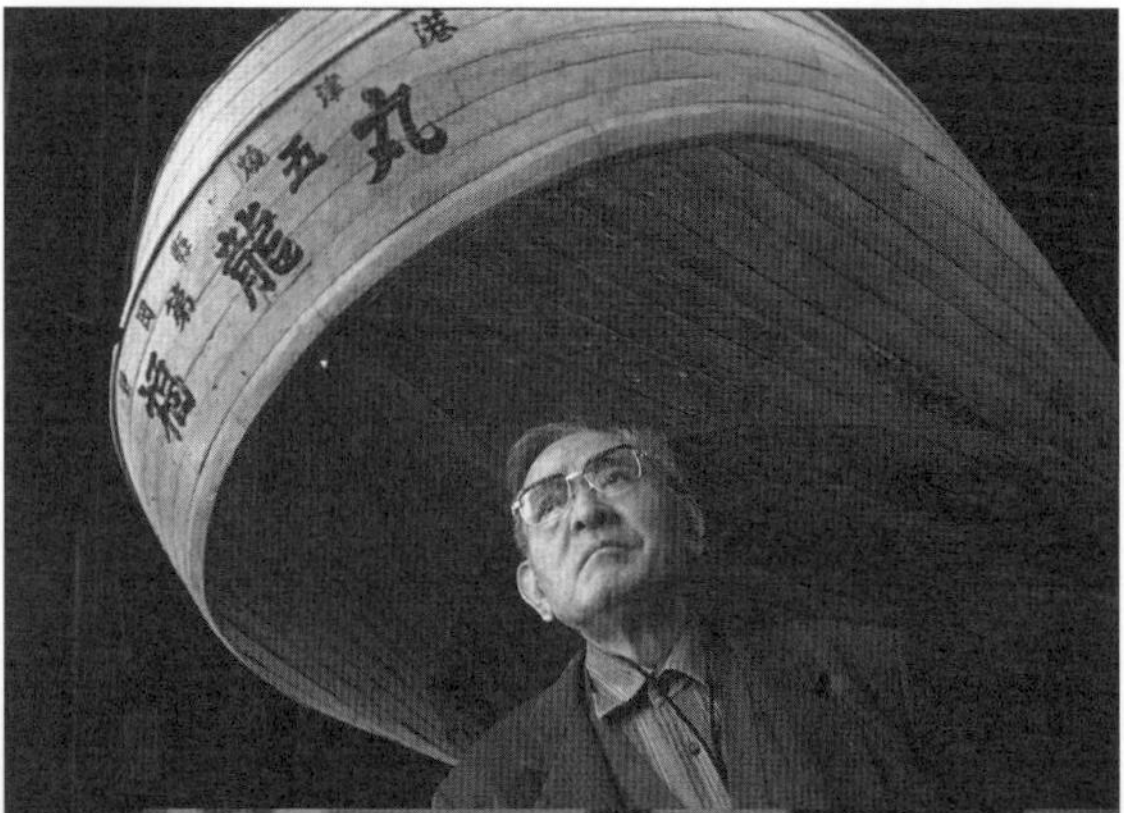

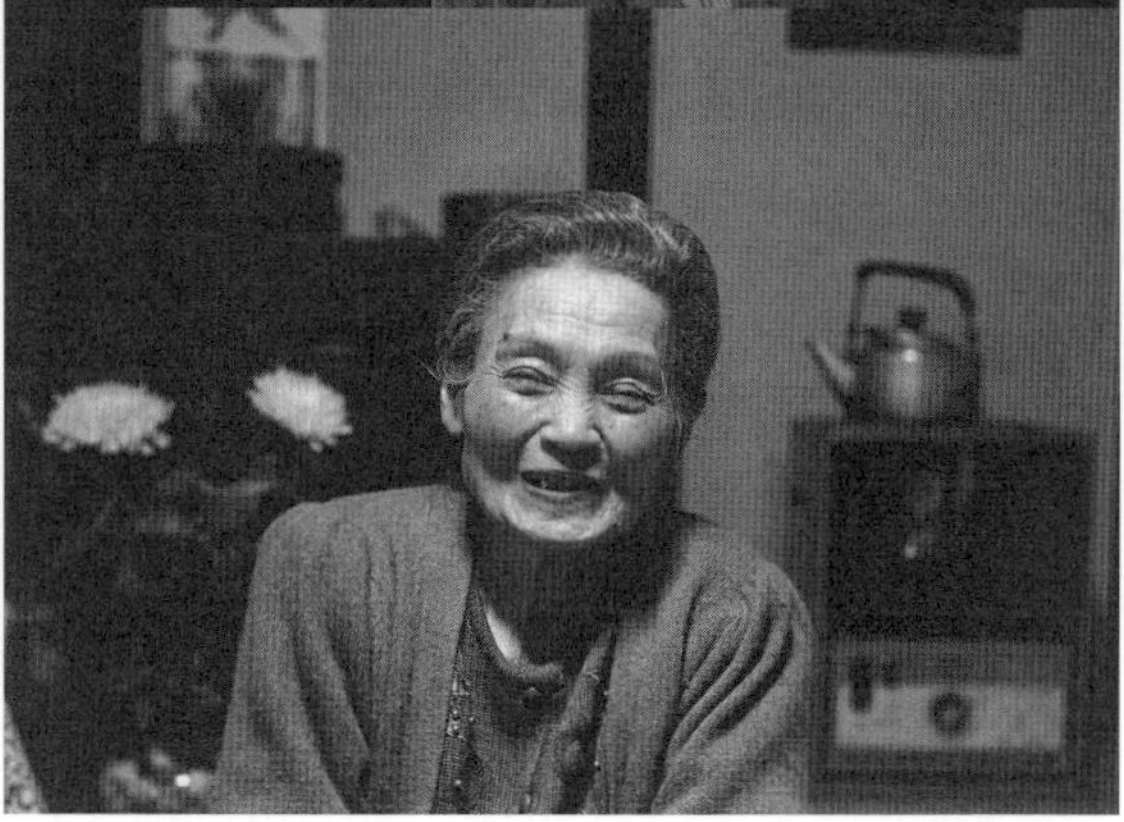

右頁・上＝西山進さん（長崎）。14歳で被爆。半世紀にわたって、絵などを通して原爆の恐ろしさ、平和の大切さを訴えている／**下**＝柿本美知恵さん（広島）。爆心地から500ｍで被爆。黒い雨の恐怖から、晴れていてもカッパや傘を手放せない／**左頁・上**＝第五福竜丸乗組員だった大石又七さん。体験を語り続ける／**下**＝角谷キノさん（東京）。大空襲で背中に負ぶった2歳の娘を失った

あの戦争を、同じ時代に生きる私たちはどう受け止めたらいいだろうか。

頑健な精神も時には折れそうになる。「眠れなくなってくると、決まって戦場が頭のなかを占めて心臓が止まるかと思う」「突然、家族を奪われて独りになった苦しみを想像できますか？　家族には夢でしか会えないけれど、その夢でいつもうなされる」「飢餓に襲われて、草も、虫も、動くものは何でも食べた。今でもその時の飢餓感から抜けられない」

戦争は政治の暴力だから、いったん嵐が吹き荒れると簡単にはおさまらない。暴風や大津波の真っただ中にいる生身の人間は余りにもか弱く小さいから、なすすべもなく巻き込まれる。戦争も同じだということを、日本の人も国外の人も自らの体験を振り返り当時の状況を説明しながら真摯に語ってくれる。

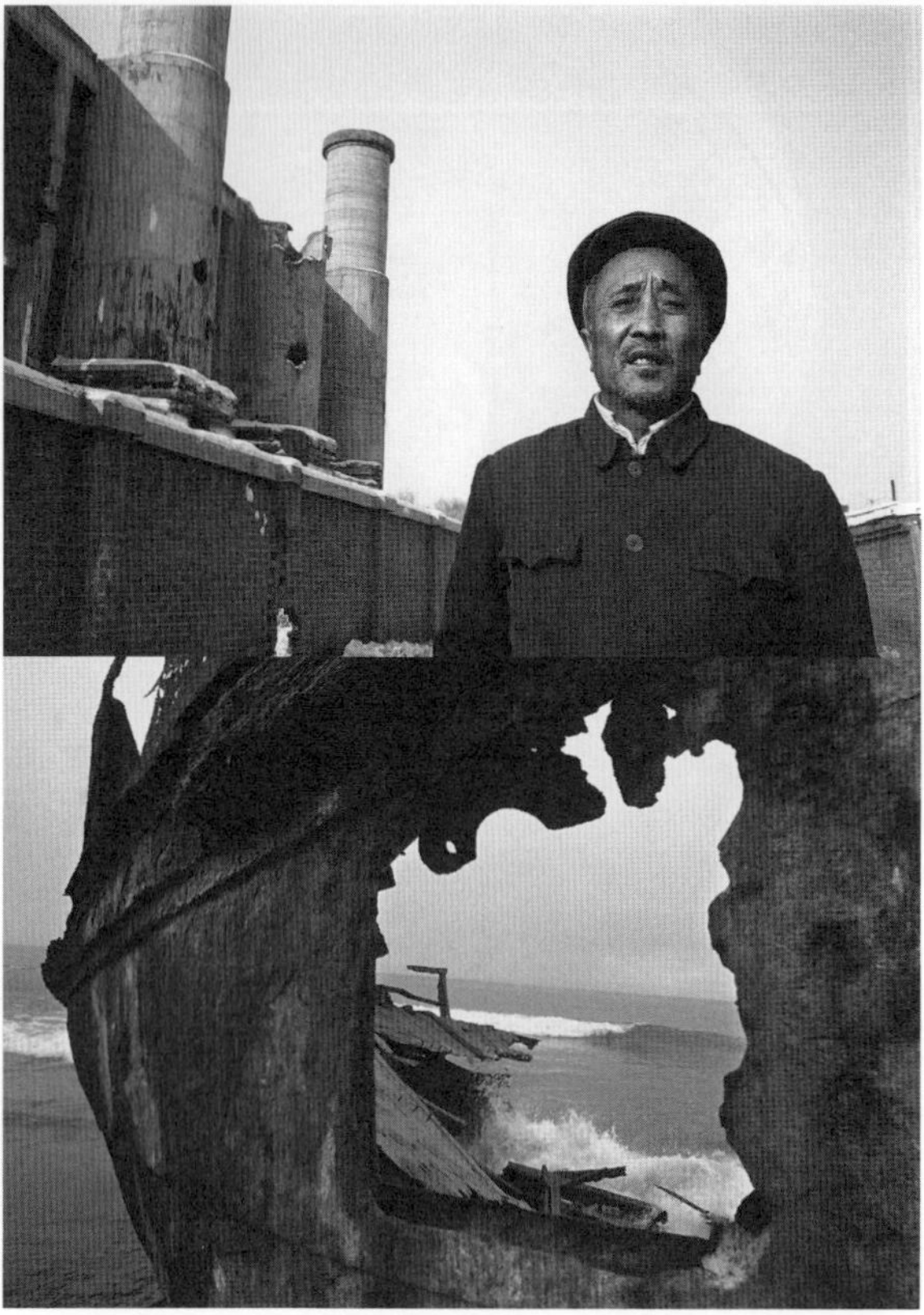

上＝姜守志さん（中国・ピンファン）。「七三一部隊」の遺構の前で。背後に移住してきた直後は、部隊の実験で使われたネズミ・ノミによりペストが蔓延した／下＝撃沈された日本の運搬船が、ニューギニア本島東海岸に打ち上げられている

多大な犠牲を招いたアジア太平洋戦争で、その地に暮らす人びとはどんなに辛く悲しい歳月を過ごさなければならなかっただろうか。そして加害者ともなった日本兵ではあるけれど、紙切れ一枚で戦場へと進軍した若者の姿も現地の人びとに重なって浮かんでくる。そうした戦いの跡にも七十年の歳月が流れた。国内でも、人類最初の原爆を投下された広島、長崎、地上戦となった沖縄、そして一夜にして十万人もの犠牲者を生んだ東京大空襲など全国で大小合わせて約六百回以上も空爆を受けた人びとは、いまもなお記憶のなかでの慄（おのの）きが消えない。大勢が癒されない傷を抱えて生きてきただけに、あの戦争にどんな意味があったのだろうかということばかりか、同時に戦後の長い歳月と今後の歳月について考えないではいられない。

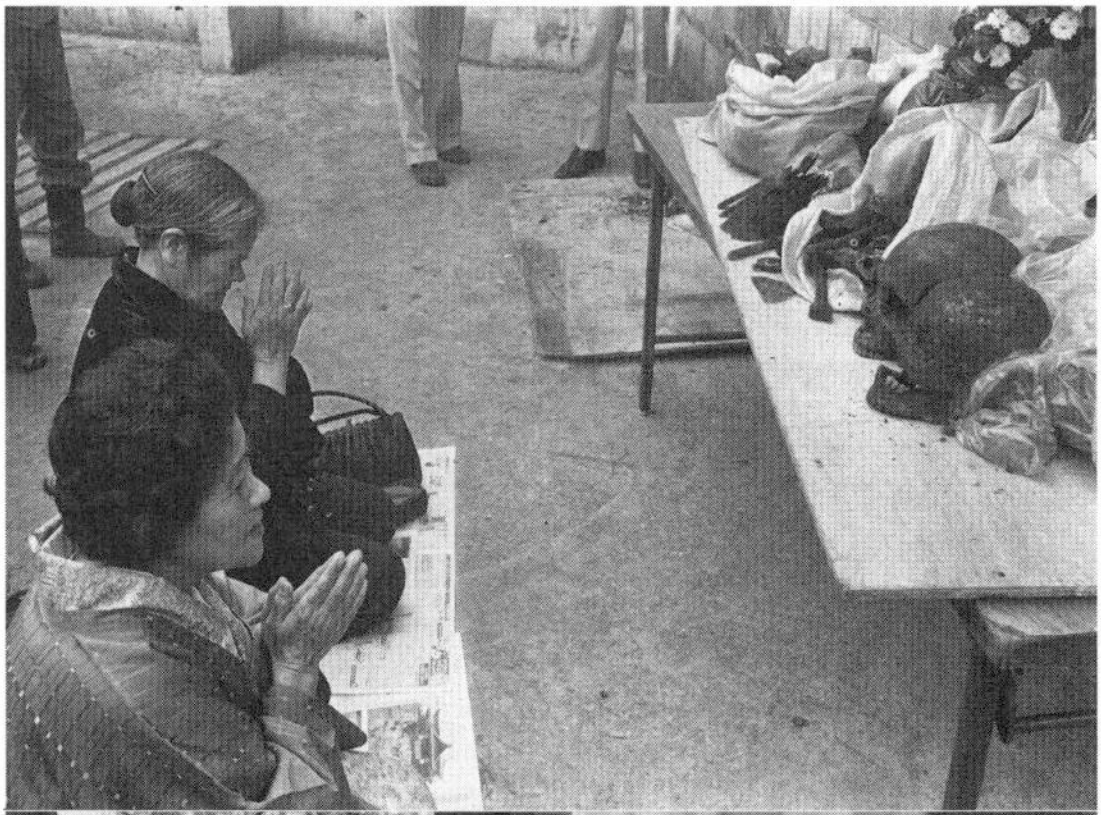
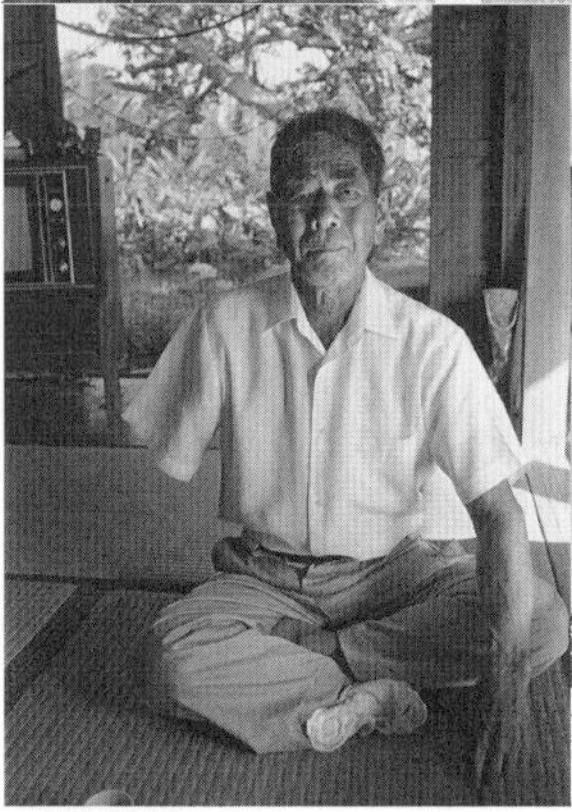
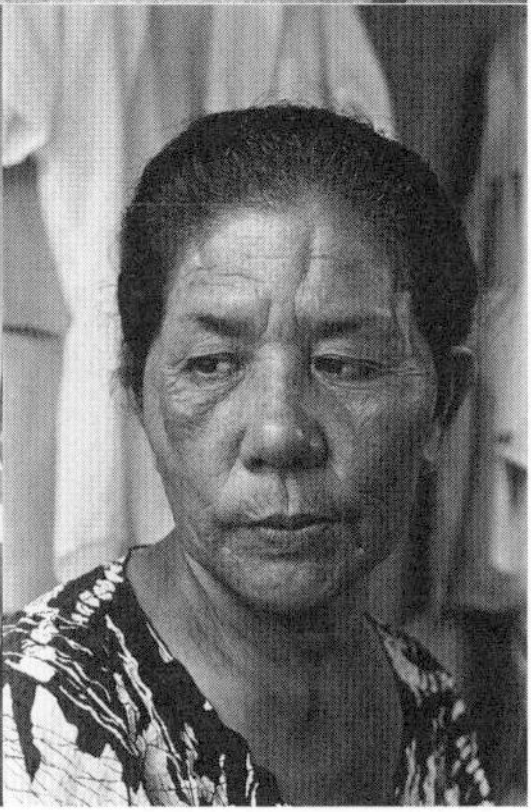

上＝沖縄・伊江島で、壕から四八柱の遺骨が発掘された。ここで家族を失った崎山キクさん（奥）と林千代子さんが駆けつけた／**下右**＝玉城トミ子さん。沖縄・渡嘉敷島で、米軍の砲撃により全身を負傷したトミ子さんを、もう助からないと考え、家族は全員自決した／**下左**＝仲真良成さん（沖縄・久米島）。出征していた中国で負傷し、帰国してから右腕を切断した

今や人生七十年以上だから、戦争体験といってもその何十分の一でしかない短い時間だ。けれど、戦争という極限状態の体験は、生涯にわたって抜けることがない記憶となって痛めつける。人びとは「戦争ほどの不幸はない」という気持ちを、人生の大半にもあたる長きにわたって常にいだき続けながら生きてきたのだ。

写真のなかの一人ひとりに自分を重ねながらページをめくっていただければうれしい。

（構成・編集部）

（おおいし・よしの／写真家）

鶴見和子は、赤坂憲雄に、何を語り遺したかったのか——鶴見和子、最終対談

3・11以後の内発的発展論へ

赤坂憲雄

「漂泊と定住」という構図の解体

いま、福島の人々は福島第一原発の爆発事故がもたらした混沌の渦中で、十万人を越える人々が避難を強いられながら、難民から棄民へとより厳しい状況へと追いやられつつある。その結果として、定住と漂泊をめぐる社会的な構図のうえに巨大な裂け目が生まれている。再認識を求められていることが、いくつかある。

そのひとつは、原発事故によって汚染され、いったんは避難を強いられながら、いま、あたかも〝なかったかのように〟なし崩しに帰還政策のなかに呑み込まれようとしている浜通りの、とりわけ相馬地方には、濃密な移民の歴史の影が射しているということだ。たとえば、近世における、相馬藩への北陸からの真宗移民の歴史については、知らなかったわけではない。しかし、震災以前から親交のあった人々や、震災以後に出会った人々のなかに、幾人も真宗移民の末裔たちがいることには驚かされた。

地域社会は、多様性を抱いた人々によって構成されている。外からはわからないし、ひと筋縄ではいかない。避難を強いられた人々が、帰還を望んでいるか、迷っているか、戻らないことを決めたか、その選択は家族のなかですら割れており、世代ごとに、男と女のあいだで、仕事のありようによって、大きくひき裂かれている。さらに、代々の定住者の一族か、何代にもならぬ新参者か、漂泊者か、それによっても村や町への帰属意識には大きな違いがあるはずだ。旧警戒区域などへの帰還政策が、そうした多様性を巧妙に利用して、住民の意識を分断しながら押し進められているように思われてならない。

福島から内発的発展論を読み直す

だからこそ、原発事故からの避難者たちが追い込まれている困難な状況のなかで、定住と遊動をめぐる問題がきちんと問われねばならないと思う。あらためて、想像を超えるほどに深刻な、また多様な

かたちで、産土（うぶすな）ないし故郷というテーマが浮上しつつあるということだ。相手が眼には見えない放射性物質であるがゆえに、あるいは、その影響の度合いを確定的に語ることができないように宙吊りにされているがゆえに、故郷喪失という現実がひと筋縄では捉えられない。故郷は永遠に失われたのか、そうではなく一時的な喪失なのか、いつか取り戻すことができるのか。〝なかったかのように〟帰還がなし崩しに進められてゆく現実は、そうした問いそのものを殺してゆく。

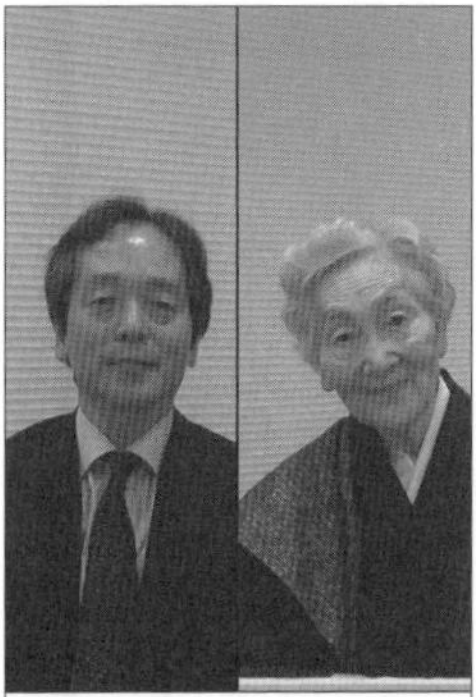
▲赤坂憲雄・鶴見和子両氏

ともあれ、いま・そこでは、定住と遊動をめぐる問いの群れが、かぎりなく残酷にあふれ出そうとしている。この汚れた大地のかたわらに立ち尽くし、人が定住することの意味を、また遊動することの可能性を問いかけてゆくことが求められている。それでも、われわれは内発的にみずからの未来を創造してゆくことができるのか。住まうこと／定住すること、これを切り離して議論を始めなければ、たぶん未来が実践的に開かれてゆくことはありえない。汚れた野生の王国が広がってゆくなかで、定住の可能性はいやおうなしに縮小してゆくだろう。遊動化の劇的な深まりを抑えることはむずかしい。どこかで定住の呪縛はほどかれねばならない。

ここでは、鶴見さんの内発的発展論という実践的な理論と方法が、どれほどに有効なのか、それが試されている。わたしはいま、鶴見さんの水俣についての論考、「多発部落の構造変化と人間群像」を思い浮かべている。「じごろ」と「ながれ」という土地の言葉を起点にして、定住と漂泊をめぐる問題への社会学的なアプローチが試みられている。福島第一原発が立地している浜通りにおいても、こうした調査・研究が求められていることは疑いない。われわれはいま、福島の地から『水俣の啓示』の読み直しを始めなければいけないのかもしれない。

（あかさか・のりお／学習院大学教授）

百年先を見通した先覚者・後藤新平が遺した珠玉の名言

一に人 二に人 三に人

――近代日本と「後藤新平山脈」100人――

青山 佾

後藤新平は最晩年、ボーイスカウト運動の右腕・三島通陽に「金を残すは下、仕事を残すは中、人を残すは上」と言った。また、「一に人、二に人、三に人」、この世の中を作っていくのは人であると常に語り、人材の抜擢にも長けていた。

本書第一部に編まれた後藤新平の「名言・名句」は、伸びざかりだった当時の日本に生きた彼自身が、いかなる時と場にあっても、後進をいかに伸ばしていくかに腐心していたことを示している。

私は一九六七年に都庁に入り、いきなりひと月間の職員研修を受け、地方自治法、地方財政法、地方公務員法そして東京都の職員として必要な実務知識について教育を受けた。大学の法学部法律学科では、民事訴訟法や刑事訴訟法は詳しく教えるが、地方自治法等は教わらなかったので、この新任研修はその後の職員人生にとってまことに役に立った。このシステムは後藤新平が東京市長時代に始めたものであることを後になって知った。後藤新平による教育重視の考え方は今日に至ってもなお現実に生きている。

また本書第二部では、後藤新平と関わりが深かった一〇〇人の人物を紹介している。後藤新平は人をつくり、人をのこした。また、後藤新平自身も多くの人に育てられている。

少年期からしてそうであった。明治維新戦争が終わり、新政府軍は、激しく抵抗した東北を平定した。平定後、新政府軍は行政機能を担う必要があった。地方の行政機構を構築するにあたり、胆沢（いさわ）県（現在の岩手県水沢）大参事の安場保和は、将来性のある少年後藤を見いだし、雇用した。その後、安場が、部下の阿川光裕にその教育を託したことで、後藤は医学への道が開かれたのである。そして、石黒忠悳（ただのり）、長与専斎、児玉源太郎からも抜擢されるに至った。

人づくりの例としては、台湾民政長官時代に、新渡戸稲造や岡松参太郎らを呼び寄せた。初代満鉄総裁時代は、前代未聞の大シンクタンクとも称すべき満鉄調査部を作り、多方面から人材を発掘し、彼らに活躍の場を与えた。また国内では日本初の都市研究会を組織し、技術者・行政官などをはじめ多くの人材を輩出した。このことは、後の震災復興にも大いに役立った。教育面においては、通俗大学や少年団にも積極的に関わり、東京放送局(現NHK)の初代総裁としても、放送の社会的役割を世に知らしめた。

後藤新平は多彩な人間交流を展開し、明治大正の、とくに危機的状況と格闘した。われわれは今、この後藤新平の活力から学ぶことは多い。

(あおやま・やすし／元東京都副知事)

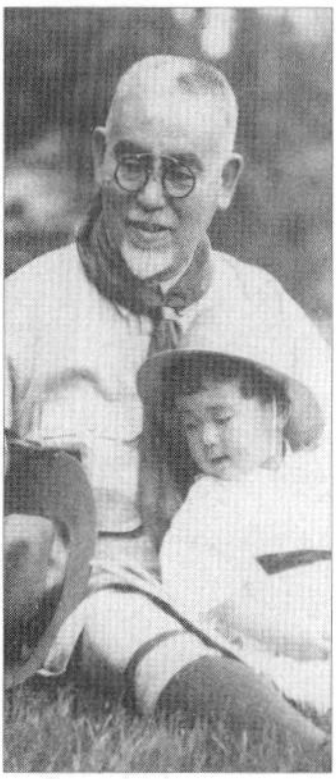

リレー連載　近代日本を作った100人　16

伊藤博文——合理的国際・国内秩序観の形成

伊藤之雄

帝国主義の時代に向き合う

ペリーが浦賀に来航した嘉永六年（一八五三）六月は、伊藤博文が十二歳になる年であった。その頃、世界は帝国主義の時代であり、列強は新しい植民地や市場を求めて世界へ乗り出し、最も遠い極東の日本にもやってきたのであった。

伊藤は十八歳のころから英学を学ぼうとし、二十一から二十二歳にかけての英国への密航体験により、攘夷のおろかさを確信した。さらに帰国後にアーネスト・サトウら英国公使館員・商人ら外国人との接触を通し、英語力を向上させるとともに、国際知識を深め、日本の進むべき道を考えた。

国際化への挑戦から国際平和思想へ

しかし、伊藤といえども青年時代から秀でた列強観・外交観を身に着けていたわけではない。一八六六年に幕府等が長州再征を行う前には、英国軍艦に下関を守ってもらおうと木戸孝允に提言して却下され、一八七一年（明治四）からの岩倉使節団では、米国の助言を得て、条約改正交渉がすぐにできると考えた。

伊藤は西欧人に対して物怖じせず、彼らに気に入られ、列強の動向の情報を集めることができた。他方、個人的交友関係と、彼らが各列強の利害を背景に動くことの区別がつかなかったのである。

伊藤が本当に列強の動向を理解するようになるのは、ドイツ等での憲法調査を終えた一八八三年になってからである。キリスト教国の西欧が非キリスト教国の日本などに対し一枚岩ではなく、日本が近代化したうえで国際法を背景に毅然と、粘り強く交渉すれば、道が開けると確信するようになった。

伊藤は四十一歳で、英国に密航してから実に二〇年。伊藤ほどの人間でも、列強を理解するのに、これくらいはかかった。

深い列強理解の下で、伊藤は首相として陸奥宗光外相と連携し、一八九四年に条約改正を成功させ、日清戦争期の外交を主導した。また韓国統治も行った。

伊藤は日本が軍事力を背景に一時的に領土を拡張しても、列強が認めないならそれは保持できない、という帝国主義の時代の正当な価値観を持っていた。また、日露戦争での日・露両国の将兵の犠牲を反省し、「武装の平和」を脱却し真の平和を作るべき、との第一次大戦後の国際連盟の理念につながる世界観を持った。さらに、清国や韓国が、日本のように秩序ある近代化と発展をすることが、東アジアの平和につながると考えて尽力した。

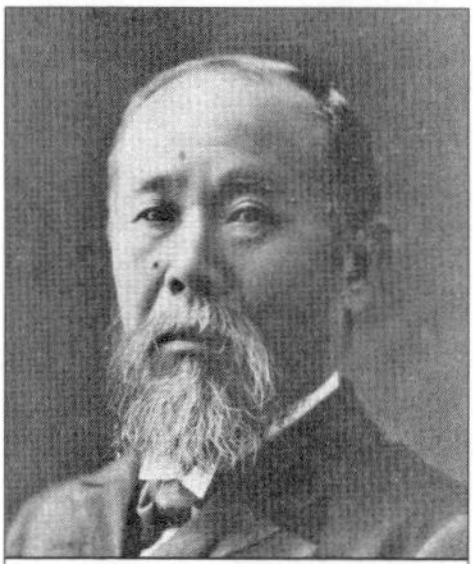

▲伊藤博文（1841–1909）

周防（山口県）生。百姓林十蔵の子、萩の足軽伊藤直右衛門の養子。松下村塾に学び、木戸孝允に従い尊皇攘夷運動に参加。1863年井上馨らとひそかに渡英。四国連合艦隊の下関砲撃の報を聞いて帰国、列国と講和を結ぶのに尽力。以後討幕運動に参加。82年憲法取調べのため渡欧、ドイツ等で憲法を学び帰国。華族制度・内閣制度の創設、大日本帝国憲法・皇室典範の制定・枢密院の設置など、立憲君主制確立のために努力。1900年立憲政友会を組織し総裁となる。日露戦争後、06年日韓協約を結び、初代韓国統監となる。09年満州視察と日露関係調整のため中国へ渡り、ハルビン駅頭で韓国独立運動家の安重根に暗殺された。

「憲法政治」の定着

国内政治の面でも、伊藤は幕末から維新直後にかけて、アメリカ合衆国の独立革命とナショナリズム、建国に強い関心を持った。これは、共和制に共感したのではなく、小国日本が大国に対峙して独立を維持するにはどうすれば良いのかの例を、英国から独立した米国に求めたのである。

したがって、自由民権運動が高まった一八八一年（明治十四）の時点において、伊藤は日本国民の意識が未熟であり、憲法制定と国会開設は簡単にできないとみた唯一のリーダーであった。伊藤の西欧理解と思慮深さがあったからこそ、当時の日本の国民のレベルに合わせた憲法が一八八九年にでき、日本は憲法停止に陥ることなく、第二次大戦以前の非西欧世界で唯一の立憲国家として存続し得た。

伊藤の天才的な点は、日本が当初のドイツモデルから、伊藤の理想とするイギリスモデルへ発展することを想定し、憲法解釈上問題ないように条文を作成しておいたことである。

しかし残念なことに、合理的秩序観にもとづき伊藤が構築した日本の近代外交や憲法の精神は、世界恐慌の衝撃の中で、一九三〇年代以降軍部によって踏みにじられていった。

（いとう・ゆきお／京都大学教授）

連載　今、世界は（第Ⅱ期）4

歴史問題の深層

小倉和夫

韓国は、なぜいつまでも、日本に対して「歴史認識」と称して、植民地支配の反省や謝罪をせまるのか。

一見それは、集団的自衛権や神社参拝問題などをめぐって日本の現政権への不信があり、あらためて「踏み絵」を踏ませて日本の心の内をはっきりさせようとしているように見える。

しかし、日本に対してのみならず、いわゆる「告げ口外交」まで展開して国際的「抗日」キャンペーンを繰り広げているのはなぜかを考えると、単に、安倍政権への不信ばかりではあるまい。ここには、少なくとも二つの背景がある。一つは、第二次世界大戦後の日本の「生まれ変わり」についての認識だ。韓国人の多くは、日本をいまだ軍国主義の国とみなし、民主平和国家とは見ない傾向がある。日本の「変身」を認めることに隠れた抵抗感があるのだ（日本側にも、実は、真の変身が遂げられたかどうかについては疑問があり、韓国側の抵抗感に呼応する問題があることは、ここではひとまずさておく）。韓国としてみると、日本の変身を認めれば、「過去」はそこで切断される。しかし、そもそも韓国は建国の原点を、日本植民地主義の克服においているから、過去は現在に生きていなければならず、時折過去を提起しつづけるのだ。

第二の理由は、中国の台頭である。韓国は、地理的、歴史的理由から、日本と違って、中国をライバルとは見ない。中国の台頭によって、韓国は、中国への経済的依存度を高め、また北朝鮮との対抗もあって政治的外交的傾斜を図っている。しかし、中国は、共産党政権であり、韓国とは政治体制を異にしている。この中国と経済的依存度を高めながら、政治的に互恵関係を保ってゆくための一つの方便は、「抗日」共同戦線を結ぶことである。ここでは、「抗日的」言動は、極めて戦略的動機によっておこなわれる。歴史問題をめぐる韓国の対日姿勢は、こうした戦略も関連しているといえよう。

（おぐら・かずお／前国際交流基金理事長）

〈連載〉生きているを見つめ、生きるを考える ❹

三十八億年の「生きている」と一生の「生きる」

中村桂子

具体をちょっとお休みして、標題の「生きている」と「生きる」の説明をしよう。生物学では生きものの性質として、膜による区切り、代謝、世代の継続（複製）、進化の四つをあげる。これを行なう単位である細胞にはその特性をきめるゲノム（DNA）が入っているので、細胞とゲノムに注目しながら「生きている」と「生きる」を考えていくのである。

生きものは生まれ、育ち、老い、死ぬという過程をくり返しており、そのために外から体をつくる物質とエネルギーとを取り込み代謝する。そこで、膜は閉じながら開いている必要がある。「食べる」ことで代謝を支え、動的平衡にあるのが生きている状態である。食べ過ぎると太るなど日常と結びついたはたらきである。

一方、世代の継続（複製）と進化は、長い時間の中で考えるものである。単細胞生物では細胞の複製が世代の交代になるが、私たち性のある生きものでは、受精によって生じる新しい組合わせの唯一無二のゲノムをもつ個体が生まれる。

この組合わせがどうなるかはまさに天の采配、私たちの意志でどうなるものではない。DNAは二重らせんという自分と同じものをつくるみごとな構造で各個体がその性質を保ち続ける同一性を保証する一方、ある頻度で必ず変化をする。この同一性の保持と変化との微妙なバランスが進化を支え、生きものを三十八億年間も続けて来させたのである。なんともうまくできている。

こうしてみると、最初にあげた四つの性質のうち、継続（複製）と進化こそ、「生きている」を支える自然の力と言える。長い長い時間の流れの中にあり、本来私たちの意志が関わらない力である。

「生きている」は三十八億年という長い時間を見る視点であり、継続（複製）と進化が基本となる。一方「生きる」は一生という時間であり、ここでは代謝が重要である。「生きている」に学びながらいかに「生きる」かを考えるのが、生きものとしての人間のありようと言えよう。

（なかむら・けいこ／JT生命誌研究館館長）

連載　ちょっとひと休み 28

本と私 (1)

山崎陽子

小学生の頃、夏になると妹と私は、千葉市の叔父の家に十日ほど滞在するのが常だった。腕白な四人の従兄弟と二人の従妹たちと共に過ごした日々は、賑々しく、楽しく、幸せに満ちていた。真っ黒に日焼けした子供たちの中に入ると、私たちは生っ白くて恥ずかしかったが、何かにつけて特別扱いされ居心地はバツグンであった。実をいうと、小学校低学年の頃の私は、小柄でひ弱、運動が苦手で引っ込み思案、存在感のない影のような子どもだったのだが、十日間の夏だけは特別だったのである。

行儀がいい、ちゃんと挨拶ができる、言葉遣いが綺麗だなど、東京では当たり前のことを皆がやたら感心してくれる。人前で話すことなどできないはずが、せがまれてイソップ物語の一節を口にすれば大受けになる。東京では〝影〟でも、ここでは別人になれた。

運動が駄目でも海では自由である。毎日、遠浅の海で遊んだ。よしず張りの海の家で頬張ったおむすびや枝豆は、なぜあんなにも美味しかったのだろう。夜になれば花火、盆踊りなど、どの部分を切り取っても、輝くばかりの夏の思い出の中で、今でも心の隅がうずくような、忘れられない記憶がある。

名残惜しい十日間が過ぎ、私たちを迎えに来た父は、皆を連れて書店に行き、好きな本を買っていいと言った。子供たちを迎えた叔母は「よかったねえ。みんな漫画なの？　おや、ヨーコちゃんだけは詩の本なのね。やっぱり違うわ。さすがお義兄さんの娘だわ」。自称もと文学少女の叔母の言葉に、父は満足そうで、私はひそかに胸をはった。

皆ひと通り目を通すと本の交換をはじめた。ワイワイ取り替えっこする中で私には交換の相手がいなかった。私は一人、苦い思いをかみしめていた。

「詩の本なんか読みたい子がいるわけがない。わたしだってホントは漫画の方が良かったんだもの。大人に褒められたかっただけ。なんて嫌な子なんだろう」私は自分を罵った。

真夏の太陽の魔法がとけてしまったのか、新学期の学校では、いつもの影のような私がいた。（やまざき・ようこ／童話作家）

連載　女性雑誌を読む　87

新巴屋八重次

——『女の世界』41

尾形明子

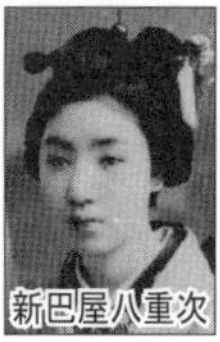
新巴屋八重次

一九一六（大正五）年、『女の世界』二巻四号に「別れたるのちの思」と題した短歌二三首が載る。「糸まきのいろいろすぎしうつくしき日をくりかへすすべもあらばと」「母上に仕事おそはる針先に人のおもかげ幾度縫ふやら」「君を得ばたゞ君を得ば萬刧（まんがう）をのゝしりやまぬ中もいくべく」「君と我ふたりをいるゝ天地を清濁問はぬ世にもとめばや」「新所帯（しんしょたい）つくると二人そゞろきて町に鍋買ふおもしろの宵」「七歳（なゝとせ）は思ひ出つらき恋ざめの雨の小まどに白さうび見る」「しみじみとつめたき日なり別れたるのちの思ひの身をきるごとく」

作者は新巴屋八重次（しんともえややえじ）（目次は新橋八重次）、本名内田八重。切々たる恋の相手は永井荷風。アメリカ、フランスの留学から帰り、新帰朝者として一躍脚光を浴びた荷風は、慶應義塾大学文学部教授に迎えられていた。新橋の芸者八重次との出会いは一九一〇年、荷風三十一歳、八重三十歳の時だった。父親が日本郵船の重役を務める永井家の長男として、芸妓との結婚は認められず、荷風は見合結婚をする。が、一九一三年、父の死去と同時に離婚し、翌年市川左団次夫妻の媒酌で浅草の八百膳で披露宴をあげた。すでに八重と親しんでいた荷風の母以外の親族兄弟、すべての反対の中での結婚だった。

新潟の裕福な商家に生まれた八重は、新潟一の料亭の養女となり、漢詩文、短歌、書、古典を学んだ。東京で踊りの世界に入り芸妓になったのも自ら望んでのことだった。荷風は「断腸亭雑藁」に編入された随筆「矢はず草」の中に、「八重家に来てよりわれはこの世の清福限りなき身とはなりにけり」と記している。

にもかかわらず一年後、八重は置手紙を残して家を出る。荷風の浮気が原因だった。二人の書簡は「断腸亭尺牘」に記されている。互いに心を残しての離別だった。その後、八重は藤蔭流を創始し、新舞踊を開拓して藤間静枝、藤蔭静枝と名乗り、パリにも進出した。長谷川時雨『近代美人伝』にその生い立ちが詳しい。勝本清一郎との同棲を経て、藤蔭流家元として文化功労者となり一九六六年一月、八十五歳の生涯を閉じた。

（おがた・あきこ／近代日本文学研究家）

Le Monde

■連載・『ル・モンド』紙から世界を読む　148

アイルランド　憲法改正国民投票

加藤晴久

「婚姻は性の区別なしに二人の人間により合法的に契約することができる」

五月二二日、アイルランドで、この文言への賛否を問う国民投票がおこなわれ、六二％の賛成で憲法が改正された。同性婚の承認を国民投票で決めたのはアイルランドが初めてである。これで同性カップルにも異性カップルとおなじ法的権利、法的保護が認められることになった。

アイルランドはカトリック教会の影響力が強大で、社会道徳的にきわめて保守的な国である。国民の八四％が信徒であることをみずから認めている。小中学校の九〇％が教会経営である。公共ラジオ局がいまだに毎日二回、アンジェラス（お告げの祈り）を放送している。一九九五年まで、離婚は禁止されていた。一九九三年まで、同性愛は刑法罪であり投獄の理由となっていた。一九七三年まで、既婚女性が公務員になることは禁止されていた。二〇一三年、妊娠中絶が合法化されたが、母親の生命の危険が医学的に立証された場合に限るというきびしい条件付き。強姦や近親相姦による妊娠の場合でも認められていない。いまでも、毎年四千人あまりの女性がイギリスに行って中絶手術を受けている。

今回の国民投票は政府与党だけでなく、野党も賛成した。国会議員二二六人中、反対投票をしたのは六人のみ。

世論の動向を察知したカトリック教会権力はみずから前面に立つことを控え、信徒団体を介して反対運動を展開したが及ばなかった。教会にとっては大きな敗北である。この二〇年間で教会の影響力が大幅に後退したのは教会自身に責任がある。二〇〇九年、学校や少年院などで、数千人に上る子どもたちが聖職者の小児性愛の犠牲になっていることを知りながら教会上層部が三〇年間あまり隠蔽してきたことが暴露されて、権威が失墜してしまった。いまや教会に行くのは洗礼、結婚、葬儀の時のみという信徒が増えている、という（『ル・モンド』五月二六日付＋電子版）。

この問題、対岸の火事ではない。日本の人々はどう対処するつもりか？

（かとう・はるひさ／東京大学名誉教授）

■〈新連載〉沖縄からの声　1

南島のざわめき

川満信一

日本国の進路が大きな曲がり角にさしかかるとき、予兆としてここ南島・沖縄から「ざわめき」の信号が送られる、という。島尾敏雄が奄美で霊感を受け、吉本隆明が南島論で、天皇制思想の相対化を追究しようとしたとき、この「南島のざわめき」に感応して、それぞれ書いている。

「ざわめき」を発信するほうでは、生活や生命を脅かす情況に差し迫られて、手をふり、足踏みし、声をあげているだけのことだが、日本の歴史という大きな視点からみると世代わりの警告という「ざわめき」になっているようだ。予兆のことを沖縄では「ムヌシラシ」という。この「琉球弧のムヌシラシ」が、日本の古代史にさかのぼっても、繰り返されてきているというのは、その道の専門家たちも指摘している。

沖縄県の戦中・戦後史を大まかにふりかえっても、「南島のざわめき」と日本の歴史的曲がり角の対応関係が、符節を合わせているから不思議だ。いま、沖縄は辺野古新基地造成をめぐってざわめいている。関連して沖縄戦の体験が呼び覚まされ、戦争の危機感に怯えている。

沖縄戦の守備軍最高司令官だった牛島満と、長勇参謀長が防戦を諦め、自決した六月二三日が沖縄の敗戦日となっており、八月一五日の天皇詔勅より二月近く前である。三月二六日に米軍が上陸してから、日本敗戦の「ざわめき」は発信されていたのである。国家の中枢はそれに感応することが出来ず、広島・長崎の惨劇を招いてから、やっと気付いている。

また、日米の軍事再編についても、一九九五年から「ざわめき」を発信しているのに「沖縄問題」として地域に閉ざされてきた。その結果が今日迎えている憲法無視の「積極的戦争主義」である。

終戦日の六月二三日を前に、地元の新聞からインタビューを受けた。設問は「新たな戦前」の情況をどう捉えているか。沖縄が戦場になる可能性について。戦場にならないための方策はあるか。若い世代にどういうメッセージをおくるかといった内容である。記者がこうした設問を準備するということは、大衆の感性として戦争の危機をひしひしと感じ取っているからであろう。さてこの「南島のざわめき」をどううけとるか。

（かわみつ・しんいち／詩人）

六月新刊

マテリアリスト（物質的歴史）の時代

叢書『アナール 1929-2010』
——歴史の対象と方法（全5巻）
IV 1969-1979

E・ル＝ロワ＝ラデュリ編
浜名優美監訳

ル＝ロワ＝ラデュリ、ビュルギエール、リグリィらの婚姻・産児減少、ペスト・血液型、貨幣・交通、毛織物産業・産業化と近代化、ガレー船漕役囚など、物質的事象に関心を向けた論文から、神話学とイデオロギーに関わる、二十世紀末『アナール』への橋渡しとなる論文を収録。

A5上製　四六四頁　八八〇〇円

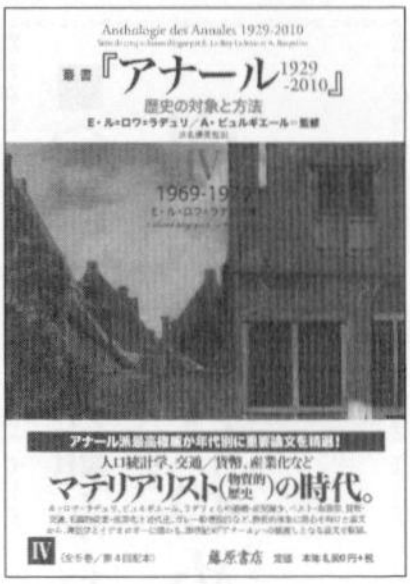

鶴見和子が切り拓いた熊楠研究の到達点

南方熊楠の謎
鶴見和子との対話

松居竜五編
鶴見和子・雲藤等・千田智子・田村義也・松居竜五

熊楠研究の先駆者・鶴見和子と、最新資料を踏まえた研究者たちががっぷり四つに組み、多くの謎を残す熊楠の全体像とその思想の射程を徹底討論、熊楠から鶴見へ、そしてその後の世代へと、幸福な知的継承の現場が活き活きと記録された鶴見最晩年の座談会を初公刊。

四六上製　二八八頁　二八〇〇円

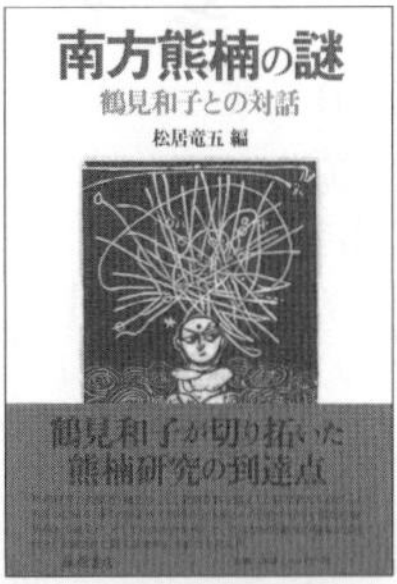

われわれは原子力から逃れることが出来るのか!?

原子力の深い闇
〝国際原子力ムラ複合体〟と国家犯罪

相良邦夫（ジャーナリスト）

戦後、世界は原子力（＝核）を背景に平和を享受し続けてきた。だが、今や我々をとりまく環境は、原子力に包囲し尽くされてしまった。本書は、国連諸機関並びに原子力推進諸団体及び国家などが、原子力を管理・主導する構造（国際原子力ムラ複合体）を、現在入手しうる限りの資料を駆使して解明する告発の書である。

A5判　二三二頁　二八〇〇円

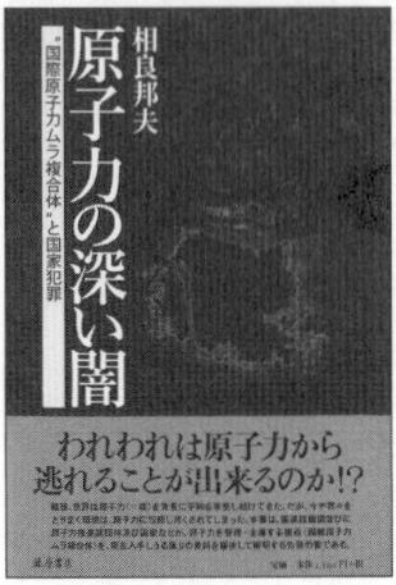

歴史学は、社会の諸現象を理解する全体の知

歴史の仕事場（アトリエ）

フランソワ・フュレ
浜田道夫・木下誠訳

「歴史学はそれでも社会諸現象を最大限理解できる諸条件を一つにまとめる包括的で全般的な知であり続ける」として、〝社会科学としての歴史学〟を追究した、画期的論文集。

四六上製　三八四頁　三八〇〇円

132人の識者が「アジア」を論じつくす

「アジア」を考える 2000-2015

藤原書店編集部編

一三二人の識者が「アジア」を論じつくす。高銀／岡田英弘／池澤夏樹／今福龍太／鵜飼哲／大田昌秀／白石隆／高野悦子／辻井喬／中島岳志／針生一郎／増田寛也　ほか

四六判　二九六頁　二八〇〇円

読者の声

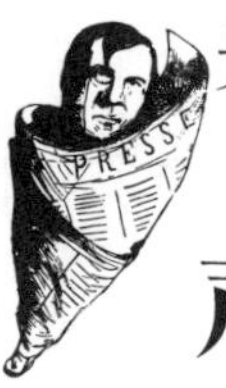

石牟礼道子全句集　泣きながら原■

▼非常に良い句集で一句一頁で見やすい。創意工夫がされている。
　広島の原爆忌に関心があります。「ヒロシマ」に関する本があれば。

（大阪　田村昶三　78歳）

グリーン成長は可能か？■

▼経済成長と環境問題の両立という今日的な課題に対して、理論と実証の両面からアプローチした力作。次回作に大いに期待。

（東京　会社員　高野直樹　49歳）

機（No.278）■

▼中村桂子先生の『自然を見なさいと語るムシ」の寄稿文を興味深く拝読致しました。オサムシの分布が日本列島形成史と一致しているとは!!
　そこに存在する「自然」は、人間が区分けした科学領域にとどまってはいず、渾然一体となった物質の運動であることを改めて自覚させられたような気がします。
　中村先生の文章は、六年生の教科書に掲載されていて、以後関心を強く持ち続けています。
　虫ぎらいだった私が、三年生の理科で、子どもから教わりながら、おそるおそるアゲハチョウの学習を進めるうちに、宮脇昭先生、日高敏隆先生、中村桂子先生の諸論考に出会っていきました。
　貴誌によって、再び、三度出会うことができました。

（埼玉　山川貫司）

サルトル伝■

▼定評あるこの『サルトル伝』、これから本格的に読みます。およそ一〇年間、この本の翻訳を待ち望んでいました。いまではあまり売れなくなったサルトル関連の本を出版する英断を下された貴社の心意気に感動しました。売れるといいですね。

（東京　福原修　66歳）

岡田英弘著作集Ⅵ　東アジア史の実像■

▼きわめてわかりやすく、面白い文章でしたので、短時日のうちに読了できました。過ぐる二〇一一・三・一一の大震災ですべてを失いましたので、これから立派な本を少しずつ集めていきたいと思います。

（宮城　元ピアノ教師　橋本宗子　68歳）

北朝鮮とは何か■

▼北鮮は吾の生地なり　幸祈る。
　父は江原道で警察官でした。私は昭和十四年生まれ、昭和十五年に帰国しました。私には一寸難しいところもありますが、大変良い本を読むことが出来ました。ありがとうございます。日本が植民地支配の清算を早くして欲しいと思います。この本を読んで大変考えさせられました。北朝鮮の主体は立派だと思います。二〇〇二年の平壌宣言を知らないので知りたいと思います。

（愛知　田中節子　75歳）

闇より黒い光のうたを■

▼むずかしい本。表現（文章）これまであまり経験したことがない文章のようでした。

（新潟　佐藤康夫　71歳）

旧満洲の真実■

▼戦後七〇年の今年、日本人が最も読むべき内容だと思いました。親鸞の視座から歴史を捉え直すことにより、日本＝悪というステレオタイプな構造を離れ、よりダイナミックな戦争、国家の実態、そしてその中でふり回されるより繊細な個々の人間……。単純に善悪を語らせない文章が圧巻です。憲法改正が話題になる今日、自衛のためであり戦争はしな

いと言っている某氏の発言も、縁の中でいつ変わるかわかりません。敗局と考えずに滅んだかつての帝国と、今の日本は似ているような気がします。後悔する前に、せめて今、この書を読み、歴史から学ぶようにしたいものです。

（大阪　会社員　**平藤晶子**　36歳）

動物たちのおしゃべり■

▼動物の表情、話の内容、とても楽しめました。

日常的に目にする動物の心の内に入れたようでうれしかったです。これからもがんばって下さい。

（兵庫　**本田晴子**　75歳）

粕谷一希随想集（全3巻）■

▼『日本経済新聞』の「戦後思潮」を読み、単行本も購入して読んだ。特に竹山道雄、吉田満、阿川弘之への評に感銘。その著者に興味を持った。エリートがエリートのことを書いているので、正直難解な内容が多いが、今まで知らずにいた思想や哲学のこと、人物のことなど知ることが出来て幸いである。読みごたえのある内容でした。

（埼玉　**金子昌司**　77歳）

「大和魂」の再発見■

▼韓国語の勉強を始めてから京都市の高麗美術館に行くようになり館長の上田正昭氏の著作を読みたいと思っていたのですが、専門書だと少し難しそうで、本書なら短文や講演を集めたものなので、読めそうかなと思いました。期待通りでした。

（京都　主婦　**廣井曜子**　56歳）

石牟礼道子全集①〜③、別巻、**不知火おとめ**■

▼二〇一四年八月十九日『朝日新聞』（夕刊）の記事を見て、顎がはずれるほど驚きました。吉田道子先生は、田浦国民学校洲崎分教場時代（昭和二十年四月から二十一年三月まで）の一年間、私たち三年生の担任の先生でした。強く、優しい先生で、私たちのいのちの恩人です。先生のご著書を読みながら涙が止まりませんでした。先生のオルガンに合わせて歌った歌が忘れられません。「イ・イ・ト・ヘ・イ・ハ・ハ・ニ・ニ・ハ・イ・ヘ・ト、はい！」。「遠い山から吹いてくる。小寒い風にゆれながら、気高く清く匂う花、きれいな野菊、うす紫よ……」（野菊）。やはり先生は悩み苦しんでおられたのだ……。今更ながら思い当たることもあります。大変な一年間でした。先生と私とはちょうど一〇歳離れています。先生には「人道」ということを教えていただきました。残り少ない人生ですが、先生のご著書をくり返し読ませていただきます。

（埼玉　**鈴木康夫**　78歳）

※みなさまのご感想・お便りをお待ちしています。お気軽に小社「読者の声」係まで、お送り下さい。掲載の方には粗品を進呈いたします。

書評日誌（五・二〇〜六・一四）

㊔ 書評　㊖ 紹介　㊟ 関連記事
Ⓣ 紹介、インタビュー

五・二〇　㊔朝鮮新報「北朝鮮とは何か」（「東北アジアの『矛盾』を解く主体的な試み」／金宥羅）
五・二四　㊖東京新聞「世界精神マルクス」
五・二九　㊟東京新聞（夕刊）「永畑道子」（「ムービーアングル」／「大正ロマンの華」／矢崎由紀子）
五・三　㊖日本経済新聞「対欧米外交の追憶」
　㊔日本経済新聞「サルトル伝」（「20世紀を生きた『全体的知識人』」／西永良成）
　㊖西日本新聞「プーチン」
六・五　㊟東京新聞（夕刊）「環」（「大波小波」／「総合雑誌の低迷と『環』」）

六・七　(書)熊本日日新聞「詩魂」（「読者の心と共振する会話」／いとうせいこう）
(紹)読売新聞「プーチン」
(紹)日本経済新聞「プーチン」（「謎多き政治指導者の実像に迫る」）

六・八　(書)毎日新聞「未来世代の権利」（「海洋探検家の知られざる諸活動」／中村桂子）
(書)毎日新聞「石牟礼道子全句集 泣きながら原」（「詩歌の森へ」／酒井佐忠）

六・一三　(紹)週刊読書人「名伯楽」（「出版メモ」）

六・一四　(記)毎日新聞［石牟礼道子］（「ストーリー」／「石牟礼道子二人三脚——『水俣』描き半世紀」／「必然のパートナー」／『苦海浄土』支え合う作家と編集者」／「仕事場真剣バトル」／「敬愛しつつ甘えている」／米本浩二）

『地域力の再発見』刊行記念

「刊行を祝う集い」を終えて

岩佐礼子

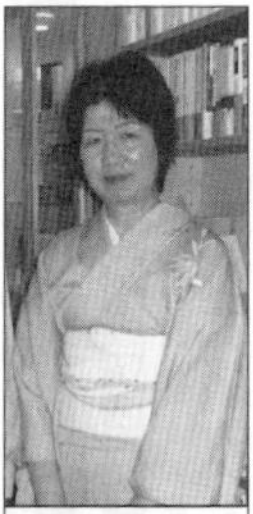
岩佐礼子氏

去る六月八日、梅雨煙る中、藤原書店の「催合庵」で、拙著『**地域力の再発見——内発的発展論からの教育再考**』（三月刊）の刊行を祝う会が催された。

拙著は、社会学者の故・鶴見和子さんの「内発的発展論」を、地域社会の知の伝承の現場から問い直し、「教育」概念の再検討をも試みたものだが、コメンテーターの一人、筆者の恩師である鬼頭秀一星槎大学教授より「岩佐さんの新著は博士論文が土台であり、東大柏キャンパスの新領域という学際的で自由な研究環境だからこそ可能となった研究の成果」とのお言葉をいただいた。

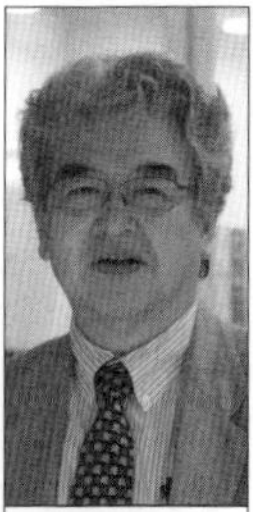
鬼頭秀一氏

続いて地元学ネットワーク主宰の吉本哲郎氏からは、水俣という地元を知ることと、拙著の軸である内発的発展論の「内発」や「自発性」という言葉との接点についての思いが述べられた。

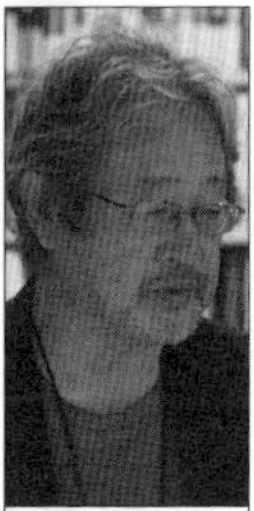
吉本哲郎氏

出席された方々から、それぞれ祝辞をいただいたが、生前の鶴見さんと親交のあった服部英二氏からは「このお祝いの場が鶴見さんの言う『萃点（すいてん）』になっている」と、また藤原良雄社長からは、鶴見さんの歿後に内発的発展論に意欲的に取り組んだ著作が出版された意義が語られ、幸甚の至りであった。

当日は筆者の大学院時代の関係者の他に、拙著の調査地である山形県西川町から駆けつけた役場職員の方や、郷里の大分県佐伯市の同級生、国際色豊かなかつての職場の仲間や知人など、拙著で描き出した多様性を象徴するような二五人の参加者が一堂に集い、心のこもった思い出深い会となった。

八月新刊・重版情報

＊タイトルは仮題

"母性"とは何か。科学の眼差しで見る。

女が女になること

生の原基としての母性

三砂ちづる

仕事に追いやられる家事、子育て……見失われた女たちの家族への"祈り"と家での"働き"を、どうすれば今、肯定的に取り戻せるか？　月経、妊娠、出産、子どもを育てること――女性のからだが経験する、性と生殖を担う役割。その根源的な喜びが、日常の働きと"祈り"を支える。『環』誌好評連載の単行本化！

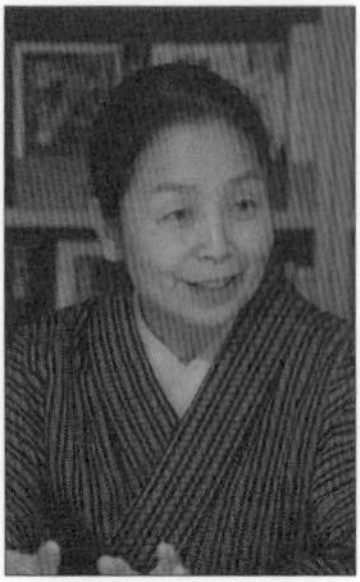

「ジャポニスム」の裏面史に迫る

ロンドン日本人村を作った男

謎の興行師タナカー・ブヒクロサン 1839-94

小山騰

幕末・明治初期の混乱の中、領事館通訳、見世物興行師、そして「日本人村」仕掛け人として暗躍した謎のオランダ人ブヒクロサンとは？　史料を博捜してその正体に初めて迫り、「見世物」というジャポニスムの裏面と、そこからの脱却を悲願とした十九世紀日本の自画像を読み取る。

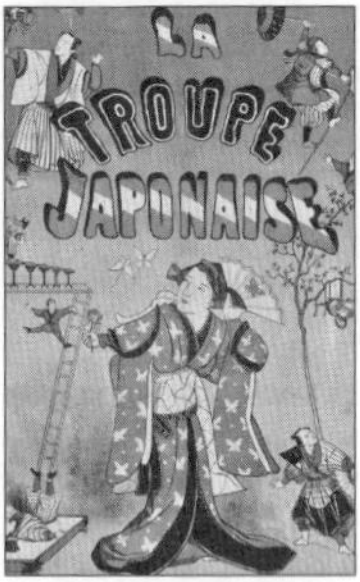

ユダヤ教とキリスト教を総合的に捉える

聖書論

(上)妬みの神と憐愛の神
(下)聖書批判史考

清眞人

旧約聖書に体現される古代ユダヤ教におけるヤハウェ信仰、新約聖書に語り伝えられるイエスの言葉と行為が推測せしめる彼自身の思想、パウロを創始者とする西欧の正統キリスト教、古代キリスト教における最大の異端たるグノーシス派キリスト教の四者を徹底分析し、それらの星座的配置（コンステレイション）図を浮かび上がらせる。

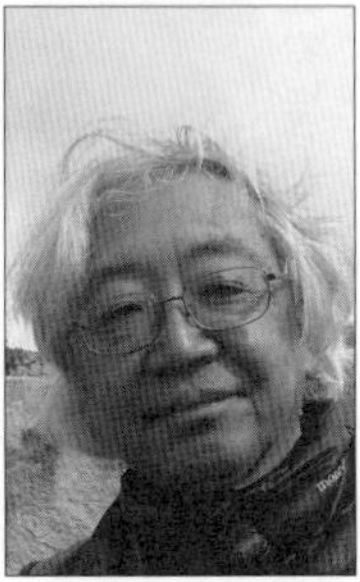

最近の重版より

石牟礼道子全集　不知火（全17巻・別巻一）
[3] **苦海浄土**　第3部　天の魚ほか（2刷）
解説・加藤登紀子
A5上製貼函入布クロス装　六〇八頁　六五〇〇円

プーチン【人間的考察】（2刷）
木村汎
A5上製　六二四頁　五五〇〇円

世界経済史の方法と展開（10刷）
【経済史の新しいパラダイム（一八二〇―一九一四年）】
入江節次郎
A5上製　二八〇頁　四二〇〇円

「移民列島」ニッポン（2刷）
【多文化共生社会に生きる】
藤巻秀樹
四六上製　三二〇頁　三〇〇〇円

旧満洲の真実（2刷）
【親鸞の視座から歴史を捉え直す】
張鑫鳳
四六上製　二四八頁　二二〇〇円

幻滅（2刷）
【外国人社会学者が見た戦後日本70年】
ロナルド・ドーア
四六変上製　二七二頁　二八〇〇円

7月の新刊

タイトルは仮題、定価は予価。

大石芳野写真集
戦争は終わっても終わらない *
大石芳野
四六倍変判 二二八頁 三六〇〇円 写真一九二点

骨のうたう *
"芸術の子"竹内浩三
小林察
A5変型上製 二五六頁 二二〇〇円

地域からつくる
内発的発展論と東北学 *
赤坂憲雄・鶴見和子
四六上製 二五六頁 二五〇〇円

一に人 二に人 三に人 *
近代日本と「後藤新平山脈」100人
後藤新平研究会編
A5判 二八八頁 二六〇〇円

米軍医が見た
占領下京都の六〇〇日 *
二至村菁
四六上製 四三二頁 三六〇〇円 カラー口絵一六頁

8月刊予定

女が女になること *
生の原基としての母性
三砂ちづる

ロンドン日本人村を作った男 *
謎の興行師タナカー・ブヒクロサン 1839–94
小山騰

聖書論 *
上 妬みの神と憐愛の神
下 聖書批判史考
清眞人

好評既刊書

叢書**『アナール** *1929-2010*』
——歴史の対象と方法（全5巻）
ビュルギエールほか監修 浜名優美監訳
IV *1969-1979* * ル=ロワ=ラデュリ編
A5上製 四六四頁 八八〇〇円

南方熊楠の謎 *
鶴見和子との対話 松居竜五編
四六上製 二八八頁 二八〇〇円

「アジア」を考える 2000–2015 *
藤原書店編集部編
高銀／岡田英弘／池澤夏樹／鵜飼哲／大田昌秀／白石隆／辻井喬／針生一郎／増田寛也 他
四六判 二九六頁 二八〇〇円

原子力の深い闇 *
"国際原子力ムラ複合体"と国家犯罪
相良邦夫
A5判 二三二頁 二八〇〇円

歴史の仕事場（アトリエ） *
F・フュレ 浜田道夫・木下誠訳
四六上製 三八四頁 三八〇〇円

『環』 歴史・環境・文明 61 15・春号
〈第I期終刊〉
高銀／小倉和夫／川勝平太／A・コルバン／青山佾／池澤夏樹／高橋源一郎ほか
菊大判 四四〇頁 三六〇〇円

増補新版 **資本主義の世界史** 1500–2010
M・ボー 筆宝康之・勝俣誠訳
A5上製 五六八頁 五八〇〇円

石牟礼道子全句集 泣きながら原
解説＝黒田杏子
B6変上製 二五六頁 二五〇〇円

名伯楽 粕谷一希の世界
藤原書店編集部編
塩野七生・芳賀徹・陣内秀信・川本三郎ほか 口絵二頁
四六上製 二五六頁 二八〇〇円

グリーン成長は可能か？
経済成長と環境対策の制度・進化経済分析
大熊一寛
A5上製 一六八頁 二八〇〇円

未来世代の権利
地球倫理の先覚者、J‐Y・クストー
服部英二編著
四六上製 三六八頁 三二〇〇円

*の商品は今号に紹介記事を掲載しております。併せてご覧戴ければ幸いです。

書店様へ

▼5／11（月）『東京・中日』（夕）「思うままに」欄で梅原猛さんに「小説のように面白い」と絶讃され、6／7（日）『日経』『読売』に大きく紹介された**木村汎『プーチン』**が、『週刊エコノミスト』6／16号で酒井啓子さん「プーチンを取り巻くKGBネットワークや側近が、政権中枢を牛耳るばかりか贅の限りを尽くす実像が、さまざまな実例を挙げて紹介されるが、その説明は実に説得力がある」。忽ち重版！▼6／8（月）『毎日』「詩歌の森へ」欄で**『石牟礼道子全句集 泣きながら原』**を文芸ジャーナリストの酒井佐忠さんが早速紹介！「地を這うような視線で人間の苦しみと救済を描いた作家の俳句作品が読者の心に響く」。今後も書評紹介予定。▼6／7（日）『毎日』書評欄では、世界的海洋学者・映像作家**クストー**の全体像を初めて紹介した**服部英二編著『未来世代の権利』**を、生命誌研究館館長の中村桂子さんが「私たちも自然の中で未来世代の権利を考え、クストーのように行動したい」と絶賛大書評！ 理工だけでなく人文でもぜひ。（営業部）

出版随想

▼「戦争は美しくない。地獄である。」「戦争は悪の豪華版」「ぼくは、ぼくの手で、戦争を、ぼくの戦争がかきたい。」と書き遺して、七〇年前の春にフィリピンで戦死した竹内浩三。もし、生きて帰っていたら、彼はユニークな映画監督になっていたかもしれない。否詩人？　否漫画家？　と色々想像をめぐらしてみる。どれにも当らない。なぜなら彼は、七〇年前に死んだのだから。

▼その三年前に彼は、「むしょうに淋しうございます」という詩を書いている。やりきれない孤独感に苛まれてだろう。周囲の友人たちは、戦場に行き、一人一人居なくなる。明日は自分かもしれない。これまでお国のために生きているなんてカケラも考えたことがなかった己れが、今やお国のために生死を賭けて戦ってこなくてはならない現実。二十歳前後にして、この時代の若者たちは、殆んどこの状況に直面した。今生きていたら九十歳前後の人びとである。

▼戦争、そして敗戦。そして七〇年。竹内浩三は、時折り変った行動をするが、日常小さな生き物にも愛情を注ぎ、女子（おなご）が好き、音楽もマンガも大好きなフツウの男子。そして絵や言葉で表現することの大好きな青年であった。伊丹万作という映画監督に私淑した。状況が、そのフツウを普通に暮らすことをさせなかった。そういう時代である。戦争は、人が人を殺すだけではない。二十世紀の化学兵器、核兵器を使った戦争では、自然の中の多くの生き物も根絶やしになる。一人一人の意見は、問答無用。その冷酷かつ恐ろしい空しい戦争状態が、二十一世紀になってもまだ続いている。

▼われわれが今生存するこの美しい惑星を、心なきヒトという種属が、破壊しようとしている。権力や金力にモノをいわせて支配を企図するヒトでなく、自然の中に他の種と共に共存共生するという謙虚でやさしい多くのヒトの声が届く時がきたのではないか。われわれが今居る場所や存在は、四十億年前から受け継いで、今日あるということが、科学的に証明されているのだから。

合掌（亮）